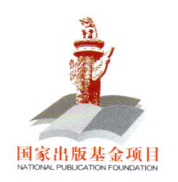

"十二五"国家重点图书出版规划项目

协和手术要点难点及对策 | 丛书

总主编／赵玉沛　王国斌

心外科手术
要点难点及对策

主编　董念国　夏家红

科学出版社
龍門書局
北京

内 容 简 介

本书系《协和手术要点难点及对策丛书》之一，全书共43章，内容包括心血管外科各主要手术，基本按照适应证、禁忌证、术前准备、手术要点、难点及对策、术后监测与处理、术后常见并发症的预防与处理的顺序予以介绍，最后对该手术的临床效果给出评价。临床上，外科医师的主要"武器"是手术，而手术成功的关键在于手术难点的解决，同样的手术，难点处理好了就成功了大半。本书作者均有着丰富的手术经验，且来自于全国各地，所介绍的手术方式及技巧也来源于临床经验的总结。全书紧密结合临床工作实际，重点介绍手术要点、难点及处理对策，具有权威性高、实用性强、内容丰富、重点突出、图文并茂的特点，可供各级医院心血管外科低年资医师和具有一定手术经验的中高年资医师参考使用。

图书在版编目（CIP）数据

心外科手术要点难点及对策/董念国，夏家红主编. —北京：龙门书局，2018.11

（协和手术要点难点及对策丛书/赵玉沛，王国斌主编）

"十二五"国家重点图书出版规划项目 国家出版基金项目

ISBN 978-7-5088-5512-7

Ⅰ.①心… Ⅱ.①董…②夏… Ⅲ.①心脏外科手术 Ⅳ.① R654.2

中国版本图书馆CIP数据核字(2018)第258011号

责任编辑：马晓伟　戚东桂/责任校对：张小霞
责任印制：肖　兴/封面设计：黄华斌

科学出版社 出版

北京东黄城根北街16号
邮政编码：100717
http://www.sciencep.com

北京汇瑞嘉合文化发展有限公司 印刷
科学出版社发行　各地新华书店经销

*

2018年11月第 一 版　开本：787×1092　1/16
2018年11月第一次印刷　印张：26
字数：587 000

定价：188.00元

（如有印装质量问题，我社负责调换）

《协和手术要点难点及对策丛书》编委会

总 主 编 赵玉沛　王国斌
编 委 （按姓氏汉语拼音排序）

蔡世荣　中山大学附属第一医院
陈莉莉　华中科技大学同济医学院附属协和医院
陈有信　北京协和医院
陈振兵　华中科技大学同济医学院附属协和医院
池　畔　福建医科大学附属协和医院
董念国　华中科技大学同济医学院附属协和医院
杜晓辉　中国人民解放军总医院
房学东　吉林大学第二医院
高志强　北京协和医院
顾朝辉　郑州大学第一附属医院
郭和清　中国人民解放军空军总医院
郭朱明　中山大学附属肿瘤医院
何晓顺　中山大学附属第一医院
洪光祥　华中科技大学同济医学院附属协和医院
胡建昆　四川大学华西医院
胡俊波　华中科技大学同济医学院附属同济医院
黄　韬　华中科技大学同济医学院附属协和医院
姜可伟　北京大学人民医院
揭志刚　南昌大学第一附属医院
孔维佳　华中科技大学同济医学院附属协和医院
兰　平　中山大学附属第六医院
李　莹　北京协和医院
李单青　北京协和医院
李国新　南方医科大学南方医院

李毅清	华中科技大学同济医学院附属协和医院
李子禹	北京大学肿瘤医院
刘　勇	华中科技大学同济医学院附属协和医院
刘昌伟	北京协和医院
刘存东	南方医科大学第三附属医院
刘国辉	华中科技大学同济医学院附属协和医院
刘金钢	中国医科大学附属盛京医院
路来金	吉林大学白求恩第一医院
苗　齐	北京协和医院
乔　杰	北京大学第三医院
秦新裕	复旦大学附属中山医院
桑新亭	北京协和医院
邵新中	河北医科大学第三医院
沈建雄	北京协和医院
孙家明	华中科技大学同济医学院附属协和医院
孙益红	复旦大学附属中山医院
汤绍涛	华中科技大学同济医学院附属协和医院
陶凯雄	华中科技大学同济医学院附属协和医院
田　文	北京积水潭医院
王　硕	首都医科大学附属北京天坛医院
王春友	华中科技大学同济医学院附属协和医院
王国斌	华中科技大学同济医学院附属协和医院
王建军	华中科技大学同济医学院附属协和医院
王任直	北京协和医院
王锡山	哈尔滨医科大学附属第二医院
王晓军	北京协和医院
王泽华	华中科技大学同济医学院附属协和医院
卫洪波	中山大学附属第三医院
夏家红	华中科技大学同济医学院附属协和医院
向　阳	北京协和医院
徐文东	复旦大学附属华山医院
许伟华	华中科技大学同济医学院附属协和医院

杨　操	华中科技大学同济医学院附属协和医院
杨述华	华中科技大学同济医学院附属协和医院
姚礼庆	复旦大学附属中山医院
余可谊	北京协和医院
余佩武	第三军医大学西南医院
曾甫清	华中科技大学同济医学院附属协和医院
张　旭	中国人民解放军总医院
张保中	北京协和医院
张美芬	北京协和医院
张明昌	华中科技大学同济医学院附属协和医院
张顺华	北京协和医院
张太平	北京协和医院
张忠涛	首都医科大学附属北京友谊医院
章小平	华中科技大学同济医学院附属协和医院
赵洪洋	华中科技大学同济医学院附属协和医院
赵继志	北京协和医院
赵玉沛	北京协和医院
郑启昌	华中科技大学同济医学院附属协和医院
钟　勇	北京协和医院
朱精强	四川大学华西医院

总编写秘书　舒晓刚

《心外科手术要点难点及对策》编写人员

主　编　董念国　夏家红

副主编　张凯伦　杜心灵　蒋雄刚　苏　伟　周　诚
　　　　　郭　超　刘隽炜

编　委（按姓氏汉语拼音排序）
　　　　陈　澍　陈　思　陈新忠　邓　诚　董念国
　　　　杜心灵　郭　超　胡行健　胡志伟　蒋雄刚
　　　　李　飞　李　庚　李飞飞　李华东　刘金平
　　　　刘隽炜　刘小斌　柳　祎　邱雪峰　史　峰
　　　　苏　伟　孙图成　王　寅　王国华　王勇军
　　　　吴　龙　郗二平　夏家红　肖诗亮　张凯伦
　　　　周　诚

《协和手术要点难点及对策丛书》序

庄子曰："技进乎艺，艺进乎道。"外科医生追求的不仅是技术，更是艺术，进而达到游刃有余、出神入化"道"的最高境界。手术操作是外科的重要组成部分之一，是外科医生必不可少的基本功，外科技术也被称为天使的艺术。如果把一台手术比喻成一个战场，那么手术中的难点和要点则是战场中的制高点；也是外科医生作为指挥者面临最大的挑战和机遇；同时也是赢得这场战争的关键。

手术的成功要有精准的策略作为指导，同时也离不开术者及其团队充分的术前准备，对手术要点、难点的精确把握，以及对手术技术的娴熟运用。外科医生需要在手术前对患者的病情有全面细致的了解，根据患者病情制定适合患者的详细手术治疗策略，在术前就必须在一定程度上预见可能在术中遇到的困难，并抓住主要矛盾，确定手术需要解决的关键问题。在保证患者生命安全的前提下，通过手术使患者最大获益，延长生存期，提升生活质量。在医疗理论和技术迅猛发展的今天，随着外科理论研究的不断深入，手术技术、手术器械、手术方式等均在不断发展；同时随着精准医疗理念的提出，针对不同患者进行不同的手术策略制定、手术要点分析及手术难点预测，将会成为外科手术的发展趋势，并能从更大程度上使患者获益。

百年协和，薪火相传。北京协和医院与华中科技大学同济医学院附属协和医院都是拥有百年或近百年历史的大型国家卫计委委属（管）医院，在百年历史的长河中涌现出了大量星光熠熠的外科大师。在长期的外科实践当中，积累了丰富的临床经验，如何对其进行传承和发扬光大是当代外科医生的责任与义务。本丛书的作者都是学科精英，同时也是全国外科领域的翘楚，他们同国内其他名家一道，编纂了本大型丛书，旨在分享与交流对手术的独到见解。

众所周知，外科学涉及脏器众多，疾病谱复杂，手术方式极为繁多，加之患者病情各不相同，手术方式也存在着诸多差异。在外科临床实践中，准确掌握各种手术方式的要点、全面熟悉可能出现的各种难点、充分了解手术策略的制定、尽可能规避手术发生危险、提高手术安全性、减少术后并发症、努力提高手术治疗效果并改善患者预后，是每一位外科医师需要不断学习并提高的重要内容。

古人云："操千曲而后晓声，观千剑而后识器。"只有博览众家之长，才能达到"端州石工巧如神，踏天磨刀割紫云"的自如境界。

"不兴其艺，不能乐学。"如何在浩瀚如海的医学书籍中寻找到自己心目中的经典是读者的一大困惑。编者在丛书设计上也是独具匠心，丛书共分为20个分册，包括胃肠外科、肝胆外科、胰腺外科、乳腺甲状腺外科、血管外科、心外科、胸外科、神经外科、泌尿外科、创伤骨科、关节外科、脊柱外科、手外科、整形美容外科、小儿外科、器官移植、妇产科、眼科、耳鼻咽喉-头颈外科及口腔颌面外科。内容涵盖常见病症和疑难病症的手术治疗要点、难点，以及手术策略的制定方法。本丛书不同于其他外科手术学参考书，其内容均来源于临床医师的经验总结：在常规手术方式的基础上，结合不同患者的具体情况，详述各种手术方式的要点和危险点，并介绍控制和回避风险的技巧，对于特殊病情的手术策略制定亦有详尽的描述。丛书内容丰富，图文并茂，展示了具体手术中的各种操作要点、难点及对策：针对不同病情选择不同策略；运用循证医学思维介绍不同的要点及难点；既充分体现了精准医疗的理念，也充分体现了现代外科手术的先进水平。

"荆岫之玉，必含纤瑕，骊龙之珠，亦有微隙"。虽本书编者夙夜匪懈、殚精竭思，但囿于知识和经验的不足，缺陷和错误在所难免，还望读者不吝赐教，以便再版时改进。

中国科学院院士　北京协和医院院长

赵玉沛

华中科技大学同济医学院附属协和医院院长

王国斌

2016年9月

前　言

心外科的创立和发展是现代医学的伟大成就之一。长期以来心脏一直被视为外科手术的"禁区"，直到20世纪30年代外科技术才被用于治疗心脏疾病，50年代时国内心外科尚处于萌芽状态。近年来，随着科学技术的飞速发展，心外科治疗技术和理念日新月异，心外科医师需要及时更新知识，把握技术前沿，提高诊疗水平。

在我国，心血管疾病仍是国民健康"第一杀手"，大量的患者需要接受心脏外科治疗，但我国每年心脏手术量仅约20万例，远远不能满足人民的需要。心血管外科领域的人员队伍亟待壮大，整体素质亟待提高。

为此，我们组织了以武汉协和医院心血管外科专家为主的国内同道，在总结多年来开展各类心脏外科手术临床经验和技术特点的基础上，结合国内外相关成果和经验，集体编撰了这部《心外科手术要点难点及对策》，本书突出实用性，以解决心血管外科医师成长过程中遇到的困难。

谨借此书出版之际，向支持和帮助过我们的各位专家和同道表示深深的敬意和感谢，书中如有疏漏和不足之处敬请指正，以便再版时改进。

董念国
2018年4月

目　　录

第一章　动脉导管未闭　001
第一节　体外循环下动脉导管结扎/缝闭　001
第二节　经胸封堵动脉导管未闭　005

第二章　主-肺动脉间隔缺损　007

第三章　先天性血管环　013

第四章　主动脉缩窄　018

第五章　主动脉弓离断　027

第六章　左心室流出道梗阻　035
第一节　主动脉瓣狭窄　035
第二节　主动脉瓣上狭窄　037
第三节　主动脉瓣下狭窄　040
第四节　梗阻性肥厚型心肌病　041

第七章　先天性主动脉窦瘤　044

第八章　主动脉-左心室隧道　052

第九章　先天性冠状动脉畸形　057
第一节　冠状动脉异常起源于肺动脉　057
第二节　冠状动脉异常起源于主动脉　062
第三节　冠状动脉瘘　065

第十章　无顶冠状静脉窦综合征　069

第十一章　腔静脉异位连接　　075
第一节　永存左上腔静脉　　075
第二节　右上腔静脉异位连接到左心房　　077
第三节　下腔静脉异位连接　　079
第四节　全部体静脉异位连接　　081

第十二章　房间隔缺损　　084
第一节　房间隔缺损修补术　　084
第二节　经胸封堵术　　089

第十三章　三房心　　091

第十四章　完全性肺静脉异位引流　　094

第十五章　完全型房室间隔缺损　　098

第十六章　室间隔缺损　　102
第一节　室间隔缺损修补术　　102
第二节　经胸封堵术　　111

第十七章　肺动脉狭窄　　113
第一节　肺动脉瓣狭窄　　113
第二节　肺动脉瓣上狭窄　　116
第三节　漏斗部狭窄　　117

第十八章　室间隔完整的肺动脉闭锁　　118

第十九章　法洛四联症　　124
第一节　法洛四联症根治术　　124
第二节　姑息性手术　　131

第二十章　完全性大动脉转位　　132
第一节　Switch 手术　　132
第二节　REV 手术　　139
第三节　Rastelli 手术　　141
第四节　Nikaidoh 手术　　143
第五节　Senning 手术　　145

  第六节 Mustard 手术 147

第二十一章 先天性矫正型大动脉转位 151
  第一节 双调转手术 152
  第二节 传统心内修复 158

第二十二章 右心室双出口 163

第二十三章 左心室双出口 173

第二十四章 永存动脉干 179

第二十五章 Ebstein 畸形 185

第二十六章 三尖瓣闭锁 191
  第一节 姑息手术 191
  第二节 全腔静脉-肺动脉连接术 192

第二十七章 心室双入口 198

第二十八章 左心室发育不全综合征 202

第二十九章 复杂先天性心脏病姑息性手术 208
  第一节 肺动脉环缩术 208
  第二节 改良 Blalock-Taussig 手术 210
  第三节 Melbourne 分流（墨尔本分流） 212
  第四节 Brock 手术 214
  第五节 双向 Glenn 手术 216
  第六节 半 Fontan 手术 217

第三十章 二尖瓣狭窄和（或）关闭不全 221
  第一节 二尖瓣成形术 221
  第二节 二尖瓣置换术 228

第三十一章 主动脉瓣狭窄和（或）主动脉关闭不全 232
  第一节 主动脉瓣置换术 232
  第二节 主动脉瓣成形术 235

第三十二章　三尖瓣疾病　240
第一节　三尖瓣成形术　240
第二节　三尖瓣置换术　247

第三十三章　感染性心内膜炎　253

第三十四章　心房颤动　258

第三十五章　冠状动脉旁路移植术　268
第一节　体外循环辅助冠状动脉旁路移植术　268
第二节　非体外循环辅助冠状动脉旁路移植术　279
第三节　微创冠状动脉旁路移植术　282
第四节　机器人辅助下冠状动脉旁路移植术　283
第五节　杂交手术　285

第三十六章　心肌梗死并发症　290
第一节　室壁瘤　290
第二节　室间隔穿孔　293
第三节　缺血性二尖瓣关闭不全　297

第三十七章　主动脉根部病变及升主动脉瘤　301
第一节　升主动脉置换　301
第二节　Bentall 手术　305
第三节　Carbrol 手术　308
第四节　Wheat 手术　310
第五节　David 手术　312

第三十八章　弓部动脉瘤　317
第一节　全弓/次全弓置换手术　317
第二节　杂交手术　321

第三十九章　主动脉夹层　327
第一节　A 型主动脉夹层　327
第二节　B 型主动脉夹层　334

第四十章　胸腹主动脉瘤　344
第一节　胸腹主动脉置换手术　344

| 第二节 | 杂交手术 | 353 |

第四十一章　原发性心脏肿瘤　361
| 第一节 | 心脏黏液瘤 | 361 |
| 第二节 | 心脏血管肉瘤 | 364 |

第四十二章　缩窄性心包炎　369

第四十三章　微创心脏外科手术　375
第一节	微创心脏手术体外循环的建立	375
第二节	微创先天性心脏病手术	378
第三节	微创瓣膜手术	379
第四节	微创技术在其他心脏疾病中的应用	384

索引　393

第一章　动脉导管未闭

动脉导管未闭是最常见的先天性心脏病之一，发病率占先天性心脏病的15%～21%，每出生2500～5000名活婴中，即出现1例。动脉导管是胎儿时期赖以生存的肺动脉与主动脉之间生理性血流通道，通常在出生后，随肺膨胀、肺血管阻力下降和流经导管血液减少而于出生后15～20h呈功能性关闭。多数婴儿在出生后4周左右动脉导管闭锁，退化成为动脉导管韧带。由于各种原因所造成的婴儿时期动脉导管未能闭锁，即称动脉导管未闭。血流动力学上，主动脉和肺动脉之间产生左向右分流，首先增加左心系统容量负荷，造成左心房、左心室扩大。随着长期左向右分流，特别是受到粗大导管大量分流的影响，肺血管由痉挛至内膜增厚，甚至末梢肺小动脉堵塞，进而呈现不可逆性病理改变。右心室压力负荷随着肺动脉压力和肺血管阻力的增高而加重。当肺动脉压力一旦超过体循环压力时，肺动脉内未氧合血即通过动脉导管逆向流入主动脉内，平静时出现发绀，称为艾森门格综合征。

未闭动脉导管一般位于主动脉峡部和肺总动脉分叉偏左肺动脉侧。在少数右位主动脉弓患者中，导管可位于头臂干根部远端主动脉和右肺动脉之间。根据未闭动脉导管的形态通常分为四型：管型、漏斗型、窗型和动脉瘤型。未闭动脉导管直径差异很大，一般在0.5～2.0cm，大于2.0cm者临床少见。成年人中，尤其30岁以上患者，未闭动脉导管的管壁往往有不同程度粥样变，个别甚至出现钙化斑块，给手术治疗增加了难度。左喉返神经从迷走神经分出后，紧绕导管下缘沿气管食管沟向上走行，是手术中易误伤的组织。

小的动脉导管未闭，患儿可无症状，胸部X线片和心电图正常。然而，巨大动脉导管未闭则可使新生儿发生心力衰竭甚至死亡。直径1.0cm左右的动脉导管未闭，多于活动后出现心悸、气短，也可发生心力衰竭。若合并细菌性心内膜炎，病死率更高。1936年Gross首次施行动脉导管未闭结扎术获得成功，1944年吴英恺在我国首次结扎动脉导管未闭成功。

第一节　体外循环下动脉导管结扎/缝闭

一、适应证

多数动脉导管未闭患者一经确诊，均应手术治疗，较理想的手术年龄是3～5岁。

1. 1岁以内婴儿　对出现心力衰竭而应用药物不易控制者，应考虑及时手术治疗。

2. 成年患者　只要肺血管继发性病理改变尚处于可逆阶段，血流动力学仍以左向右分流为主，皆可考虑手术治疗。

3. 合并细菌性心内膜炎者　一般需先经抗生素治疗，待感染控制2～3个月后再行手术治疗。对少数药物治疗后感染不能控制，特别是有赘生物脱落、反复发生动脉栓塞，或有假性动脉瘤形成时，应及时手术治疗。

二、禁忌证

1. 合并严重肺动脉高压，已形成右向左为主心内分流，临床上出现分离性发绀的患者。
2. 在复杂先天性心脏病中，以动脉导管未闭作为代偿通道而存在者，如法洛四联症、主动脉弓中断等，在复杂先天性心脏病根治术前，动脉导管不能单独闭合。

三、术前准备

1. 全面细致询问病史和进行有关检查，明确有无合并畸形和并发症，根据检查结果确定手术方案。

2. 有严重肺动脉高压，甚至有少量右向左分流的患者，术前给予吸氧治疗和应用血管扩张药，有利于全肺阻力下降，可为手术治疗创造条件。

3. 合并心力衰竭者，给予积极强心、利尿治疗，待心力衰竭控制后再行手术。

4. 肺部及呼吸道感染时，及时抗感染治疗，待感染治愈后再行手术。

5. 细菌性心内膜炎患者，术前应做血液细菌培养及药物敏感试验，并加强抗感染治疗，待感染控制后再手术。感染不能控制或反复出现栓塞者，应在抗感染同时，择期或限期手术。

四、手术要点、难点及对策

1. 动脉导管未闭结扎术

（1）切口：左胸后外侧切口，切口应从肩胛骨下角下方1横指处绕过，以免术后肩胛骨活动时摩擦手术切口，引起疼痛。

（2）探查动脉导管：将左肺向前下牵压，在主动脉峡部看到的膨出部即动脉导管的部位。

（3）切开纵隔胸膜：沿降主动脉纵轴中线切开纵隔胸膜，上至左锁骨下动脉根部，下至肺门（图1-1）。

（4）显露动脉导管：将切开的纵隔胸膜向肺动脉侧分离，至动脉导管肺动脉端。

（5）分离动脉导管：一般先用剥离剪锐性分离动脉导管前壁，再分离下缘。

（6）套线：应用抗生素浸泡的10号丝线2根，用小直角血管钳引导，绕过动脉导管后壁。

（7）结扎动脉导管：对较粗的动脉导管结扎时请麻醉医师将动脉压短暂降至60～80mmHg（1mmHg = 0.133kPa），先结扎动脉导管主动脉端，同时以手指探触肺动脉侧，如果细震颤未消失，说明结扎不严，需继续收紧结扎线，直至细震颤消失。然后再结扎肺动脉端。在两结扎线中间最后做一贯穿缝合结扎（图1-2）。

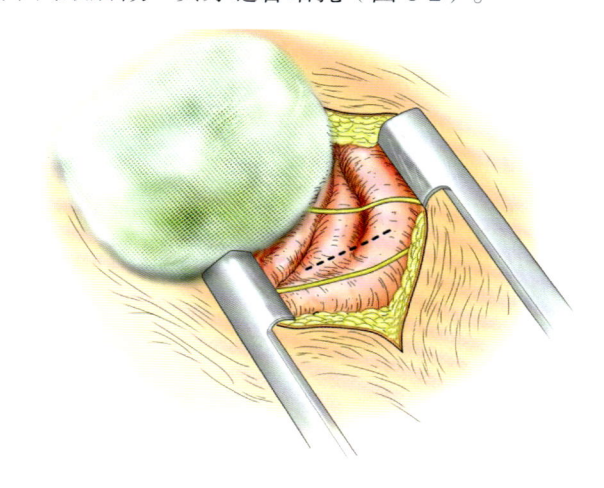

图1-1　动脉导管三角内切开纵隔胸膜

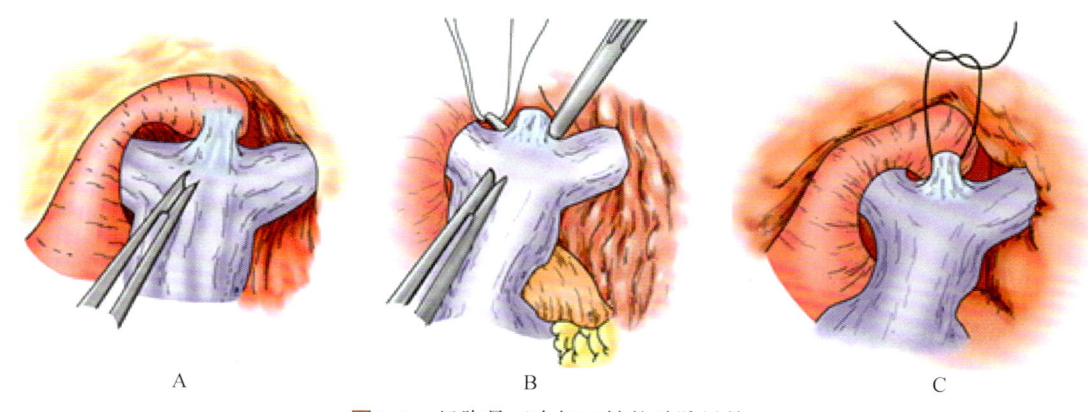

图1-2　经胸骨正中切口结扎动脉导管
A.牵引肺动脉暴露动脉导管；B.用直角血管钳引出结扎线；C.双重结扎导管

2.动脉导管未闭切断缝合术　适用于成年较粗大动脉导管和合并有严重肺动脉高压患者。因动脉导管粗、肺动脉压高，分离动脉导管过程中易造成破裂而大出血。为能有效控制动脉导管出血，切开纵隔胸膜和分离动脉导管前，先在动脉导管上下方分离降主动脉，并用大弯钳分别引导阻断带，以备控制动脉导管出血用。

动脉导管四周游离后，将导管钳张开，直视下自前向后伸入动脉导管上下间隙，并超出动脉导管后壁，导管钳应与动脉导管垂直。

动脉导管钳闭妥帖后，术者持尖刀，边切断、边用4-0无损伤涤纶线间断"8"字缝合，直至后壁。

3.心内畸形合并动脉导管未闭结扎术　心内畸形合并动脉导管未闭同期手术治疗时，需按心内直视手术处理。选用胸部正中切口，纵行切开心包，撑开胸骨。先分离升主动脉侧，后分离左肺动脉侧，以后应用直角钳从左肺动脉上缘，绕经动脉导管后方，在升主动脉侧显露直角钳末端，以后引导10号丝线轻轻拉出，在体外循环下双重结扎。

动脉导管结扎后继续降温，按常温用冷钾心脏停搏液做冠状动脉灌注，诱导心脏停搏，然后在直视下矫正心内畸形。

4. 体外循环下经肺动脉缝闭动脉导管术 在心内直视手术中遇到术前漏诊动脉导管未闭出现心脏膨胀或经右心切口大量失血时，可立即切开肺动脉远端，放入封堵器，堵闭动脉导管在主动脉侧的开口，再进行处理（图1-3）。

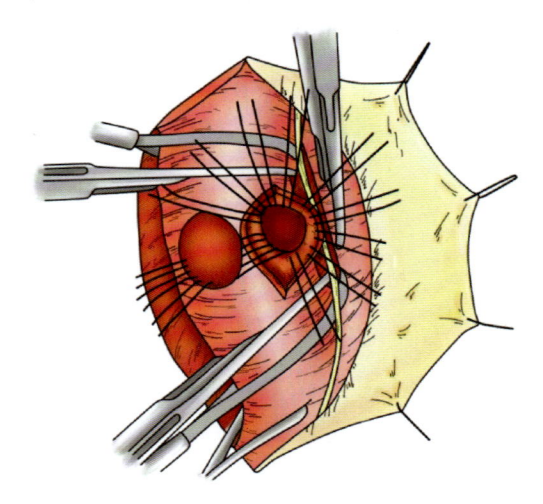

图1-3 直视下补片缝闭动脉导管

五、术后监测与处理

大多数患者术后过程平稳，抗生素治疗维持3～5d，术后第1天拔出胸腔引流管，鼓励患者尽早下床活动。术后注意胸腔内出血，常规测量血压、心电图和静脉压，复查胸部X线片，及时处理肺不张等肺部并发症。有呼吸道感染的患者，应加强抗感染治疗。有心力衰竭的患者应用强心药和利尿药。

六、术后常见并发症的预防与处理

1. **大出血** 多见于伴有肺动脉高压的粗大动脉导管，动脉导管组织或动脉导管的主动脉、肺动脉端破损引起的大量出血，如不及时控制，有致命危险。一旦发生出血，应立即用手指压迫出血部位。充分暴露局部，看清出血部位和程度，阻断动脉导管两端的主动脉、肺动脉，缝合止血。

2. **喉返神经麻痹** 是术中误将喉返神经切断或结扎等引起的，表现为术后声音嘶哑甚至失声。术者熟悉解剖，注意保护，一般均可避免此并发症的发生。

3. **急性左心衰竭** 常发生在阻断动脉导管后，患者心率快，气管插管内吸出泡沫痰，肺部闻及啰音。防治措施是阻断动脉导管前降压，逐步阻断动脉导管。

4.术后高血压　多见于粗大动脉导管闭合后，应用降压药物控制血压，必要时给予镇静药物。

5.肺部并发症　常见有肺不张、气胸和血胸。其表现为气促、呼吸音减低。对伴有肺动脉高压的粗大动脉导管患者，术后可给予呼吸支持，加强抗炎和肺部理疗，一般均可避免此并发症。

七、临床效果评价

动脉导管未闭是先天性心脏病中手术治疗安全且预后最好的病种之一，手术病死率在1%以下。动脉导管未闭单纯结扎和切断缝合术已经规范化，手术技术比较成熟。配以降压措施的单纯结扎术，方法简便，安全性高，效果满意。

第二节　经胸封堵动脉导管未闭

一、适应证

1.体重大于4kg，具有临床症状和心脏超负荷表现，不合并需外科手术的其他心脏畸形。
2.合并感染性心内膜炎，但已控制3个月。
3.合并轻中度左房室瓣关闭不全、轻中度主动脉瓣狭窄和关闭不全。

二、禁忌证

1.感染性心内膜炎、心脏瓣膜和动脉导管内有赘生物。
2.严重肺动脉高压出现右向左分流，肺总阻力大于14Wood U。
3.合并需外科手术矫治的心内畸形。
4.依赖动脉导管未闭存活的患者。
5.对镍钛金属过敏者。
6.心功能不全、不能耐受手术者。
7.合并其他不宜手术和封堵治疗疾病的患者，如出血性疾病，严重肝、肾功能异常者。

三、术前准备

术前准备同第一章"第一节　体外循环下动脉导管结扎/缝闭"。

四、手术要点、难点及对策

手术入路：经胸骨左缘第 2 肋间切口，切口长度为 2～5cm，经食管超声引导下经肺动脉送入封堵器。

正确选择封堵器的大小是手术成功的关键之一。

五、术后常见并发症

若封堵器选择不合适，会导致封堵器脱落、封堵术后残余分流、降主动脉狭窄、左肺动脉狭窄等，需外科手术积极干预。其他相关并发症常见有溶血、一过性高血压、声带麻痹、感染性心内膜炎、心律失常、血小板减少、肺动脉夹层等。

六、临床效果评价

目前我国动脉导管未闭封堵术经验技术趋于成熟，对于大小和条件合适的患者，手术成功率可接近 100%。目前主要影响技术成功率的因素是适应证的选择、操作者经验及手术技术的熟练程度三个方面。

（苏 伟 史 峰）

参 考 文 献

陈明哲, 胡旭东, 1992. 介入心脏病学. 北京：北京医科大学、中国协和医科大学联合出版社, 304.
朱鲜阳, 韩秀敏, 邓东安, 等, 2004. 小儿动脉导管未闭封堵术的临床经验探讨. 中华心血管病杂志, 32(z1).

第二章 主-肺动脉间隔缺损

主-肺动脉间隔缺损又称主动脉-肺动脉瘘、主动脉-肺动脉窗等，是一种少见的心血管畸形，占先天性心脏病的0.03%～1%。此病是由于胚胎期动脉干分隔为主动脉和肺动脉的过程不完全，在升主动脉和肺动脉之间留下缺陷而形成。此类缺损可发生于升主动脉和肺动脉之间的任何部位，Mori等于1971年将主-肺动脉间隔缺损分为三型（图2-1）：Ⅰ型，主-肺动脉间隔近端缺损，相当于半月瓣环上方位置；Ⅱ型，主-肺动脉间隔远端缺损，在升主动脉远侧与肺动脉交通；Ⅲ型，主-肺动脉间隔完全缺损。此外，在临床报道中有一型更少见的、位于右肺动脉开口水平的主-肺动脉间隔缺损，此类缺损一般开口于升主动脉后壁，缺损口径大小不等，可从数毫米至6cm，一般在2cm左右，缺损呈椭圆形。主-肺动脉间隔缺损常合并动脉导管未闭、房间隔缺损、室间隔缺损、冠状动脉异常、右位主动脉弓、法洛四联症等心血管畸形。

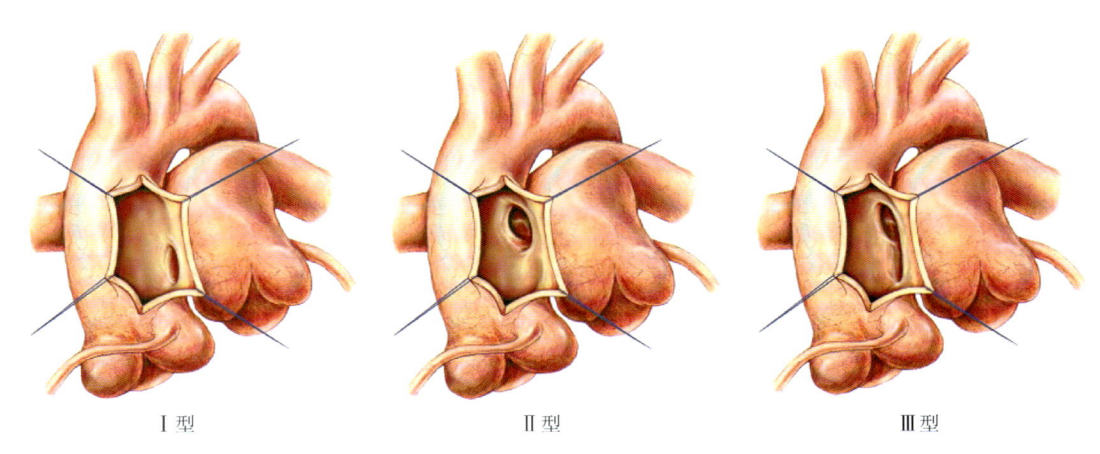

图2-1 主-肺动脉间隔缺损分型（Mori等）

主-肺动脉间隔缺损和动脉导管未闭相似，但血液是从升主动脉经过缺损到肺动脉干形成左向右分流，由于缺损口径往往比动脉导管未闭大，所以分流量大，肺动脉血流显著增多，产生动力性肺动脉高压，如不给予早期手术，则引起肺小动脉内膜增厚、中层肌肉纤维增生、管腔变小等病变，形成阻力性肺动脉高压。若合并主动脉弓中断，胎儿出生后短时间内将出现循环衰竭，须应用前列腺素E_1、正性肌力药物及机械辅助呼吸维持至手术。

1948 年，Gross 首先应用单纯结扎法治疗主-肺动脉间隔缺损获得成功，但易引起致命性大出血，1951 年，Scott 改用切断缝合法，但患者常伴有严重的肺动脉高压，肺动脉呈动脉瘤样改变，壁薄、脆，易引起破裂出血，现已较少应用。1957 年，Cooley 报道在体外循环下切断缝合主-肺动脉间隔缺损成功，随后 Morrow 等也报道在体外循环下行主-肺动脉间隔缺损的切断缝合术收到较好效果。1966 年，Putnam 等在体外循环下经肺动脉切口直接缝合缺损，但显露周围重要结构较差，容易损伤冠状动脉开口，并且缝合后易撕脱。1968 年，Wrlight 等在体外循环下经主动脉切口直接缝合缺损。1969 年，Deverall 等报道经主动脉切口用涤纶补片修补缺损获得较好结果，目前已广泛推广和采用。1974 年，刘维永等在我国完成了首例经主动脉切口进行主-肺动脉间隔缺损缝合术，同时结扎了未闭动脉导管，获得满意效果。

一、手术适应证

主-肺动脉间隔缺损往往症状较重，病情发展快，患儿多在早期因并发充血性心力衰竭或肺部感染而夭折。手术矫治是唯一的有效治疗途径，一旦明确诊断，应及早进行手术治疗。

二、手术禁忌证

肺血管阻力明显增高，伴不可逆性肺血管阻塞性病变，临床上出现发绀，以右向左分流为主者为根治手术的禁忌证。

三、术前准备

术前除了按一般体外循环心脏直视手术常规准备外，应特别注意以下几点。

1. 术前要通过二维超声心动图、心血管造影确定诊断，尤其要注意与动脉导管未闭、高位室间隔缺损伴主动脉瓣关闭不全、主动脉窦瘤破裂和冠状动静脉瘘相鉴别，并注意是否合并其他心血管畸形。

2. 术前进行动脉血氧饱和度测定和心导管检查评估血流动力学状况，包括肺血管阻力。

3. 有严重充血性心力衰竭和肺部感染者，应进行内科治疗，控制心力衰竭和感染，以提高手术安全性。

四、手术要点

1. 经主动脉切口修复Ⅲ型主-肺动脉间隔缺损（图 2-2） 胸部正中切口，纵行锯开胸骨，切开心包并悬吊于胸壁上。在缺损上方近头臂干处小心游离升主动脉，按常规建立体外循环和保护心肌。体外循环开始后用手指前后压捏缺损通道，暂时阻闭分流，以防止大量血液进入肺而发生灌注肺。在幼儿期手术时，以采用股动脉插管或应用深低温停循环法较好，以增加手术显露。于缺损上方钳闭升主动脉，心脏停搏后，在升主动脉前壁做 2～3cm 纵切口。牵开切口显露缺损，辨清冠状动脉开口和主动脉瓣。

缺损较小，边缘距左冠状动脉口较远者可用无损伤缝线双层连续缝合，或用带垫片褥式缝合，在完成最后一针缝合前，须注意排尽肺动脉空气后再结扎。全部缝线应穿透主动脉壁。缺损＞1cm 者，或缺损距冠状动脉开口近，应选用大小合适的涤纶补片修复。从肺动脉侧进针，先缝置一圈带垫片褥式缝线，逐个穿过补片，推下打结，并排出肺动脉内积气。缝合主动脉切口。左心室、主动脉排气后开放循环，心脏复苏。

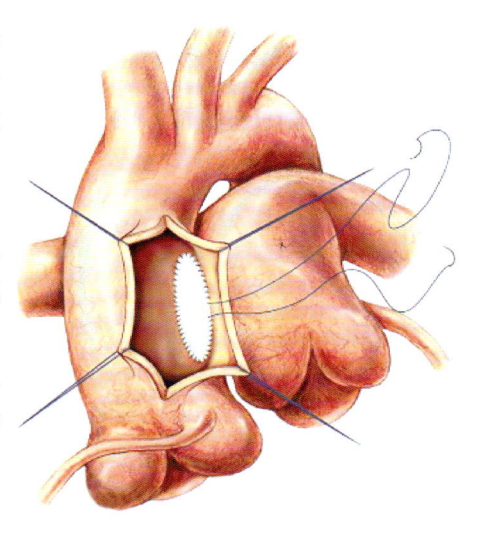

图 2-2　经主动脉切口修复Ⅲ型主 - 肺动脉间隔缺损

2. 经肺动脉切口修复主 - 肺动脉间隔缺损　由于肺动脉壁较薄，尤其是有肺动脉高压者肺动脉明显扩大，缝合后容易撕裂；另外经肺动脉切口显露冠状动脉开口欠佳，所以目前较少应用。只有缺损较小肺动脉无明显扩大者方可考虑采用。

按常规建立体外循环和加强心肌保护，阻断主动脉和心脏停搏后，在主肺动脉前壁做 2～3cm 前纵切口，显露缺损，视缺损大小进行往返连续缝合或用补片修复缺损，其方法同经主动脉切口修复，排尽主动脉腔、肺动脉腔积气后缝合肺动脉切口。

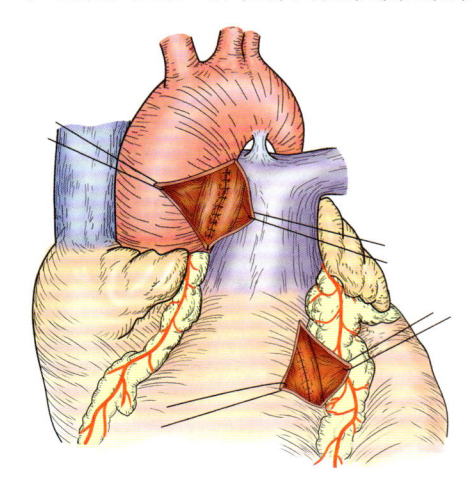

3. 经缺损前壁径路修复主 - 肺动脉间隔缺损（图 2-3）　按常规建立体外循环及保护心肌。在主 - 肺动脉间隔缺损上方阻断主动脉，心搏停止后切开缺损前壁，探查缺损情况。若缺损小，可直接缝合时，进一步将缺损离断。剪开后壁时应注意看清冠状动脉解剖位置，避免损伤。用无损伤缝线分别双层连续缝合主动脉壁和肺动脉壁上的缺口。

当缺损位置较低，经缺损前壁切口单纯缝合时往往容易损伤冠状血管。缺损较大时则不宜采用单纯缝合手术方法。为此，1978 年 Johansson 提出经缺损前壁切口应用补片修补主 - 肺动脉间隔缺损的方法。此法仅切开缺损前壁，其余操作与经主动脉途径使用补片修补方法基本一样，但当缝合到补片前缘时可将主动脉和肺动脉两侧切缘与补片一道做连续缝合。这种手术方法的优点是缺损显露好、操作方便，修补技术也比较确实。

图 2-3　经缺损前壁径路修复主 - 肺动脉间隔缺损

4. 改良远端主-肺动脉间隔缺损修复术　这一改良手术方法适用于修复主-肺动脉远端的间隔缺损合并右肺动脉起源于升主动脉的婴幼儿。1991年Kitagawa等报道了此方法，在临床上应用收到较好的效果。

（1）取胸部正中切口，探查可见右肺动脉起始于升主动脉的右后侧，主肺动脉远端右侧在右肺动脉同一平面与升主动脉的左后外侧相连。

（2）按常规安置升主动脉和上下腔静脉插管，中度低温体外循环灌注，阻断升主动脉。

（3）冠状动脉冷灌时，需临时阻闭左右肺动脉，以保证冠状动脉灌注量。

（4）于右肺动脉起始近端和升主动脉阻闭钳近侧横行切开升主动脉，可见后壁的左侧、右侧各有一开口，分别与主肺动脉和右肺动脉相交通，即主-肺动脉间隔缺损和右肺动脉开口。两开口之间后方的延续即升主动脉的后壁。

（5）将主动脉切口向两侧延伸，分别向后上和后下做弧形切口，离断升主动脉，剪裁留下的升主动脉后壁形成了近侧前壁缺损的右肺动脉。

（6）剪裁一块心包片以5-0无损伤缝线连续缝合，修复右侧的动脉缺口，重建右肺动脉通道。

（7）最后用5-0无损伤缝线将离断的升主动脉做连续缝合，重建升主动脉通道。

五、手术难点及对策

1. 上述4种修复主-肺动脉间隔缺损的手术径路和技术中，以经主动脉切口显露周围结构清楚，修补确实，是目前最常用的手术方法；经肺动脉切口目前较少应用，因为伴严重肺动脉高压时切口缝合后有撕裂风险；上述第3种和第4种方法在适当病例尚可选择应用，特别是对远端主-肺动脉间隔缺损伴有肺动脉起源于升主动脉者，改良修复技术具有一定的优越性。

2. 经主动脉切口修补时，升主动脉插管位置要尽可能高，靠近头臂干开口，以便于显露手术野。对婴幼儿患者，以采用股动脉插管或深低温停循环法较好，有利于修复。

3. 在严重肺动脉高压病例游离缺损上方升主动脉时应紧靠升主动脉外膜进行，以免损伤肺血管造成大出血。

4. 体外循环开始后，应设法阻断流经缺损的血流，以防止灌注肺发生。

5. 修补缺损时应辨清解剖结构，尤其是在缺损位置较低时要注意缺损下缘与冠状动脉开口和主动脉瓣的关系，避免损伤冠状动脉和主动脉瓣。

6. 对较大的缺损进行修复时，要注意右肺动脉开口的位置，避免缝合后造成右肺动脉开口狭窄。

六、术后常见并发症的预防与处理

1. 积极防治肺部并发症　患者在术前多有肺动脉高压，容易发生肺部感染，特别注意维持呼吸功能和防止肺部并发症，对于严重肺动脉高压患者术后要保持呼吸道通畅，保证供氧，拔除气管插管后，积极协助患者咳嗽、咳痰。

2. 加强心功能及循环支持治疗　此类患者病情重，心功能差，术后多需要应用正性肌力药物，对伴有肺循环高压者应用血管扩张药。

（苏　伟　李飞飞）

参 考 文 献

刘维永，张威廉，1981. 先天性主－肺动脉间隔缺损的诊断和治疗（附2例报告）. 中华心血管病杂志，9: 44.

Backer CL, Mavroudis C, 2002. Surgical management of aortopulmonary window: a 40-year experience. European Journal of Cardio-thoracic Surgery, 21 (5): 773-779.

Berry TE, Bharati S, Muster AJ, et al, 1982. Distal aortopulmonary septal defect, aortic origin of the right pulmonary artery, intact ventricular septum, patent ductus arteriosus and hypoplasia of the arotic isthmus: a newly recognized syndrome. Am J Cardiol, 49: 108.

Chiu IS, Wu SJ, Lee ML, 1999. One-stage repair of interrupted aortic arch and aortopulmonary window with an autologous arterial flap. J Card Surg, 14(4): 306.

Clarke CP, 1976. The management of aortopulmonary window: advantages of transaortic closure with a dacron patch. J Thorac Cardiovasc Surg, 72: 48.

Cooley DA, McNamara DG, Latson JR. 1957. Aorticopulmoary septal defect: diagnosis and surgical treatment. Surgery, 42: 101.

Ding WX, Su ZK, Cao DF, et al, 1990. One-stage repair of absence of the aortopulmonary septum and interrupted aortic arch. Ann Thorac Surg, 49: 664.

Doty DB, Richardson JV, Falkovsky GE, et al, 1981. Aortopulmonary septal defect: hemodynamics, angiography, and operation. Ann Thorac Surg, 32: 244.

Gula G, Chew C, Radley-Smith R, et al, 1978. Anomalous origin of the right poulmonary artery from the ascending aorta associated with aortopulmonary window. Thoracx, 33: 265.

Izmumoto H, Ishihara K, Fujii Y, et al, 1999. AP window and anomalous origin of right coronary artery from the window. Ann Thorac Surg, 68(2): 557.

Jacobs JP, Quitessenza JA, Gaynor JW, et al, 2000. Congenital heart surgery nomenclature and database project: aortopulmonary window. Ann Thorac Surg, 69(4): 44.

Jacobson JG, Trusler GA, Izukawa T, 1979. Repair of interrupted aortic archand arotopulmonary window in and infant. Ann Thorac Surg, 28: 290.

Kitagawa T, Katoh I, Taki H, et al, 1991. New operative method for distal aortopulmonary septal defect. Ann Thorac Surg, 51: 680.

Kutsche LM, Van Mierop LHS, 1987. Anatomy and pathogenesis of aorticopulmonary septal defects. Am J Cardiol, 59: 443.

Luisi SV, Ashraf MH, Gula G, et al, 1980. Anomalous origin of the right coronary artery with aortopulmonary window: Functional and surgical consideration. Thorax, 35: 446.

McElhinney DB, Paridon S, Spray TL, 2000. Aortopulmonray window associated with complete atrioventricular septal defect. J Thoarc Cardiovasc Surg, 119(6): 1284.

Prasad TR, Valiathan MS, Shyamakrishnan KG, et al, 1989. Surgical management of aortopulmonary septal defect. Ann Thorac Surg, 51: 680.

Richardson JV, Doty DB, Rossi NP, et al, 1978. The spectrum of anomalies of aortopulmonary septation. J Thorac Cardiovasc Surg, 78(1): 21-27.

Richens T, Wilson N, 2000. Amplatzer device closure of a residual aortopulmonary window. Catheter Cariovasc Interv, 50(4): 431.

Saores AM, Atik E, Cortez TM, et al, 1999. Aortopulmonary window. Clinical and surgical assessment of 18 cases. Ara Bras Cardiol, 73(1): 59.

Sharapathy P, Rao KM, Krishnan KV, 1978. Closure of aortopulmonary septal defect. J Throac Cardiovasc Surg, 93: 789.

Tabak C, Moskowitz W, Wagner H, et al, 1983. Aortopulmonary window and aortic isthmic hypoplasia. J Throac Cardiovasc Surg, 86: 273.

Tandon R, DaSilva V, Moller JH, et al, 1974. Aorticopulmonary sepatl defect coexisting with ventricular sepatl defect. Circulation, 50: 188.

Tiraboschi R, Salomone G, Crupi G, et al, 1988. Aortopulmonary window in the first year of life: Report on 11 surgical cases. Ann Thorac Surg, 46: 438.

第三章　先天性血管环

血管环（congenital vascular ring）是指胚胎发育早期成对的主动脉弓未能向单一主动脉弓过渡，导致主动脉弓仍然残留完整的或不完整的环形结构，而走行其间的气管和食管有受压可能，临床上可产生一系列症状。

一、手术适应证

1. 单纯的血管环畸形，如患儿无呼吸道和食管梗阻症状或症状比较轻微，则可以暂时随访，目前的随访资料显示，相当部分的此类患者随着生长发育，症状可以明显缓解或消失，而无须手术治疗。

2. 如有明显气道梗阻和（或）食管梗阻症状，一旦明确为血管环所致，就需要尽早手术治疗，拖延手术时间可导致不可恢复的气管、支气管病变甚至猝死。

二、手术禁忌证

手术禁忌证绝大多数与患儿术前状态有关（内环境紊乱、感染等），或合并一些重要心脏畸形。

三、术前准备

切口选择非常重要，尽管绝大多数的血管环可以通过胸部左侧切口显露和矫治，但是术前外科医师仍需对血管环的类型和是否合并心内畸形进行仔细评估，以选择最佳手术入路。

由于血管环相关气道梗阻是造成术后严重并发症的首要危险因素，因此术前呼吸道管理显得尤为重要，尤其是早期即出现严重呼吸道症状的患儿。血管环合并严重气道梗阻婴幼儿，有些患儿术前虽然已经给予经气管插管机械通气，但这并不意味着可以安全过渡到手术治疗，手术之前仍有严重危险性。因为护理过程中患儿颈部的屈曲或伸直可造成插管位置的变化，导致气道痉挛收缩，进而造成通气和氧合困难。因此术前经气管插管机械通气的这部分患儿同样需要密切监护，尤其是在变换患儿体位时。

四、手术要点、难点及对策

手术方法根据诊断不同而异，首先切口的选择需要考虑血管环类型。左后外侧胸部切口可以显露和外科治疗大部分的血管环畸形。以往，肺动脉吊带也多通过左后外侧胸部切口矫治，但近年，多主张通过正中切口体外循环下矫治，随访数据显示采用正中切口矫治的远期结果更满意。右后外侧胸部切口仅适用于极少部分的血管环畸形矫治，如左位主动脉弓合并右侧降主动脉。如血管环合并心内畸形也应经正中切口一期矫治。

1. 双主动脉弓　如果双侧动脉弓粗细相当或为右侧优势，可以像动脉导管未闭或主动脉缩窄手术一样，从左侧第4肋间或肋床进胸。如合并的心脏畸形需要手术时，可采用胸骨正中切口（图3-1）。

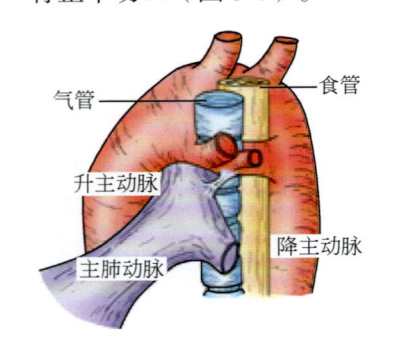

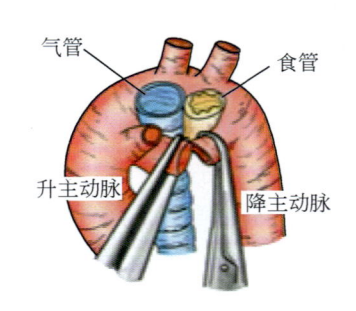

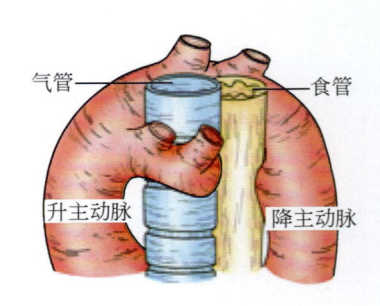

图 3-1　双主动脉弓手术示意图

2. 右位主动脉弓伴左侧动脉导管（韧带）　经左后外侧第4肋间切口进胸，充分游离松解动脉导管（韧带）周围组织，切断动脉缝合动脉导管（韧带），避免损伤喉返神经。如果右位主动脉弓分支为正常的镜像发出，主动脉弓的降部起始端与动脉导管连接部位常有一憩室并呈瘤样扩张，术中需要切除，以免该瘤样扩张对气管和食管造成持续性压迫（图3-2）。

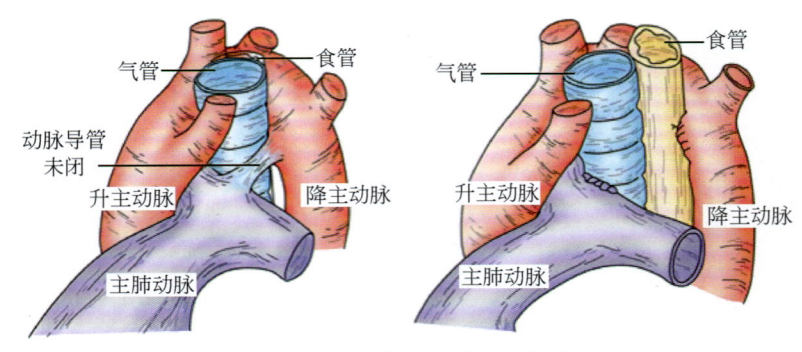

图 3-2　右位主动脉弓伴左侧动脉导管手术示意图

3. 左位主动脉弓伴右侧动脉导管（韧带）　左位主动脉弓和右侧动脉导管（韧带）形成的血管环病例极其罕见，需经右侧开胸，并按照右位主动脉弓伴食管后动脉导管（韧带）相似的手术方法游离和切断动脉导管（韧带）。

4. 头臂干和左颈总动脉压迫综合征　经右或左前外侧胸壁切口，充分游离畸形血管，带垫片褥式缝合，向上牵引血管外膜，悬吊至胸骨或邻近的肋骨后面。也有报道经胸部正中切口将头臂干重新移植至近端升主动脉靠右前方（气管右侧）的正常位置处，随访结果较好。

5. 肺动脉吊带　以往通过侧开胸手术矫治，但目前多主张正中切口体外循环下矫治，降温至32℃左右，无须心脏停搏。游离出升主动脉，向左牵拉，游离右肺动脉并找到迷走的左肺动脉，于起始部切断左肺动脉，缝合右肺动脉缺口，将左肺动脉自气管、食管之间牵出并充分游离，移植至肺动脉主干左前壁（图3-3）。

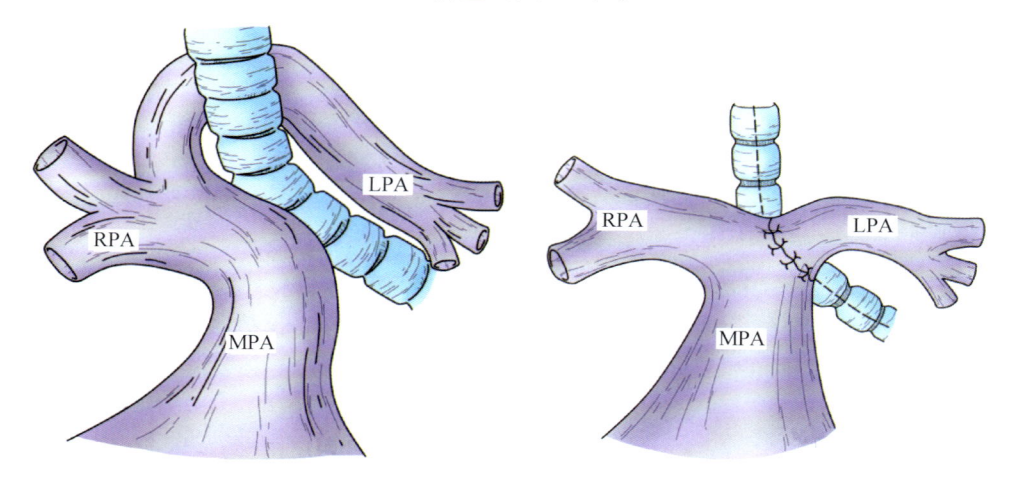

图3-3　肺动脉吊带合并气管狭窄一期手术示意图

MPA. main pulmonary artery，主肺动脉；LPA. left pulmonary artery，左肺动脉；RPA. right pulmonary artery，右肺动脉

6. 血管环合并气管狭窄和气管软化　是影响血管环术后结果的重要因素，需要特别注意。双主动脉弓较少合并气管的完整软骨环及真性狭窄，所以可以直接切断血管环，密切随诊呼吸道症状的变化。肺动脉吊带患儿有50%～60%合并完整气管环畸形，且多为长段先天性气管狭窄（long-segment congenital tracheal stenosis，LSCTS），必须术中同时矫治。滑动气管成形术（图3-4）均在体外循环下进行，术中需要广泛游离气管，其需要特别注意避免伤及走行于气管食管沟内的喉返神经和气管的滋养血管，游离时尽量采用钝性、锐性游离相结合的方式，而不用电刀，尽可能多地保留气管周围的疏松结缔组织。游离完成后，需要仔细全面评估狭窄段长度和是否涉及左侧或右侧主支气管。在狭窄段气管中点横断气管，沿下半段气管前壁正中线向下切开，并超越狭窄段气管1～2个正常软骨环。类似方法切开上半段狭窄气管后壁至正常组织，有时需要达到甲状软骨。缝线牵引两段气管滑动靠拢，判断游离长度是否足够，必要时进一步游离。应用4-0或5-0 PDS线采用外翻水平褥式缝合法吻合上下段气管，缝线尽量置于黏膜下层，打结时注意分散缝线张力。生理盐水检查吻合口，如无漏气，然后用生物蛋白胶封闭吻合口，并用纤维支气管镜检查气管的完整性及修复质量。建议术后用稀释的温聚维酮碘溶液做纵隔和胸腔持续灌洗48h，以预防纵隔炎的发生。

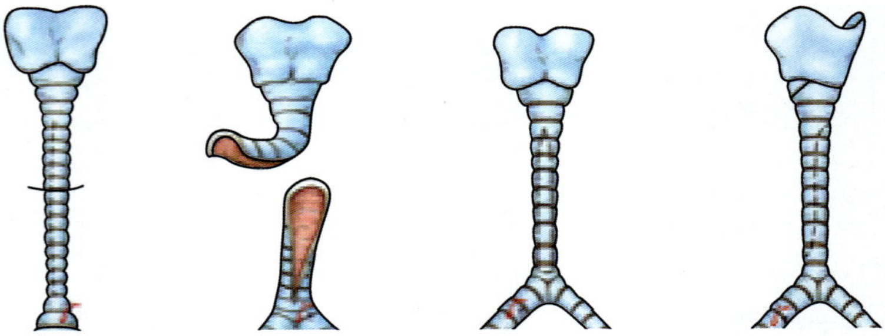

图 3-4 气管狭窄滑动气管成形术示意图

五、术后监测与处理

血管环术后需要在重症监护室过渡，除行气管成形术的患儿需要较长时间呼吸机支持以外，绝大多数可以早期拔管。呼吸机支持治疗时及拔管后需要给予呼吸道充分湿化和吸氧治疗，并需要加强体疗排痰，确保呼吸道通畅。约 10% 的患儿术后仍有不同程度的喘鸣，往往合并气管软化，完全恢复一般需要数月甚至 1 年，需要与患儿父母详细交代。对于行气管成形术的患儿需要气管插管支持 1 周左右，拔管后需尽早行支气管镜检查，以去除气管内增生的异常组织和过多的分泌物，避免造成新的气道梗阻，必要时需行气管球囊扩张治疗。

六、术后常见并发症的预防与处理

血管环手术并发症发生率非常低，绝大多数与患儿术前状态有关，或漏诊一些重要解剖畸形而没有得到处理，残留呼吸道梗阻。另外，手术本身相关并发症主要包括：①压迫症状解除不彻底，可能与局部组织松解不完全有关，还可能是由气管软化、发育不良或食管蠕动迟缓等所致；②术中损伤喉返神经，造成术后发生声音嘶哑、饮水呛咳，损伤膈神经造成膈肌麻痹，呼吸机脱机困难，术中解剖游离时需注意避开这些神经。

七、临床效果评价

绝大多数血管环患儿术后短期内症状即可消失或明显缓解，并可长期存活，单纯血管环患儿手术死亡率基本为 0。对于肺动脉吊带患儿，远期效果需要密切随访，尤其是合并气管软化或气管环一期行气管成形者，远期有再次手术行气管成形的可能。

（苏 伟）

参 考 文 献

吴清玉, 2003. 心脏外科. 济南：山东科学技术出版社.

Cheung YF, Ha SY, Chan GC, 2005. Ventriculo-vascular interactions in patients with beta thalassaemia major. Heart, 91(6): 769-773.

Jain S, Kleiner B, Moon-Grady A, et al, 2010. Prenatal diagnosis of vascular rings. J Ultrasound Med, 29(2): 287-294.

Mavroudis C, Backer CL, Idriss RF, 2013. Pediatric Cardiac Surgery. New Jersey: Wiley-Blackwell.

Patel CR, Lane JR, Spector ML, et al, 2006. Fetal echocardiographic diagnosis of vascular rings. J Ultrasound Med, 25(2): 251-257.

Roesler M, De Leval M, Chrispin A, et al, 1983. Surgical management of vascular ring. Ann Surg, 197(2): 139-146.

Stark JF, de Leval MR, Tsang VT, et al, 2006. Surgery For Congenital Heart Defect. New Jersey: John Wiley & Sons.

Yildirim A, Karabulut N, Doan S, et al, 2011. Congenital thoracic arterial anomalies in adults: a CT overview. Diagn Interv Radiol, 17(4): 352-362.

第四章　主动脉缩窄

主动脉缩窄是指主动脉局限性狭窄、管腔变细，产生血流受阻的一种先天性畸形。缩窄可以发生在主动脉的任何部位，但以位于主动脉狭部（左锁骨下动脉和动脉导管连接处之间的主动脉段）为最常见。缩窄的范围可较为局限，也可以为长段狭窄。缩窄处管腔内径不一，多在2～5mm，有时窄如针孔样，甚或完全闭锁。

主动脉缩窄合并畸形中以室间隔缺损最为多见，还可合并房间隔缺损、大动脉转位、右心室双出口及功能单心室等心内畸形。Shinebourne报道患有主动脉缩窄的新生儿合并心内畸形的发生率高达85%。

未治疗的主动脉缩窄的自然病史取决于出现症状的年龄和合并畸形。有症状的婴儿大多缩窄严重且合并心内畸形，其1年内死亡率高达80%以上。单纯型主动脉缩窄的患者可能在相当长的时间内维持正常生活，但患者的预计寿命大大降低。最常见的死亡原因为主动脉自发性破裂、细菌性心内膜炎、心力衰竭和脑血管意外。

一、手术适应证

一般认为缩窄处的压差超过30mmHg构成手术的指征，选择矫治的手术时机是影响长期疗效的最主要因素。有症状的婴儿尤其是合并心内畸形者，更需要及时手术治疗。对大龄儿童和成年患者，手术矫治虽可改善某些症状，但持久的高血压及其合并症发生率增加。现在倾向于手术应提早，幼龄时即应行选择性手术。有些学者认为，对有或无症状的婴儿，一旦诊断确定即给予手术治疗，以防各种并发症的发生。

二、手术禁忌证

腹腔脏器灌注不良、严重酸中毒及多器官功能衰竭，不能耐受手术者。主动脉严重发育不全伴弥漫性硬化或钙化病变，严重心肌损害者。

三、术前准备

大多数主动脉缩窄合并心内畸形患儿出生后表现有呼吸急促、喂养困难和重度肺动脉高压，易并发肺部感染。对危重婴儿应用前列腺素，可使很多新生儿的动脉导管重新开放，使下半身获得血流灌注，减轻和避免腹腔脏器灌注不良。术前应行控制感染、强心、利尿等治疗，严重心力衰竭、下半身血流灌注不足、酸中毒患儿，给予血管活性药物，静脉注射碳酸氢钠，甚至采取气管内插管和机械通气。危重婴儿病情改善后手术，可降低死亡率。

术前超声心动图检查，可确定是否合并其他心脏畸形。计算机体层血管成像（CTA）和磁共振成像（MRI）能准确诊断主动脉缩窄，并能够清晰地显示升主动脉和主动脉弓发育状况，对临床手术方案的制订具有重要的意义。

四、手术要点、难点及对策

根据患者的年龄、缩窄的程度、缩窄的范围、侧支循环的形成等不同，结合外科医师的经验与习惯，主动脉缩窄的手术方法有多种，分述如下。

1. 单纯型主动脉缩窄

（1）缩窄段切除、主动脉端-端吻合术：手术自左侧第4肋间后外侧切口进胸，沿降主动脉纵行切开纵隔胸膜，向上延伸至左锁骨下动脉，向下延伸至缩窄段平面下3cm，游离缩窄段上及下游降主动脉（图4-1）。在降主动脉的上游靠近主动脉弓部套带，同时进行锁骨下动脉套带，显露迷走神经（图4-2）。结扎并切断动脉导管和靠近缩窄段的肋间动脉（图4-3）。在缩窄段的两端安放阻断钳，切除缩窄段（图4-4），应用5-0或4-0聚丙烯线将降主动脉的近端和远端采用连续缝合法进行吻合（图4-5～图4-7）。

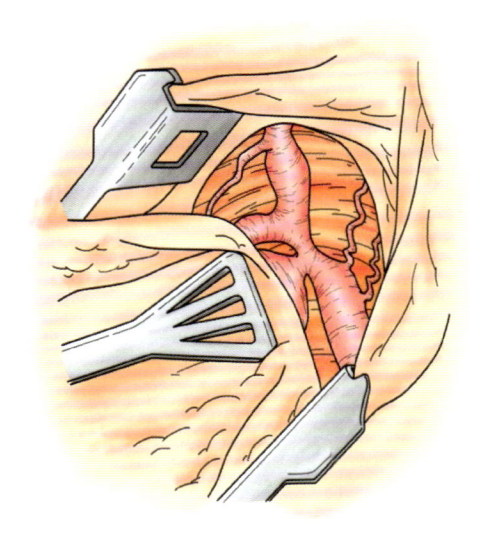

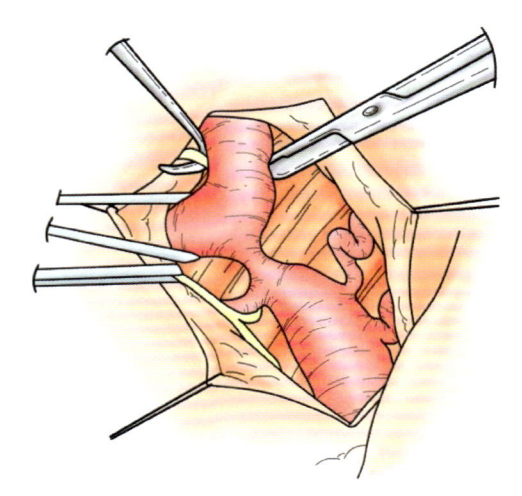

图4-1 切开纵隔胸膜，显露缩窄段主动脉　　图4-2 迷走神经被显露并套带

（2）缩窄段切开补片成形术：有手术时间短、游离减少、侧支循环损伤减少、狭窄口充分扩大、不损伤左锁骨下动脉等优点。对于缩窄段比较长、缩窄程度比较轻的病例可采用补片成形术。纵行切开缩窄段的降主动脉，自切口上端、下端延伸到正常的血管壁（图4-8）。剪除狭窄段内的隔膜（图4-9）。采用Core-Tex补片或Dacron补片加宽缩窄段（图4-10）。

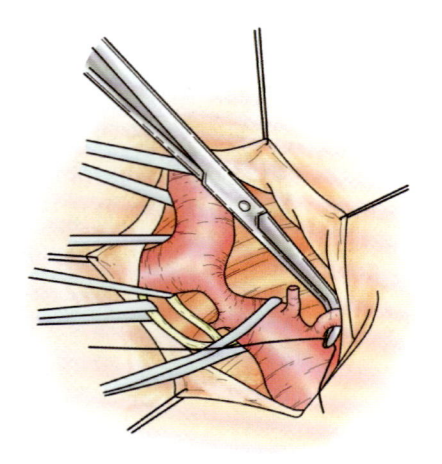

图 4-3　结扎并切断动脉导管

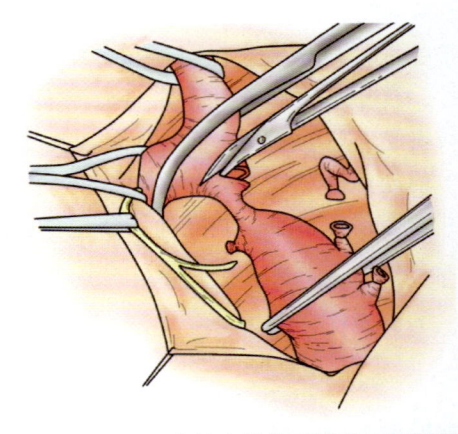

图 4-4　在缩窄段的两端安放阻断钳，开始切断缩窄段

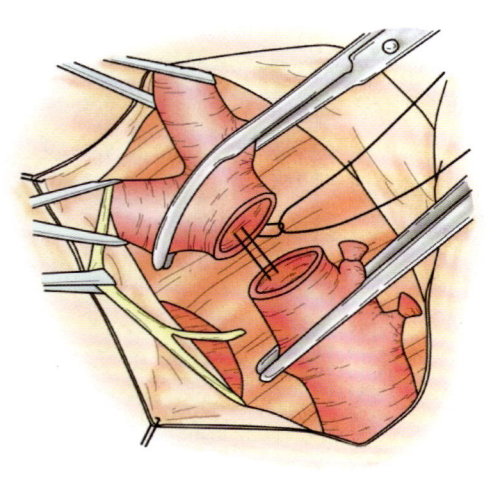

图 4-5　缩窄段切除后采用连续缝合法将降主动脉的近端和远端吻合

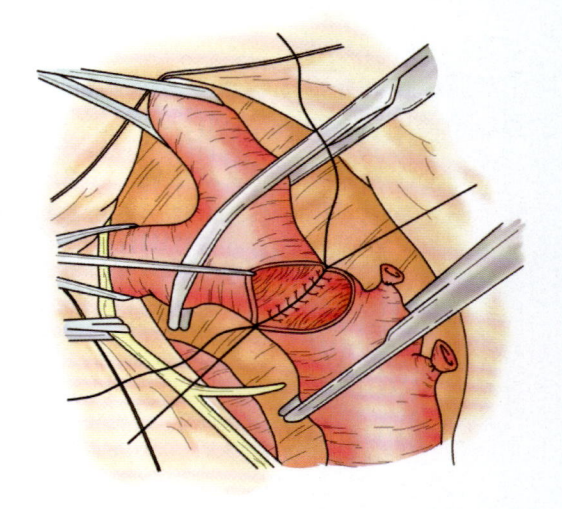

图 4-6　吻合口的后壁已吻合完毕

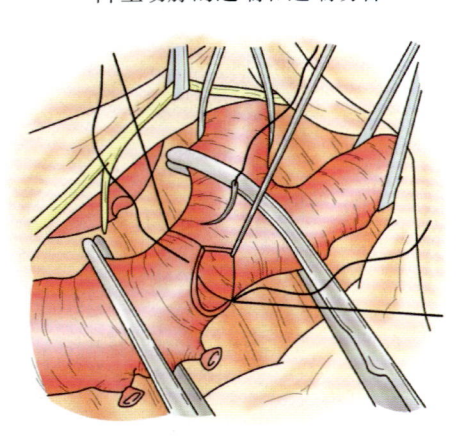

图 4-7　吻合口的前壁已吻合近半

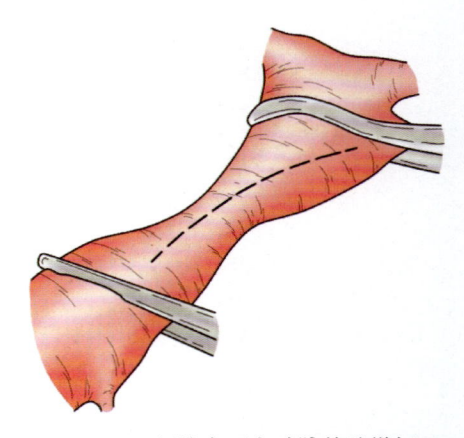

图 4-8　行缩窄区主动脉前壁纵切口

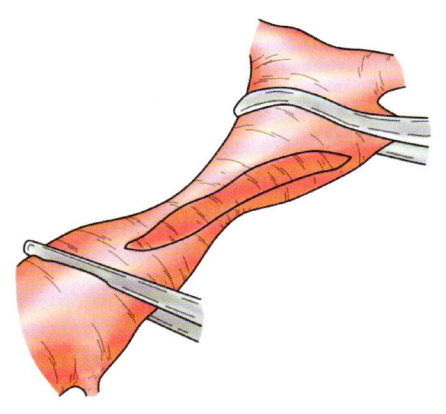

图 4-9　适量剪除狭窄段管腔内的隔膜 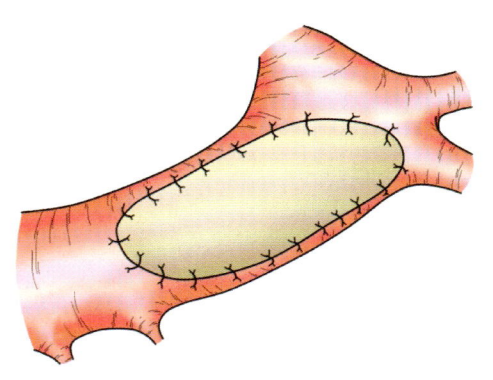　　　　　图 4-10　采用人工补片加宽缩窄段

补片成形术对消除主动脉血流受阻非常有效，再狭窄和持续高血压的发生率低。但人工材料补片是易感染的基础，术后动脉瘤样扩张和假性动脉瘤的报道逐渐增多。动脉瘤样扩张主要发生在人工材料补片的对侧后壁，真正的发生原因尚不清楚，人工材料补片与自身主动脉壁之间张力强度的差别是形成动脉瘤的原因之一。实验表明，动脉瘤形成的患者其动脉壁的中层发生退行性病变。在处理缩窄时切除缩窄处的主动脉内膜突起对后壁损伤也是形成动脉瘤的原因之一，有学者认为采用人工材料补片成形术时，尽量避免剪除主动脉内膜突起，缩窄处主要靠加宽解决狭窄。

（3）锁骨下动脉带蒂片主动脉成形术：自左侧第 4 肋间进胸，纵行切开纵隔胸膜，显露缩窄段，结扎动脉导管和缩窄段附近的肋间动脉，在左颈总动脉和左锁骨下动脉之间横向阻断主脉弓，阻断缩窄段远端的降主动脉，在切断左锁骨下动脉后，切开主动脉缩窄段向上延伸至左锁骨下动脉根部，向下延伸经主动脉峡部至缩窄后扩张的降主动脉（图 4-11）。切除血管腔内的缩窄膜后，将锁骨下动脉补片向下翻转与降主动脉切口采用 6-0 的聚丙烯缝线进行连续缝合而将缩窄段予以扩大（图 4-12、图 4-13），其带蒂血管片必须有足够长度，以超越梗阻区。

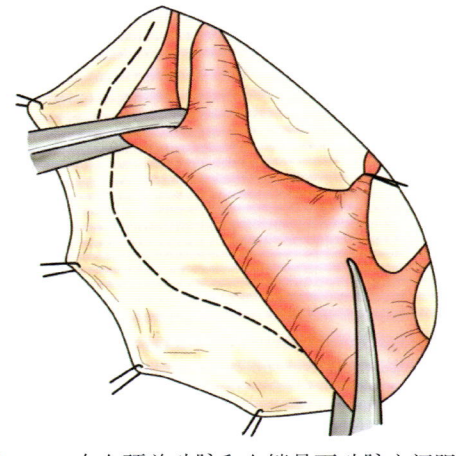

图 4-11　在左颈总动脉和左锁骨下动脉之间阻断　　　图 4-12　锁骨下动脉补片
　　　　　主动脉弓，阻断缩窄远端的降主动脉

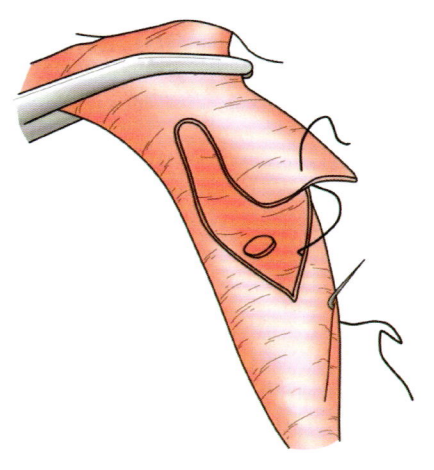

对于左锁骨下动脉近端狭窄造成主动脉弓缩窄者，可采用将左锁骨下动脉血管片朝向近侧端，进行逆行反转的锁骨下动脉带蒂血管片与切开的主动脉弓成形术，以扩大主动脉弓（图4-14～图4-16）。

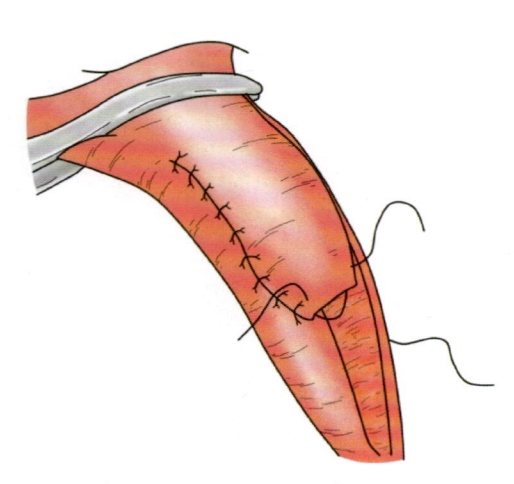

图4-13 翻转的锁骨下动脉补片将缩窄段予以扩大

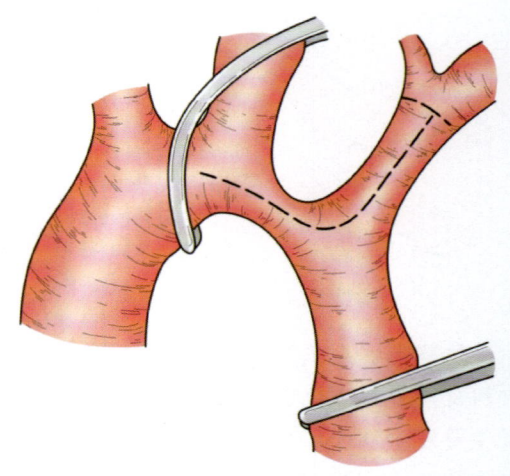

图4-14 自颈总动脉起始部的近端横行阻断主动脉弓和左颈总动脉，同时阻断降主动脉远端

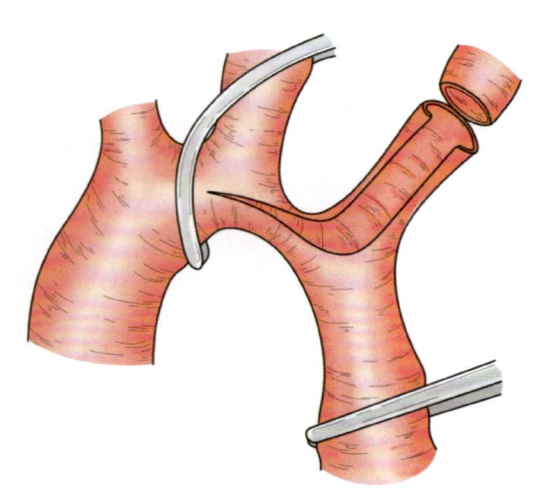

图4-15 切断左锁骨下动脉，向主动脉方向切开锁骨下动脉，连同切开主动脉弓至左颈动脉根部，形成锁骨下动脉蒂

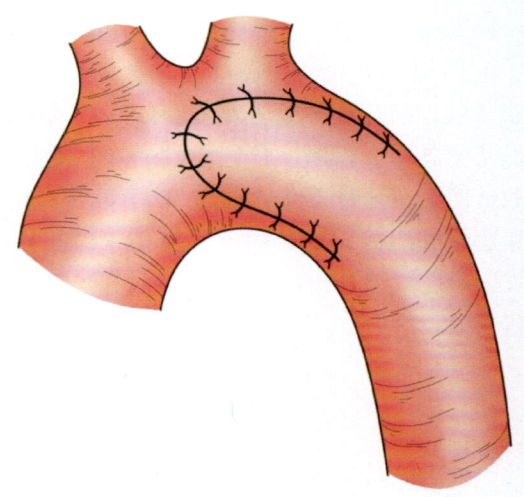

图4-16 将锁骨下动脉带蒂血管片逆行反转与切开的主动脉缩窄段对位缝合

（4）人造血管连接术：对于狭窄段较长、主动脉缺乏弹性，特别是年龄较大的患者，切除缩窄后常不能采用直接吻合术来修复降主动脉，缩窄段切除后，可选择口径、长度与降主动脉两断端相适宜的人造血管，先吻合近心端，待近心端吻合完成后，用无损伤钳钳夹住人造血管的远心端，开放近心端主动脉阻断钳，使人造血管充盈，检查吻合口有无漏血，然后再吻合远心端（图4-17）。

（5）人造血管旁路移植术：根据狭窄的部位、范围，可利用人造血管在不同位置行旁路移植术，以绕过狭窄段，恢复降主动脉血流。人造血管移植的径路有升主动脉－胸段降主动脉、锁骨下动脉－胸段降主动脉（图4-18）、升主动脉－腹主动脉、主动脉弓－胸段降主动脉等。

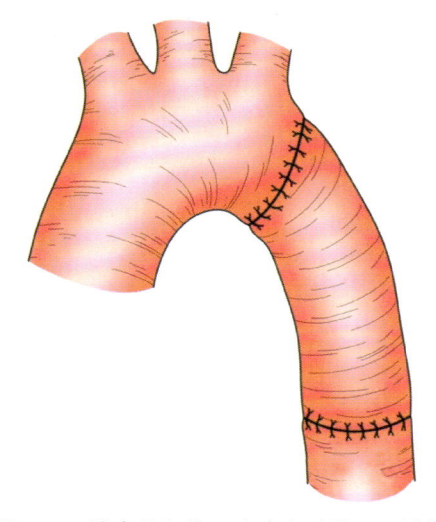

图4-17 缩窄段切除，在降主动脉近心端与远心端进行人造血管旁路移植吻合

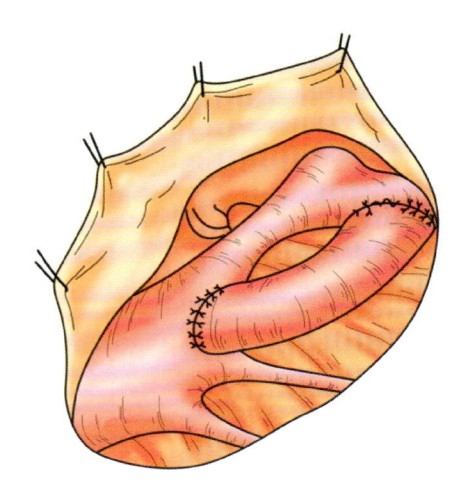

图4-18 左锁骨下动脉与降主动脉远心端进行旁路移植

在主动脉缩窄矫治术中注意不要随意伤及任何一支扩大的肋间动脉。在有肋间动脉瘤样扩大存在且必须切除时，一定要尽量保存所有侧支。

对侧支循环发育不良患者，阻断主动脉后远端动脉压低于50mmHg时，为防止截瘫及脏器损害，应维持近端主动脉较高血压，或采用在缩窄的上下端架临时血管桥，或行体外循环转流措施后再行缩窄矫治术。

转流可经左心耳插管引流，分流部分氧合血后经人工泵泵入股动脉或降主动脉。或经肺动脉插管引流，分流部分静脉血且将其经人工心肺机氧合后泵入股动脉或降主动脉。该方法可经侧位开胸切口一并完成，简单方便，既能保护脊髓和腹腔脏器，又可缓解因主动脉阻断后上半身血压过高而发生脑血管意外。

2.合并室间隔缺损的主动脉缩窄　对主动脉缩窄合并室间隔缺损的最佳处理尚有争议。早期曾采用在主动脉缩窄矫治后，通过环缩肺动脉主干或采用药物控制肺动脉高压和心力衰竭，再择期行二期室间隔缺损修补术，但手术并发症和死亡率均较高。目前，对主动脉缩窄合并室间隔缺损的病例，多在矫治主动脉缩窄同期在体外循环下行室间隔缺损修补术。

目前最常采用胸骨正中切口，一期矫治主动脉缩窄和心内畸形。主动脉缩窄可在非体外循环、深低温停循环、下半身停循环＋选择性脑灌注（图4-19）等方式下进行矫治。如合并主动脉弓发育不良（主动脉弓近端或远端直径分别小于升主动脉60%和50%），建议在体外循环支持下，尽可能切除缩窄段和导管组织，将缩窄段远端的降主动脉和主动脉弓以下的切口进行扩大吻合（图4-20～图4-22），为减少张力，强调要充分游离主动脉、头臂干和降主

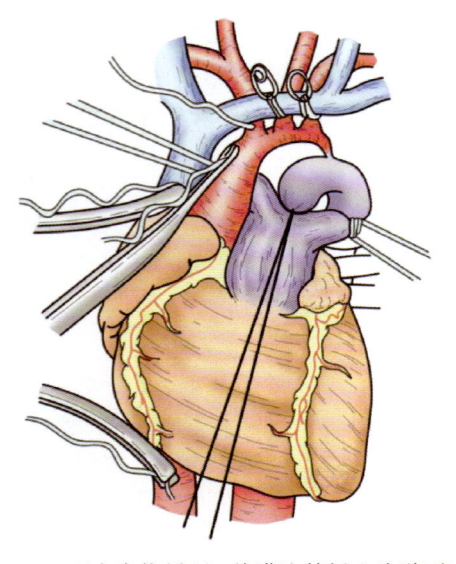

图 4-19 下半身停循环，将灌注管插入头臂干，在选择性脑灌注下，充分切除导管组织，进行主动脉弓重建

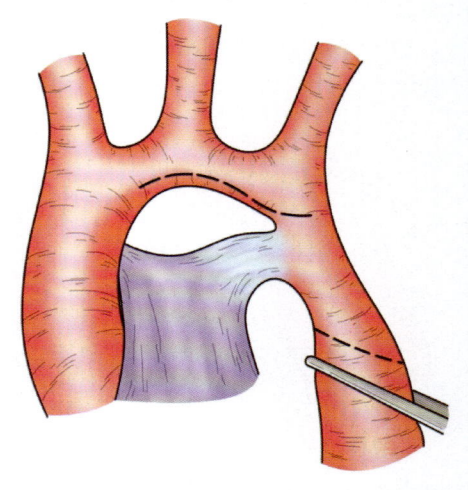

图 4-20 对于主动脉弓发育不良的主动脉缩窄患者，采用扩大切除进行主动脉远端和主动脉弓下缘吻合。横行阻断左锁骨下动脉、左颈总动脉和右颈总动脉上游的主动脉弓，阻断远端的降主动脉

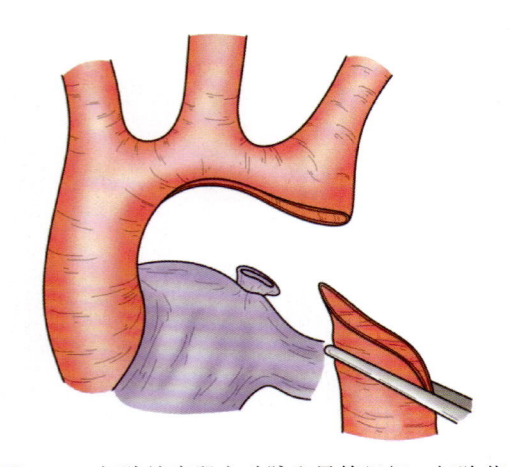

图 4-21 切除缩窄段主动脉和导管组织，切除范围扩大到主动脉弓下缘部分血管组织

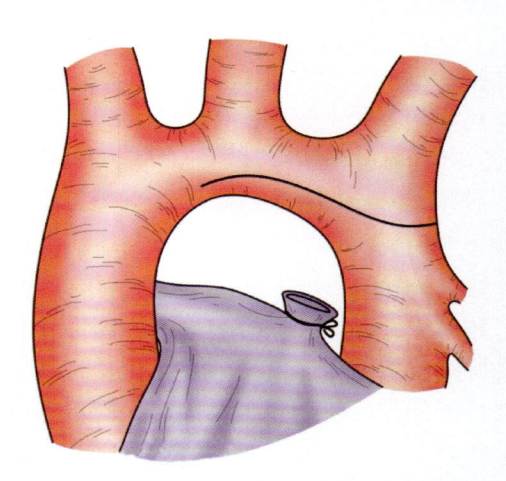

图 4-22 将两断端靠近，先吻合后壁，再吻合前壁，前壁可用自体肺动脉片加宽

动脉。如吻合口张力过大，也可采取后壁直接吻合，自体肺动脉片加宽重建主动脉弓的前壁。

对于一些大龄儿童或成人主动脉缩窄合并室间隔缺损患者，可选用双切口一期手术方式。双切口一期手术首先于左侧第 4 肋间后外侧切口进胸，切开纵隔胸膜，充分游离和显露主动脉缩窄近端及远端的降主动脉、锁骨下动脉、动脉导管，阻断钳阻断缩窄段近端、远端的降主动脉，切除缩窄段，将两断端靠近直接吻合。如狭窄段较长，切除缩窄后常不能采用直接吻合术来修复降主动脉，可选择置入口径、长度与两断端降主动脉相适宜的人造血管，人造血管直径 18mm 以上为宜，以避免再狭窄。也可纵行切开缩窄段的降主动脉，剪除狭窄段内的隔膜，人工血管片加宽缩窄段。侧切口填压纱布，改行正中切口，建立体外循环，进行室间隔缺损修补手术，最后依次关闭正中切口及胸壁侧切口。

五、术后监测与处理

主动脉缩窄矫治术后，缩窄已完全松解，在主动脉血流完全无梗阻情况下发生血压异常升高。一般于术后 24～36h 收缩压升高，然后舒张压升高，原因不明。有学者认为收缩压升高是由交感神经活化和血清儿茶酚胺升高引起，舒张压升高与肾素和血管紧张素升高有关。

主动脉缩窄矫治术后患者感觉腹痛、腹胀，并且反常性高血压可与腹痛、腹胀并存。肠动脉造影可显示肠系膜动脉炎，剖腹探查发现肠系膜缺血表现，有些患者需做肠切除术。其原因可能和肾素升高及术后肠系膜血管急性充血有关。

主动脉缩窄术后的严重并发症为截瘫，发生率约为 0.41%。截瘫的发生不但与肋间血管的损失和主动脉阻断的时间有关，而且与脊髓血供的明显变异有关。非体外循环手术中在主动脉阻断后应测定远端的压力以评估侧支循环是否完善。远端灌注压力应维持在 50mmHg 以上，对手术时间较长者，需要应用旁路或转流术进行辅助。

六、术后常见并发症的预防与处理

主动脉缩窄矫治术后可并发出血、乳糜胸、喉返神经损伤、感染、吻合口处血栓形成等。

主动脉瘤样扩张或假性动脉瘤为吻合口处严重的并发症，早期发生者与感染有关。晚期发生者则可能与人工补片材料和主动脉壁的伸展性不同有关。其多发生于人工材料加宽成形术后。

再缩窄以往有很多报道，发生原因如下：①血管整周连续缝合，血管不能随生长而发育；②缩窄段未彻底切除；③残留异常导管组织；④吻合口栓塞；⑤吻合口张力过大。随着缝合材料及缝合方法的改进，已使再缩窄发生率大大降低。已有很多报道锁骨下动脉带蒂血管片成形术可有良好的结果。其优点是避免了人工材料，减少了降主动脉游离，缩短了主动脉阻断时间，有可能促进术后吻合口生长。该法最大的缺点是左上肢动脉压的消失，少数患者左上肢出现低灌注综合征，表现为肢体营养不良。对很小的婴儿行锁骨下动脉带蒂血管片成形术不是最好的手术方法。再缩窄常用处理策略如下：①再次解剖矫治；②行降主动脉-升主动脉人工血管旁路手术；③介入球囊扩张治疗和支架置入，有效率达 90%，远期动脉瘤发生率较低。

七、临床效果评价

近年来单纯主动脉缩窄手术死亡率在新生儿期为 0～2%，婴幼儿、儿童、青年患者约为 1%。先天性心脏病外科协会（CHSS）报道新生儿 12～24 个月生存率均为 95%。死亡原因主要为持续心力衰竭、手术和围术期处理不当及术前状态太差。死亡是否与主动脉重建方式有关目前仍存在争议。合并心内畸形的主动脉缩窄患者死亡率增加。值得注意的是，主动脉缩窄术后活动耐量约为正常的 80%，50% 的患者术后晚期出现上身血压高于正常人群，而且活动时也伴有上半身血压显著增高，可能与内分泌、上半身小血管顺应性及反应性异常、内皮功能异常、缩窄复发等因素有关，故有学者认为不能把主动脉缩窄视为良性病变。

（杜心灵）

参 考 文 献

杨辰垣, 胡盛寿, 孙宗全, 2004. 今日心脏血管外科学. 武汉: 湖北科学技术出版社, 411-421.

Allen HD, Marx GR, Ovitt TW, et al, 1986. Balloon dilation angioplasty for coarctation of the aorta. Am J Cardiol, 57(10): 828-832.

Backer CL, Mavroudis C, 2000. Congenital heart surgery nomenclature and database project: patent ductus arteriosus, coarctation of the aorta, interrupted aortic arch. Ann Thorac Surg, 69(4 Suppl): S298-307.

Carro C, et al, 2007. Ascending-to-descending aortic extra-anatomic graft. Eur J Cardiothorac Surg, 32(4): 663.

Cobanoglu A, Thyagarajan GK, Dobbs JL, 1998. Surgery for coarctation of the aorta in infants younger than 3 months: end-to-end repair versus subclavian flap angioplasty: is either operation better? Eur J Cardiothorac Surg, 14(1): 19-26.

Fraser CDJ, Andropoulos DB, 2008. Principles of antegrade cerebral perfusion during arch reconstruction in newborns/infants. Semin Thorac Cardiovasc Surg Pediatr Card Surg Annu, 11(1): 61-68.

Jonas RA, 2005. Reverse subclavian flap repair for coarctation with hypoplastic arch. Operative Techniques in Thoracic and Cardiovascular Surgery, 10(3): 209-219.

Kan JS, Jr WR, Mitchell SE, et al, 1983. Treatment of restenosis of coarctation by percutaneous transluminal angioplasty. Circulation, 68(5): 1087-1094.

Kanter KR, Mahle WT, Kogon BE, et al, 2007. What is the optimal management of infants with coarctation and ventricular septal defect? Ann Thorac Surg, 84(2): 612-618.

Lee MG, D'Udekem Y, Brizard C, 2014. Coarctation of the aorta can no longer be considered a benign condition. Heart Lung Circ, 23(4): 297-298.

Lim HG, Kim WH, Jang WS, et al, 2007. One-stage total repair of aortic arch anomaly using regional perfusion. Eur J Cardiothorac Surg, 31(2): 242-248.

Manganas C, Lliopoulos J, Chard RB, et al, 2001. Reoperation and coarctation of the aorta: the need for lifelong surveillance. Ann Thorac Surg, 72(4): 1222-1224.

Nicholas TK, Eugene HB, Frank LH, 2013. Kirklin/Barratt-Boyes Cardiac surgery. 4th ed. New York: John Wiley & Sons, 1718-1754.

Ozkara A, Cetin G, Tireli E, et al, 2006. Off pump repair of aortic arch anomalies with concomitant intracardiac defects via anterior approach. J Card Surg, 21(6): 550-552.

Shinebourne EA, et al, 1976. Coarctation of the aorta in infancy and childhood. Br Heart J, 38(4): 375-380.

Walters HL, Lonan CE, Thomas RL, et al, 2008. Single-stage versus 2-stage repair of coarctation of the aorta with ventricular septal defect. J Thorac Cardiovasc Surg, 135(4): 754-761.

Yee ES, Turley K, Soifer S, et al, 1984. Synthetic patch aortoplasty. A simplified approach for coarctation in repairs during early infancy and thereafter. Am J Surg, 148(2): 240-243.

第五章　主动脉弓离断

主动脉弓离断（interrupted aortic arch，IAA）是指主动脉弓与降主动脉之间解剖学上的完全中断，或仅有纤维束带与降主动脉相连，降主动脉通过未闭的动脉导管与肺动脉主干连接。IAA是一种少见的复杂先天性心脏病，其发病率占先天性心脏病的1.5%，患儿常于出生数天后出现心力衰竭、反复的肺部感染等并发症，若不及时治疗，75%的患儿出生后1周内死亡，平均生存期仅为4～10d。

1959年Celoria和Patton首先提出IAA分型（图5-1），根据主动脉弓离断的位置将其分为三种类型：A型，离断位置位于左锁骨下动脉远端；B型，离断位置位于左颈总动脉和左锁骨下动脉之间；C型，离断位置位于头臂干与左颈总动脉之间。国外报道以B型（70%）最为常见，并往往合并有头臂血管异常，如从降主动脉发出绕食管后走行的异常右锁骨下动脉等，其次为A型（28%），C型（2%）少见，国内统计则以A型（77%）居多，B型（23%）次之。

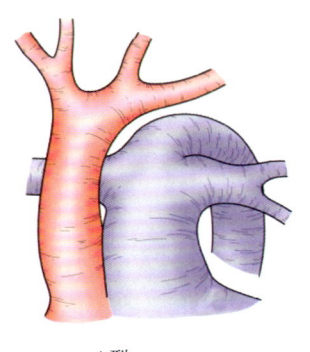

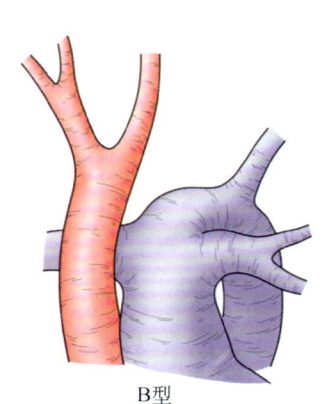

A型　　　　　B型　　　　　C型

图5-1　主动脉弓离断分型

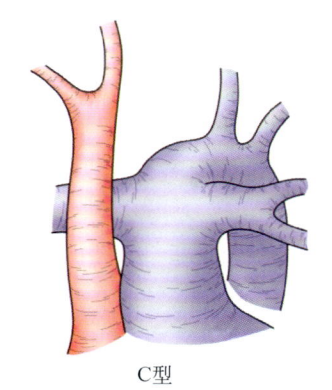

IAA多合并其他畸形，除最常见的动脉导管未闭和室间隔缺损以外，还包括主动脉瓣二瓣化、房间隔缺损、主-肺动脉间隔缺损、左心室流出道梗阻、永存动脉干、大动脉转位、右心室双出口和单心室等。绝大多数IAA病例伴有中至重度肺动脉高压，合并复杂的心内畸形将显著增加术后死亡率。

一、手术适应证

IAA 患儿早期易出现反复的肺部感染、心力衰竭和重度肺动脉高压，一般主张诊断明确并尽可能改善术前状态后尽早手术。

二、手术禁忌证

腹腔脏器灌注不良、严重酸中毒及肾衰竭、循环衰竭，不能耐受手术者。

三、术前准备

大多数患儿出生后 1 周内出现心力衰竭和重度肺动脉高压表现，呼吸急促，喂养困难，可伴有发绀，易并发肺部感染。动脉导管细者，易出现下肢动脉搏动弱，如动脉导管关闭，将出现下半身严重缺血、腹腔脏器灌注不良、严重酸中毒及循环衰竭。术前应控制感染，采用洋地黄强心及利尿等治疗。IAA 婴儿存活依赖于动脉导管未闭维持下半身灌注，手术前静脉输入前列腺素 E_1（PGE_1）以维持其开放，有助于代谢性酸中毒的纠正和肾功能的恢复。严重心力衰竭患儿给予血管活性药物，有代谢性酸中毒者静脉注射碳酸氢钠纠正，甚至采取气管内插管和机械通气。

术前超声心动图检查，既可显示主动脉弓解剖的异常，还能确定其他合并心脏畸形。CTA 和 MRI 能准确诊断 IAA 并确定分型，并能够多方位、任意角度清楚地显示心脏大血管的解剖结构和毗邻关系，测量 IAA 的距离及离断近端、远端血管直径，对临床手术方案的制订具有重要意义。

四、手术要点、难点及对策

历史上有学者对 IAA 合并室间隔缺损采用分期手术方式，先侧切口处理 IAA，并同时行肺动脉环缩，之后二期处理合并畸形。先天性心脏外科学会（CHSS）多中心研究表明，一期修复 IAA 合并心脏畸形疗效优于分期手术，这也是目前婴幼儿患者最常用的手术策略。随着体外循环技术的发展，体外循环的方式也由原来的深低温停循环逐渐转为中低温和选择性脑灌注技术。尽管深低温停循环可提供无血手术野，方便手术操作，但低流量持续头臂干单侧脑灌注可能提供更好的脑保护效果。

1. 胸骨正中切口一期手术修复 IAA 合并心内畸形 一期手术是目前治疗 IAA 合并心内畸形最常用的手术方式。胸骨正中切口，一般需完整切除胸腺，充分游离升主动脉、主动脉弓、头臂血管、肺动脉主干、左右肺动脉、动脉导管及降主动脉及其部分肋间动脉，解剖过程中应注意保护膈神经和喉返神经。以粗丝线套住头臂干、颈总动脉和左锁骨下动脉，以便在随后的弓部重建中套扎。体外循环采取"Y"形接头单泵主动脉和肺动脉双插管灌注，主动脉供血血管荷包缝线置于升主动脉靠近头臂干处，以便局部脑灌注时顺利进入头臂干。体外循环转流时阻断左右肺动脉，避免灌注肺，也有学者提倡将主肺动脉插管经动脉导管送入降主动脉。当直肠温度降至25℃时，分别阻断左锁骨下动脉和左颈总动脉，拔出肺动脉插管，将主动脉插管送入头臂干，收紧头臂干套线，选择性低流量脑灌注，流量在婴幼儿为40～60ml/（kg·min），灌注压维持在40～50mmHg，同时灌注心脏停搏液，下半身停循环，或可以采用斜行钳夹方式钳夹主动脉弓及锁骨下动脉，即可保持头部血管灌注（图5-2）。切断动脉导管，闭合肺动脉端，钳夹降主动脉断端，进一步向下游离降主动脉，并切除所有降主动脉上的导管组织，在主动脉弓部下缘做切口，将降主动脉上提，应用7-0 Prolene线将其吻合于主动脉弓部（图5-3、图5-4）。主动脉弓部切口尽可能延伸至左颈总动脉近端以保证吻合口足够宽大，一般后壁采用连续缝合，前壁采用连续加间断缝合以保证吻合口处主动脉能够生长，也有学者推荐可吸收缝线，认为其可以降低再狭窄发生概率。A型IAA可能合并横弓的发育不良，应采用扩大吻合技术，利用远端的主动脉扩大横弓。手术中应强调充分游离，减少吻合口张力，避免压迫左支气管及日后吻合口狭窄，必要时可在后壁直接吻合，前壁应用人工材料、同种血管片或于自体肺动脉前壁切取相应大小的肺动脉组织扩大吻合口（图5-5、图5-6）。也可采取人工血管重建主动脉弓，由于新生儿和婴儿期能使用的人工血管直径普遍较小，术后远期再狭窄发生率高。主动脉弓部重建完成后将主动脉插管退回升主动脉，恢复全流量体外循环并复温，并于复温过程中完成心内畸形矫治。除最常见的合并畸形动脉导管未闭和室间隔缺损以外，IAA还可合并多种复杂心内畸形，从主-肺动脉间隔缺损、左心室流出道梗阻到大动脉转位、右心室双出口、永存动脉干、单心室等，原则上合并畸形应一期矫治。IAA合并左心室流出道梗阻可供选择的手术方式包括：①直接对左心室流出道肌性或纤维性组织切除疏通；② DKS或Norwood手术方式，外加体-肺动脉分流术或Rastelli手术；③ Ross-Konno手术。永存动脉干采用Rastelli手术，极少数合并功能性单心室的病例，需采取Norwood手术。

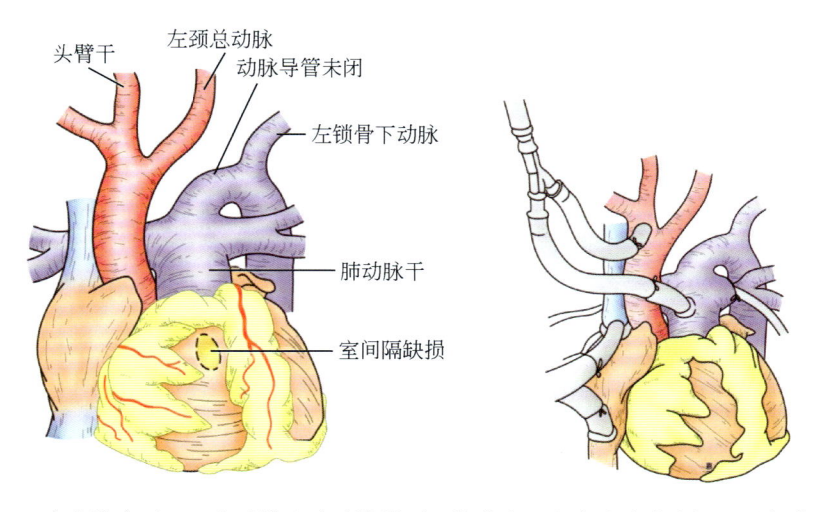

图5-2 充分游离后，经主动脉和肺动脉单泵双管灌注，左右肺动脉束闭，避免灌注肺

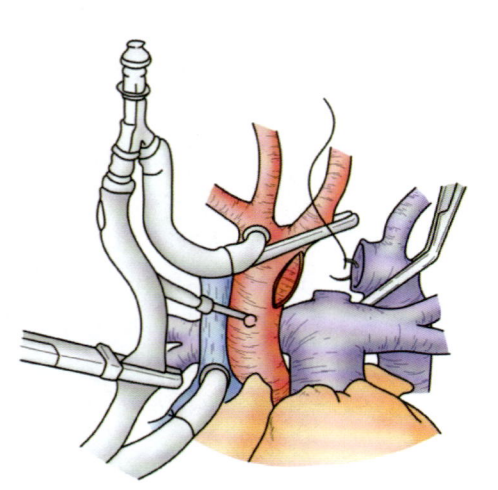

图 5-3 头部灌注，充分切除导管组织，降主动脉上提与主动脉弓吻合

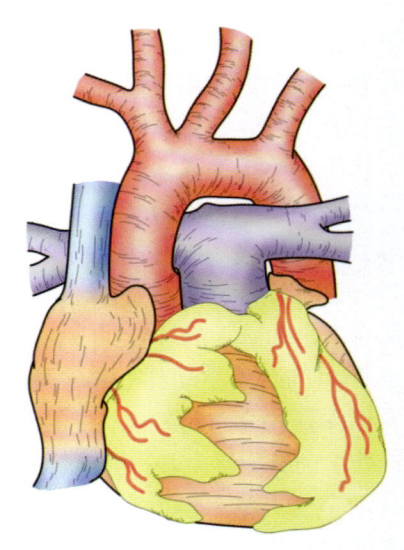

图 5-4 主动脉弓部重建完毕

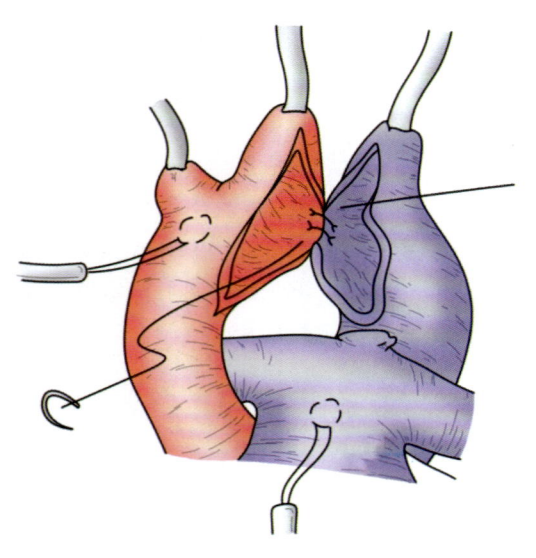

图 5-5 后壁直接吻合

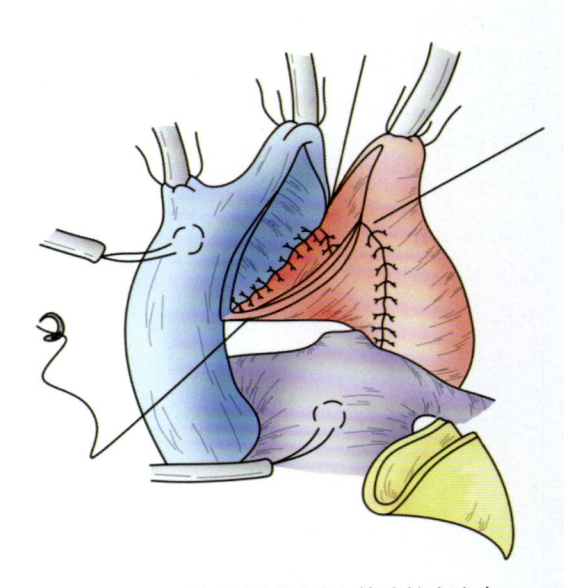

图 5-6 前壁应用同种血管片扩大吻合

2. 双切口一期手术修复 IAA 合并心内畸形　对于一些大龄儿童或成年 A 型 IAA 患者，可选用双切口一期手术方式，但 B 型或 C 型 IAA 更适宜应用胸骨正中切口一期手术矫治。双切口一期手术首先于左侧第 4 肋间后外侧切口进胸，切开纵隔胸膜，游离、显露主动脉，离断远端的降主动脉，以侧壁钳钳夹部分降主动脉侧壁并切开，将直径 18mm 以上人工血管与降主动脉作端-侧吻合，人工血管另一端排气后暂时结扎，经左肺门送至胸骨左缘下方，未闭动脉导管游离套线，暂不结扎。侧切口填压纱布，改行正中切口，将人工血管另一端与升主动脉壁吻合，结扎未闭动脉导管，完成主动脉弓部重建。重建主动脉弓和未闭动脉导管处理完毕后，建立体外循环（CPB），进行相关合并畸形的手术处理，最后依次关闭

正中切口及胸壁侧切口。

3. 分期手术修复IAA合并心内畸形　分期手术目前已较少采用，对于低体重新生儿，合并严重的感染、颅内出血、多器官功能不全，尤其是合并复杂心内畸形者，也有学者建议采取分期手术的方式。首先采用左侧胸部第4肋间后外侧切口，游离主动脉弓、左锁骨下动脉、未闭动脉导管和胸降主动脉，于IAA近心端做一宽大切口，与降主动脉行端-侧吻合，或采用人工血管连接主动脉弓与降主动脉。B型IAA，也可离断左颈总动脉，远端缝闭，近端与降主动脉吻合重建主动脉弓（图5-7）。肺血过多的患儿如合并大的室间隔缺损、大动脉转位、右心室双出口等可施行肺动脉环缩以控制血流，合并永存动脉干者，采取左右肺动脉环缩方式。间隔一段时间后，再根据情况经胸部正中切口，体外循环下矫治合并的心内畸形并拆除肺动脉环缩，自体心包片或人工材料重建肺动脉。

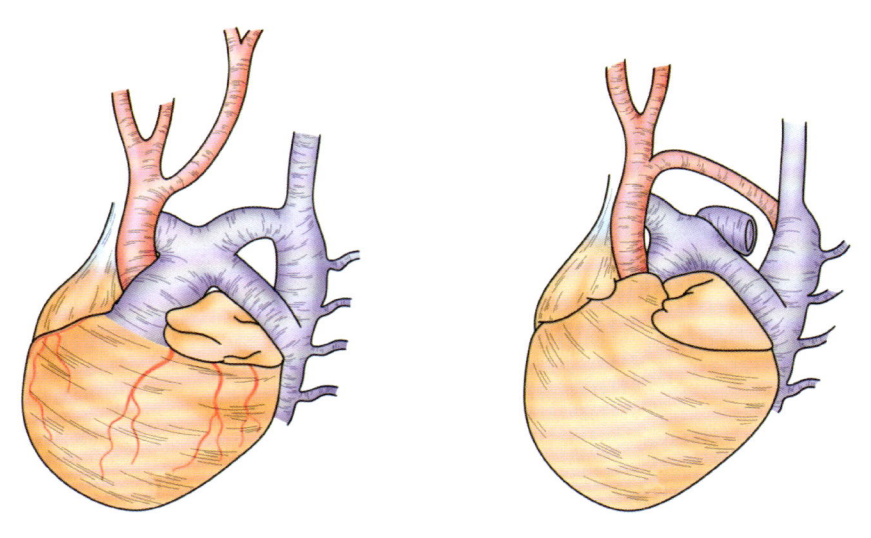

图5-7　离断左颈总动脉，远端缝闭，近端与降主动脉吻合，肺动脉环缩

体外循环期间监测右侧桡动脉血压，对于右锁骨下动脉异常起源于降主动脉者，可采取右侧颞浅动脉测压。术中常规应用经食管超声心动图检查，可了解心内畸形的矫治状况，评估左心室流出道和吻合口有无狭窄。

五、术后监测与处理

术后常规进行上肢、下肢测压，通常手术后上肢、下肢平均压接近，但也有患儿24~48h后上肢、下肢压差才逐渐消失，如果压差持续存在，要警惕吻合口狭窄可能性。对于IAA合并左心室流出道梗阻者，术后易发生左心室流出道梗阻残留和复发，最好术毕立刻行经食管超声心动图检查，如果压差超过30mmHg，特别是合并血流动力学不稳定时，需考虑再次手术解除梗阻。

六、术后常见并发症的预防与处理

IAA 矫治术后早期并发症包括出血、左主支气管受压、膈神经和喉返神经损伤等，远期并发症包括重建主动脉弓再狭窄、左心室流出道狭窄。对于出血，在术后给予血小板、凝血因子输注，必要时延迟关胸。术中充分游离主动脉弓、头臂干和降主动脉等，可降低吻合口张力，减少出血。IAA 患儿常常合并复杂心内畸形和重度肺动脉高压，术后低心排血量综合征发生率较高，首先应确认心内畸形矫治满意，常规应用正性肌力药物和降肺动脉压药物，维持血流动力学稳定。IAA 合并 DiGeorge 综合征（胸腺缺乏、低钙及免疫缺陷），需要注意维持钙离子平衡，避免低血钙的发生。

当出现进行性加重的左肺不张时，要警惕左支气管压迫可能，主要是主动脉弓部重建时张力过高，主动脉弓缩短并下移，压迫左主支气管，造成通气功能障碍。如果 CT 或纤维支气管镜检查确诊支气管严重受压，则必须再次手术，行主动脉弓部悬吊甚至主动脉弓部再次重建，必要时采用人工血管，以最大限度减少吻合张力。

IAA 术后吻合口狭窄需再次手术发生率为 36%，主动脉弓下扩大吻合或后壁连续缝合，前壁同种或自体肺动脉组织扩大吻合口，可降低吻合口狭窄发生率。在新生儿或婴儿期采用左颈总动脉和人工血管重建主动脉弓，再狭窄发生率高，大多数患者需再次手术。

七、临床效果评价

随着新生儿心外科技术不断取得进展，体外循环技术和心肌保护策略的改进，肝素涂层管道和改良超滤技术的应用等，极大地减少了并发症，提高了手术效果，IAA 手术早期死亡率也由最初的 20%～80% 降至 10% 以下，但 IAA 合并复杂心内畸形患者死亡率仍然较高。CHSS 多中心研究表明，A 型 IAA 合并室间隔缺损术后 30d 内死亡率为 4%，B 型死亡率为 11%，而合并永存动脉干等复杂畸形的患者术后早期死亡率高达 21%。Schreiber 等报道单中心结果，分期手术和一期手术术后早期死亡率分别为 36% 和 12%，分期手术早期死亡率高多与早年手术有关。McCrindle 的一组多中心大宗病例报道 6 个月、5 年和 15 年生存率分别为 83%、70% 和 62%。1 年、5 年和 10～15 年免于再次手术率分别为 86%、69% 和 60%，15 年免于再次手术率一期手术高于分期手术。

CHSS 多中心前瞻性研究将低体重、低龄、小室间隔缺损、合并共同动脉干等复杂畸形视为死亡的危险因素，C 型 IAA 死亡率最高，患儿进入手术室时低血压、严重左心室流出道狭窄显著增加死亡率，而重建主动脉弓所采用的手术方式对死亡率影响不大。

再次手术的原因包括重建主动脉弓再狭窄、左心室流出道梗阻、室间隔缺损残余分流、支气管受压等。在一项单中心 94 例患者的长期随访中，15 年再次手术率为 40%。主动脉弓再狭窄最常用的干预手段是球囊血管成形术，球囊血管成形术效果不佳者，需再次手术干预。

（杜心灵）

参 考 文 献

Brown JW, Ruzmetov M, Okada Y, et al, 2006. Outcomes in patients with interrupted aortic arch and associated anomalies: a 20-year experience. European Journal of Cardio-thoracic Surgery, 29: 666-674.

Calder AL, Kirker JA, Neutze JM, et al, 1984. Pathology of the ductus arteriosus treated with prostaglandins: comparisons with untreated cases. Pediatr Cardiol, 5: 85-92.

Edmunds LH, Norwood WI, Low DW, 1990. Atlas of Cardiothoracic Surgery. Philadelphia: Lee & Febiger, 154-155.

Hazekamp MG, Quaegebeur JM, Singh S, 1991. One stage repair of aortic arch anomalies and intracardiac defects. Eur J Cardiothorac Surg, 5: 283-287.

Hussein A, Iyengar AJ, Jones B, et al, 2010. Twenty three years of Single-stage end-to-side anastomosis repair of interrupted aortic arches. J Thorac Cardiovasc Surg, 139: 942-949.

Irwin ED, Braunlin EA, Foker JE, 1991. Staged repair of interrupted aortic arch and ventricular septal defect in infancy. Ann Thorac Surg, 52: 632-639.

Jonas RA, Quaegebeur JM, Kirklin JW, et al, 1994. Outcomes in patients with interrupted aortic arch and ventricular septal defect. A multiinstitutional study. Congenital Heart Surgeons Society. J Thorac Cardiovasc Surg, 107: 1109-1113.

Konstantinov IE, Karamlou T, Blackstone EH, et al, 2006. Truncus arteriosus associated with interrupted aortic arch in 50 neonates: a congenital heart surgeons society study. Ann Thorac Surg, 81: 214-222.

Konstantinov IE, Karamlou T, Williams WG, et al, 2006. Surgical management of aortopulmonary window associated with interrupted aortic arch: a congenital heart surgeons society study. J Thorac Cardiovasc Surg, 131: 1136-1141.

Kouchoukos NT, Blackstone EH, Hanley FL, 2013. Kirklin/Barratt-Boyes Cardiac Surgery. 4th ed. New York:John Wiley & Sons, 1755-1768.

Luciani GB, Ackerman RJ, Chang AC, et al, 1996. One-stage repair of interrupted aortic arch, ventricular septal defect, and subaortic obstruction in the neonate: a novel approach. J Thorac Cardiovasc Surg, 111: 348-358.

McCrindle BW, Tchervenkov CI, Konstantinov IE, et al, 2005. Risk factors associated with mortality and reinterventions in 472 neonates with interruption of the aortic arch: a congenital heart surgeons society study. J Thorac Cardiovasc Surg, 129: 343-350.

Norwood WI, Lang P, Castaneda AR, et al, 1983. Reparative operations for interrupted aortic arch with ventricular septal defect. J Thorac Cardiovasc Surg, 86: 832-837.

Roussin R, Belli E, Lacour-Gayet F, 2002. Aortic arch reconstruction with pulmonary autograft patch aortoplasty. J Thorac Cardiovasc Surg, 123: 443-450.

Sandhu SK, Pettitt TW, 2002. Interrupted aortic arch. Cur Treat Options Cardiovase Med, 4: 337-340.

Schreiber C, Eicken A, Vogt M, et al, 2000. Repair of interrupted aortic arch: results after more than 20 years. Ann Thorac Surg, 70: 1896-1900.

Siblini G, Rao PS, Nouri S, et al, 1998. Long-term follow-up results of balloon angioplasty of postoperative aortic recoarctation. Am J Cardiol, 81: 61-67.

Sugimoto A, Ota N, Miyakoshi C, et al, 2014. Mid- to long-term aortic valve-related outcomes after conventional repair for patients with interrupted aortic arch or coarctation of the aorta, combined with ventricular septal defect: the impact of bicuspid aortic valve. European Journal of Cardio-Thoracic Surgery, 46: 952-960.

Takabayashi S, Kado H, Shiokawa Y, et al, 2005. Long-term outcome of left ventricular outflow tract after biventricular repair using Damus-Kaye-Stansel anastomosis for interrupted aortic arch and severe aortic stenosis. J Thorac Cardiovasc Surg, 130: 942-944.

Tlaskal T, Hucin B, Kostelka M, et al, 1998. Successful reoperation for severe left bronchus compression after repair of persistent truncus arteriosus with interrupted aortic arch. Eur J Cardiothorac Surg, 13: 306-309.

第六章 左心室流出道梗阻

左心室流出道梗阻是指从左心室流出道到升主动脉间某一部位或多部位狭窄，引起左心室血流受阻，包含了从单纯主动脉瓣狭窄到左心发育不全综合征在内的一系列病变。本章主要介绍主动脉瓣狭窄、主动脉瓣上狭窄、主动脉瓣下狭窄和梗阻性肥厚型心肌病四种类型的疾病，不包含主动脉弓中断、主动脉缩窄、左心发育不全综合征等疾病。

第一节 主动脉瓣狭窄

先天性主动脉瓣狭窄（congenital aortic valve stenosis）指主动脉瓣胚胎期发育异常而形成的瓣膜畸形，是一种较常见的心脏畸形，占先天性心脏病的3%～6%，男女之比约为4∶1。先天性主动脉瓣狭窄瓣膜形态可为单瓣、二瓣、三瓣或四瓣叶，临床上以二瓣畸形最多见，并可合并一种或多种其他心内畸形，如动脉导管未闭、室间隔缺损、房间隔缺损、主动脉缩窄、主动脉瓣上狭窄、主动脉瓣下狭窄、三房心和肺动脉瓣狭窄等。

一、手术适应证

无症状轻度先天性主动脉瓣狭窄，特别是婴幼儿可临床观察。对于出现心绞痛、晕厥，或有左心衰竭症状，心电图显示左心室肥厚，预示狭窄程度严重，应早期治疗，解除左心室流出道梗阻。

左心导管检查主动脉瓣跨瓣压差可判断主动脉瓣狭窄程度，如压差大于25mmHg，即可诊断狭窄，25～49mmHg为轻度狭窄，50～79mmHg为中度狭窄，80mmHg以上为重度狭窄。左心室-主动脉跨瓣压差大于50mmHg为手术指征。

二、手术禁忌证

患儿一般情况差，存在严重多器官功能不全者。

三、术前准备

1. 术前需通过心脏超声或心导管检查等明确主动脉瓣狭窄的类型、瓣环大小、狭窄程度及合并的畸形，从而决定可能的手术方式。
2. 术前一般情况评估，如有无充血性心力衰竭表现、肺动脉高压表现。

四、手术要点、难点及对策

由于主动脉瓣膜本身存在器质性病变，如瓣叶增厚、粘连和钙化等，对于有症状的婴幼儿，选择行主动脉瓣交界切开术可缓解症状，免于早期死亡。

主动脉瓣交界切开术本身可能造成主动脉瓣反流，轻度反流患儿可以耐受，中度以上反流则会影响心功能。由于手术后主动脉瓣反流可能比残余狭窄对心功能影响更大，在进行瓣膜交界切开时，应该充分考虑术后主动脉瓣膜反流对左心功能的影响，交界切开时至少保留距主动脉壁1～2mm，这样可以在充分解除跨瓣压差的同时尽量避免出现严重的主动脉瓣反流。

对于已经存在中度以上主动脉瓣反流的患儿，主动脉瓣交界切开术是不适宜的，可以根据患儿年龄及主动脉瓣瓣环大小选择瓣膜成形术、Ross手术或换瓣手术。

瓣膜成形术，可应用心包片延长各瓣叶，并于交界处将心包片固定至主动脉壁，增加主动脉瓣关闭时各瓣叶对合面积，减少术后反流。如果同时伴有左心室流出道狭窄，单纯交界切开术并不能有效缓解左心室梗阻，需选择Ross-Konno手术或Konno手术+换瓣手术。

随着介入器械和方法的改进，经皮球囊主动脉瓣成形术成功率和安全性不断提高，对于先天性主动脉瓣狭窄，静息状态跨瓣峰值压差大于50mmHg，并排除瓣膜明显钙化和严重主动脉瓣反流，即为经皮球囊扩张的指征。术前评估主动脉瓣叶形态、瓣口开放面积、跨瓣压差、主动脉发育状况，以及合并的心脏畸形等十分必要，一般认为主动脉瓣发育良好型较发育不良型球囊扩张的效果好。操作过程中需从静脉系统预先植入临时起搏器，并在球囊扩张的同时进行快速右心室起搏。

五、术后监测与处理

术后常规持续泵入小剂量血管活性药物，维持心排血量。婴幼儿合并肺动脉高压者，术后早期应镇静和持续静脉泵入PGE_1以减少肺血管阻力。

术毕常规行经食管超声心动图检查，如果压差超过30mmHg，特别是合并血流动力学不稳定时，需考虑再次手术解除梗阻。

六、术后常见并发症的预防与处理

主动脉瓣狭窄术后的主要并发症为主动脉瓣关闭不全、心律失常、残余狭窄等。主动

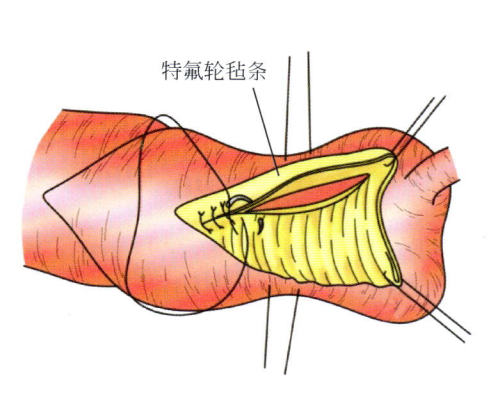

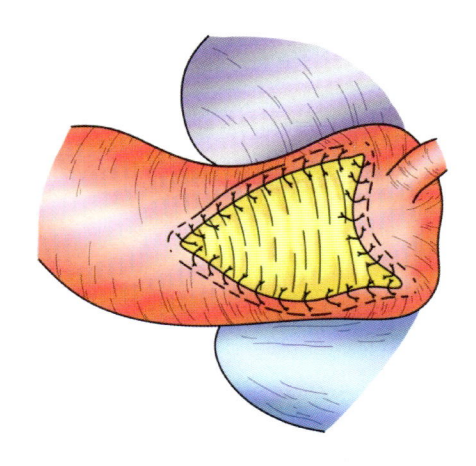

图 6-3 连续缝合补片　　　　　　　图 6-4 加宽后的主动脉

脉窦直到整个主动脉弓部，超越狭窄最远处。如合并主动脉瓣狭窄和主动脉瓣下狭窄则需同期处理，肺动脉狭窄行自体心包补片扩大。

五、术后监测与处理

术后常规持续泵入小剂量血管活性药物，维持心排血量。经食管超声心动图检查能判断狭窄解除效果，如果压差超过 30mmHg，特别是合并血流动力学不稳定时，需考虑再次手术解除梗阻。

六、术后常见并发症的预防与处理

主动脉瓣上狭窄术后的主要并发症为出血、心律失常、残余狭窄、主动脉瓣反流等。补片材料可能会影响术后的远期结果，尤其是儿童患者。补片无法随着儿童的身体发育而生长，特别是采用 McGoon 手术，单窦扩大后管腔的部分不对称，造成主动脉根部的扭曲变形，术后可能残留狭窄或造成主动脉瓣关闭不全。

七、临床效果评价

一篇报道阐述了波士顿儿童医院截止到 1998 年对 75 例先天性瓣上狭窄患者进行手术的 41 年经验。34 例患者使用单块补片扩大无冠窦，其他手术包括 35 例使用倒置分叉补片成形，6 例使用主动脉根部三冠窦重建。7 例早期死亡，存活者中，5 年生存率为 100%，10 年生存率为 96%，20 年生存率为 77%。升主动脉弥漫性狭窄是死亡和再次手术的危险因素。进行多个冠窦重建的患者再次手术率明显降低。多冠窦重建后参与压力阶差也更低，但中度主动脉瓣反流有一定发生率。2001 年，Kang、Nunn、Andrews 和 Chard 更新了他们对主动脉瓣上狭窄进行直接吻合修补经验的结果。1 例术前压力阶差为 120mmHg，6 个月进行手术的患者，因主动脉瓣下狭窄而再次手术。在主动脉瓣上区域无残余压力阶差。另有 1 例在 2.5 岁时因 100mmHg 的压力阶差而进行手术的患者，在 7.5 岁时发现残余压力阶差为 25mmHg。笔者相信，在单发性主动脉瓣上狭窄的选择性病例中，直接端－端吻合是一种行之有效的技术。

第三节　主动脉瓣下狭窄

主动脉瓣下狭窄是主动脉瓣下流出道梗阻，是一种渐进性病变，在左心室流出道梗阻中占 8%～30%。主动脉瓣下狭窄通常分为隔膜型和管型两种，常伴有其他先天性心脏畸形，如室间隔缺损、右心室双腔心、主动脉缩窄、房室共同通道等。

一、手术适应证

主动脉瓣下狭窄的手术适应证目前仍有争议，对于无症状和不伴有左心室肥大的患者，可随诊观察，但当左心室－主动脉收缩期压差大于 30mmHg，特别是超声心动图检查提示主动脉瓣关闭不全者应考虑手术，如合并其他心内畸形可同期手术纠正。

二、手术禁忌证

患儿一般情况差，存在严重多器官功能不全者。

三、术前准备

主动脉瓣下狭窄的诊断主要依靠心脏超声检查，其可明确狭窄部位、程度、合并心内畸形，并估测左心室－主动脉收缩期压差。心导管造影检查可明确诊断。

四、手术要点、难点及对策

本病于全身麻醉、体外循环下进行手术。采用主动脉斜行切口，通过主动脉瓣口显露瓣下狭窄部位。单纯隔膜型狭窄行隔膜切除术，术中应判定异常隔膜与主动脉瓣、二尖瓣前叶等毗邻结构的关系。对单纯隔膜切除术疏通左心室流出道不满意时，需同时行左心室肥厚心肌切除术。对合并巨大室间隔缺损者，可经室间隔缺损暴露主动脉瓣下狭窄，主动脉瓣下狭窄隔膜切除。

Konno 手术、改良 Konno 手术需切开室间隔和右心室流出道，易损伤冠状动脉室间隔支和传导束，导致术后发生严重房室传导阻滞，对心脏收缩功能影响大，且操作复杂，术后并发症多，死亡率较高，主要适用于严重、复发或合并主动脉瓣及瓣环狭窄的病例。对主动脉瓣狭窄和（或）关闭不全的患者行主动脉瓣置换。

经皮球囊成形术治疗主动脉瓣下狭窄具有创伤小、无须体外循环、术后恢复快等优势，对于单纯隔膜型狭窄，瓣膜、瓣环发育良好者效果良好，中期随访疗效满意。

五、术后监测与处理

术后常规持续泵入小剂量血管活性药物，维持心排血量。经皮球囊成形术后需行狭窄前后连续测压判断扩张效果，并复查血管造影，如果压差超过30mmHg，需考虑手术解除梗阻。主动脉瓣下狭窄的手术效果与瓣下狭窄的切除、左心室流出道梗阻的疏通完全密切相关，因此，手术中应尽可能将瓣下狭窄组织完全清除。

六、术后常见并发症的预防与处理

主动脉瓣下狭窄术后的主要并发症为心律失常、完全性房室传导阻滞、医源性室间隔缺损、主动脉瓣及二尖瓣反流、残余狭窄等。

经皮球囊成形术治疗主动脉瓣下狭窄有一定的局限性，如出现再狭窄及介入相关并发症等。

七、临床效果评价

本病在婴儿期很少引起严重的狭窄，儿童期或青少年期狭窄呈进行性加重，并出现继发性瓣膜增厚和不同程度的主动脉瓣关闭不全，也有并发细菌性心内膜炎的报道。

Lupinetti等在1992年报道了美国密歇根大学主动脉瓣下隔膜型狭窄的手术结果。在1978~1990年，对16例患者进行了单纯性隔膜切除，24例患者同期行心肌切除。随访约5年，没有手术或晚期死亡。在单纯行隔膜切除的患者中，25%存在复发，但在同期做心肌切除的患者中，只有4%复发。

美国波士顿儿童医院Wright等于1983年发表的一个更早的报道中，回顾了83例主动脉瓣下狭窄的患者。这个回顾和美国波士顿儿童医院之后的经验提示，10岁以前手术的患者主动脉瓣下狭窄的风险相对于10岁以后手术者显著增高。

第四节 梗阻性肥厚型心肌病

梗阻性肥厚型心肌病又称特发性肥厚型主动脉瓣下狭窄，在人群中的发病率约为2‰。主要病理改变为室间隔及左心室游离壁非对称性增厚，导致左心室流出道梗阻。根据左心室流出道有无梗阻分为梗阻性肥厚型心肌病和非梗阻性肥厚型心肌病。

一、手术适应证

梗阻性肥厚型心肌病的手术治疗，多年来一直是有争议的问题。其焦点主要为外科手术治疗是否优于内科治疗并提高生存率。大部分患者主要通过药物治疗来缓解症状、预防猝死等，对于有明显症状、内科药物治疗效果不好者，静态左心室流出道压差大于50mmHg，或室间隔与左心室游离壁厚度之比大于1.5，应考虑手术治疗。

二、手术禁忌证

患儿一般情况差，存在严重多器官功能不全者。

三、术前准备

术前需通过心脏超声或心导管等技术明确梗阻性肥厚型心肌病的类型及合并的畸形，从而决定可能的手术方式。

四、手术要点、难点及对策

手术均在全身麻醉、低温体外循环下进行。经主动脉切口入路，在主动脉右冠瓣与左冠瓣交界下方，向心尖方向做室间隔切开或部分切除，切除深度为10~15mm。室间隔中下段梗阻，单纯主动脉切口入路有一定局限性，必要时可增加左心室切口入路或改良Konno手术。合并二尖瓣关闭不全或单纯间隔部分切除患者原有二尖瓣关闭不全加重，需同时行二尖瓣替换手术。

经皮室间隔心肌化学消融术是将心导管插入肥厚室间隔的供应血管，注射无水乙醇，导致血管的急性硬化和闭塞，造成供血区域心肌梗死，使肥厚的室间隔纤维化而变薄，从而消除左心室流出道梗阻，降低压差。一般消融第一间隔支，也有病例可能需要联合消融多支间隔支。

五、术后监测与处理

术后常规应用经食管超声心动图，可用于评价左心室流出道疏通效果。经皮室间隔心肌化学消融术有导致室间隔穿孔的危险，需密切观察。

六、术后常见并发症的预防与处理

梗阻性肥厚型心肌病术后的主要并发症为心律失常、完全性房室传导阻滞、医源性室间隔缺损、主动脉瓣及二尖瓣反流、残余狭窄等。室间隔切除的部位和深度需严格把握，主动脉瓣及二尖瓣反流者需行瓣膜置换手术。

七、临床效果评价

梗阻性肥厚型心肌病室间隔切开或部分切除术死亡率低于5%，患者术后心功能均有不同程度的改善，运动耐力提高。Seller等报道手术组10年生存率为84%，药物治疗组为68%，且手术组症状明显改善。Srone也报道对于儿童，手术不能防止猝死的发生，且猝死与术前梗阻程度无关。

（杜心灵）

参 考 文 献

汪曾玮，刘维永，张宝仁，2003. 心脏外科学. 北京：人民军医出版社.

Campbell M, Kauntze R, 1953. Congenital aortic valvular stenosis. Br Heart J, 15(2): 179-194.

Imanaka K, Takamoto S, Furuse A, 1998. Mitral regurgitation late after Manouguian's anulus enlargement and aortic valve replacement. J Thorac Cardiovasc Surg, 115(3): 727-729.

Kang N, Nunn GR, Andrews DR, et al, 2001. As originally published in 1993. Localized supravalvar aortic stenosis: a new technique for repair. Updated in 2001. Ann Thorac Surg, 72(2): 661-662.

Kawachi Y, Tominaga R, Tokunaga K, 1992. Eleven-year follow-up study of aortic or aortic-mitral anulus-enlarging procedure by Manouguian's technique. J Thorac Cardiovasc Surg, 104(5): 1259-1263.

Knott-Craig CJ, Goldberg SP, Pastuszko P, et al, 2007. The Ross operation for aortic valve disease: previous sternotomy results in improved long-term outcome. J Heart Valve Dis, 16(4): 394-397.

Lupinetti FM, Pridjian AK, Callow LB, et al, 1992. Optimum treatment of discrete subaortic stenosis. Ann Thorac Surg, 54(3): 467-470.

Mavroudis C, Backer C, Idriss RF, 2013. Pediatric Cardiac Surgery. 4th ed. New Jersey: Wiley-Blackwell.

Nicholas T, Eugene HB, Frank LH, 2013. Kirklin/Barratt-Boyes Cardiac Surgery. 4th ed. New York: John Wiley & Sons.

Sakamoto T, Matsumura G, Kosaka Y, et al, 2008. Long-term results of Konno procedure for complex left ventricular outflow tract obstruction. Eur J Cardiothorac Surg, 34(1): 37-41.

Stamm C, Kreutzer C, Zurakowski D, et al, 1999. Forty-one years of surgical experience with congenital supravalvular aortic stenosis. J Thorac Cardiovasc Surg, 118(5): 874-885.

Wright GB, Keane JF, Nadas AS, et al, 1983. Fixed subaortic stenosis in the young: medical and surgical course in 83 patients. Am J Cardiol, 52(7): 830-835.

第七章　先天性主动脉窦瘤

先天性主动脉窦瘤是由于主动脉根部发育缺陷，在主动脉压力作用下主动脉窦的局部窦壁向外凸出形成的薄壁囊袋，又称佛氏窦瘤。如瘤体穿破至邻近心腔或肺动脉而产生心腔内分流，或极少数破裂到心外，称为主动脉窦瘤破裂（ruptured aneurysm of valsalva）。临床将其分为4种类型：Ⅰ型，右冠窦左1/3部分窦瘤破入右心室漏斗上部，紧靠近左右肺动脉瓣交界的下方，多合并室间隔缺损和主动脉瓣叶脱垂或畸形。Ⅱ型，右冠窦中间1/3部分窦瘤穿过室上嵴破入右心室漏斗下部肌肉间隔。Ⅲ型，右冠窦右1/3部分窦瘤破入右心室或右心房，大多破入漏斗隔壁束下方的室间隔膜部（ⅢV型）；少数破入右心房，靠近三尖瓣隔瓣的根部（ⅢA型）。Ⅳ型，起源于无冠窦主动脉窦瘤偏左1/3部分破入右心房，但偶有破入右心室或同时破入右心房和右心室者。少见类型的主动脉窦瘤破裂有起源于无冠窦偏后部位破入心包腔；极少数起源于左冠窦窦瘤破入左心房、左心室、肺动脉和心包腔及起源于右冠窦的主动脉窦瘤破入左心室和室间隔。当窦瘤突入部位靠近三尖瓣瓣环邻近房室结和传导束时，则可引起右束支传导阻滞，甚至产生完全性房室传导阻滞。

该畸形在临床上比较少见，西方国家心脏手术中主动脉窦瘤破裂的发病率为0.14%～0.26%，亚洲为0.56%～3.5%，我国发病率明显高于西方国家。国内主动脉窦瘤破裂时患者的年龄可在2～60岁及以上，80%以上患者年龄在20～40岁，男性占2/3～4/5。

先天性主动脉窦瘤破裂的生存时间为1～3.9年。主动脉窦瘤破裂口很小的患者，通常能良好耐受，生存时间最长可达10～15年。多数患者在窦瘤破裂后迅速或逐渐发生心力衰竭，心功能恶化，如不及时手术治疗，多在1年内死亡。先天性主动脉窦瘤容易并发细菌性心内膜炎，可促使其破裂和引起死亡。

一、手术适应证

1.已经破裂的先天性主动脉窦瘤应尽早手术；即使存在心功能不全，纠正心功能后仍可手术。

2.先天性主动脉窦瘤未破裂但合并室间隔缺损或主动脉瓣关闭不全者，需同期手术矫治，特别是合并主动脉瓣关闭不全者，如长时间不修复，主动脉瓣瓣叶将因纤维化而加重变形及关闭不全，失去成形手术时机，而不得不行瓣膜置换术。

3. 先天性主动脉窦瘤未破裂，但瘤囊较大而引起明显的右心室流出道梗阻、三尖瓣狭窄或关闭不全、房室传导阻滞等。

4. 急性心功能不全，药物治疗难以控制者，需急诊手术，以挽救患者生命。

二、手术禁忌证

1. 对确诊的主动脉窦瘤，如体积甚小，尚未破裂，而临床上又无症状者，可暂不手术，但需定期复查比较。

2. 主动脉窦瘤破裂晚期，严重心功能不全，并出现肝功能、肾功能严重损害，呈心脏恶病质者。

三、术前准备

对有明显心功能不全者，术前应充分治疗，包括卧床休息、间断吸氧、低盐饮食，服用强心、利尿和扩张血管药，静脉滴注极化液等，待病情好转、稳定后进行手术。有感染者，术前必须消除感染灶，使用抗生素治疗。

四、手术要点、难点及对策

先天性主动脉窦瘤有许多类型和变异，常伴有其他先天性异常。手术目的在于闭合窦瘤、除去囊袋、消除左向右分流、解除梗阻和压迫、防止复发，并避免损伤周围的重要组织结构如主动脉瓣、冠状动脉口及传导组织，同时还应修补室间隔缺损，纠正主动脉瓣关闭不全，矫治伴发畸形。

（一）麻醉、体位

患者取仰卧位，静脉麻醉，气管内插管，连续监测心电图、桡动脉血压、中心静脉压及体温。

（二）基本方法和心肌保护

胸部前正中切口，经升主动脉插入动脉灌注管，直接插入上下腔静脉管，手术在中度低温（25～28℃）体外循环下进行，血流降温至鼻咽温度为28～30℃。插入左心减压管以预防心脏过度膨胀。心脏停搏液的灌注方式根据具体情况选择。术前检查未发现合并明显的主动脉瓣关闭不全，可在阻断主动脉和切开心脏后，用直角血管钳临时夹闭窦瘤，经主动脉根部插入的针头灌注。术前检查有主动脉瓣关闭不全，甚至估计需要进行主动脉瓣成形术或瓣膜置换术者，可经冠状动脉开口直接进行冠状动脉灌注，也可采用右心房切开，经冠状静脉窦进行逆行灌注。

（三）手术径路

1. **右心房径路** 窦瘤穿破至室上嵴下或右心房，不伴主动脉瓣关闭不全者，无论合并室间隔缺损与否，均可单纯选择平行右侧房室沟的右心房切口。经右心房切口可以很清楚地显露出窦瘤囊袋，仔细探查窦瘤，判定何处是正常结实的窦壁组织，尤其是下方窦壁与主动脉瓣瓣环之间的关系。

2. **右心室径路** 对于起源于右冠窦中部或左半部的Ⅰ型或Ⅱ型窦瘤破裂，可直接经右心室流出道切口显露，根据冠状动脉分支的走行，选择横切口或纵切口，尤其合并室间隔缺损时，此径路显露良好，便于修复。

3. **主肺动脉径路** 对于Ⅰ型窦瘤破裂或直接破裂于主肺动脉的窦瘤，经主肺动脉切口可以很好地显露视野，通常在主肺动脉瓣交界上方0.5cm处采用横切口或纵切口，无论合并室间隔缺损与否均可很好地处理。

4. **左心房径路** 窦瘤穿破至左心房，可选择房间沟后的左心房切口。

5. **主动脉径路** 对于合并轻度以上主动脉关闭不全的窦瘤破裂，或窦瘤未破裂及破入心腔不明者，可以仅经主动脉径路修补窦瘤，同时处理主动脉瓣。当窦瘤穿破至左心室，其起源部位多为左冠窦，可选择升主动脉根部切口，尽量避免左心室切口。该径路的优点是，可直接行冠状动脉灌注，获得满意的心肌保护，辨清瓣窦的解剖结构，以便于精确地处理窦瘤，还可以同时处理有病变的主动脉瓣。需要注意的是，合并室间隔缺损的窦瘤不宜单独应用此径路，由于经此切口很难鉴别室间隔缺损的类型，易误伤传导束。

6. **联合路径** 对于诊断不确切的病例，可以先经右心房和（或）右心室径路探查，如果看不清破口或认不准解剖关系，可另加主动脉切口显露，辨别清所有病变。对于合并室间隔缺损和（或）中度以上主动脉瓣关闭不全等畸形的大窦瘤，可采用经右心房和（或）右心室切口加主动脉切口的联合路径，必要时还可加主肺动脉切口。对于合并细菌性心内膜炎的窦瘤，常伴有广泛的局灶性脓肿，经联合切口彻底清创并重建主动脉根部常是唯一的治疗方式。此外，对于窦瘤破入房间隔、室间隔形成夹层再破入心腔的少见复杂病例，应选择联合路径。这种联合路径的优点是，易于明确病变类型、程度和全貌，便于精确彻底地切除窦瘤、清除病灶、修补窦壁、闭合室间隔缺损和（或）修复主动脉瓣等，同时还可以在术后及时经各切口判定手术矫治满意与否，尤其是主动脉瓣的功能。

（四）手术方法

根据术前检查和开胸后心外探查结果，进一步明确诊断，确定窦瘤穿破的具体位置，从而选定合适的手术径路。

1. **窦瘤破入右心房手术方法** 在右心房壁右心耳基部作斜行切口至下腔静脉插管进入心房处的后方，显露心房腔（图7-1）。在三尖瓣隔瓣瓣环的前上方，可见瘤囊在该处突出，用镊子提起瘤囊尖端拉直瘤体，使剪刀与主动脉瓣瓣环平行纵行剪开囊壁至根部，需保留根部3～5mm。将两个囊瓣片向上、向下牵开，清楚见到囊瘤根部，在直视下以4-0带垫片无损伤双头针线自囊根部外壁缝入，贯穿坚实组织，由对面穿出瘤根及垫片，一般需3～4

个垫片，也可用一条垫片间断缝3～4个褥式缝合，打结后，再用连续缝合法将残端边缘加固缝合。最好另做补片加固，特别是对于窦瘤较大的患者更应如此，以防窦瘤复发。

2. 窦瘤破入右心室手术方法　纵行切开右心室流出道（图7-2），如瘤囊在肺动脉瓣下方或嵴部者，右心室切口不必太长，即可良好显露；如瘤囊在嵴下方，右心室切口可稍加延长以增加显露。一般瘤囊长1～2cm，呈白色光滑的乳头状形态，基底破口直径为0.3～1.5cm，在瘤体尖端，多数为一个破裂口，也可有2～3个大小不等的小破裂口。术者用镊子钳夹提起瘤囊尖端使其挺直，但勿过分用力，以免损伤囊根部组织或主动脉瓣，用剪刀将瘤囊左壁、右壁纵行

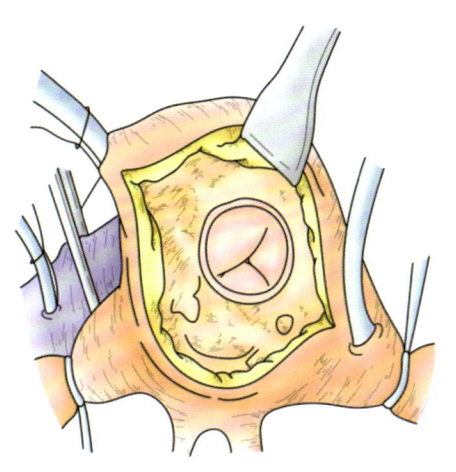

图7-1　经右心房切口

剪开至根部，呈二瓣片状，但需保留根部3～5mm不切开。观察瘤体根部内壁的增厚组织及测量根部直径，小于1cm者，一般可以直接缝合，用两条涤纶垫片与主动脉瓣瓣环平行放置于瘤体根部前后，用4-0无损伤双头针线贯穿两垫片做间断褥式缝合。保持缝针必须穿过瓣环及其上缘的正常主动脉壁，一般缝3～5个褥式缝合，将缝线结扎后，切除瘤囊壁，但必须保留垫片以上3mm的瘤囊壁，再用4-0无损伤针线连续往返交叉缝闭切口边缘（图7-3）。然而，该方法可靠性欠佳，最好另做补片加固，以防窦瘤复发。对于窦瘤颈较大的病例，将囊瘤切除时，一般经窦瘤终止腔较易看清瘤囊的全貌，开始应先剪开瘤囊，找准正常主动脉组织与瘤颈交界，原则上应将瘤体彻底切除，但应警惕不能伤及周围的重要组织结构。剪一个相应大小的涤纶片，还可内衬自体心包，光滑面对着主动脉侧，应用5-0 Prolene线修补缺损的窦壁。另一种补片修复的方法称夹心法，不剪除瘤囊，只是将其瘤囊尖端裂口

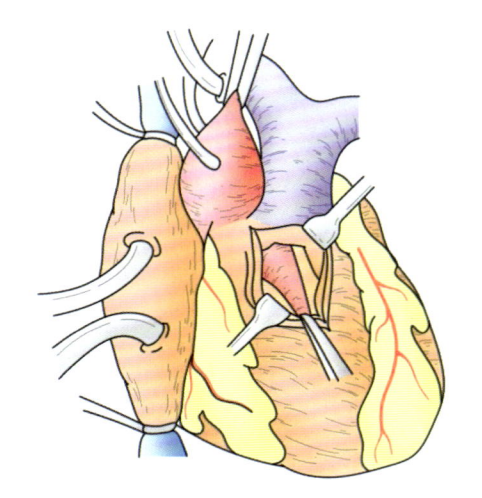

图7-2　经右心室流出道切口

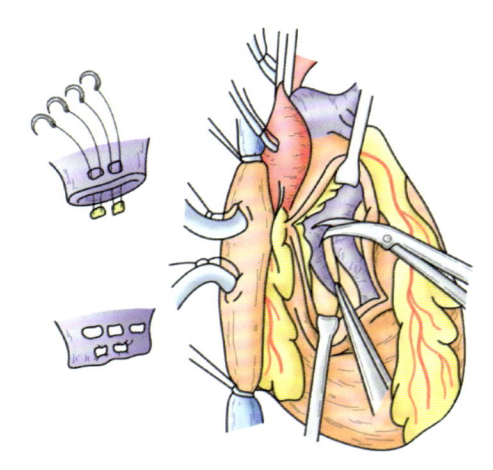

图7-3　自瘤颈切除瘤体，褥式带垫片直接缝合窦瘤缺损

切开或切除，用4-0带垫片双头针涤纶缝线从囊口进针，由下向上穿过瓣环和健康主动脉壁，间断褥式缝合1周，逐一穿过补片边缘，暂不收紧缝线。用另1根缝线在距窦瘤口3～5mm的囊壁上做一荷包缝合，结扎后再用原缝针分别从补片中央部位穿出，最后推下补片结扎全部缝线。这样，就把瘤囊夹在补片下面，起到加固作用（图7-4）。

3. **主动脉窦瘤破入左心房的手术方法** 窦瘤破入左心房者少见。手术入路取房间沟经左心房途径（图7-5）。沿房间沟切开左心房壁，用拉钩牵开切口前缘，可见主动脉窦瘤体在二尖瓣瓣环上方，自房间隔壁上突入心房腔内。手术修补方法同上。

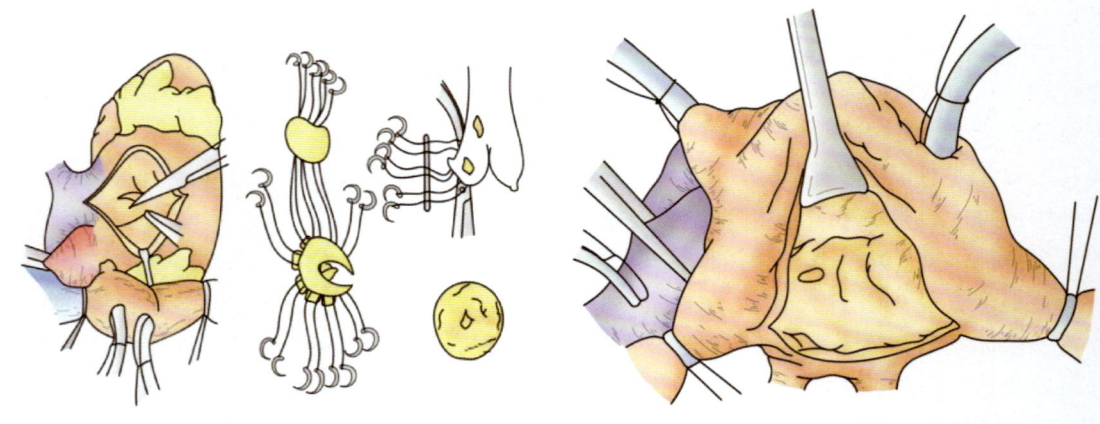

图 7-4 "夹心"法修补，补片加固

图 7-5 窦瘤破入左心房显露方法

4. **主动脉窦瘤合并室间隔缺损的修复手术** 主动脉窦瘤合并畸形中以室间隔缺损最为常见，室间隔缺损常直接紧靠窦瘤的下方，Sakaklbara将这类合并室间隔缺损病变分为两型：Ⅰ（VSD）型，即右冠窦瘤-右心室流出道上部室间隔缺损；Ⅱ（VSD）型，即右冠窦瘤-右心室漏斗下部室间隔缺损。Ⅰ（VSD）型主动脉窦瘤根据窦瘤发展情况，又可分成不同级别（图7-6）。了解上述分型和分级有助于手术方案的设计和手术实施。①当窦瘤口和室间隔缺损均很小时，可以用3-0带垫片涤纶线褥式缝合修复。两者之间有肌束分隔，分别予以修复；两者相毗邻，则先修复窦瘤口，务必要缝在其下缘的主动脉瓣瓣环和上缘健康的主动脉壁，要避免主动脉瓣瓣环扭曲变形。再以褥式缝合修复室间隔缺损，同时加固缝合窦瘤口（图7-7）。②主动脉窦瘤口比较大时，则应用补片将其与室间隔缺损一起修复，补片的形态和大小应与2个缺口的大小相当，先修复窦瘤，后修复室间隔缺损（图7-8）。如果瘤囊较大，室间隔缺损也较大，在切除瘤囊后，可选一块较大的涤纶片（可内衬自体心包片）修补室间隔缺损和窦壁缺损。由于这类患者室间隔缺损位于窦瘤下方，从而使该瓣窦失去支撑，窦瘤脱垂往往较重，多伴有瓣环脱入室间隔缺损，窦瘤切除使其处于游离位置。因此，手术的关键是将窦壁下缘褥式缝合固定在补片合适的水平，位置太高或太低均可影响主动脉瓣瓣环，进而影响主动脉瓣功能。

5. **合并主动脉瓣关闭不全的窦瘤** 如果有轻度主动脉瓣关闭不全，可以不做处理；如果有中度以上关闭不全且是由瓣叶脱垂所致，则可在处理窦瘤的同时，考虑行主动脉瓣成形术。手术应采用联合路径，窦瘤补片可适当小一些，目的是提高脱垂的瓣环。还可以根

第七章　先天性主动脉窦瘤

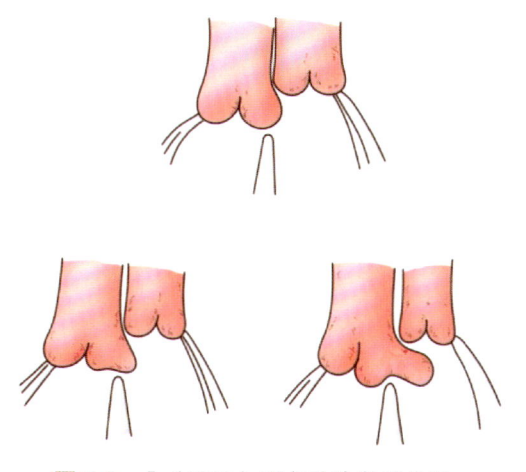

图 7-6　Ⅰ（VSD）型主动脉窦瘤分级

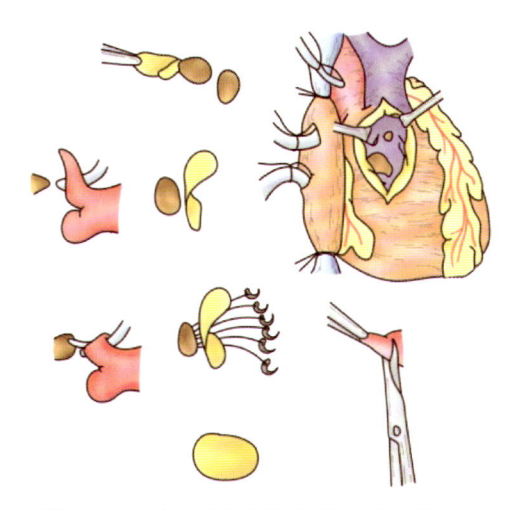

图 7-7　窦瘤与室间隔缺损均较小，带垫片褥式缝合窦瘤与室间隔缺损

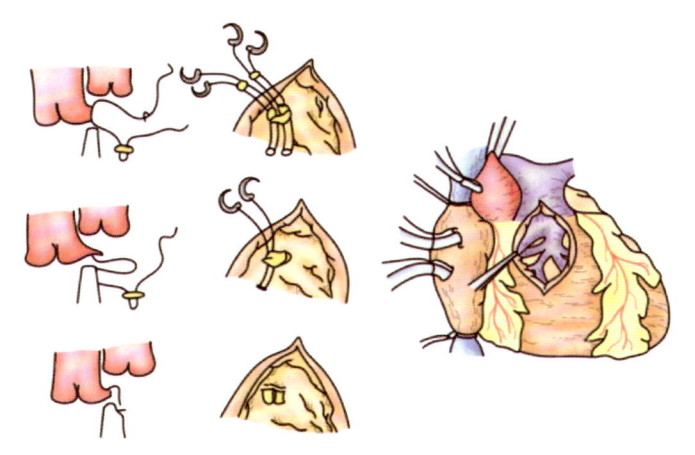

图 7-8　窦瘤较大，补片修补窦瘤与室间隔缺损

据主动脉瓣不同的病理类型进行修复。当主动脉瓣叶无畸形和病变，仅是瓣叶脱垂和有明显关闭不全时，可以用瓣叶折叠和悬吊法进行瓣膜成形术。用眼睑拉钩牵开主动脉切口，再用 5-0 无损伤缝线缝于主动脉瓣 3 个瓣叶游离缘中点的小结节上，牵引后比较两个对应侧瓣叶游离缘的长度，确定脱垂的主动脉瓣叶。将脱垂瓣叶的游离缘延长部分折叠后间断缝合于邻近的主动脉壁。4-0 无损伤缝线褥式穿过"瓦刀"形垫片折叠端以加强折叠的多余瓣叶，缝线提高穿过主动脉壁后加垫片和结扎，使其固定在主动脉壁上做第 2 个褥式缝合，将"瓦刀"形垫片另一端盖于 2 个瓣叶交界上方，进一步加固交界缝合（图 7-9）。主动脉瓣成形效果不理想、瓣膜脱垂严重或有其他病理变化时，则往往需要行主动脉瓣替换术。

6. 合并室间隔缺损及主动脉瓣关闭不全的窦瘤　这类患者的主动脉瓣关闭不全往往是由于干下型室间隔缺损存在，造成主动脉右冠瓣失去支撑而随窦瘤脱垂所产生。当主动脉

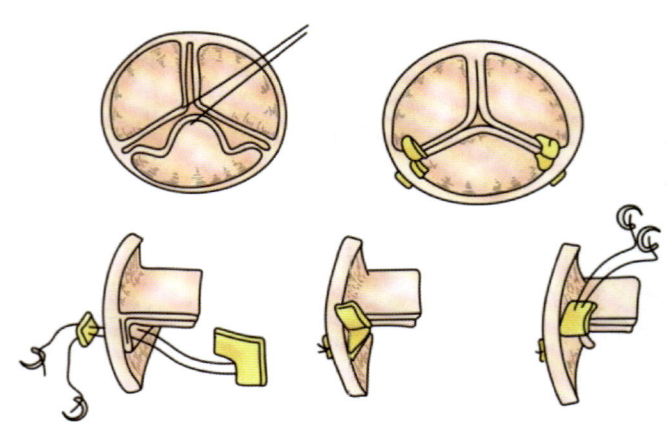

图 7-9　瓣叶折叠、悬吊成形法

瓣关闭不全不太严重时，可按前述合并室间隔缺损的窦瘤处理方法，先处理室间隔缺损和窦瘤，然后再经主动脉切口行主动脉瓣成形术。如果主动脉瓣关闭不全严重，瓣叶有纤维畸变，多需行主动脉瓣替换术。换瓣时因为受累的瓣窦和对应的瓣环可能均被切除，所以该瓣窦缝线部分是缝在补片上，甚至缝到室间隔缺损下缘。注意每针缝合都应确切，防止瓣周漏的发生。

五、术后监测与处理

本病术后监测与处理和一般心内直视手术相同，常规行呼吸机辅助呼吸，一般 6～8h 即可脱离呼吸机，通常恢复顺利，无须特殊处理。对于术前有明显心力衰竭，尤其合并严重主动脉瓣关闭不全的重症患者，常需静脉应用正性肌力药、扩血管药及适当延长机械通气时间。术前有高血压或脉压增宽的患者，可适当应用扩张血管药。术前有活动性心内膜炎的患者，应积极选择能够覆盖可能致病菌的抗生素，并加强支持治疗，一定要用足疗程。

六、术后常见并发症的预防与处理

1. 心律失常　术后早期常发生室性心律失常，如室性期前收缩、室性心动过速、心室扑动等。可常规静脉滴注利多卡因，积极纠正低血钾，对于大心脏患者要充分做好床旁胸外除颤的准备。常规安置临时心外膜起搏导线，必要时行心外膜起搏。术后很久以后，有报道偶可发生心脏传导阻滞，与希氏束及其分支靠近修复区域有关。

2. 低心排血量综合征　与术前心功能差、术中心脏畸形矫治不完善和手术时阻断循环时间过长相关。一旦发生，处理不当，则死亡率很高。静脉滴入血管活性药物，增加心肌收缩力，多巴胺 2～15μg/（kg·min），持续静脉滴注，可与其他强心药和扩张血管药合用。多巴酚丁胺 5～15μg/（kg·min），持续静脉滴注。有心动过缓者，可用异丙肾上腺素，由 0.05～0.5μg/（kg·min）开始，根据心率调整浓度。强心药物，可根据情况选用毛花苷丙 0.2mg 静脉滴注，4～6h 重复 1 次。氨力农 3～5μg/（kg·min）持续静脉滴注，米力农 0.375～0.75μg/（kg·min）持续静脉滴注。适当延长机械辅助呼吸时间，保证足够通气量和充分供氧。合理补充血容量，当中心静脉压（CVP）＜0.98kPa（10cmH$_2$O）时，给予补充血容量。出血多的患者，血细胞比容（HCT）＜0.35时，应输血，HCT＞0.35时，则仅补充胶体溶液。

3. 窦瘤破裂复发　先天性主动脉窦瘤破裂单纯缝合修补者，有20%～30%的患者发生主动脉窦-心室腔瘘，需要再次手术，应用补片修补者发生极少。

4. 其他　遗留或加重的主动脉瓣关闭不全、室间隔缺损残余漏，部分患者需要再次手术。

七、临床效果评价

一般来说，先天性主动脉窦瘤修复术后效果令人满意，手术死亡率为0～4%。手术效果主要与术前心功能状态、是否合并主动脉瓣关闭不全及畸形修复技术密切相关。影响术后心功能改善的主要原因是遗留或逐渐加重的主动脉瓣关闭不全。采用缝合窦瘤破口及补片加固窦外侧壁的方法，手术效果满意。术前心功能Ⅲ～Ⅳ级的死亡率为13.3%，高于Ⅰ～Ⅱ级的0.8%。大约16%的患者主要是由于主动脉瓣关闭不全，其次由于窦瘤破裂复发或室间隔缺损残余漏需要再次手术。

总之，先天性主动脉窦瘤破裂的诊断并不困难，一旦确诊应积极采取手术治疗，手术效果令人满意。

（刘小斌）

参 考 文 献

乔彬，2006. 先天性主动脉窦瘤破裂 // 徐志伟. 小儿心脏手术学. 北京：人民军医出版社，533-543.

唐跃，2003. 佛氏窦瘤破裂 // 吴清玉. 心脏外科学. 济南：山东科学技术出版社，357-372.

姚培炎，2003. 主动脉窦动脉瘤破裂 // 顾恺时. 顾恺时胸心外科手术学. 上海：上海科学技术出版社，1176-1184.

Dong C, Wu QY, Tang Y, 2002. Ruptured sinus of Valsalva aneurysm: a Beijing experience. Ann Thorac Surg, 74: 1621-1624.

Fedson S , Jolly N, Lang RM, et al, 2003. Percutaneous closure of a ruptured sinus of valsalva aneurysm using the amplatzer duct occluder. Cather Cardiovasc Intervent, 58: 406-411.

Kirklin JW, Barratt-Boyes BG, 2003. Congenital sinus of Valsalva aneurysm and aortio-left ventricular tunnel// Cardiac surgery: 3nd ed. Edinburgh, United Kingdom: Churchill Livingstone Inc, 911-927.

Rao PS, Bromberg BI, Jureidini SB, et al, 2003. Transcatheter occlusion of ruptured sinus of Valsalva aneurysm: innovative use of available technology. Cathet Cardiovasc Intervent, 58: 130-134.

Takach TJ, Reul GJ, Duncan MJ, et al, 1999. Sinus of Valsalva aneurysm or fistula: management and outcome. Ann Thorac Surg, 68: 1573-1577.

Zikri MA, Stewart RW, Cosgrove DM, 1999. Surgical correction for sinus of Valsalva aneurysm. J Cardiovasc Surg, Dec, 40: 787-791.

第八章　主动脉-左心室隧道

主动脉-左心室隧道是一种罕见的先天性心脏畸形，为一条异常通道，起自升主动脉根部，贯穿室间隔上部，与左心室流出道相通，引起主动脉瓣关闭不全和进行性心力衰竭。

根据病变程度和局部解剖学发现，将主动脉-左心室隧道分为四类。

Ⅰ类：单纯的隧道。在主动脉端有一裂隙样开口，无主动脉瓣扭曲变形。

Ⅱ类：大的动脉壁瘤样心外扩张隧道。主动脉端隧道开口为卵圆形，有或无主动脉瓣扭曲变形。

Ⅲ类：心内室间隔瘤样隧道，有或无右心室流出道梗阻。

Ⅳ类：同时存在Ⅱ类和Ⅲ类病理变化。

约10%的本病患者伴发畸形，如主动脉瓣二瓣叶、主动脉瓣狭窄、右冠状动脉缺如、主动脉窦膨出瘤、室间隔膨出瘤、右心室流出道梗阻等。

本病的自然预后不良。大部分患者在出生后或儿童期出现症状，有不同程度的充血性心力衰竭。内科治疗结果为多数死亡，约10%患者存活至成年。

一、手术适应证

1. 因主动脉-左心室隧道增加左心室容量负荷，导致心脏增大、充血性心力衰竭，所以一旦确立诊断，都为手术指征。

2. 多数学者主张在主动脉瓣瓣环没有严重扩张之前和主动脉瓣基本正常时手术治疗，效果较好。

3. 当主动脉根部严重扩张、血液湍流导致瓣膜扭曲变形，加重主动脉瓣关闭不全时，需行主动脉瓣置换术。

4. 本病应早期手术修补，最好在5岁以前手术治疗。

二、手术禁忌证

1. 慢性充血性心力衰竭伴严重肺功能不全和严重肝肾功能损害者。

2. 左心功能低下、左心室射血分数小于20%者，禁忌手术。

三、术前准备

1. 按体外循环心脏直视手术常规准备。
2. 根据临床资料，对病变类型、病理解剖进行分析，判断有无主动脉瓣扭曲、变形、主动脉关闭不全的程度，是否需主动脉瓣置换，制订适当手术方法，做相应准备。
3. 心功能差、左心室射血分数低于30%者，术前行强心、利尿治疗，改善心功能后手术。

四、手术要点、难点及对策

（一）麻醉、体位

患者取仰卧位，静脉麻醉，气管内插管，连续监测心电图、桡动脉血压及中心静脉压，进行体温监测。

（二）体外循环和心肌保护

取胸部前正中切口，经升主动脉插入动脉灌注管，直接插入上下腔静脉管，婴幼儿在深低温停循环或低流量灌注下手术，较大儿童或成年人采用一般低温体外循环。采用冷血心脏停搏液做冠状动脉灌注及应用心脏局部低温做心肌保护。插入左心减压管以预防心脏过度膨胀。心脏停搏液可经冠状动脉开口直接灌注。

（三）手术方法

术中仔细探查，进一步明确诊断，确定手术方式。常规正中开胸及剪开心包后，应进行仔细的心外探查，常见升主动脉根部显著扩张、右冠窦扩大或动脉瘤样突起。行主动脉根部横切口或纵切口，检查主动脉瓣及左右冠状动脉开口。在主动脉根部右冠状动脉开口上方或其附近可见裂隙样或卵圆形的隧道开口，用探条经此开口轻柔通入隧道达左心室。根据病变类型，用以下方法修补。

1. 直接缝合隧道的主动脉端开口　用4-0聚丙烯无损伤线连续双层缝合（图8-1）或带垫片间断褥式缝合修补隧道的主动脉端开口（图8-2）。这种方法只适用于裂隙样开口、存在厚的嵴样组织突起的患者。

2. 补片闭合隧道的主动脉端开口　大的隧道开口呈卵圆形，>10mm，使用涤纶或Gore-Tex补片闭合主动脉瓣端隧道开口，或用加心包的复合补片修补，心包光滑面在隧道开口的主动脉侧（图8-3）。修补时，注意避免主动脉瓣扭曲和移位。

3. 补片闭合隧道的主动脉端开口和左心室内开口　分别用补片修补主动脉端隧道开口和位于左心室流出道在主动脉瓣下方的隧道口（图8-4），隧道两端都闭合。修补左心室的隧道口时，要特别注意防止损伤传导束和冠状血管。

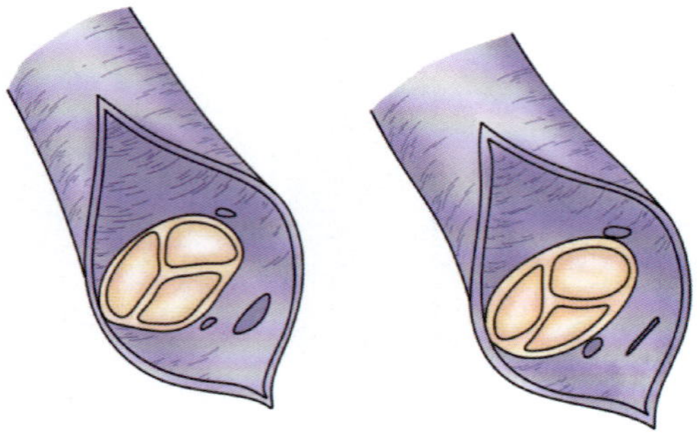

图 8-1　应用 4-0 聚丙烯无损伤线连续双层缝合隧道主动脉开口

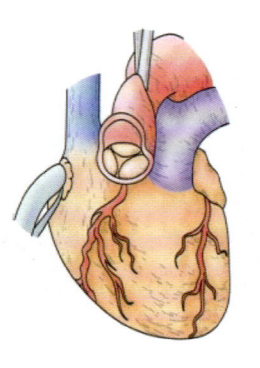

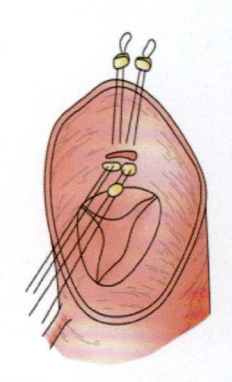

图 8-2　带垫片间断褥式缝合隧道的主动脉开口

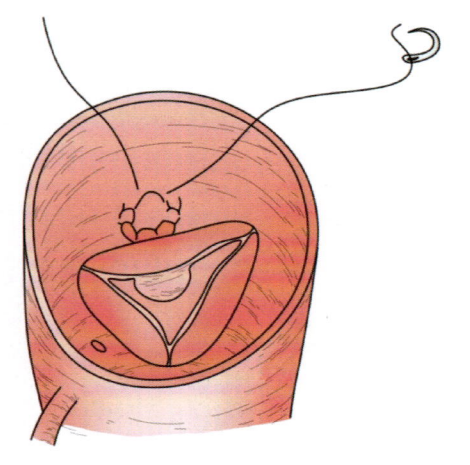

图 8-3　补片修补隧道开口主动脉侧

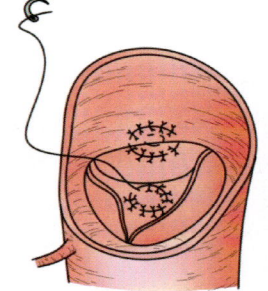

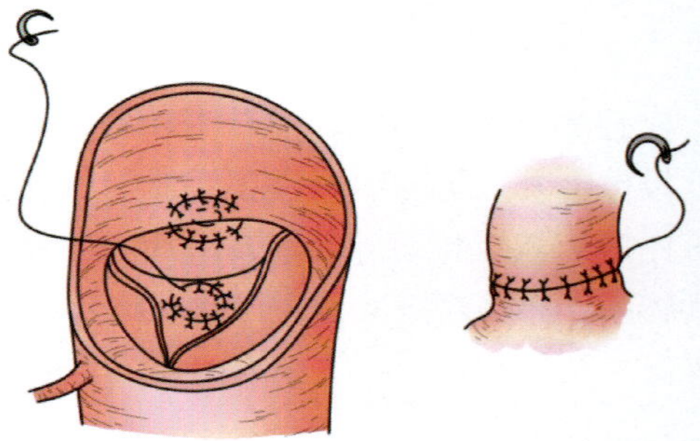

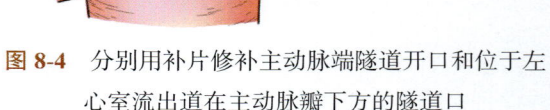

图 8-4　分别用补片修补主动脉端隧道开口和位于左心室流出道在主动脉瓣下方的隧道口

主动脉-左心室隧道的心内部分有动脉瘤样扩张，其突向右心室流出道者，隧道的主动脉端开口闭合后，仍留一盲袋突起，有促使缝线撕裂的危险。在左心室流出道顶部肌肉室间隔与主动脉瓣瓣环之间用一补片连接，闭塞圆锥间隔动脉瘤样盲袋，恢复室间隔与主动脉根部之间的连接（图 8-5），加强主动脉瓣的支持。在修补术后血流从垂直主动脉壁方向转为平行方向，可减少术后主动脉瓣关闭不全的发生。

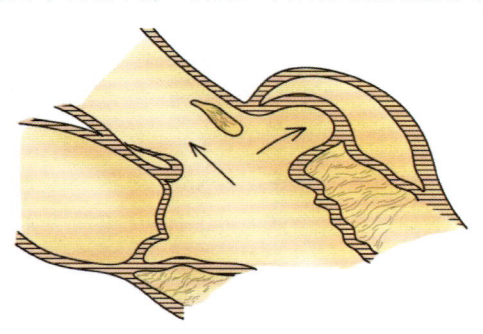

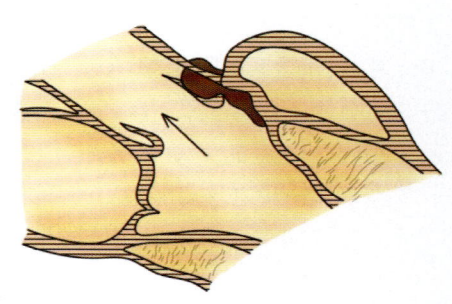

图 8-5　补片闭塞圆锥间隔动脉瘤样盲袋

对合并中重度主动脉瓣关闭不全者,应行主动脉瓣成形术或置换术。对合并的心脏畸形,术中同期进行矫治。主动脉切口用4-0聚丙烯线连续缝合。

五、术后监测与处理

患者手术后按心脏直视手术后常规处理。重点行呼吸系统、循环系统及肾功能监护,维持循环稳定。早期发现低氧血症和低心排血量综合征则做相应处理。适量补钾,防治心律失常。

六、术后常见并发症的预防与处理

1. 低心排血量综合征　与术前心功能差相关。一旦发生,及时处理。静脉滴入血管活性药物,增加心肌收缩力,多巴胺 2～15μg/(kg·min),持续静脉滴入,可与其他强心药和扩张血管药合用。多巴酚丁胺 5～15μg/(kg·min),持续静脉滴注。有心动过缓者,可用异丙肾上腺素,由 0.05～0.5μg/(kg·min) 开始,根据心率调整浓度。强心药物,可根据情况选用毛花苷丙 0.2mg 静脉滴注,4～6h 重复1次。氨力农 3～5μg/(kg·min) 持续静脉滴注,米力农 0.375～0.75μg/(kg·mim) 持续静脉滴注。适当延长机械辅助呼吸时间,保证足够通气量和充分供氧。合理补充血容量,当 CVP ＜ 0.98kPa（10cmH$_2$O）时,给予补充血容量。出血多的患者,HCT ＜ 0.35 时,应输血;HCT ＞ 0.35 时,则仅补充胶体溶液。

2. 主动脉-左心室隧道再通　单纯缝合主动脉端的隧道开口后,早期部分缝线撕裂,急性隧道复发,出现心脏杂音、低心排血量综合征,需再次手术修补。

3. 术后主动脉瓣关闭不全　长期随访中,由于主动脉瓣瓣环扩大,瓣膜中央对合不良或右冠瓣叶脱垂,发展为严重的主动脉瓣关闭不全和慢性心力衰竭,应行主动脉瓣置换术。

七、临床效果评价

主动脉-左心室隧道内科治疗效果极差,手术治疗的效果较好。如未合并其他心脏畸形,手术死亡率较低。闭合异常交通可预防主动脉根部进行性扩张、瓣膜变形和主动脉瓣关闭不全的发展,防止左心室功能的恶化和充血性心力衰竭。本病手术后部分患者主动脉瓣关闭不全继续发展,究其原因,多数学者认为主要是由于室间隔膜部与主动脉瓣瓣环前部交界处先天性结构上的缺陷,或继发于隧道中来回血液湍流造成的主动脉瘤样扩张,主动脉瓣瓣环扭曲变形,尤其在右冠窦区域,导致右冠瓣叶脱垂。如果缝合主动脉端的隧道口后,隧道的心内部分有动脉瘤样盲袋突起,也是促使修补处缝线撕裂的因素。

对 Hovaguimian 分类的Ⅲ类和Ⅳ类病变修补手术,闭合左心室内隧道开口时,在左心室流出道顶部肌肉室间隔与主动脉瓣瓣环之间使用补片,恢复室间隔与主动脉根部之间的连接,加强右冠瓣叶的支持。同时可闭合隧道心内部分动脉瘤样盲袋,防止主动脉瓣关闭不全。

（刘小斌）

参 考 文 献

曹庆亨, 2003. 主动脉 - 左心室隧道 // 汪曾炜. 心脏外科学. 北京：人民军医出版社, 687-695.
李巅远, 胡盛寿, 沈向东, 等, 2008. 主动脉－左室通道的外科治疗. 中华胸心血管外科杂志, 24: 419-422.
严勤, 苏肇伉, 丁文祥, 等, 1996. 主动脉－左室隧道的手术治疗. 上海第二医科大学学报, 16: 61.
Horvath P, Balaji S, Skovranek S, et al, 1991. Surgical treatment of aortical tunnel. Eur J Cardiothorac Surg, 5: 113.
Kirklin JW, Barratt-Boyes BG, 2013. Aortio-Left Ventricular Tunnel//Cardiac Surgery: fourth ed. Edinburgh, United Kingdom: Churchill Livingstone Inc, 1337-1341.
Knott-Craig CJ, van der Merwe PL, Kalis NN, et al, 1992. Repair of aortico-left ventricular tunnel associated with subpulmonary obstruction. Ann Thorac Surg, 54: 557.
Sousa-Uva M, Touchot A, Fermont L, et al, 1996. Aortico-left ventricular tunnel in fetuses and infants. Ann Thorac Surg, 61: 1805.

第九章 先天性冠状动脉畸形

先天性冠状动脉畸形包括冠状动脉起源异常和冠状动脉瘘，在普遍人群中发生率为 0.2%～1.2%。冠状动脉起源异常分为两类，一类为冠状动脉异常起源于肺动脉，80%～90% 在婴儿时期产生心肌缺血、心肌梗死或心力衰竭，应早期施行冠状动脉主动脉移栽术；另一类为冠状动脉异常起源于主动脉，约有 30% 的患者在成人期出现心肌缺血症状，应及时施行异常开口重塑术或冠状动脉旁路移植术。此两类冠状动脉畸形如不及时治疗均有潜在的猝死风险。冠状动脉瘘是指冠状动脉或其分支与心腔或大血管之间存在着非毛细血管床性的异常交通。下面分三节介绍此三种冠状动脉畸形。

第一节 冠状动脉异常起源于肺动脉

冠状动脉异常起源于肺动脉是指冠状动脉或其分支起源于肺动脉干近端（少数起源于右肺动脉），而冠状动脉的分布和走行正常。

左冠状动脉异常起源于肺动脉的发病率甚低，每 30 万活婴中仅有 1 例，在先天性心脏病中仅占 0.24%～0.46%。1885 年，由 Brooks 首次报道。1933 年，Bland、White 和 Garland 等报道了一组完整的临床表现，包括 3 月龄男婴的临床所见和尸解，冠状动脉血流异常造成心绞痛和心肌缺血，故此畸形又称 Bland-White-Garland 综合征。

药物治疗对该病存活率提高毫无帮助，其外科治疗则经历了长期的探索。1955 年 Potts 构建主-肺动脉窗以增加肺动脉血流及异位冠状动脉内血氧饱和度。1959 年 Sabiston 报道结扎起源于肺动脉的冠状动脉获得成功。Cooley 及其同事在 1960 年实施了首例应用大隐静脉旁路矫治左冠状动脉异常起源于肺动脉。冠状动脉旁路移植术：Mustard 在 1953 年和 Apley 在 1957 年分别应用左颈总动脉和锁骨下动脉与左冠状动脉吻合，但长期易形成血管和吻合口狭窄或阻塞。1966 年，Cooley 在肺动脉内缝闭左冠状动脉干或左前降冠状动脉开口和应用大隐静脉冠状动脉旁路移植术治疗此畸形，但由于静脉性能差，往往产生晚期阻塞。

目前常用的两种手术方式是冠状动脉主动脉移栽术和肺动脉内隧道（Takeuchi）手术。于 1971 年由 Tingelstad 和于 1974 年由 Neches 先后首次报道右冠状动脉和左冠状动脉异常起源于肺动脉应用冠脉主动脉移栽术，现在临床上广泛应用。于1979年由Hamilton和Takeuchi分别应用自身心包和肺动脉壁做肺动脉内隧道，将冠状动脉异常开口通过主-肺动脉窗连接至主动脉，其称为Takeuchi手术，适用于冠状动脉异常开口离主动脉较远者。Takeuchi手术并发症包括残余分流、肺动脉内隧道狭窄、主动脉瓣关闭不全及瓣上肺动脉狭窄等。

冠状动脉异常起源于肺动脉可发生在两支或一支及其分支冠状动脉。Smith及其同事在1989年提出了一个描述性分类。根据分型，左冠状动脉异常起源于肺动脉是一种冠状动脉异常起源于肺动脉，冠状动脉异常起源于肺动脉分为四种类型，包括异常起源于肺动脉的左冠状动脉、右冠状动脉、冠状动脉回旋支及异常起源于两侧肺动脉的左右冠状动脉（表9-1）。

表9-1　冠状动脉异常起源于肺动脉分型

分型	相关描述
1型	左冠状动脉主干异常起源于肺动脉
	起源于右手侧瓣窦（1号窦）
	起源于非面向的肺动脉瓣窦
	起源于左手侧瓣窦（2号窦）
	起源于1号窦和非面向窦之间的瓣交界
	起源于2号窦和非面向窦之间的瓣交界
	起源于1号窦和2号窦之间的瓣交界
	高位起源于左肺动脉或右肺动脉
2型	异常起源的右冠状动脉
3型	异常起源于肺动脉的冠状动脉回旋支
4型	异常起源于两侧肺动脉的左右冠状动脉

注：面向主动脉，从肺动脉干的非面向窦中观察，将肺动脉瓣窦命名为右手侧瓣窦（1号窦）和左手侧瓣窦（2号窦）。主动脉的1号窦，与肺动脉干的2号窦相对，反之亦然。两个非面向窦则处于两端最远的位置。

左冠状动脉起源于肺动脉在临床上最常见，在此畸形中占90%以上。其开口位置各不相同，可位于肺动脉干的任何部位或肺动脉分支近侧。最常见的冠状动脉开口位于肺动脉右窦（后窦），以后依次为肺动脉非面向窦、肺动脉干后壁和右肺动脉，而起源开口位于肺动脉前壁少见。

左冠状动脉起源于肺动脉的血流方向可分为2种类型：一种为婴儿型，冠状动脉间交通支少或没有交通支。婴儿型在动脉导管闭合后，左心室受到低压和未饱和血灌注，由于侧支循环少，左心室心肌血管扩张，使其阻力下降和血流增多，但冠状动脉储备很快耗竭，结果产生心肌缺血。缺血进一步增加导致左心室前外侧壁心肌梗死、左心室扩大、心力衰竭。左心室和二尖瓣瓣环扩大及乳头肌功能障碍和梗死引起二尖瓣关闭不全。心力衰竭因二尖瓣关闭不全加重，形成恶性循环。65%～85%的患儿因充血性心力衰竭死于1岁以内。患儿度过婴儿危险期，其死亡危险降低，继而进入慢性期。另一种为成人型，在正常起源的右冠状动脉与异常起源于肺动脉的左冠状动脉之间有丰富的侧支循环。右冠状动脉增粗，其血流通过侧支循环血管进入左冠状动脉，由于肺动脉压力低，一部分血液流至肺动脉，而产生冠状动脉至肺动脉"窃血"现象。患者虽然生存甚至活到成年，但常有心悸和气短等症状，心电图显示心肌缺血。许多患者因左心室心肌病引起充血性心力衰竭而死亡。生存的患者可能与右冠状动脉优势有关，右冠状动脉不仅供血至左心室膈面，而且灌注室间隔和左心室侧壁，所以患者仅有乳头肌缺血和纤维化，在临床上主要表现为二尖瓣关闭不全。

右冠状动脉异常起源于肺动脉在临床上少见，约为左冠状动脉异常起源于肺动脉的1/10，预后也较好。在婴幼儿时期症状不明显，大多数患者存活至成年；由于心肌"窃血"现象，至老年出现心肌缺血症状，少数患者猝死。

冠状动脉异常起源于肺动脉的手术目的在于重建两冠状动脉系统，使心肌恢复满意灌注。首选主动脉植入术，其可用于冠状动脉异常起源于肺动脉任何部位，效果满意。

一、手术适应证

左冠状动脉异常起源于肺动脉的危重患儿，一旦确诊，应紧急施行冠状动脉主动脉移栽术，以恢复左心室功能。对于右冠状动脉异常起源于肺动脉的病例，可择期在2～4岁施行手术。手术方式首选冠状动脉主动脉移栽术。如主动脉植入术难以施行，可应用Takeuchi手术。成人患者可选用冠状动脉旁路移植术。

二、手术禁忌证

左心室功能极差，合并严重二尖瓣关闭不全，不适用于冠状动脉系统重塑术者，应做心脏移植。

三、术前准备

1. 婴幼儿心内直视手术术前常规准备。
2. 心肌梗死者，予以吸氧，必要时给予吗啡，以及应用洋地黄、利尿剂和抗心律失常药物。
3. 有心力衰竭而无新近心肌梗死者，应用洋地黄和利尿剂。
4. 必要时则进行气管内插管和机械辅助呼吸，待病情好转后施行紧急主动脉植入术。左心室功能差者，做好术后应用左心室辅助循环准备。
5. 术前行超声心动图和心血管造影。

四、手术要点、难点及对策

1. 冠状动脉主动脉移栽术　是将异常起源的左冠状动脉或右冠状动脉，或左冠状动脉分支植入主动脉壁，可适用于冠状动脉异常起源于肺动脉任何部位的婴幼儿、儿童和成人。

胸部正中切口，在靠近头臂干处插入主动脉灌注管，上腔静脉及下腔静脉插入直角管，经右肺上静脉插入左心减压管。完全游离肺动脉干及其两侧肺动脉，两侧肺动脉套线。分离肺动脉干根部，探查左冠状动脉和右冠状动脉及左冠状动脉分支走行，在升主动脉和肺动脉近端各插入一心脏停搏液灌注管。体外循环转流后立即收紧两侧肺动脉套带，结扎和切断未闭动脉导管。降温至28～30℃，阻断主动脉，同时从主动脉和肺动脉灌注冷血心脏停搏液。

（1）左冠状动脉直接主动脉植入术：在窦管连接处上方切开肺动脉，探查左冠状动脉异常起源开口的位置，横断肺动脉。在异常起源开口四周切下一肺动脉壁"U"形片，游离左冠状动脉便吻合至主动脉壁切口而不产生张力（图9-1）。如冠状动脉异常开口邻近肺动脉瓣交界，应靠近肺动脉壁游离或切除交界，构成开口四周肺动脉壁的"U"形片。窦管连接处上方横断主动脉，在主动脉左窦上部做一纵切口或"U"形缺口，将含有左冠状动脉开口的"U"形片移栽入主动脉切口或缺口，应用7-0 Prolene线吻合，注意防止冠状动脉开口扭曲。做主动脉近远端的端-端吻合。向升主动脉灌注温血心脏停搏液，观察吻合口有无漏血。开放主动脉，观察左心室的灌注情况和功能。可应用心包片修复肺动脉"U"形缺口，并做肺动脉近远端的端-端吻合。如不能脱离体外循环转流，应及时采用左心室辅助循环。

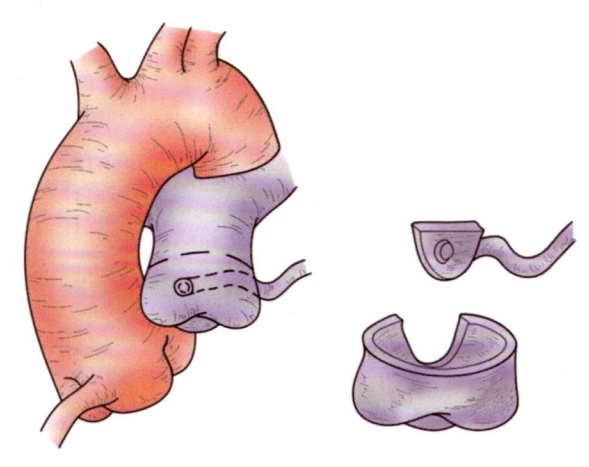

图9-1　横断肺动脉。在异常起源开口四周切下肺动脉壁"U"形片

（2）右冠状动脉直接主动脉植入术：右冠状动脉的异常起源往往位于瓣上肺动脉干前面。在心脏停搏后，分离右冠状动脉近段约3cm，便于吻合至主动脉而不产生张力。于右冠状动脉开口四周切下肺动脉壁"纽扣"形片，并与升主动脉适当部位切口吻合。缝合肺动脉切口，排尽心腔内气体后，开放主动脉。

2.改良经肺动脉内隧道手术或改良Takeuchi手术　原Takeuchi手术是用肺动脉前壁做经肺动脉内隧道，改良Takeuchi则用膨体聚四氟乙烯片做经肺动脉内隧道。此手术准备和开始手术步骤与主动脉植入术相同。在体外循环转流开始也必须收紧两侧肺动脉套带，以及进行充分左心减压。在主动脉阻断和心脏停搏后，经肺动脉纵切口探查和寻找左冠状动脉异常起源开口。在升主动脉窦-管连接处上方做5～6mm直径的孔洞；如有疑点，则做主动脉纵切口，经此切口在直视下做孔洞，避免主动脉瓣损伤。靠近主动脉孔洞，在肺动脉侧做同样大小的孔洞，应用7-0聚丙烯线进行主-肺动脉窗的吻合。将4mm直径的膨体聚四氟乙烯管纵行剖开铺平，隔开肺动脉腔形成内隧道而使主动脉血液流经主-肺动脉窗至左冠状动脉开口（图9-2）。从冠状动脉开口左侧开始缝合，先缝合下缘，后缝合上缘直至覆盖主-肺动脉窗。在肺动脉内隧道完成后，用心包扩大肺动脉切口，防止瓣上肺动脉狭窄。

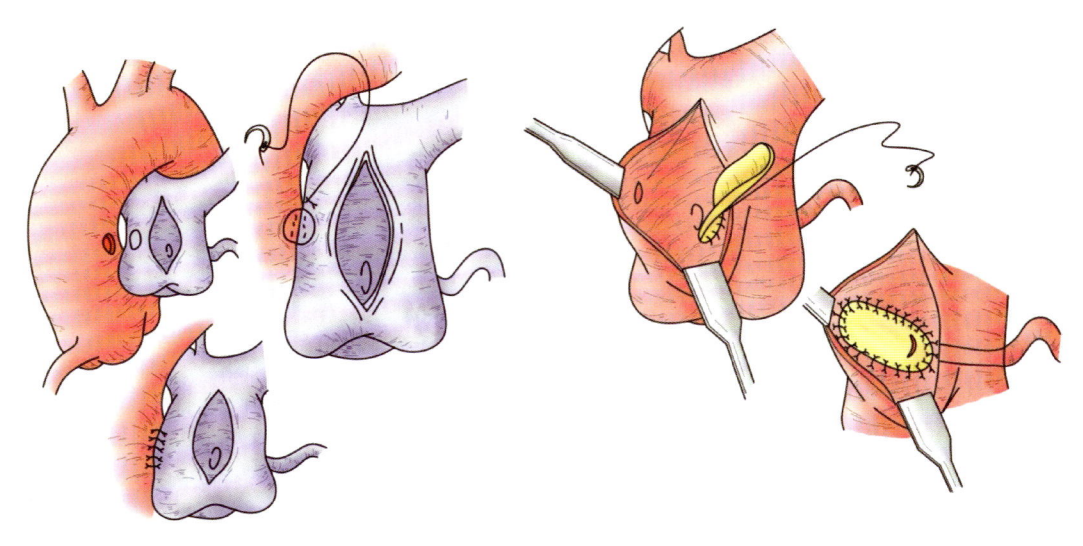

图 9-2 建立主-肺动脉窗，以人工血管片制作内隧道使主动脉血液流经主-肺动脉窗至左冠状动脉开口

3. 锁骨下动脉与左冠状动脉吻合术　此手术可经胸部正中切口，应用体外循环，也可经左胸后外侧切口，不用体外循环。应用体外循环有利于稳定危重婴幼儿的病情，防止术中发生心室颤动。经胸部正中切口，完全游离左锁骨下动脉，尽量在其远端结扎和切断。体外循环转流后，温度控制在 35～37℃，不做主动脉阻断。在左冠状动脉异常起源开口四周切下"纽扣"形肺动脉壁。肺动脉切口可直接缝合。将左锁骨下动脉向下牵引与左冠状动脉开口四周"纽扣"片进行端-端吻合，也可经左胸后外侧切口，做锁骨下动脉与异常左冠状动脉端-侧吻合，结扎左冠状动脉异常起源处。

4. 冠状动脉旁路移植术　成人患者可施行内乳动脉冠状动脉旁路移植术。应用大隐静脉施行冠状动脉旁路移植有阻塞的危险，长期效果不佳。

5. 手术难点及对策

（1）体外循环转流中，一定要勒紧两侧肺动脉套带和经右肺上静脉插管充分左心减压，防止冠状动脉窃血现象，以及经肺静脉回流至左心导致功能差的左心室和左心房扩大及膨胀。

（2）为了心肌保护满意，需同时从主动脉及肺动脉根部灌注冷血心脏停搏液，防止外溢，使危重婴儿得到良好心肌灌注和改善术后心功能。

（3）在主动脉植入术中，切下冠状动脉开口四周肺动脉的"U"形片要够大，防止狭窄和扭曲。

（4）巨大室壁瘤和重度二尖瓣关闭不全应做室壁瘤切除和二尖瓣修复。

五、术后监测与处理

持续监测左心房压、右心房压、动脉压、心电图及动脉血氧饱和度等。间断检查血气、电解质和血糖。充分镇静。术后常规行机械辅助呼吸 3～5d，静脉输入多巴胺和（或）多巴酚丁胺 [5～10μg/（kg·min）] 和硝酸甘油 3μg/（kg·min），可持续 2～5d。在血流动力学平稳后方能脱离呼吸机。

六、术后常见并发症的预防与处理

1. 低心排血量综合征　应用血管活性药物支持心肌收缩，改善冠状动脉末梢循环；少数患儿需要左心室辅助循环。
2. 二尖瓣关闭不全　可择期行二尖瓣修复或置换术。
3. 瓣上肺动脉狭窄　再次行肺动脉主干补片扩大。
4. 大隐静脉冠状动脉旁路移植术后晚期阻塞　根据年龄，可选用内乳动脉行冠状动脉旁路移植。

七、临床效果评价

冠状动脉异常起源于肺动脉外科治疗近10年来发展很快，直接主动脉植入术或延长异常起源开口的管道与主动脉连接等可适用冠状动脉异常起源于肺动脉的任何部位和所有病例，现已成为首选和常规手术。Turley、Laks和Cohrane等分别报道主动脉植入术治疗左冠状动脉异常起源于肺动脉无早期和晚期死亡。术后7～22个月左心室恢复正常，左心室明显缩小，长期随访效果满意。在婴儿时期应用的Takeuchi手术和左颈总动脉或锁骨下动脉与冠状动脉吻合术，分别由于术后并发症多和长期产生吻合口狭窄，临床上很少应用，仅用于解剖上特殊的病例。冠状动脉结扎术及大隐静脉冠状动脉旁路移植术，由于手术病死率高和吻合口狭窄的并发症多，已被临床弃用。

合并左心室室壁瘤和二尖瓣关闭不全的处理，目前仍有争议。多数学者认为在术中对多数因充血性心力衰竭产生的左心室扩大和轻至中度二尖瓣关闭不全不做处理。但巨大室壁瘤和重度二尖瓣关闭不全应在主动脉植入术的同时施行室壁瘤切除、二尖瓣修复和置换术。也有少数学者则认为无论室壁瘤的大小和二尖瓣关闭不全的轻重，一律在术中不做处理，待术后0.5～1年，再次行瓣膜修复或置换术。

主动脉植入术治疗冠状动脉异常起源于肺动脉目前缺乏大宗报道，随访时间相对较短，应继续积累经验，使此手术不断发展和更加成熟。

第二节　冠状动脉异常起源于主动脉

冠状动脉异常起源，即左冠状动脉起源于主动脉右窦、右冠状动脉起源于主动脉左窦，其中1/3～1/2病例冠状动脉走行于主动脉与肺动脉之间，其近端与主动脉壁形成切线或锐角，可产生心肌缺血症状甚至猝死，需外科治疗。

冠状动脉异常起源在冠状动脉畸形中仅占1%～3%。1962年Jokl发现左冠状动脉起源于主动脉右窦有潜在猝死危险。1977年，Sack报道1例左冠状动脉异常起源于主动脉右窦应用大隐静脉冠状动脉旁路移植术治疗获得成功。1980年，Moodie报道冠状动脉畸形施行内乳动脉冠状动脉旁路移植术。1981年，Mustafa报道2例左冠状动脉异常开口重塑术，均获成功。

左冠状动脉异常起源于主动脉右窦，根据左冠状动脉走行径路分类：①右心室流出道前面，以后分为冠状动脉左前降支和冠状动脉回旋支；②于两大动脉之间；③行经室上嵴肌肉内；④绕经主动脉后方而后分支。

尸解证明在左冠状动脉起源于主动脉右窦的病例中，左冠状动脉走行于主动脉与肺动脉之间者预后极差，绝大多数因此畸形死亡。有报道显示约80%的尸解显示左心室和（或）右心室心内膜下瘢痕，也有少数出现心肌梗死、室壁瘤和附壁血栓。少数患者有左心室肥厚及二叶主动脉瓣或瓣膜交界融合。

冠状动脉异常起源产生心肌缺血、心肌梗死和猝死的机制可能为多种原因：①异常左冠状动脉和右冠状动脉近段与主动脉壁呈切线或锐角或裂缝样开口，剧烈运动时可产生冠状动脉血流障碍。②异常起源的冠状动脉近段埋在主动脉壁内，无血管外膜，并与主动脉同一中层，在剧烈运动时舒张压上升，升主动脉向外扩张和拉长导致冠状动脉在主动脉壁内部分拉伸并阻塞。③在剧烈运动时主动脉扩张，可能使冠状动脉裂缝样开口形成活瓣而阻塞。所以患有此冠状动脉畸形的儿童，往往在游戏、跑步或球赛当时或以后猝死。

外科治疗包括异常冠状动脉开口重塑术和冠状动脉旁路移植术。

一、异常冠状动脉开口重塑术

（一）适应证

1. 运动导致胸痛、心悸，确诊为因冠状动脉畸形产生心肌缺血。
2. 因室性心动过速导致晕厥和昏迷病史者。

（二）禁忌证

无症状病例不需手术。

（三）术前准备

1. 行冠状动脉造影。
2. 处理已经存在的心力衰竭。

（四）手术要点、难点及对策

经胸部正中切口。体外循环转流和心脏停搏后，在窦-管连接处上方做主动脉横切口，充分显露左冠状动脉异常开口。当异常开口位于主动脉右窦邻近主动脉交界时，应靠近主动脉壁切开和游离交界。

切开裂缝样开口并沿异常冠状动脉纵轴延长和扩大切口至左窦。切除部分在冠状动脉与主动脉间的共同血管壁,将血管内膜对拢和间断缝合。应用带垫片的褥式缝合将瓣膜交界固定在主动脉壁上(图9-3)。

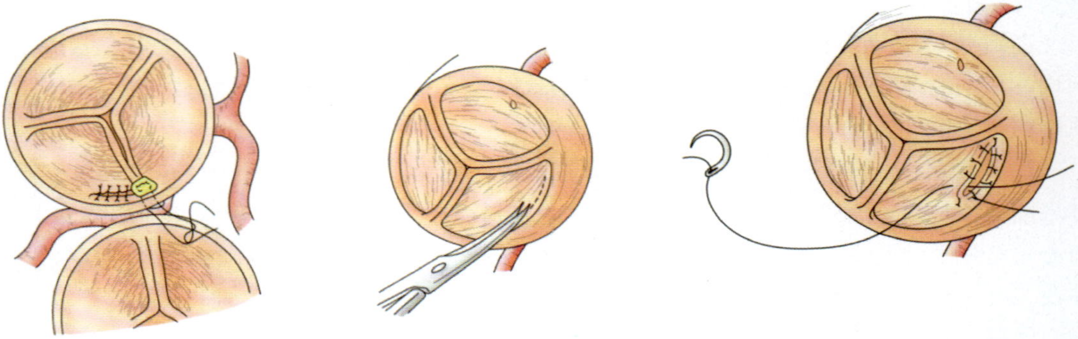

图9-3 充分显露左冠状动脉异常开口,延长和扩大切口至左窦,切除部分在冠状动脉与主动脉间的共同血管壁,将血管内膜对拢和间断缝合。应用带垫片的褥式缝合将瓣膜交界固定在主动脉壁上

手术要点:①在异常开口重塑术中,应充分扩大裂缝样开口(4~6mm),切除冠状动脉与主动脉间共同血管壁,防止壁内冠状动脉受压和心肌缺血;②如误行主动脉植入术,术后左心室膨胀者,应施行内乳动脉冠状动脉旁路移植术。

(五)术后监测与处理

术后持续心电图监测,观察有无心肌缺血迹象。机械辅助呼吸18~24h。静脉应用硝酸甘油及地尔硫䓬,可应用小剂量多巴胺支持心肌收缩。

(六)术后常见并发症的预防与处理

异常开口重塑术后出现心肌缺血者,应再次手术切除部分冠状动脉与主动脉间共同血管壁,确保冠状动脉血流通畅。

(七)临床效果评价

冠状动脉异常起源于主动脉少见,其中左冠状动脉起源于主动脉右窦或右冠状动脉起源于主动脉左窦,并且异常冠状动脉走行于两大动脉之间者易产生心肌缺血、心肌梗死和猝死。此畸形产生心肌缺血和猝死的机制尚有争议,但一般认为冠状动脉裂缝样开口、起源走行与主动脉壁形成锐角,以及血管壁内结构易在运动和主动脉内压上升时产生冠状动脉受压和阻塞是其主要机制。

其治疗原则为重建冠状动脉系统,以维持冠状动脉长期通畅。常用术式有冠状动脉开口重塑术和内乳动脉冠状动脉旁路移植术。冠状动脉开口重塑术治疗效果满意,术后选择性行冠状动脉造影以证实两冠状动脉起源和分布正常。

二、冠状动脉旁路移植术

不适用异常开口重塑术者，可选用内乳动脉冠状动脉旁路移植术。

第三节 冠状动脉瘘

冠状动脉或其分支与心腔或大血管之间存在着非毛细血管床性的异常交通称为先天性冠状动脉瘘。原始心脏的血流由心肌中小梁窦状间隙供应，并与心外膜血管相连。在胎心发育过程中心肌窦状间隙逐渐退化变细，若部分窦状间隙不退化而持续存在，便形成冠状动脉瘘。

文献报道，来源于右冠状动脉及其分支的瘘占50%～55%；来自左冠状动脉的瘘占35%；来自双侧冠状动脉者仅占5%。瘘的部位以右心系统占多数。其中瘘入右心室占40%，右心房占25%；肺动脉占15%～20%；冠状静脉窦占7%；上腔静脉占1%。瘘入左心系统仅占8%，以左心房居多。

瘘口通常为单个，直径为2～5mm，少数病例可有多个瘘孔。瘘支冠状动脉常有增粗、迂曲甚至呈瘤样扩张，但自发性破裂者少见。瘘支冠状动脉管壁常呈不规则增厚，弹性纤维断裂，心内膜下层硬化及脂肪沉积，此种病理改变与冠状动脉瘘产生的剪切力所致血管内皮细胞损伤有关。

本病可合并房间隔缺损、室间隔缺损、动脉导管未闭、肺动脉狭窄等心内外畸形。冠状动脉瘘对血流动力学的影响取决于瘘的口径、位置，异常冠状血管的阻力及其与心腔、血管之间的压差。瘘入低压的右心系统可产生左向右分流，引起右心房、右心室血流量增多，负荷加重，使左心室容量负荷过重。瘘入左心室者为动脉-动脉分流，其血流动力学效应类似主动脉瓣关闭不全。由于冠状动脉血液经瘘口分流，造成冠状动脉窃血现象，可导致心肌供血不足。

临床表现：大部分患者可无明显症状。部分患者在体力活动后有心悸、气短，易患上呼吸道感染，严重者可出现心绞痛及心力衰竭等症状。瘘入冠状静脉窦者易发生心房颤动。查体在患者心前区可听到连续性或双期杂音。本病可并发心肌梗死、细菌性心内膜炎、冠状动脉瘘远端栓塞、冠状动脉瘤甚至破裂等并发症。

冠状动脉瘘由于其血流动力学效应类似动脉导管未闭、主-肺动脉间隔缺损及主动脉窦瘤破裂等疾病，极易误诊。超声心动图检查可显示扩张的瘘支冠状动脉及瘘入部位。确诊有赖于选择性冠状动脉造影。

冠状动脉瘘的手术方式：①冠状动脉瘘结扎术；②冠状动脉下瘘切线缝合术；③下列体外循环下修复瘘孔，瘘支冠状动脉明显扩张或呈动脉瘤状、瘘口难以显露、冠状动脉病变需同期行冠状动脉旁路移植术者、合并心内畸形需同期手术者，多发性瘘需经心腔、肺动脉或冠状动脉径路修补瘘口者。

一、手术适应证

无明显症状者是否需要手术治疗仍有争议。鉴于瘘的自发闭合率极低，且年龄增长后可并发心肌缺血、细菌性心内膜炎、冠状动脉瘤样扩张甚至破裂等严重并发症，当前多数学者认为冠状动脉瘘诊断一旦确立，均应手术治疗。

二、手术禁忌证

一般情况差，难以耐受手术或有其他禁忌者。

三、术前准备

1. 冠状动脉造影。
2. 洋地黄和利尿剂治疗心力衰竭。

四、手术要点、难点及对策

（一）冠状动脉瘘支结扎术

这类术式目前已很少应用，仅限用于冠状动脉分支瘘或冠状动脉主干终末支的瘘。
1. 胸部正中切口。
2. 纵向切开心包显露心脏及心脏表面扩张的冠状动脉。震颤最明显处即为冠状动脉与心腔或血管间交通的瘘口，须仔细确定瘘支冠状动脉的来源，如为冠状动脉分支瘘或主干终末端瘘可行直接结扎术。
3. 靠近瘘口处细心游离瘘支冠状动脉，完全游离后，在紧靠瘘口处套入丝线。暂时阻闭瘘支冠状动脉15min，观察心肌色泽及心电图，若无变化，可予以结扎。术后需警惕延迟性心肌缺血甚至心肌梗死。

（二）冠状动脉下瘘口切线缝合术

冠状动脉下瘘口切线缝合术（图9-4）不需应用体外循环，保持了瘘口远端冠状动脉的血流，适用于心室前壁瘘。
1. 胸部正中切口。
2. 纵行切开心包。心外探查可见扩张的冠状动脉。在心室前壁扪及细震颤最明显处即为瘘口的位置。
3. 在瘘口部位冠状动脉下做2～3个经心肌贯穿瘘口的带垫片褥式缝线，缝线结扎后触诊心室前壁细震颤消失。

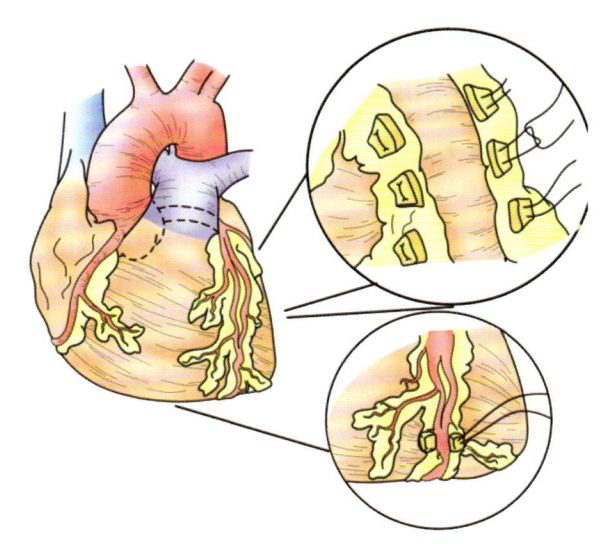

图 9-4　冠状动脉下瘘口切线缝合术

（三）体外循环下冠状动脉瘘修复术

1. 胸部正中切口。
2. 纵行切开心包。心外探查以确定瘘的来源及部位。
3. 常规建立体外循环。
4. 瘘支冠状动脉一般呈现明显扩张，可经扩张的冠状动脉径路修补瘘口。在细震颤明显部位切开冠状动脉，显露位于血管后壁的瘘口，间断或连续缝合瘘口，然后用 6-0 聚丙烯线缝合血管前壁切口。瘘入右心室也可经右心室切口修补瘘。
5. 瘘支冠状动脉若有明显病变或呈瘤样扩张者，应切除病变冠状动脉，同时可行冠状动脉旁路移植术。
6. 瘘入右心房、肺动脉者可在震颤明显处切开右心房或肺动脉，自右心房内或肺动脉腔内修补内瘘口。可经主动脉根部停搏液灌注管注入少量心脏停搏液，观察停搏液漏出处即为瘘口。修复后可再注入心脏停搏液观察瘘口是否修补完善。

（四）手术注意事项

1. 术中应仔细做心外探查，确定瘘的部位及来源　瘘支冠状动脉常有明显增粗、迂曲，瘘口处常可扪及强烈的细震颤，指压瘘口近侧端冠状动脉，若震颤消失，即可确定瘘的部位及来源。
2. 冠状动脉瘤的处理　瘘口处冠状动脉瘤，可切除扩张的前壁，缝合切口，形成管径相对正常的管腔；若动脉瘤位于血管终末端，可直接切除并缝合残端；若动脉瘤范围涉及冠状动脉上重要分支，则可在切除病变瘤体的同时行冠状动脉旁路移植术。

五、术后监测与处理

术后严密观察心律、心肌有无缺血甚至梗死等变化。若出现心肌供血不足表现，可给予硝酸甘油类药物治疗。

六、术后常见并发症的预防与处理

1. 心肌缺血及心肌梗死　术中需小心操作，避免结扎冠状动脉主要分支，以免造成心肌梗死等严重并发症。
2. 残余瘘　小的残余分流可观察；若分流量大，必要时再次手术或介入治疗。

七、临床效果评价

先天性冠状动脉瘘的外科治疗已取得了良好的疗效，手术病死率已降至 0～6%，远期疗效佳。死亡原因多与合并先天性心内畸形或后天性心脏病有关。但冠状动脉心腔瘘合并巨大冠状动脉瘤，仍是手术的难题。

（苏　伟　陈　思）

参 考 文 献

陈欣欣，卢聪，庄建，等，2006. 左冠状动脉异常起源于肺动脉的诊断和外科治疗. 中华胸心血管外科杂志，22(1): 18-20.

崇梅，韩玲，刘迎龙，等，2012. 儿童左冠状动脉异常起源于肺动脉的诊断与外科治疗. 中华医学杂志，92(24): 1673-1676.

刘锦纷，丁文祥，1991. 先天性冠状动脉瘘的外科治疗（附 10 例临床报告）. 中华胸心血管外科杂志，(4): 193-195.

刘迎龙，朱晓东，吴清玉，等，2002. 先天性冠状动脉瘘 94 例治疗体会. 中华胸心血管外科杂志，18(3): 153-154.

仇黎生，苏肇伉，2004. 小儿先天性冠状动脉瘘的外科治疗. 上海交通大学学报（医学版），24(3): 171-173.

吴清玉，李巅远，2000. 左冠状动脉起源于肺动脉的外科治疗. 中华外科杂志，38(9): 659-661.

赵迎新，张维君，周玉杰，等，2003. 先天性冠状动脉瘘的临床分析. 中华胸心血管外科杂志，19(5): 269-271.

Jonas RA, 2009. 先天性心脏病外科综合治疗学. 刘锦纷，译. 北京：北京大学医学出版社.

Dabbagh A, Conte AH, Lubin L, 2017. Congenital Heart Disease in Pediatric and Adult Patients. Switzerland: Springer International Publishing.

第十章　无顶冠状静脉窦综合征

无顶冠状静脉窦综合征是冠状静脉窦与左心房之间的共同壁完全或部分缺如而形成的一组心脏大血管畸形。此综合征罕见，又称冠状静脉窦间隔缺损。永存左上腔静脉是其最常见的合并畸形。Campeu 等在 1954 年发现一些患者左上腔静脉连接于左心房，同时缺乏真正的冠状静脉窦。Raghib、Edwards 等于 1965 年准确描述了这一综合征的形态学特征。Helseth 和 Peterson 于 1974 年首次使用"无顶冠状静脉窦综合征"一词。1955 年 Hurwitt 等对左向右分流上腔静脉有交通的发绀患者实行了左上腔静脉结扎术。1963 年 Mayo 医院首次报道内隧道法纠正该畸形成功。无顶冠状静脉窦综合征的解剖如下（图 10-1）：①完全型冠状静脉窦无顶合并永存左上腔静脉，由于左心房与冠状静脉窦之间的共同壁完全缺如。通常冠状静脉窦开口部位构成一房间隔缺损（冠状静脉窦型房间隔缺损）。少数情况下房间隔完全缺如可为共同心房。冠状静脉以多个开口直接回流入左心房及右心房。通常汇入冠状静脉窦的左上腔静脉则开口于左心房左上角。左上腔静脉开口通常位于左心耳开口与左肺静脉开口之间。在此类畸形中，肺静脉汇入左心房的开口也较正常偏上。有时在肺静脉所连接的左心房部分（共同肺静脉腔）与永存左上腔静脉、左心耳、二尖瓣所连接的左心房部分之间存在不同程度的狭窄，呈三房心样改变。在此型病例中，80%～90% 缺乏左头臂静脉，此对外科术式的选择有重要意义。右上腔静脉通常较小甚至缺如。下腔静脉常在膈下水平跨至左侧经半奇静脉连于永存左上腔静脉。肝静脉也有可能汇入左心房。②完全型冠状静脉窦无顶不合并永存左上腔静脉，此型畸形只存在冠状静脉窦型房间隔缺损。由于左心房与冠状静脉窦之间的共同壁全部缺如，冠状静脉窦口也消失。③中间部分型冠状静脉窦，无顶冠状静脉窦与左房间隔的中部出现一破口，产生右向左或左向右分流。当合并左上腔静脉时，为右向左分流。不合并左上腔静脉时，通常为左向右分流。但是当合并三尖瓣闭锁等导致右心房压力升高的病变时，也可产生右向左分流。④终端部分型冠状静脉窦无顶，在接近冠状静脉窦开口处，窦顶部分缺失，常合并房室通道畸形。当存在原发孔时，常表现为冠状静脉窦开口位于左心房。

一、手术适应证

本病一经诊断，均需要考虑手术治疗，特别是当合并其他心脏畸形时。

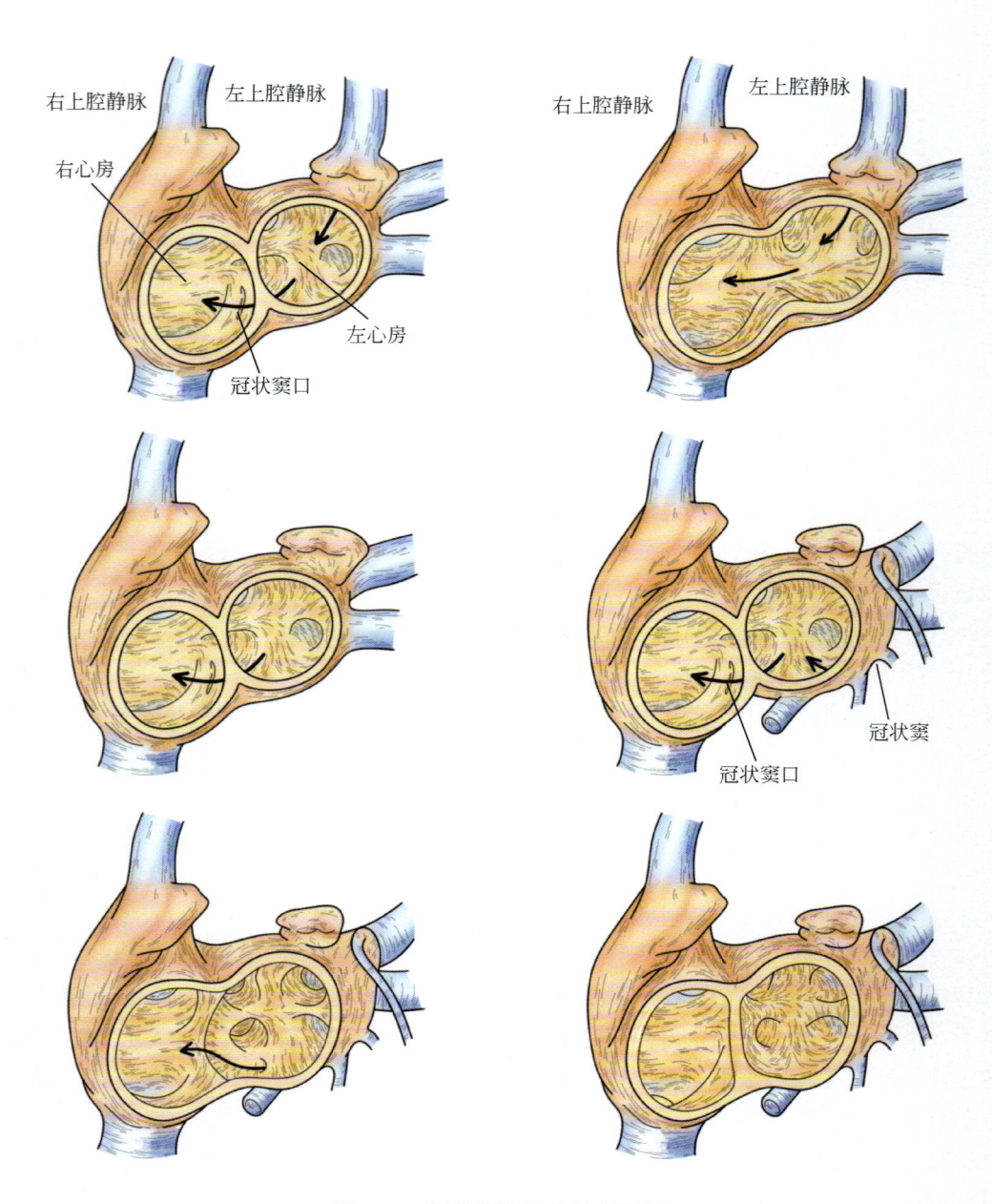

图 10-1　冠状静脉窦型房间隔缺损

二、术前准备

本病术前准备同一般先天性心脏病，主要取决于合并的心脏畸形。

三、手术要点、难点及对策

手术采取仰卧位，全身麻醉，胸部正中切口，体外循环，中低温下手术。

1. 完全型冠状静脉窦无顶不合并永存左上腔静脉　手术相对较为简单，只需要修补房间隔缺损。

2. 完全型冠状静脉窦无顶合并永存左上腔静脉　手术的要点在于修补房间隔缺损的同时对左上腔静脉的处理，通常有三类方法。

（1）结扎法：将左上腔静脉直接结扎，适用于左上腔静脉、右上腔静脉之间存在交通者。需要指出的是，本型大部分患者（80%～90%）无左头臂静脉，不能采用此法。常规应行阻闭试验，如阻断左上腔静脉30min仍没有出现左侧颈静脉、面部静脉怒张和皮肤发绀，静脉压＜20mmHg者，可以结扎左上腔静脉。

（2）心内修复

1）心房内隧道或内管道法：用自体心包或人工血管行于左心房后壁，建立左上腔静脉至右心房的通路。此过程要注意避免影响肺静脉回流或二尖瓣功能。同时要避免隧道内径过窄或缝合缘残余漏。隧道或管道末端在右心房侧，与房间隔缺损补片的部分边缘吻合，形成新的左上腔静脉－右心房开口。通常分别经冠状窦顶部路径和经心房上路径操作（图10-2）。

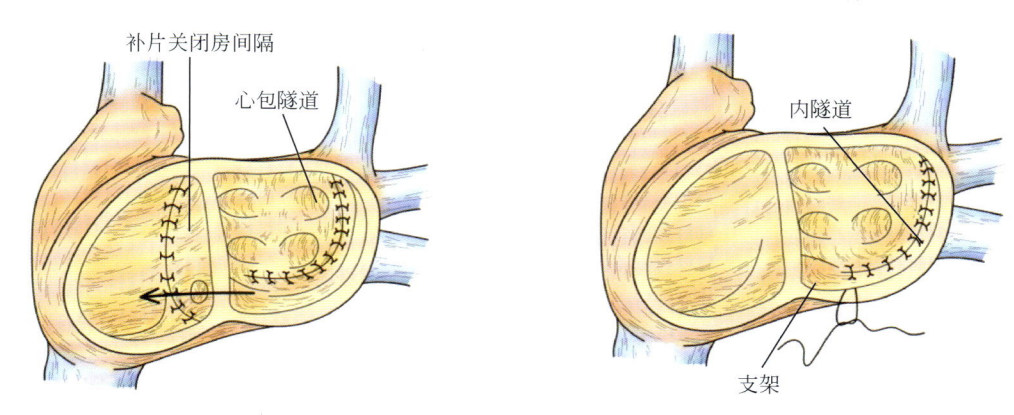

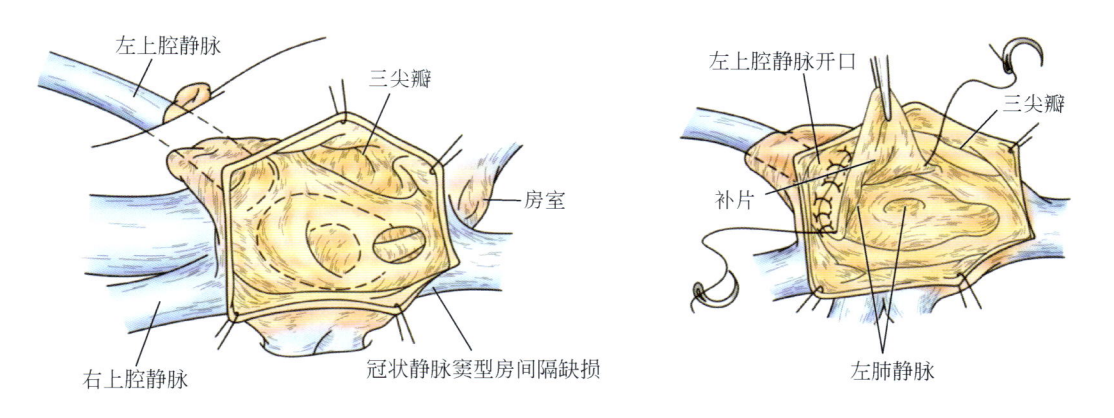

图10-2　冠状窦顶部路径纠正完全型冠状静脉窦无顶合并永存左上腔静脉

2）补片分隔法：尽量扩大房间隔，以心包或Dacron补片为挡板，修补房间隔缺损的同时，将左上腔静脉开口隔于挡板的右侧，而将肺静脉隔于左侧（图10-3）。

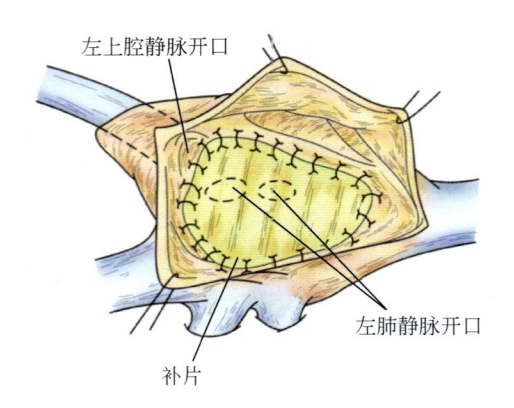

图 10-3　补片分隔法纠正完全型冠状静脉窦无顶合并永存左上腔静脉

（3）心外修复

1）左上腔静脉-右心耳吻合法（图 10-4）：当心内修复困难时，此为最常用的方法。将左上腔静脉充分游离后于其汇入左心房处离断，再将左上腔静脉与左心耳吻合。术中左上腔静脉长度往往不足，故常采用自体心包管道与左上腔静脉端-端吻合后，再建立左上腔静脉-右心耳联结。心包管道要尽量粗大，特别要注意吻合口避免因荷包样收紧而过于狭窄。确保引流通畅，减少血栓形成可能性。心包管道与左上腔静脉连通还经常采用端-侧吻合，一方面便于操作，减少管道扭曲的可能性；另一方面可保证吻合口宽大。吻合完成后再将左上腔静脉与左心房连接处结扎。

2）左上腔静脉-左肺动脉吻合法：当肺动脉压力不高时，可采用此法，类似双向 Glenn 术，将左上腔静脉为血液直接引入肺动脉。

3. 中间部分型冠状静脉窦无顶　通常采用小探条经冠状静脉窦口探入，进入左心房，明确窦顶缺损位置，然后在左心房侧采用补片修补，或在静脉引流管的支撑下，直接缝合修补窦顶。

4. 终端部分型冠状静脉窦无顶　由于此型常合并房室管畸形，如果无合并左上腔静脉，可在修补原发孔时将冠状静脉窦开口保留在左心房。当合并有左上腔静脉时，可采用补片分隔法，在修补原发孔的同时，将开口隔入右心房侧。注意此时补片部分缝合于二尖瓣、三尖瓣根部，避免损伤传导束（详见房室通道相关章节）。

手术中左上腔静脉回血过多的处理：当左上腔静脉不能结扎时，可经上腔静脉窦或左上腔静脉插管引流。另外一种方法是暂时性套带阻断左上腔静脉减少引流，每 10～15min 松开阻断带 2～3min，避免左侧头颈部静脉压过高。此方法简便有效，且无相关并发症。

四、术后监测与处理

按心脏直视术后常规处理。合并复杂畸形者，常应用血管活性药物。应用左心房心内管道，或左上腔静脉-右心耳心外管道者，常规抗凝治疗 3 个月。应注意患者有无进行性面部静脉怒张、肿胀，如出现这些症状，往往提示左上腔静脉内隧道引流不畅，或引流管

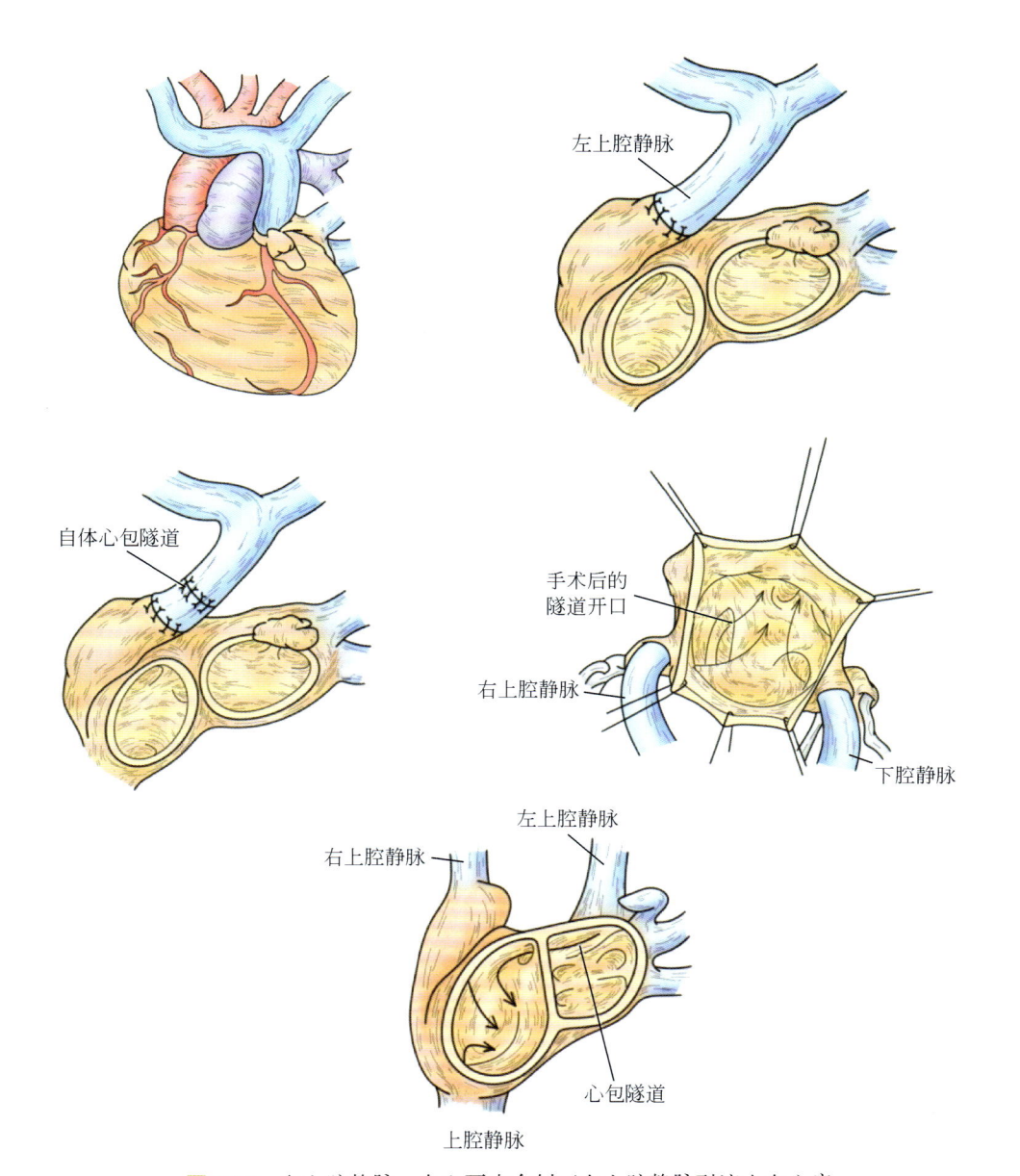

图 10-4 左上腔静脉－右心耳吻合纠正左上腔静脉引流入左心房

道内血栓形成,需要及时再次手术处理。

五、临床效果评价

本综合征未合并复杂畸形者,术后死亡率低,效果良好。Quaegebeur 等报道 18 例无死亡,但合并复杂畸形时则死亡率明显增高,可达 50%。有学者报道 14 例患者中,部分型 2 例,完全型 12 例。对左上腔静脉的处理,内隧道法 5 例(均为经心房上路径纠正),心外管道修复 5 例,结扎 2 例。1 例完全型无顶冠状静脉窦合并左上腔静脉及法洛四联症的患者,术后左上腔静脉－右心耳管道血栓形成阻塞（术中心包管道与左上腔静脉为端－端吻合），予以更换 Gore-Tex 人工血管，最终死于多器官功能衰竭。其余患者恢复顺利。术后复查心脏彩超，显示心外管道者肺动脉左侧与右心耳附近见管腔样结构，内径 1.0～1.5cm，探及静脉血流信号通畅；心内隧道者左肺静脉和二尖瓣开口之间无梗阻，左上腔静脉引流通道通畅。心脏彩超提示外管道和内隧道血流通畅，畸形矫正满意，心功能Ⅰ级，未发现远期并发症。

（邱雪峰）

参 考 文 献

兰锡纯, 冯卓荣, 2002. 心脏血管外科学. 2 版. 北京：人民卫生出版社.
李守先, 徐光亚, 2000. 实用心脏外科学. 济南：山东科学技术出版社.
刘中民, Roland Hetzer, 翁渝国, 2010. 实用心脏外科学. 北京：人民卫生出版社.
马维国, 张怀军, 朱晓东, 2009. 先天性心脏病外科学. 北京：人民卫生出版社.
汪曾炜, 刘维永, 张宝仁, 2003. 心脏外科学. 北京：人民军医出版社.
吴清玉, 2003. 心脏外科学. 济南：山东科学技术出版社.
杨辰垣, 胡盛寿, 孙宗全, 2004. 今日心脏血管外科学. 武汉：湖北科学技术出版社.
Kirklin JW, Brratt-boyes BG, 2003. Unroofed coronary sinus syndrome. Cardiac Surgery. Third edition. New York: Churchill Livingstone, 790-799.
Ootaki Y, Yamaguchi M, Yoshimura N, et al, 2003. Unroofed coronary sinus syndrome: diagnosis, classification, and surgical treatment. J Thorac Cardiovasc Surg, 126(5): 1655-1656.
Ozaki N, Wakita N, Inoue K, et al, 2009. Surgical repair of coronary sinus atrial septal defect and supraventricular tachycardia. Interactive Cardiovascular and Thoracic Surgery, 8(2): 290-291.
Takach CM, Lonquist JL, Cooley DA, 1997. Correction of anomalous systemic venous drainage: transposition of left SVC to left PA. Ann Thorac Surg, 63(1): 228-223.

第十一章　腔静脉异位连接

腔静脉异位连接是体静脉系统引流的先天性畸形，较为少见。正常发病率为0.6%～1%，占先天性心脏病的6%～9.4%，其中永存左上腔静脉最常见，占腔静脉异位连接的47%。其通常可分为3类：①上腔静脉异位连接；②下腔静脉异位连接；③全部体静脉异位连接。上腔静脉连接异常又可分为右上腔静脉异位连接到左心房及永存左上腔静脉两类。本章将就永存左上腔静脉、右上腔静脉异位连接到左心房及下腔静脉和全部体静脉异位连接分别叙述。

第一节　永存左上腔静脉

永存左上腔静脉的发生率占人口的0.3%～0.4%，通常可根据其连接的部位而分为连接到冠状静脉窦（图11-1）、连接到左心房两类。前者较为常见，占永存左上腔静脉的80%～90%，占先天性心脏病的2%～4%，伴有心脏转位者其发生率可高达30%～40%。后者较为少见，其发生率仅占腔静脉连接异常的10%。Winter收集174例永存左上腔静脉，仅10例连接到左心房，均伴有房间隔缺损。永存左上腔静脉通常与右上腔静脉并存，在极少数情况下右上腔静脉可缺如。胚胎发育和病理解剖如下：在胚胎发育过程中同侧的心前静脉、心后静脉形成短粗的Cuvier管进入横膈，背侧汇入脐静脉及卵黄静脉，分别形成窦静脉的左角及右角。其尾侧连接到左头臂静脉。左前主静脉逐渐退化，残留一纤维韧带，即Marshall韧带。窦静脉左角汇合形成冠状静脉窦，回流入右心房。若左前主静脉退化不完全则可形成粗大的左上腔静脉。在下列情况下常使左上腔静脉持续存在：①左头臂静脉发育不全；②左头臂静脉在右侧连接右心前静脉的部位高于左侧端，使血流从右向左分流；③上矢状窦血液向左侧回流，使左侧血流量增加；④肺静脉异位连接到左上腔静脉；⑤左前主静脉存在，并位于左头臂静脉

图 11-1　左上腔静脉异位连接到冠状静脉窦

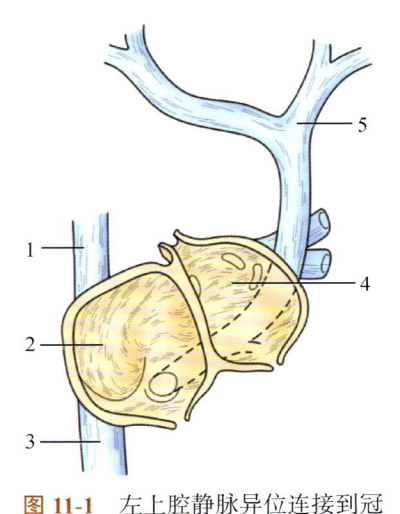

1.右上腔静脉；2.右心房；3.下腔静脉；4.左心房；5.左上腔静脉

与 Cuvier 管之间；⑥ Wennerstrand 认为若左头臂静脉干在右侧角与右头臂静脉连接，从而使左头臂静脉难以排空，其结果形成双上腔静脉。

一、手术适应证

本病诊断明确后均应行手术治疗。

二、手术要点、难点及对策

根据左上腔静脉及右上腔静脉之间有无足够的交通支而采取不同的手术方式。

1. 左上腔静脉结扎术　适用于右上腔静脉发育正常；左头臂静脉与右上腔静脉之间有充分的交通支者。结扎前应行左上腔静脉阻闭试验，观察头面部是否有淤血，上肢静脉压是否升高，若无上述征象，则可结扎。

2. 左上腔静脉移植至右心房　适用于右上腔静脉发育不全或缺如，或左上腔静脉及右上腔静脉之间无足够的交通支者。开胸建立体外循环后，在左上腔静脉进入左心房处，切断左上腔静脉，并插入导管（图 11-2），将左上腔静脉回流血液引入体外循环系统。修补左心房壁切口，将左上腔静脉在主动脉前与右心耳做端 - 端吻合（图 11-3）。若左上腔静脉长度不够，可在左上腔静脉附着处游离一块左心房壁，做成管形，将其与右心耳吻合（图 11-4）。

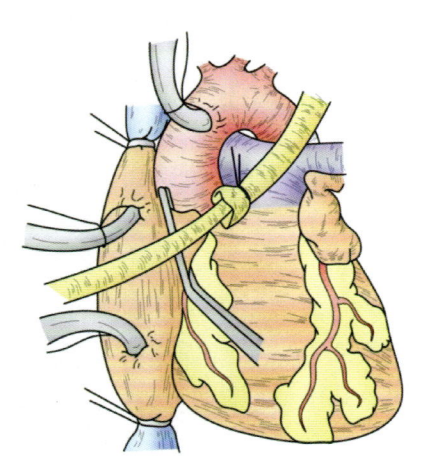

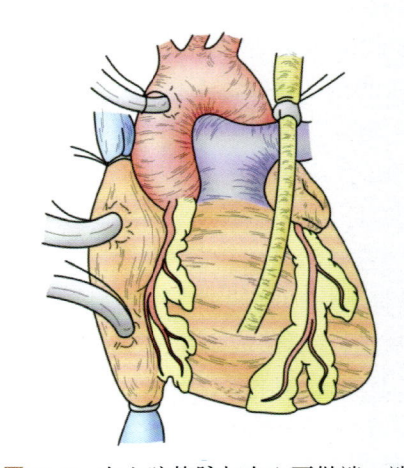

图 11-2　切断左上腔静脉　　图 11-3　左上腔静脉与右心耳做端 - 端吻合

3. 应用心包补片或人工血管片在心房后壁建立心内隧道　将左上腔静脉在左心房内的开口隔入右心房，或在左心房内建立左上腔静脉与右心房连接的管道：选用与左上腔静脉开口相应大小（一般为 1.4～1.6cm）的人工血管或心包片，一端裁剪成斜面后与左上腔静脉在右心房内的开口相吻合，另一端缝合于房间隔缺损的镰状缘上（图 11-5）。

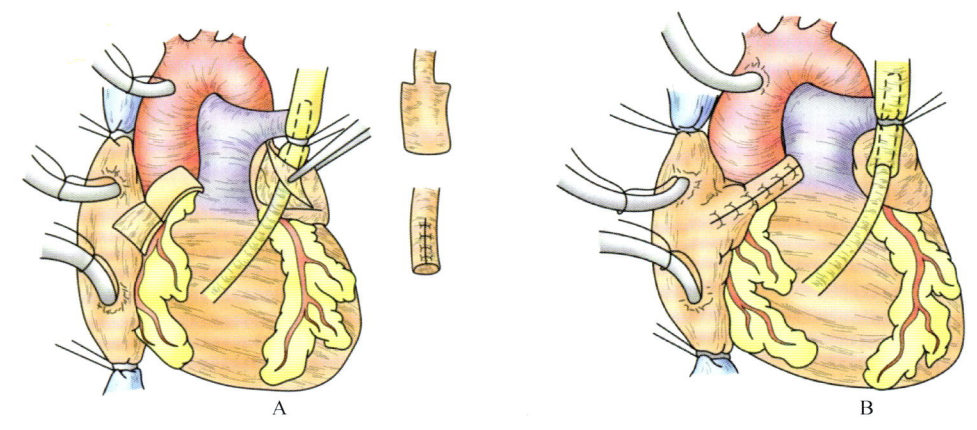

图 11-4　左上腔静脉与右心耳吻合

A.利用左上腔静脉附着处游离一块左心房壁，以延长左上腔静脉；B.将延长的左上腔静脉做成管形而与右心耳做端－端吻合

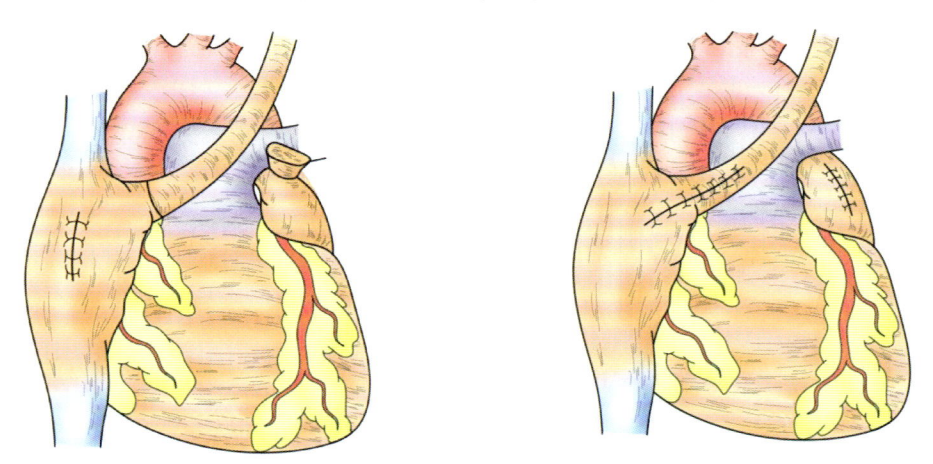

图 11-5　左上腔静脉与右心房吻合后情况

三、术中注意事项

1.术中应注意右心房的容积是否够大，是否足以容纳经左上腔静脉回流的大量血液。若右心房容积小，则应给予扩大。

2.行心内隧道或管道将左上腔静脉开口隔入或连接到右心房者应防止隧道或管道扭曲，并应注意左心房容积大小，以免术后使左心房容积缩小，而影响血液循环。

3.施行心内隧道或管道者，术后应给予抗凝治疗，以免管道或隧道发生栓塞。

第二节　右上腔静脉异位连接到左心房

右上腔静脉异位连接到左心房（图11-6）甚为罕见，在1961年，Kirsch首先报道1例单纯性右上腔静脉异位连接到左心房患者，并行手术将右上腔静脉与右心耳做端-端吻合，从而恢复了正常的血液循环，术后发绀消失。动脉血氧饱和度从术前的76%提高到术后的96%。1993年Naaem收集世界文献发现仅有11例报道。右上腔静脉异位连接到左心房的发病原因不明。Baudo等设想其原因为胚胎发育过程中，右上腔静脉的右向瓣未发生退化，使上腔静脉入右心房孔被堵塞，促使右上腔静脉异位连接到左心房。Kirsch则认为窦静脉的右角异常扭转及过早结合，促使上腔静脉向左向后移位，在心房分隔前进入左心房口，常伴有右上肺静脉汇入右上腔静脉。

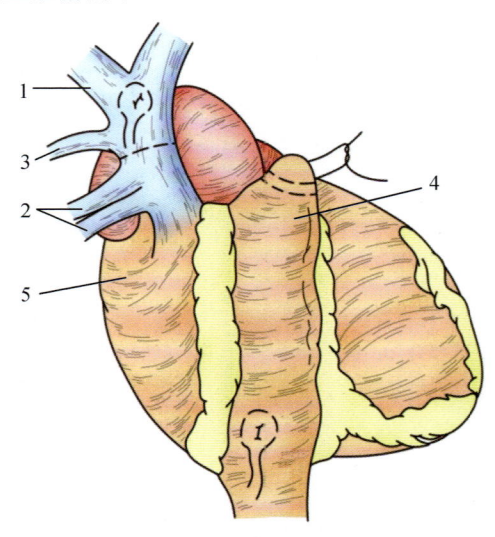

图 11-6　右上腔静脉异位连接到左心房
1. 右上腔静脉；2. 右上肺静脉异位连接右上腔静脉；3. 奇静脉；4. 右心房；5. 左心房

一、手术适应证

右上腔静脉异位连接到左心房诊断明确后应行手术治疗。

二、手术要点、难点及对策

常用的手术方法：上腔静脉与右心房吻合术；在心房内造成房间隔缺损，用补片将右上腔静脉在左心房内的开口隔入右心房。前者的优点：免于体外循环，操作简便；保持了低的颅内静脉压；若伴有右上肺静脉异位引流入右上腔静脉也易于处理。后者的缺点：须应用体外循环；可并发心房内补片漏；有可能损伤窦房结面导致房性心律失常；若伴有右上肺静脉异位引流入右上腔静脉则给手术带来困难。目前后者已很少应用。现将常用的上腔静脉与右心房吻合术介绍如下。

气管内插管，全身麻醉。患者取左侧卧位，右侧向上，经右侧第4肋间后外切口进胸。仔细行心外探查，观察上腔静脉的位置，有无左上腔静脉及右上肺静脉异位连接至右下腔静脉汇入心房处及头臂静脉汇入上腔静脉平面，分别做 2 个荷包缝线口，然后静脉注入肝素，使之全身肝素化，在上述 2 个荷包缝线处插管行外转流，结扎切断奇静脉。在右上肺静脉平向 1～2cm 处钳闭右上腔静脉，并切断，缝合其下端，将其上端与右心耳做端-端吻合（图 11-7）。吻合完毕后即可拔除临时外转流管，结扎荷包缝线。以鱼精蛋白中和肝素。

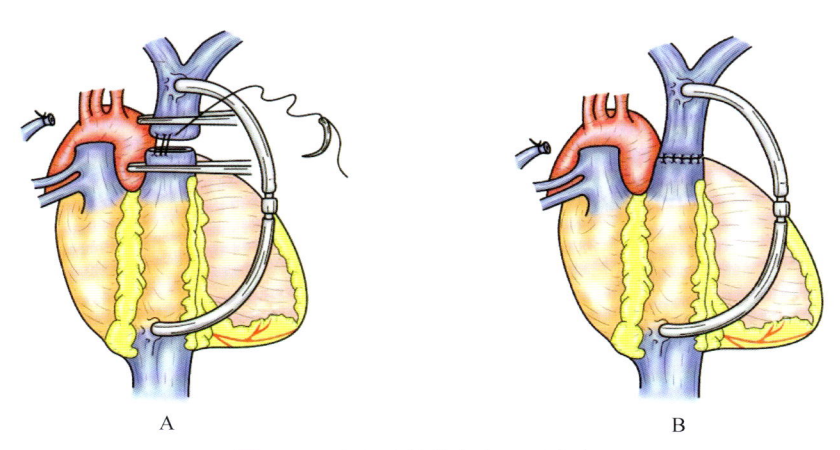

图 11-7　右上腔静脉与右心耳吻合
A. 右上腔静脉与右心耳做端-端吻合；B. 右上腔静脉与右心耳吻合完毕

三、术中注意事项

1. 外转流管的口径要够大，以免钳闭上腔静脉时，因头臂部静脉回流血液不畅而致头部淤血。同时应监测阻闭远端的上腔静脉压。吻合完毕，去除阻闭钳后，也应测量上腔静脉压，以判断上腔静脉回心血流是否通畅。

2. 上腔静脉与右心耳的吻合口要够大，可利用奇静脉汇入上腔静脉处，扩大上腔静脉口径，以增大吻合口。

3. 吻合完毕，拔除外转流管，恢复上腔静脉正常血液循环通路后，应测定动脉血氧饱和度，以确定有无右向左分流或左向右分流。

第三节　下腔静脉异位连接

下腔静脉异位连接包括下腔静脉近心段缺如及下腔静脉异位连接至左心房两类。前者约占先天性心脏病的 0.6%。后者则极为罕见。前者是由于在胚胎发育过程中，右侧卵黄静脉发育为下腔静脉近心段，左下主静脉及右下主静脉形成下腔静脉远心段。左上主静脉则形成半奇静脉。下腔静脉远心段若不能与肝静脉连接则形成下腔静脉近心段缺如，下半身的静脉回血经奇静脉或半奇静脉直接进入上腔静脉汇入右心房。下腔静脉异位连接的分型方法较多，从心脏外科实用观点看，可按下腔静脉与上腔静脉的关系分为以下 3 型：Ⅰ型，下腔静脉经奇静脉或半奇静脉异位连接到右上腔静脉；Ⅱ型，下腔静脉经半奇静脉、左上腔静脉进入右心房或左心房；Ⅲ型，下腔静脉经肝静脉汇入左心房（图 11-8）。

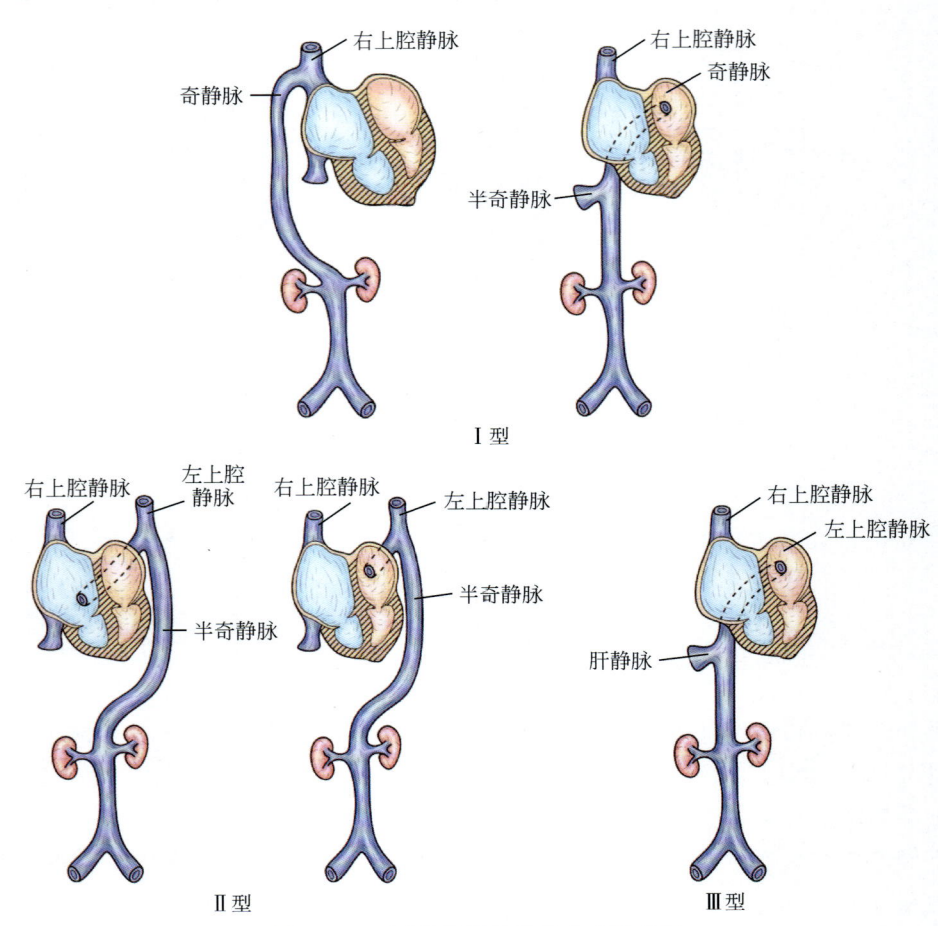

图 11-8　下腔静脉异位连接分型示意图

一、手术适应证

经各项检查（包括心导管及心血管造影）明确诊断为下腔静脉异位连接到左心房者，不论是否合并心内畸形均应手术治疗。

二、手术要点、难点及对策

1. 气管内插管，全身麻醉，患者取仰卧位，胸部正中切口。
2. 纵行切开心包，行心外探查，上腔静脉在正常位置，连接到右心房。右心房、右心室常较小。下腔静脉行经膈肌后在心脏后壁的房间沟部位。术者示指经右心耳行心内探查，可扪及上腔静脉及冠状静脉窦开口均在正常位置。可探到房间隔缺损，并可确定其部位及大小，经缺损进入左心房，可扪到下腔静脉开口于左心房，并可确定其位置及大小。

3. 经右心耳插入上腔静脉导管。在右心房壁做一荷包缝线，切开房壁，插入下腔静脉导管，并在示指引导下，将下腔静脉导管经房间隔缺损插入开口于左心房的下腔静脉。开始心肺灌注后，经血流降温至深低温，暂时停止循环。切开右心房，拔出下腔静脉导管，应用补片将下腔静脉开口隔入右心房，并用此补片修补房间隔缺损。再插入下腔静脉导管，开始心肺灌注，血流复温，缝合右心房壁切口。

4. 在插上腔静脉导管时，应选择口径较粗者，插管位置不宜过深。应在奇静脉开口的近侧端，以免影响奇静脉回血。若下腔静脉经半奇静脉、左上腔静脉进入右心房者，术中应注意探查，必要时应经右心房行冠状静脉窦插管至左上腔静脉，插管口径应稍粗，以保证引流通畅。

三、术中注意事项

将下腔静脉开口用补片隔入右心房时，应注意保持下腔静脉有足够的口径，以保证下腔静脉血液回流通畅。

第四节　全部体静脉异位连接

全部体静脉异位连接是指上腔静脉、下腔静脉及冠状静脉窦均连接到左心房，本病甚为少见，MayoClinic 在 1957～1974 年所行的先天性心脏病心内直视手术中仅发现 3 例全部体静脉异位连接。1965 年 Miller 首先对其成功地施行了手术治疗。在心脏胚胎发育过程中，由于残余静脉窦瓣即 Eustachian 瓣、Thebesion 瓣及终嵴的病理性增长，将上腔静脉、下腔静脉及冠状静脉窦开口隔入左心房。全部体静脉异位连接到左心房通常可分为 2 型：Ⅰ型，右上腔静脉异位连接至冠状静脉窦，而冠状静脉窦开口于左心房，左上腔静脉与左心房顶部异位连接。下腔静脉近心段缺如，下半身静脉回心血液经奇静脉或半奇静脉回流到左上腔静脉，左肝静脉及右肝静脉直接开口于左心房。Ⅱ型，正常位置的右上腔静脉缺如，左上腔静脉开口于左心房顶部，下腔静脉在左心房后壁近房间沟处进入左心房，冠状静脉窦开口于左心房。本病常合并房间隔缺损，并可伴有共同心房、法洛四联症、部分肺静脉异位连接及房室管畸形等心内畸形（图 11-9）。

一、手术适应证

本病诊断明确后均应行手术治疗。

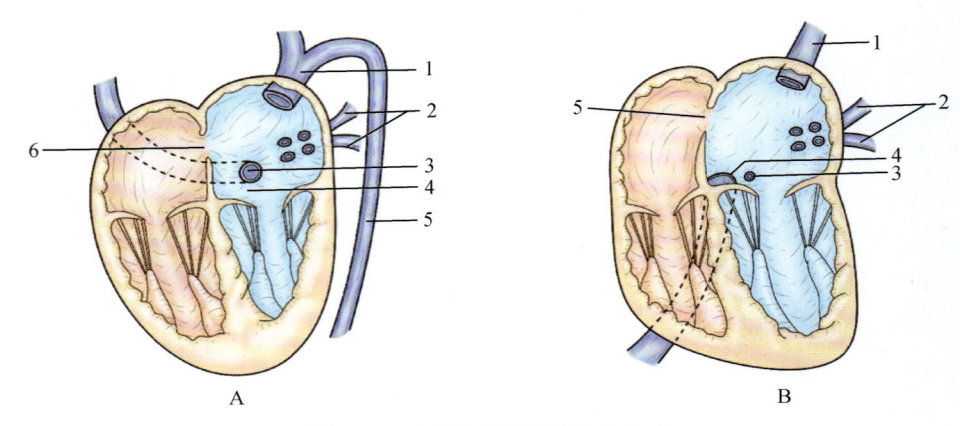

图 11-9　全部体静脉异位连接分型

A 为Ⅰ型全部体静脉异位连接示意图：1.左上腔静脉；2.肺静脉；3.右上腔静脉；4.冠状静脉窦；5.半奇静脉；6.房间隔缺损；

B 为Ⅱ型全部体静脉异位连接示意图：1.左上腔静脉；2.肺静脉；3.冠状静脉窦；4.下腔静脉；5.房间隔缺损

二、手术要点、难点及对策

1. 手术在气管内插管全身麻醉下进行。

2. 患者取仰卧位，胸部正中切口，纵行切开心包，行心外探查以确定体静脉异位连接的类型。经右心房行心内探查，在右心房内扪不到正常的上腔静脉和下腔静脉开口。经房间隔缺损探查左心房，可确定异位连接的体静脉在左心房内的开口。

3. Ⅰ型全部体静脉异位连接可在右心房及升主动脉插管后，即开始心肺转流，经血流降温至18℃，停止循环行心房内分隔手术。切开右心房，切除房间隔组织，裁剪大小合适的椭圆形自体心包片，在深低温停循环下将冠状静脉窦与左心房壁之间的间隔剪开，使冠状静脉窦口开入右心房，再用心包片将左上腔静脉开口及肝静脉开口隔入右心房，并重建房间隔（图11-10A）。

4. Ⅱ型全部体静脉异位连接可将上腔静脉导管插入右心房，下腔静脉导管经右心房在手指引导下经房间隔缺损插入下腔静脉，在迂回心肺转流下切开右心房，迅速将上腔静脉导管送入上腔静脉，切除房间隔组织，裁剪大小适宜的椭圆形自体心包片。将上腔静脉开口、下腔静脉开口及冠状静脉窦口隔入右心房，并重建房间隔（图11-10B）。第四军医大学西京医院曾收治1例全部体静脉异位连接的患者，左上腔静脉及右上腔静脉均开口于左心房，下腔静脉及冠状静脉窦也开口于左心房，伴房间隔缺损，在体外循环下，扩大房间隔缺损，用补片将左上腔静脉开口、右上腔静脉开口、下腔静脉及冠状静脉窦口均隔入右心房，同时修补房间隔缺损。在心房内应用心包片分隔后，体静脉血在心包片前面经三尖瓣孔流入右心室，肺静脉血在心包片后面经二尖瓣孔流入左心室。

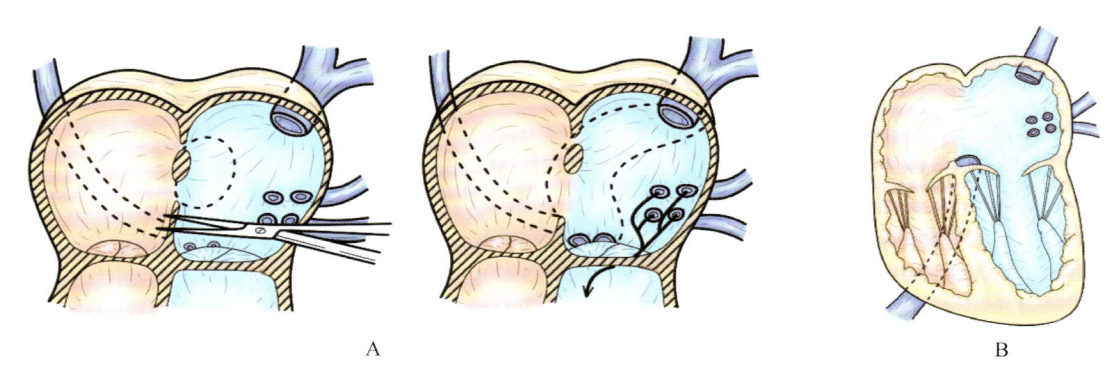

图 11-10　全部体静脉异位连接手术

A. Ⅰ型全部体静脉异位连接，应用补片将上腔静脉开口、肝静脉开口及冠状静脉窦口隔入右心房，并重建房间隔；B. Ⅱ型全部体静脉异位连接，应用补片将上腔静脉开口、下腔静脉开口及冠状静脉窦口隔入右心房，并重建房间隔

三、术中注意事项

1. 左膈神经常沿左上腔静脉走行，因此在游离左上腔静脉时应注意避免损伤左膈神经。

2. 上腔静脉、下腔静脉异位连接到左心房，经右心耳行心内探查时，手指堵塞房间隔缺损时间不宜过长，以免加重心肌缺氧。

四、术后监测与处理

1. 术后应严密观察心律及心率情况，发生心率减慢或三度房室传导阻滞时，应立即起搏治疗。

2. 全部体静脉异位连接矫正后，术毕应持续机械辅助呼吸，待循环及呼吸情况稳定后方可拔除气管内插管，并应注意维持电解质及酸碱平衡。

（邱雪峰）

参考文献

兰锡纯，冯卓荣，2002. 心脏血管外科学. 北京：人民卫生出版社.
李守先，徐光亚，2000. 实用心脏外科学. 济南：山东科学技术出版社.
刘中民，Roland Hetzer，翁渝国，2010. 实用心脏外科学. 北京：人民卫生出版社.
马维国，张怀军，朱晓东，2009. 先天性心脏病外科学. 北京：人民卫生出版社.
汪曾炜，刘维永，张宝仁，2003. 心脏外科学. 北京：人民军医出版社.
吴清玉，2003. 心脏外科学. 济南：山东科学技术出版社.
杨辰垣，胡盛寿，孙宗全，2004. 今日心脏血管外科学. 武汉：湖北科学技术出版社.

第十二章　房间隔缺损

房间隔缺损指原始房间隔在发生、吸收和融合过程中出现异常，左心房、右心房之间仍残留未闭的房间孔。房间隔缺损可单独发生，也可与其他心血管畸形合并存在。从发生学上可分为原发孔型房间隔缺损和继发孔型房间隔缺损两大类，原发孔型是胚胎发生过程中，由于原发房间隔发育不良或心内膜垫发育异常，致原发房间隔和心内膜垫不能融合连接、第一房间孔不能闭合所形成，常伴有二尖瓣前瓣和三尖瓣隔瓣发育异常，属房室间隔缺损范围，可参考"第十五章　完全型房室间隔缺损"。继发孔型房间隔缺损则是由继发房间隔发育不良或原发房间隔组织吸收过多，第二房间孔不能闭合所形成。本章介绍的房间隔缺损仅继发孔型房间隔缺损，占先天性心脏病的 10%～20%。

第一节　房间隔缺损修补术

一、适应证

1. 1 岁以上患儿自然闭合的可能性很小，多数认为在其明确诊断后，即应手术治疗。理想手术年龄是 3～5 岁。

2. 成人患者的手术适应证：年龄不是决定因素，有明确左向右分流，60 岁以上施行手术治疗者仍有报道。手术后可明显改善生活质量。

二、禁忌证

1. 房间隔缺损合并肺动脉高压的手术适应证比室间隔缺损合并肺动脉高压者更加严格。安静时，肺与体循环血流量之比 < 1.5，肺与体循环收缩压力比 > 0.8，全肺血管阻力在 8～12Wood U/m^2，已造成右向左分流，临床出现发绀、咯血等艾森门格综合征表现，均应视为手术禁忌。

2. 轻型病例，患儿无症状，心电图、胸部 X 线片正常，右心导管检查左向右分流量在 30% 以下者，可定期随访观察，不必急于手术。

三、术前准备

1. 详细询问病史和进行体格检查，以及行必要的辅助检查，以明确诊断，弄清是否合并其他心血管畸形，以防漏诊、误诊。

2. 呼吸道感染是婴幼儿期常见的表现之一，术前应给予较好的控制，以利于术后顺利康复。

3. 合并肺动脉高压而又未形成手术禁忌者，术前应视病情给予治疗，可口服或静脉滴注血管扩张药物。其对肺血管痉挛为主要原因者，往往可收到较好效果。

4. 对并发心功能不全的患者，应积极进行内科治疗，待心力衰竭得到控制后，再行手术治疗。

四、手术要点、难点及对策

（一）房间隔缺损直接缝合（repair of atrial septal defect with direct suture）

房间隔缺损直接缝合适用于缺损较小、左心房发育较好的中央型和下腔型缺损（图12-1）。

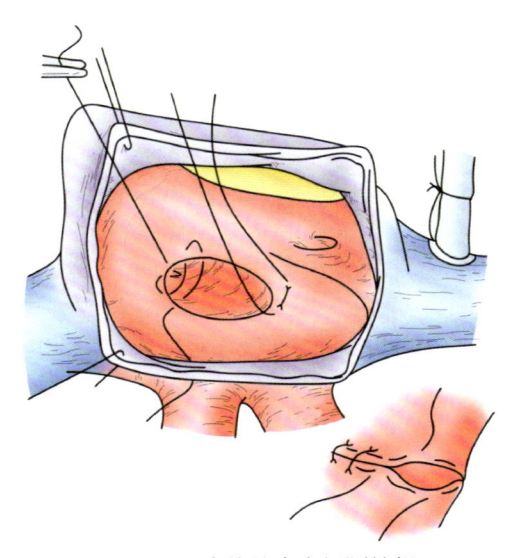

图 12-1　直接缝合房间隔缺损

1. 切口　可根据手术方式的设计，选用胸部正中切口、右腋下切口、右前外切口或胸骨下段部分纵劈切口。

2. 心外探查　观察心脏大小、形态、各房室大小及比例，以及主动脉、肺动脉直径及比例，有无异常冠状动脉、肺静脉异位连接和永存左上腔静脉及其回流部位。

肺动脉干若能触及粗糙收缩期细震颤，可能提示合并肺动脉瓣狭窄；用手指短暂阻断肺动脉血流，如肺动脉干远端仍可触及细震颤，则提示有动脉导管未闭。心尖触及舒张期细震颤时，提示可能合并二尖瓣狭窄；左心房壁触及收缩期细震颤是并存二尖瓣关闭不全的征象。右心房壁有收缩期细震颤时，提示三尖瓣有反流。心脏全面探查后，最后用示指轻压右心房壁，可初步探明房间隔缺损的部位和大小。

3. 心内探查 当心外探查仍有问题不够明确时，进一步行心内探查。用示指经右心耳切口行心内探查，明确房间隔缺损类型、大小；是否合并肺静脉异位连接；冠状静脉窦位置、大小；三尖瓣关闭不全情况；经三尖瓣口探查有无合并右心室流出道狭窄、室间隔缺损和肺动脉瓣狭窄；经房间隔缺损还可探查是否合并二尖瓣关闭不全、二尖瓣狭窄和三房心等畸形。

4. 建立体外循环和心肌保护 单纯房间隔缺损可待鼻咽温降至32℃时阻断循环。若选用体外循环心脏不停搏手术，则可在鼻咽温为32～33℃时，单纯阻断上腔静脉、下腔静脉，停止呼吸。

5. 切开右心房 一般采用右心房斜切口。

6. 显露房间隔 用右心房拉钩将右心房切口的前缘向左牵拉，即可显露三尖瓣口及房间隔的全貌。

7. 修补房间隔缺损 首先在缺损下缘缝"8"字缝合，再于上缘做同样的"8"字缝合，交助手提起，使缺损成一裂隙状。

下腔型缺损，缺损下缘的缝合需经房间隔缝到左心房后壁组织，以防残余缺损。

缺损上下缘两针缝线之间可采用往返连续或间断"8"字缝合法。最后1针结扎前，膨肺使左心房内血液从缺损间隙处溢出，以排尽左心气体。

8. 心内操作结束 彻底排除心腔内气体，开放循环，复苏心脏，待循环稳定后，逐渐停止灌注，拔管。

（二）房间隔缺损补片修复术（repair of atrial septal defect with patch）

此种方法用于较大缺损、上腔型缺损和合并有部分肺静脉异位连接者，尤其是左心房发育偏小的病例（图12-2）。

1. 单纯房间隔缺损时，选用补片应稍小于缺损口面积，两端分别应用带小垫片无损伤线行间断褥式缝合固定，其余部位连续缝合。

2. 合并右肺静脉异位连接者，需部分切除肺静脉开口附近的房间隔，扩大房间隔缺损，然后剪裁较缺损口面积稍大的补片进行修补。修补时，于肺静脉开口右方，用带垫片无损伤线行间断褥式缝合，缝于右心房壁，一般需4针或5针。缝线需与肺静脉开口保持一定距离，以防肺静脉回流不畅。

其余缺损边缘可用连续缝合法。

（三）上腔型房间隔缺损修复术（repair of atrial septal defect for superior vena-cava type）

1. 上腔型房间隔缺损，往往合并右肺静脉异位连接。建立体外循环过程中，套上腔静脉阻断带时，位置宜偏高，防止损伤右上肺静脉。右心房切口向内上延伸，多需涉及部分

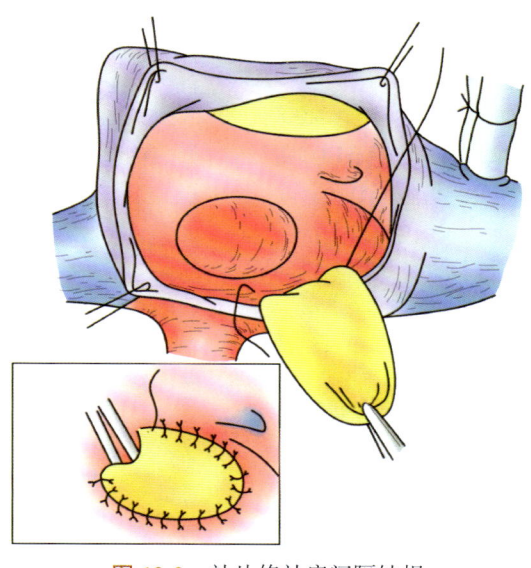

图 12-2　补片修补房间隔缺损

上腔静脉。

2. 上腔型房间隔缺损的修补方法大体与上述合并肺静脉异位连接者相似，更要注意防止肺静脉回流受阻。

3. 对于上腔静脉与右心房切口应加用心包片修复。

（四）继发孔型房间隔缺损合并二尖瓣关闭不全修复术（repair of secundum atrial septal defect with mitral valve incompetence）

继发孔型房间隔缺损可合并二尖瓣关闭不全，其发生率约为6%。房间隔缺损合并二尖瓣关闭不全的原因如下：①先天性二尖瓣裂，裂的部位可在前瓣或后瓣，但以前瓣多见，常伴有异常腱索附于瓣膜游离缘；②二尖瓣瓣环扩大、腱索延长、瓣叶穿孔等；③风湿性瓣膜炎；④损伤性，房间隔缺损患者由于分流量大，在二尖瓣闭合时，两瓣叶互相撞击，损伤瓣膜，使瓣膜增厚及瓣缘结节样变，造成关闭不全，多见于年龄较大的患者；⑤退行性变，多为二尖瓣脱垂。房间隔缺损合并二尖瓣关闭不全可引起：①心房水平左向右分流量增大；②左心房扩大，左心房压升高，易发生心房颤动；③发生细菌性心内膜炎的危险性增加。因此二尖瓣关闭不全明显者应行手术矫正，包括二尖瓣裂的修补术、二尖瓣环的缝缩术或成形术、腱索缩短术及瓣叶穿孔修补术等。详见"第三十章　二尖瓣狭窄和（或）关闭不全"。

全身麻醉后，患者取仰卧位，右侧与水平呈20°，在右胸骨旁第4肋间切一长约2cm的小切口，经第4肋间入胸，放入婴幼儿胸骨撑开器，在膈神经前3cm处切开并悬吊心包，显露右心房，用一根3-0涤纶线在右心房前侧壁缝一直径约1cm的荷包缝线，静脉注射肝素（1.25mg/kg），在经食管超声心动图的监视和引导下，将推送系统鞘管从右心房壁荷包缝线中央凿孔，插入右心房，尖端经房间隔缺损至左心房，释放房间隔缺损封堵伞左半片，后拉闭合器时将封堵伞内侧面贴靠房间隔缺损边缘左心房面，释放右心房面封堵伞，封堵伞夹住房间隔缺损边缘，由经食管超声心动图监测房间隔缺损封堵确实、无残余分流，并牢固卡夹房间隔缺损边缘后，剪断固定线，退出推送系统。右心房壁荷包线打结，中和体内肝素（鱼精蛋白：肝素为1:1），止血，关胸。患者当天即可下地活动，避免了体外循环的不良影响，缩短了手术时间。第四军医大学西京医院心胸外科从2000年4月至2003年9月已完成此类手术312例，无手术死亡，提示安全可靠。

五、术后监测与处理

房间隔缺损伴肺动脉高压及严重肺血管病变者，缺损修复术后容易发生心肺功能不全，必须妥善做好术后处理。通常应用前列地尔类药物以降低肺动脉压力和阻力，减轻右心室后负荷，同时使周围阻力降低，也减轻左心室后负荷，从而提高左心室、右心室排血量，改善心肺功能及全身灌注。必要时可延长呼吸机应用时间，采用呼吸终末加压，防止缺氧、代谢性酸中毒、过度通气及呼吸性碱中毒，待病情稳定后再脱离呼吸机。

若术后发生完全性房室传导阻滞，应用临时起搏器，若1个月后仍不见好转，应安放永久性起搏器。

六、术后常见并发症的预防与处理

1. 心律失常　房间隔缺损手术后可出现房性期前收缩、房室交界性期前收缩、窦性心动过缓和心房颤动。多为短暂发生，及时处理后易消失。成人病例术后窦性心动过缓发生率稍高，可应用阿托品或异丙肾上腺素等药物提高心率。

2. 急性左心功能不全　因为房间隔缺损患者左心发育较差，术中、术后过多过快输液，有时会引起急性左心功能不全。需从三方面注意防止：①对左心房发育差、房间隔缺损较大者，用补片修补，适当扩大左心房容积；②体外循环停机后，应适当限制输血及输液量，输液速度不能过快；③适当延长机械辅助呼吸时间。

七、临床效果评价

单纯继发孔型房间隔缺损手术疗效良好，且随着外科麻醉、转流技术的进展，手术死亡率已逐渐降至零。术后医院死亡原因与年龄、心功能及肺动脉高压程度有关，年龄<1岁或>45岁、肺血管阻塞性病变伴肺动脉高压及心力衰竭者均为增加手术危险性的因素。Kirklin统计了1967~1979年340例房间隔缺损的手术结果显示，手术死亡3例，病死率为0.9%。刘维永报道体外循环下手术治疗房间隔缺损150例无手术死亡。继发孔型房间隔缺损经手术闭合后，可立即获得血流动力学的改善，表现为平均主动脉压及主动脉血流增加，肺血流量减少，右心房压降低。患者术后症状消失或明显减轻，心功能改善。近几年微创和介入性治疗用于修复房间隔缺损，进一步减轻了创伤并增加美容效果。

第二节　经胸封堵术

一、适应证

1. 通常年龄≥2岁，体重≥10kg。
2. 继发孔中央型房间隔缺损，缺损直径≥5mm、≤36mm的左向右分流的房间隔缺损，伴有右心容量负荷增加。
3. 缺损边缘距离上腔静脉入口、下腔静脉入口、冠状静脉窦、肺静脉≥5mm，距离心房顶部≥5mm，距离二尖瓣瓣环心房侧≥7mm；主动脉后方残端缺如或不足并不影响。
4. 房间隔的总长度（一般在四腔心切面测量）大于等于所选用封堵器左心房侧的最大直径。
5. 不合并必须外科手术的其他心脏畸形。

二、禁忌证

1. 原发孔型、静脉窦型、下腔型、冠状静脉窦型房间隔缺损。
2. 缺损的所有边缘中有2个以上的边缘过短，或除主动脉后方的任何一个边缘长度为0。
3. 合并其他需外科手术处理的先天性心脏病或瓣膜病。
4. 伴有与房间隔缺损无关的严重心脏疾病。
5. 心房内血栓形成。
6. 重度肺动脉高压，已出现右向左分流。
7. 感染性心内膜炎、脓毒血症。
8. 近1个月内患严重感染性疾病，或感染未能控制者。
9. 未控制的出血性疾病、严重的胃肠道疾病或抗凝禁忌者。
10. 心房内隔膜，左心房或左心室发育不良。
11. 严重镍金属过敏者，可能对封堵器有过敏反应。

三、术前准备

术前准备同本章"第一节　房间隔缺损修补术"。

四、手术要点、难点及对策

手术入路：经胸骨右缘第4肋间切口，大小2～5cm，在经食管超声心动图引导下经右心房送入封堵器。

正确选择封堵器的大小是手术成功的关键之一。

五、术后监测与处理

术后监测与处理同本章"第一节　房间隔缺损修补术",术后需服用阿司匹林抗凝治疗 6 个月。

六、术后常见并发症的预防与处理

若选择封堵器型号不合适,会导致心律失常、残余分流、封堵器移位、脱落等相关并发症。介入操作过程中,可能会发生气体栓塞、血栓栓塞、心包积液与心脏压塞、主动脉-右心房和左心房瘘、二尖瓣关闭不全、二尖瓣穿孔等相关并发症。其他并发症,如溶血较少见。

七、临床效果评价

目前我国房间隔封堵术已经全面推广,经验技术趋于成熟,对于大小和条件合适的房间隔缺损,手术成功率可接近 100%。目前主要影响技术成功率的因素是适应证的选择、操作者经验及手术技术的熟练程度三个方面。

（苏　伟　王勇军）

参 考 文 献

刘维永,张新来,杨景学,等,1991. 应用可塑性环进行二尖瓣环成形术. 中华胸心血管外科杂志,7(1): 13.
王惠玲,1998. 小儿先天性心脏病学. 北京:北京出版社,687.
王静静,吕清,马小静,2014. TTE 及 TEE 在小儿及成人继发孔房间隔缺损封堵术前筛查中的应用特点. 中国超声医学杂志,30(8): 694-698.
王宁夫,陈长熙,于润江,等,1994. 房间隔缺损修补前后肺功能改变及其意义. 中华胸心血管外科杂志,10(3): 199.
王维新,解士胜,郑光明,等,1999. 下腔型房间隔缺损的外科治疗. 中华胸心血管外科杂志,14: 169.
王学峰,肖颖彬,闵家新,等,1998. 房间隔缺损合并部分肺静脉异位引流外科治疗 34 例. 中国胸心血管外科临床杂志,5(1): 36.
杨思源,1996. 小儿心脏病学. 2 版. 北京:人民卫生出版社,144-150.
曾智,张庆,黄德嘉,1999. 经导管封堵房间隔缺损的临床应用. 中国胸心血管外科临床杂志,6: 12.
张卫,邱兆昆,周运乾,等,1996. 继发孔型房缺术后再通的病因及再手术治疗. 中华胸心血管外科杂志,12(2): 138.
朱海龙,杨景学,陈文生,1998. 成人房间隔缺损的外科治疗. 陕西医学杂志,27(10): 707.
朱晓东,译,1996. 先天性心脏病外科学. 2 版. 北京:人民卫生出版社,300-310.
朱玉峰,黄新苗,2013. 生物可吸收心脏间隔缺损封堵器的生物相容性研究. 介入放射学杂志,22(9): 756-760.
Correa R, Zahn E, Khan D, 2013. Mid-term outcomes of the Helex septal occluder for percutaneous closure of secundum atrial septal defects, Congenit Heart Dis, 8(5): 428-433.

第十三章　三　房　心

三房心通常指左心房三房心，在解剖上左心房被异常的纤维肌性隔膜所分隔，形成上部的副房和下部的真房（图13-1）。通常肺静脉血回流入副房，经由隔膜开口进入真房，在真房内可见左心耳基底部及二尖瓣结构。右心房三房心极其罕见，仅见个案报道。三房心是一种较少见的心脏畸形，占先天性心脏病的0.1%～0.4%，男女之比约为1.5∶1。

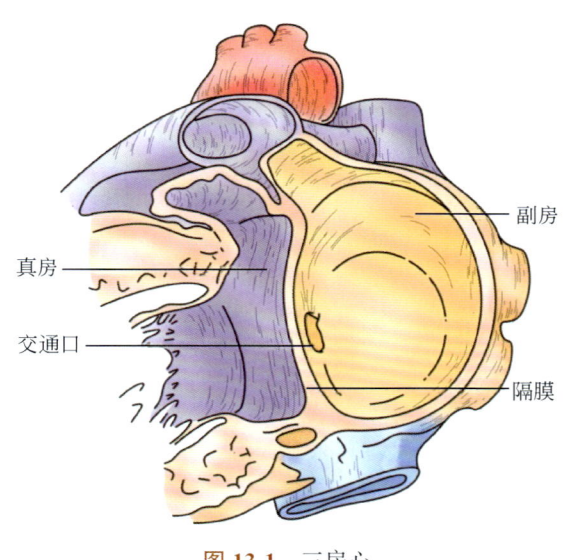

图13-1　三房心

一、手术适应证

本病诊断明确均应手术治疗。对肺静脉回流严重受阻的病例应在新生儿或婴儿期即施行手术。合并充血性心力衰竭者应给予强心、利尿治疗并同时注意全身营养状况，必要时需急诊手术。因为本病易并发肺动脉高压故也宜尽早手术。对合并肺部感染者宜进行积极抗感染治疗。

二、手术禁忌证

隔膜开口较大，无肺静脉回流受阻且不伴其他心内畸形、终身无症状者不必手术。

三、术前准备

1. 详细询问病史和进行体格检查，以及行必要的辅助检查，以明确诊断，弄清是否合并其他心血管畸形，以防漏诊、误诊。

2. 呼吸道感染是婴幼儿期常见的表现之一，术前应给予较好的控制，以利于术后顺利康复。

综上所述，本病术前应完善筛查和诊断机制，减少漏诊和误诊，早发现、早处理；完善胎儿手术和杂交手术技术，避免左侧心房、心室发育不良，减少肺血管病变和心律失常等并发症，保护心功能，争取良好的生活质量。

四、手术要点、难点及对策

治疗原则是解除左心房内纤维肌性隔膜，同时纠正合并畸形。常规麻醉，建立体外循环，对于新生儿或小婴儿可采用深低温停循环或深低温低流量灌注技术。经上腔静脉插入直角静脉插管有利于心内结构的显露。手术可经右心房切开房间隔进入左心房或切开房间沟进入左心房两种途径，常采用前者。打开右心房经房间隔缺损必要时扩大缺损进入副房。在副房内仅可见肺静脉开口而看不到左心耳及二尖瓣结构。用手指或探条经隔膜开口可进入真房。切除隔膜时可采用缝线牵引或镊子提拉隔膜中点，自开口剪开至房间隔附着处，然后沿着边缘完整切除。如隔膜上无开口则可经扩大的房间隔缺损辨明真房内结构后切除隔膜。操作时须注意避免损伤左心房壁、二尖瓣瓣环及瓣叶组织。采用这一手术径路一方面可清晰而全面地显示左心房和右心房解剖结构，避免房间沟进路可能造成的右心房内异常结构遗漏；另一方面可以修补合并存在的房间隔缺损。

五、术后监测与处理

在肺静脉回流途径及左右心房之间没有明显梗阻的病例术后过程通常较为平稳，但重症病例由于左心室发育通常小于正常，故术后易发生低心排血量综合征，因此密切监护血流动力学指标十分重要。除常见的心内直视术后监护要点外，特别强调左心房压力监测的重要性。可适当应用小剂量血管活性药物如多巴胺、米力农甚至小剂量肾上腺素等。左心发育小可使每搏输出量下降，因此必要时可适当应用异丙肾上腺素以提高心率，由此增加心排血量。

六、术后常见并发症的预防与处理

由于大量的左心房内操作，术后并发房性和房室交界性心律失常的可能性较大，必要时需应用抗心律失常药物。

七、临床效果评价

单纯三房心手术效果良好，死亡率极低。手术死亡通常由合并其他严重畸形所致。术后心功能恢复正常，极少数病例可能因切除不彻底而复发。治疗成功的关键在于术前对此病及其伴发畸形的准确诊断及在肺血管发生器质性病变以前早期彻底的外科治疗。加拿大多伦多儿童医院1954～2005年共诊断三房心82例，诊断时中位年龄为8个月（1d至16岁），77%合并畸形。57例（70%）行隔膜切除术，14例（17%）无须手术，11例（13%）在干预前死亡。全组手术死亡率为9%，1982年之前为36%，其后为2%，死亡的主要原因为合并畸形。美国波士顿儿童医院1963～2010年共有65例三房心接受手术，中位年龄为7.2个月，49例（75%）有房间隔缺损、室间隔缺损、肺静脉异位引流或二尖瓣瓣膜及瓣上等合并畸形。1970年之前有2例手术死亡，之后无手术死亡。随访中有部分病例有左心房内残余隔膜组织但无血流动力学意义，无须再干预。

（苏 伟 邓 诚）

参考文献

Jorgensen CR, Ferlic RM, Varco RL, et al, 1967. Review of the surgical aspects with a follow-up report on the first patient successfully treated with surgery. Circulation, 36: 101-107.

第十四章　完全性肺静脉异位引流

完全性肺静脉异位引流（total anomalous pulmonary venous drainage，TAPVD），是指左肺静脉、右肺静脉经由不同途径直接或间接与右心房相连接，使腔静脉血和肺静脉氧合血全部回流至右心房，左心房只是接受来自右心房的混合血（图14-1）。其占先天性心脏病（CHD）的1%～5%，多可单独存在，少数合并于复杂畸形中。TAPVD的自然生存率与有无肺静脉回流梗阻和肺动脉高压程度有关。伴有肺静脉回流梗阻者在出生后就出现严重发绀和右心衰竭，是少数需行急诊手术的儿科心血管疾病之一。房间隔缺损或未闭的卵圆孔是TAPVD患者生存的必要条件。

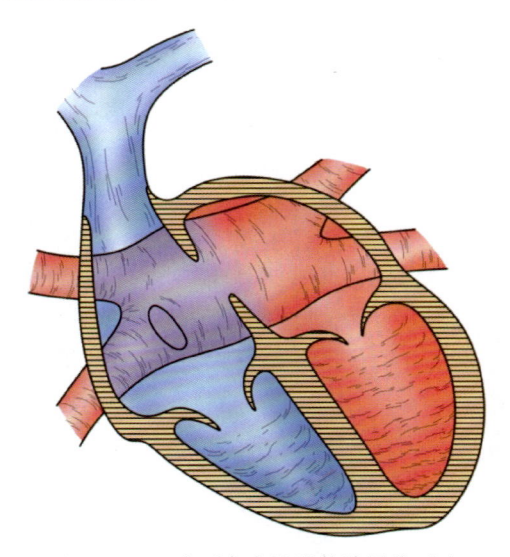

图14-1　心内型完全性肺静脉异位引流

一、手术适应证

本病原则上一经诊断就应早期手术，即使患者循环稳定、无明显临床症状，也应该尽早手术以免因为心肺容量负荷过大及发绀造成心肺产生病理学改变。

二、手术禁忌证

伴有肺静脉梗阻的患者如出现严重低氧和酸中毒等应急症或亚急症手术，目前认为术前施行体外模式氧合对稳定病情价值有限，而术后体外模式氧合对肺动脉高压合低心排有一定的治疗价值。提倡针对每个 TAPVD 患儿设计个体化治疗方案，不应被分型局限思维。

三、术前准备

无肺静脉回流梗阻且非限制性房间隔缺损的患者，因术前状况稳定，通常只需一般术前准备。肺静脉梗阻患者若伴有低氧血症、酸中毒和心力衰竭，需要进行对症治疗，尽可能改善一般情况。前列腺素（PGE）可以保持动脉导管开放，动脉导管可以作为右向左分流的保护性通道。对肺动脉高压和充血性心力衰竭患者，正性肌力药物、轻度利尿和提高吸入氧浓度有助于改善病情，必要时需行气管内插管正压机械通气。正性肌力药物支持可改善右心室的扩张和功能障碍，应纠正代谢性酸中毒，以提高对儿茶酚胺药物的敏感性。有个别中心报道应用球囊房间隔撕裂术以改善术前状况。

四、手术要点、难点及对策

对伴有肺静脉梗阻的患者麻醉处理极其重要。通常需纯氧和过度通气来降低肺血管阻力。由于本病的病理特点是左心通常较小，因此相对较快的心率是有益的，这样可有效增加心排血量，同时积极纠正酸中毒，补钙和维持血糖也非常重要。

手术目的是将肺静脉连接到左心房，消除所有异常连接，纠正合并畸形。由于危重患者常在新生儿期手术，因此手术操作要求较高，尤其在开胸后建立体外循环之前应操作轻柔以免刺激心脏引起心室颤动。在平行循环期间结扎动脉导管。进行肺静脉和左心房吻合时应特别仔细，以免吻合口出血，而一旦出血，因位于心脏后方，术后止血极其困难。建议使用 7-0 缝线。对于大部分不伴肺静脉梗阻的患者撤离体外循环并不困难。而对于伴有肺静脉梗阻的新生儿病例则过程困难，主要是由于明显的肺动脉高压。在撤离体外循环早期肺动脉压力可高达体循环压力水平，因此需常规放置肺动脉测压管。一氧化氮吸入、纯氧和过度通气等处理通常在 15～30min 可使肺动脉压力降至体循环的一半以下。如无效则需考虑是否存在吻合口狭窄。如果排除吻合口梗阻，由于肺动脉高压或早期左心心排血量不够而不能撤离体外循环则可考虑应用体外模式氧合支持，直到肺动脉压力逐渐下降或左心排血量逐渐提高。通常可利用手术时的主动脉和右心房插管。

1. 心上型　四根肺静脉汇入静脉共汇或肺总静脉。肺静脉共汇通常通过垂直静脉回流至头臂静脉。任何手术方法必须能够暴露左心房和肺静脉共汇。

（1）心尖上翻法：将心尖上翻暴露出左心房和肺静脉共汇，做侧 - 侧吻合。

（2）改良方法：从前面横行向左后切开右心房，通过房间沟卵圆窝水平至左心耳根部，同时充分显露肺静脉总干并在其正中做长轴切口，与左心房后壁切口吻合。

（3）心上径路：分别将升主动脉和上腔静脉向左右方向牵引，在其间隙内位于右侧肺动脉下方就是共同肺静脉。在共同肺静脉和左心房各做一横行切口完成一个宽大的吻合口，可通过右心房切口关闭房间隔缺损或卵圆孔。

对肺静脉共汇直接引流至上腔静脉的患者，经右心房切口，使用板障将肺静脉回流血液通过房间隔缺损进入左心房。必须注意防止肺静脉回流或上腔静脉由板障引起的梗阻。如果肺静脉引流的位置很高，必须切断上腔静脉，将远心端吻合到右心耳上，达到上腔静脉血回流入右心房，上腔静脉近心端关闭，肺静脉血回流入右心房的板障，将肺静脉血隔入左心房。

2. 心内型　心内型肺静脉异位引流，可进入冠状静脉窦或直接至右心房。对回流入冠状窦者，切除冠状窦顶形成大的房间隔缺损，将冠状窦口与房间隔缺损相连。以自体心包片关闭房间隔缺损时，将冠状窦口及开口内的肺静脉隔向左心房，避免损伤房室结和传导束。

对肺静脉直接回流至右心房者，通过板障将血流经过扩大后的房间隔缺损引入左心房，右心房不够大，可使用心包补片扩大右心房壁，也可采用移动房间隔位置的方法，包括切下后侧房间隔，再将其缝合于肺静脉开口和腔静脉之间的右心房后壁，形成正常的解剖结构。

3. 心下型　肺静脉常在左心房后进入肺静脉共汇，将垂直静脉向下经纵隔穿过横膈裂口。应在横膈水平结扎垂直静脉。可通过右心房横切口路径，将肺静脉共汇长轴切口吻合到左心房，再经右心房关闭房间隔缺损。另一种方法是采用心尖上翻，可以在松解肺静脉后，做一个宽畅的吻合口，避免肺静脉回流梗阻。目前多主张切断并缝扎远心端，从近心端开口处起切开共同肺静脉，切口尽量远离分支肺动脉开口。

4. 混合型　最常见的混合型为三根肺静脉形成共汇，第四根肺静脉独立回流至体静脉系统。手术治疗的原则取决于异位回流的部位。三根肺静脉共汇处理方法是将其重新引导至合适的连接水平。如果可能的话，单独引流的肺静脉也应该重新改向或重新吻合到正确位置，但是，这种独立的小静脉再吻合后，远期狭窄的发生率很高，所以决定是否修正单独引流的肺静脉是比较困难的。如果单独引流的单根肺静脉并无梗阻，则不予处理，待其日后发生梗阻再重新移至正确位置。

五、术后监测与处理

TAPVD患儿术后仍存在肺静脉梗阻的可能，与解剖条件、手术技术及内膜增生等因素相关，术后早期至中远期随访过程中都有可能发现，可造成术后低氧血症、肺水肿，虽然目前没有统一的再次手术标准，但是对于梗阻严重的患儿考虑再次手术解除梗阻是必要的。

心功能不全在所有复杂先天性心脏病纠治术后都可能发生，TAPVD患儿由于左心前负荷增加或垂直静脉开放导致术后早期循环不稳定的情况，加强利尿及强心支持，严格控制液体总量及补液速度，通常能够度过。

肺动脉高压及肺动脉高压危象随着围术期处理水平整体提升其发生率有所下降，可依照儿科先天性心脏病肺动脉高压靶向治疗共识处理，通过吸入、静脉、口服多途径序贯治疗而成功控制病情，目前已鲜有术后肺动脉高压导致死亡的病例报道。

心律失常可能继发于窦房结滋养动脉损伤、心房内操作、内环境电解质紊乱。

六、术后常见并发症的预防与处理

若残余肺静脉梗阻，则会导致低氧血症、肺水肿及肺动脉高压危象。重症病例由于左心室发育通常小于正常，故术后易发生低心排血量综合征，因此密切监护血流动力学指标十分重要。可适当应用血管活性药物如多巴胺、米力农甚至小剂量肾上腺素等。左心发育小可使每搏输出量下降，因此必要时可适当应用异丙肾上腺素提高心率，由此增加心排血量。由于左心房操作，术后并发房性和房室交界性心律失常的可能性较大，必要时需应用抗心律失常药物。

七、临床效果评价

美国波士顿儿童医院总结1980～2000年127例TAPVD的外科手术，其中单心室41例，手术死亡率为34%。双心室86例，心上型占55%，全组死亡率为9%，心下型死亡率为7.7%（2/26）。手术死亡的危险因素为单心室和术前肺静脉梗阻。术后肺静脉梗阻的发生率为8.7%。美国费城儿童医院回顾1983～2001年100例TAPVD的外科治疗，全组死亡率为14%，从1995年之前的19%降至其后的5%。

目前TAPVD手术的死亡率已大幅度降低，术后肺静脉梗阻成为影响其预后的主要因素，报道发生率为6%～11%。Lacour-Gayet报道178例TAPVD术后平均4个月有16例（9%）发生肺静脉梗阻，采用原位心包缝合技术（sutureless技术）再干预。Steven A.Webber等报道因术后肺静脉梗阻再手术为60/406例（14.8%），再手术后的3年生存率为58.7%。球囊血管成形术和放置血管内支架也为解除术后梗阻的方法。

（苏 伟 邓 诚）

参 考 文 献

Anna NS, Hideki U, Steven AW, et al, 2010. Total anomalous pulmonary venous connection morphology and outcome from an international population-based study. Circulation, 122: 2718-2726.

Balakrishnan KR, Parvathy U, 2005. Modified septosuperior approach for the repair of supracardiac total anomalous pulmonary venous return in infants. Ann Thorac Surg, 80: 1140-1142.

Buitrago E, Panos AL, Ricci M, 2008. Primary repair of infracardiac total anomalous pulmonary venous connection using a modified sutureless technique. Ann Thorac Surg, 86: 320-322.

第十五章 完全型房室间隔缺损

完全型房室间隔缺损（CAVSD）又称完全型心内膜垫缺损或完全型房室管道，是一类以心脏房室区域（心内十字交叉）不同程度缺损为主要特点的复杂先天性心脏畸形，病变累及部位包括房间隔、室间隔、房室间隔及两组房室瓣（图 15-1）。由于 CAVSD 更能阐明该病的解剖形态特点，因此该命名更为准确且常用。

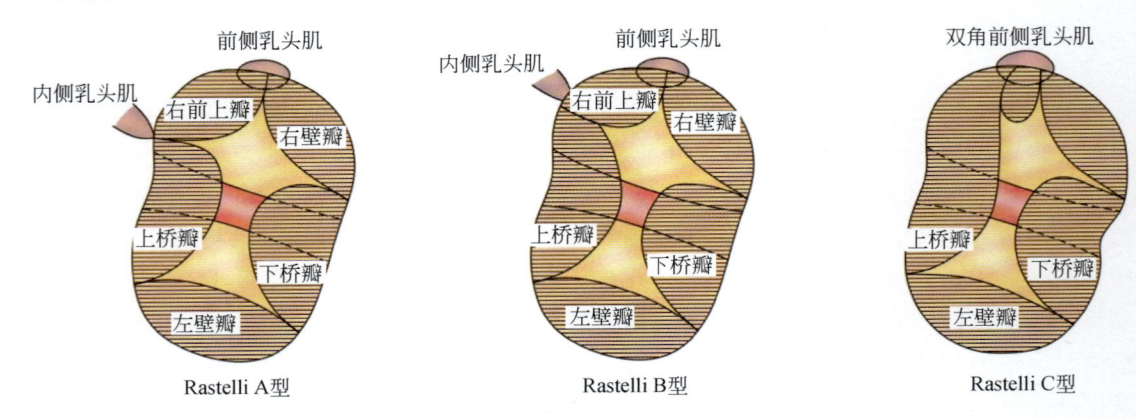

图 15-1 CAVSD 的共同房室瓣结构及分型

一、手术适应证

随着对 CAVSD 病理生理的深入认识和外科手术进步，CAVSD 矫治术的死亡率明显降低，但 CAVSD 的复杂性决定其外科治疗策略仍面临着手术时机、修补方式、左侧房室瓣再手术及不平衡型 CAVSD 的处理等诸多问题。恰当选择适合的外科策略往往对患儿预后具有重要影响。目前大多数先天性心脏病中心倾向于一期矫治。新生儿或小婴儿（＜2个月）的瓣膜发育不成熟，房室瓣成形较为困难，而较大的患儿（6个月以上）虽然瓣膜条件较好，但不可逆转肺动脉高压及长期房室瓣反流导致心室扩张的发生率相应增加，这无疑会增加手术死亡率和术后瓣膜反流的发生率。因此目前认为，CAVSD 矫治术的最佳时机在 2～6 个月。

二、手术禁忌证

当肺循环阻力高于体循环阻力时，心内出现右向左分流，患者表现为发绀和活动耐量的进一步下降（艾森门格综合征），则失去一期矫治手术机会。

三、术前准备

1. 详细询问病史和进行体格检查，以及行必要的各项辅助检查，以明确诊断，弄清是否合并其他心血管畸形，以防漏诊、误诊。
2. 呼吸道感染是婴幼儿期常见的表现之一，术前应给予较好的控制，以利于术后顺利康复。
3. 合并肺动脉高压而又未形成手术禁忌者，术前应视病情给予治疗。
4. 对于并发心功能不全患者，应进行积极内科治疗，待心力衰竭得以控制后，再行手术治疗。

四、手术要点、难点及对策

CAVSD 的矫治方式较多，主要包括传统单片法、双片法及改良单片法（澳大利亚单片法）。至今，CAVSD 的最佳手术方式仍是争论焦点，手术死亡率、手术时间、双侧房室瓣功能、室水平残余分流及房室传导阻滞发生率等均是有效的评判指标。

传统单片法是最早报道的修补方式，手术需要完全切开上桥瓣、下桥瓣，采用单张补片修补室间隔缺损和房间隔缺损。被切开的桥瓣则被重新缝合于补片上并行左侧房室瓣成形；长期随访结果发现，传统单片法术后左侧房室瓣反流较多，再手术率高达 6%～12%，这可能与房室瓣切开有关。任何对瓣膜切开/缝合的过程必将损耗房室瓣的组织，这不仅造成剩余瓣膜的扭曲及对合不良，也增加左侧房室瓣"裂缺"缝合处的张力，容易造成瓣膜撕脱（左侧房室瓣承受的压力是右侧房室瓣的 5 倍）。小于 1 岁的患儿瓣膜组织有限，因此应尽量避免房室瓣切开。与传统单片法不同，双片法则采取两张不同的补片分别修补室间隔缺损和房间隔缺损，从而保留了房室瓣的完整性，因此补片与瓣膜之间撕脱的可能相对较小。术后瓣膜撕脱主要集中在左侧房室瓣"裂缺"缝合处。另外，过大或过小的室间隔缺损补片都可能影响左侧房室瓣的对合。随访结果发现，双片法术后左侧房室瓣再手术仍然较高，为 5%～8%。改良单片法在 1997 年由 Wilcox 被最先报道，由于该法不行室间隔缺损补片，无须切开瓣膜，操作相对简便，阻断时间明显缩短，因此逐渐受到各大先天性心脏病外科中心的重视。早期随访结果令人鼓舞，左侧房室瓣再手术率仅为 2%，但远期效果仍有待于进一步随访。值得注意的是，并非所有的 CAVSD 均适用于改良单片法，当室间隔缺损较大（室间隔缺损最低点与房室瓣水平距离 > 1cm）或房室孔前后径较长时，将桥瓣下压缝合于室间隔后可能造成的左侧房室瓣构型改变或左心室流出道梗阻。

上述三种手术方式各有利弊（表 15-1），外科医师在面临选择时，应根据患儿年龄、解剖特点（房室瓣类型，室间隔缺损大小）及自身熟练程度等实际情况进行综合评估和判断。

表 15-1 三种 CAVSD 修补术优缺点对比

手术方式	手术特点	优点	缺点
传统单片法	切开共同房室瓣，单张补片修补房间隔缺损及室间隔缺损	室间隔缺损边缘显露清楚	瓣膜组织消耗，瓣膜张力高，易撕脱；左侧房室瓣再手术率高
双片法	保留共同房室瓣完整性，两张补片分别修补室间隔缺损和房间隔缺损	房室瓣完整；适用于复杂类型 CAVSD，如合并法洛四联症时	瓣膜组织消耗相对较少，补片与瓣膜之间发生撕脱的概率减低；室间隔缺损补片大小对左侧房室瓣功能影响较大；左侧房室瓣再手术率高
改良单片法	保留共同房室瓣完整性，下压房室瓣补片修补室间隔缺损，单张补片修补房间隔缺损	手术时间短；适用于较小月龄及低体重患儿；短期及中期随访提示瓣膜再手术率较低	使用受到一定解剖因素限制（如室间隔缺损较大者）；左心室流出道梗阻

五、术后监测与处理

CAVSD 的主要并发症包括肺动脉高压危象、左侧房室瓣反流及房室传导阻滞，这也是术后监护需要关注的要点。

术前左侧房室瓣重度反流及年龄较大（6~9 个月及以上）是术后发生肺动脉高压危象的高危因素，这类患者在术后 48h 以内应给予充分镇痛镇静、呼吸机支持呼吸及严密的循环监测。一旦肺动脉高压危象发生，一线治疗包括：加深镇静（必要时肌松）、过度通气（PCO_2 25~30mmHg）、提高氧合（PO_2 > 80mmHg）、维持 pH 偏碱（pH 7.45~7.5）及吸入 NO（2~20mg/L）等。若体循环血压下降，可酌情给予去甲肾上腺素等缩血管药物，调整体循环与肺循环阻力比值，维持器官正常灌注。若合并右心功能不全，可考虑使用多巴酚丁胺、肾上腺素等儿茶酚胺类药物。

近 10% 的 CAVSD 术后早期发生左侧房室瓣反流，可能与瓣膜撕脱、左侧房室瓣环构型改变及左心收缩功能下降等因素有关。轻中度反流可给予硝酸甘油或硝普钠等降低心脏后负荷治疗；而重度反流则可能导致患者拔管困难、血流动力学不稳定甚至全身情况恶化，如有手术指征，应尽早再次手术。

目前术后永久性房室传导阻滞的发生率 < 1%，而大部分术后发生的传导阻滞为一过性，多由组织水肿造成，一般术后数天内自行恢复。

六、术后常见并发症的预防与处理

CAVSD 的主要并发症包括肺动脉高压危象、左侧房室瓣反流及房室传导阻滞。术前左侧房室瓣重度反流及年龄较大（6~9 个月及以上）是术后发生肺动脉高压危象的高危因素，这类患者在术后 48h 以内应给予充分镇痛镇静、呼吸机支持呼吸及严密的循环监测。近 10% 的 CAVSD 术后早期发生左侧房室瓣反流，可能与瓣膜撕脱、左侧房室瓣环构型改变及左心收缩功能下降等因素有关。术后常见的心律失常包括窦房结功能障碍、房室交界性心动过速及房室传导阻滞。传导阻滞曾经是 CAVSD 术后死亡最为常见的原因,但近年来随着外科技术的进步和解剖认识的深入,这一并发症发生率已显著下降。

七、临床效果评价

过去 30 年里,CAVSD 修补术的死亡率明显下降,2010 年美国胸科医师协会(the Society of Thoracic Surgeons)先天性心脏病手术数据库资料显示,早期死亡率为 2.8%。死亡的高危因素包括低体重(<3kg)、不平衡型 CAVSD、心功能Ⅳ级、重度房室瓣反流、左心室容积指数 <20mm^3/m^2 和左心室形态无心尖形成等,而唐氏综合征并不增加手术死亡的风险。术后 10 年生存率为 81%~91%,再手术率为 10% 左右,左侧房室瓣反流是再手术的首要原因。CAVSD 术后患儿需先天性心脏病专业的心脏内科医师进行终身随访,评估及监测房室瓣功能、左心室流出道梗阻、心律失常及心室功能等。

(苏　伟　邓　诚)

参考文献

Backer CL, Mavroudis C, Alboliras ET, et al, 1995. Repair of complete atrioventricular canal defects: results with the two-patch technique. The Annals of Thoracic Surgery, 60: 530-537.

Backer CL, Stewart RD, Bailliard F, et al, 2007. Complete atrioventricular canal: comparison of modified single-patch technique with two-patch technique. The Annals of Thoracic Surgery, 84: 2038-2046.

Becker AE, Anderson RH, 1982. Atrioventricular septal defects: What's in a name? The Journal of Thoracic and Cardiovascular Surgery, 83: 461-469.

Crawford FA, 2007. Atrioventricular canal: single-patch technique. Seminars in Thoracic and Cardiovascular Surgery. Pediatric Cardiac Surgery Annual, 10(1): 11-20.

Fortuna RS, Ashburn DA, Carias De Oliveira N, et al, 2004. Atrioventricular septal defects: effect of bridging leaflet division on early valve function. The Annals of Thoracic Surgery, 77: 895-902.

Kobayashi M, Takahashi Y, Ando M, 2007. Ideal timing of surgical repair of isolated complete atrioventricular septal defect. Interactive Cardiovascular and Thoracic Surgery, 6: 24-26.

Lacour-Gayet F, Campbell DN, Mitchell M, et al, 2006. Surgical repair of atrioventricular septal defect with common atrioventricular valve in early infancy. Cardiology in the Young, 16(Suppl 3): 52-58.

Litwin SB, Tweddell JS, Mitchell ME, et al, 2007. The double patch repair for complete atrioventricularis communis. Seminars in Thoracic and Cardiovascular Surgery. Pediatric Cardiac Surgery Annual, 10(1): 21-27.

Prifti E, Bonacchi M, Bernabei M, et al, 2004. Repair of complete atrioventricular septal defects in patients weighing less than 5 kg. The Annals of Thoracic Surgery, 77: 1717-1726.

Reddy VM, McElhinney DB, Brook MM, et al, 1998. Atrioventricular valve function after single patch repair of complete atrioventricular septal defect in infancy: How early should repair be attempted? The Journal of Thoracic and Cardiovascular Surgery, 115: 1032-1040.

第十六章　室间隔缺损

先天性室间隔缺损（VSD）是胚胎发育障碍造成心室间隔部位的异常交通，并在心室水平出现左向右血液分流的一种先天性心脏畸形。室间隔缺损通常单独存在，也可以是某种复杂心脏畸形的组成部分。前者占先天性心血管畸形的 20%～30%。1958 年 6 月至 2000 年 12 月第四军医大学手术治疗室间隔缺损 3440 例，约占同期先天性心脏病手术病例的 42.9%（3440/8027 例）。

第一节　室间隔缺损修补术

一、适应证

1. 婴儿期手术　大型室间隔缺损在新生儿或婴儿期分流量很大，常出现反复肺部感染合并顽固性心力衰竭和肺功能不全而危及生命，经药物积极治疗无效时，婴儿期甚至在新生儿期就应积极进行手术治疗。对 6 个月以内的重症营养不良婴儿，也可考虑分期手术，先做肺动脉环缩术以挽救生命。但这类姑息性手术病死率也比较高，除多发性室间隔缺损外，目前多倾向于一期矫治术。

2. 幼儿期手术　大型室间隔缺损反复肺部感染和充血性心力衰竭，虽药物治疗可适当控制，若肺动脉压与体动脉压比值 ≥ 0.75 而无反向分流者，应于 1 岁内及时施行手术，以防止肺血管发生阻塞性病变。

3. 择期手术　2 岁以上幼儿无症状或症状较轻，无肺动脉高压，肺循环与体循环血流量比值为 2 左右，可随访观察，于学龄前手术，这是因为年龄小，手术病死率相对较高。另外，还因为有部分室间隔缺损在这期间可望自行闭合或缩小。随访过程中若出现轻至中度肺动脉高压，则应及时手术治疗。

4. 小型室间隔缺损　患者无症状，心电图和胸部 X 线检查心肺均无明显变化，可不需手术。如伴发心内膜炎时，应及时手术治疗。

5. 严重肺动脉高压，但以动力性肺动脉高压为主者　平静时无发绀，活动时出现发绀，动脉血氧饱和度 > 90%，肺循环与体循环血流量比值 > 1.3。全肺阻力低于周围循环阻力，术前经 1～2 周扩血管药物治疗后，重复心导管检查，如全肺阻力下降，心室水平左至右分流量增加，可考虑手术治疗，这类患者手术后近期疗效尚佳，远期效果仍有争议。

二、禁忌证

1. 休息时有发绀，有杵状指（趾），心前区收缩期细震颤消失，收缩期杂音短促或消失，肺动脉第二心音明显亢进。

2. 胸部 X 线片显示心影不大或较前缩小，心胸比率在正常范围内，肺部不充血，肺动脉段明显突出。右肺动脉中心段明显扩张，而远端细小，呈残根状，两者不成比例。心电图显示电轴右偏，心前导联为典型右心室肥大图形。

3. 右心导管检查显示右向左分流为主，全肺阻力 > 10Wood U/m², 肺循环与体循环阻力比值 > 0.75，肺循环与体循环血流量比值 < 1.3。特别是运动后，动脉血氧含量明显下降时，更指示关闭室间隔缺损将会加速患者死亡。

4. 肺组织活检，Heath 肺血管病变分级标准Ⅳ级以上的病理改变，如肺小动脉内膜增生、广泛纤维化，导致管腔狭窄和闭塞，甚至出现血管丛样病变或发生坏死性动脉炎表现，均为不可逆性变化。

三、术前准备

室间隔缺损患者的术前准备，特别是对伴有严重肺动脉高压者尤为重要。

1. **扩血管药物的应用** 对伴有重度肺动脉高压者应常规应用扩血管药物。首选的是硝普钠，儿童 10mg/d，成人 25mg/d，以 2～3μg/（kg·min）的速度静脉滴注。根据病情应于 10～15d 后手术。

2. **改善心功能** 对伴有心力衰竭者，可应用强心、利尿等药物治疗。

3. **呼吸道准备** 如有咳嗽、咳痰及肺部有干湿啰音者，应在控制心力衰竭的基础上，选用适当的抗生素治疗，控制潜在的呼吸道感染。

4. **对伴有细菌性心内膜炎的治疗** 原则上先选用适当的抗生素治疗，有效者可待病情稳定后进行择期手术。对感染难以控制或心腔有赘生物的病例，可在强有力的抗生素应用过程中或经 1～2 周治疗后，即使在感染活动期，也应抓住时机，进行手术治疗。

四、手术要点、难点及对策

（一）右心房径路室间隔缺损修复术（repair of VSD through right atrium）

右心室流入道的室间隔缺损，包括膜周型缺损和三尖瓣隔瓣下缺损，因为常位于三尖瓣附近或被三尖瓣隔瓣所掩盖，所以经右心房切口进行修补比较方便，且对右心室功能影响较小。

1. **胸部正中切口** 按常规建立体外循环，应用冷心脏停搏液或氧合血做冠状动脉灌注，以保护心肌。

2. **右心房切口** 上起右心耳，下至下腔静脉上方，平行房室沟并距离 1～2cm 做右心房壁斜切口，于切口后缘缝两牵引缝线，注意避免损伤位于上腔静脉与右心房交界处，即界沟上方心外膜下的窦房结。将心房壁切口前缘向前牵拉即可显露三尖瓣瓣环，房室结位于冠状静脉窦口内上方即 Koch 三角区内（图 16-1）。

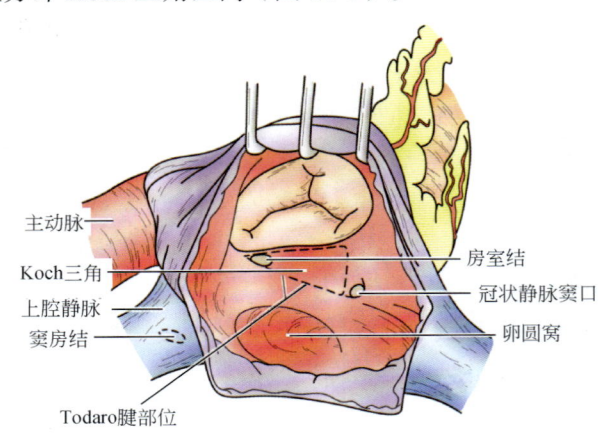

图 16-1 右心房切口

3. **显露缺损** 大缺损寻找比较容易，小缺损有时显露比较困难，需细心寻找。一般可在三尖瓣隔瓣与前瓣交界附近寻找，将前瓣与隔瓣牵开，膜部缺损四周往往为增厚的白色纤维环。膜周型缺损位于室上嵴下方，并邻近主动脉瓣，其前下方为肌肉缘，缺损常较大，也较多见（图 16-2）。

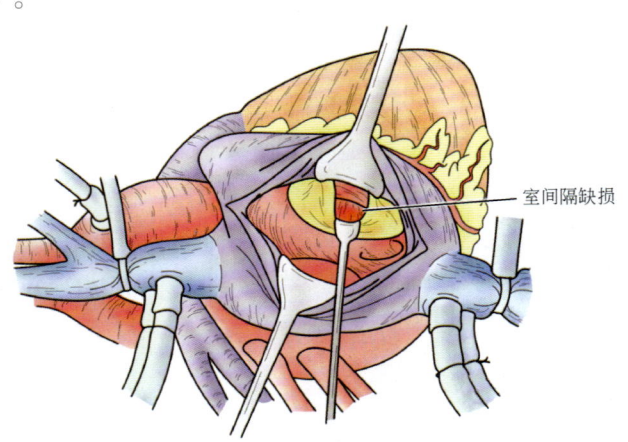

图 16-2 显露缺损

4. **注意传导束行径** 房室结位于缺损的后下缘肌肉部分，正对三尖瓣间隔前瓣交界的心房侧，希氏束在房间隔缺损后下缘处穿过，此处是手术中最容易损伤的部位。

5. **修补缺损** 室间隔缺损修补方法甚多。应根据缺损的大小与部位，采用不同的修补方法。

（1）膜部小型缺损修补方法：膜部小的缺损四周均为纤维缘，多可采用直接缝合法，即应用间断带垫片褥式缝合。如缺损邻近三尖瓣隔瓣，一侧垫片可缝于距三尖瓣瓣环 2mm 的隔瓣根部，另一侧缝于缺损的对侧缘上。缝线一定要缝合于室间隔的右侧，切勿单纯缝合在缺损边缘的白色纤维环上，以避免缝线撕脱和（或）损伤后下缘的心脏传导组织。

（2）膜周型缺损修补方法

1）应用补片间断褥式缝合法：于三尖瓣瓣环后下缘和隔瓣根部，应用带垫片褥式缝线间断缝合 3～5 针褥式缝线，分别穿过补片结扎，再按顺时针方向至后上方缝于心室漏斗襞与三尖瓣瓣环结合处。若心室漏斗襞发育不全，在此处有时要用带小垫褥式缝线 1～2 针直接缝于主动脉瓣瓣环上，然后转至室上嵴；下方转移至窦部室间隔的右心室面，每针缝线均穿过补片相应部位，推下补片结扎缝线。缺损的其他部分可应用间断带垫片褥式缝合或连续缝合，完全闭合室间隔缺损（图16-3）。

2）连续缝合补片修复：自右心房经三尖瓣口先于缺损12点部位，用 4-0 聚丙烯缝线做一单纯缝合，补片修剪成略大于室间隔缺损，缝数针后拉紧缝线，将补片下送到位，继续向头端肌肉缘缝合，牵拉缝线显示下一步缝合区，抵达上方心室漏斗襞肌缘和三尖瓣瓣环结合部后，缝线穿过三尖瓣前瓣基底部，自心室至心房侧，随后从心房回至心室侧，穿过补片缘，收紧缝线缝合，至后下缘时缝线应离开缺损边缘以防损伤希氏束。两针于相遇处结扎，闭合缺损（图16-4）。

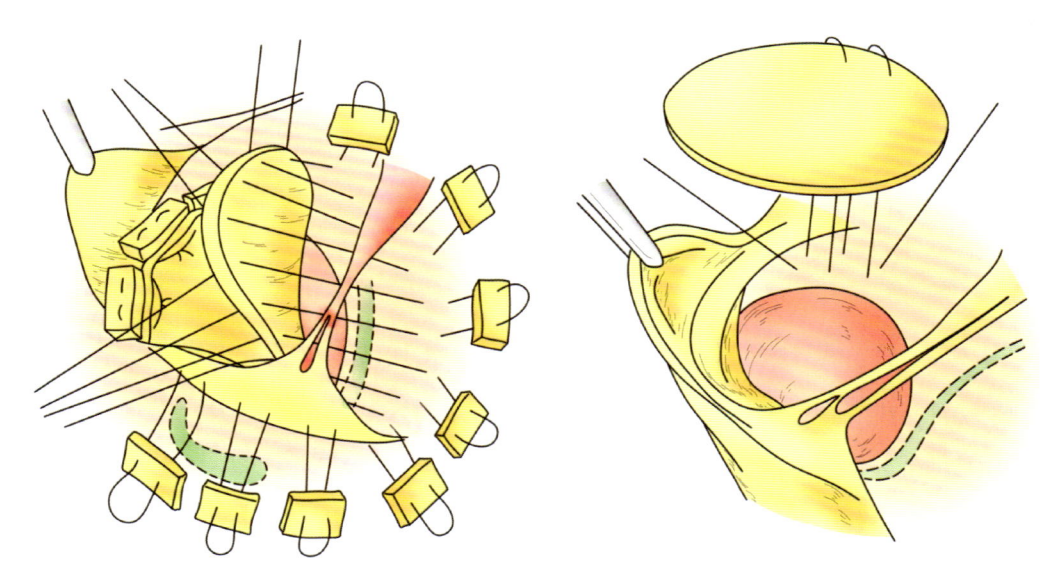

图 16-3　应用补片间断褥式缝合　　　　图 16-4　连续缝合补片修复

（3）隔瓣下缺损修补方法：隔瓣下缺损又称房室管型室间隔缺损，该部位缺损常被三尖瓣隔瓣掩盖。于三尖瓣隔瓣置 2 根牵引线，牵开三尖瓣隔瓣多可显露其下方缺损。假如掩盖室间隔缺损的瓣叶或腱索无法牵开，可于三尖瓣隔瓣根部距瓣环 2～3mm 处切开三尖瓣，并将切开瓣叶牵往前方，隔瓣下方缺损即得到良好显露。三尖瓣隔瓣直接与缺损相邻，头侧、尾侧分别为斗隔和小梁隔及右心室流入道间隔。头侧三尖瓣隔瓣裂常指向中央纤维体，三尖瓣下方室间隔缺损后下缘有传导束经过，穿越中央纤维体后分为左、右束支，左束支在室间隔左心室面内膜下行走，右束支在室间隔膜部下方分出后，于右心室面心内膜下向前进入调节束抵达前乳头肌基部。应用带垫片的褥式缝线于缺损后下缘做5～6针间断褥式缝合，邻近三尖瓣瓣环处的缝线缝于三尖瓣隔瓣根部，其他部位缝线缘缝于室间隔的右心室侧，以免损伤传导束。上述缝线分别穿过补片相应边缘并结扎。然后以5-0无损伤缝线缝合切开的三尖瓣。然而大多数情况下闭合此类缺损可不需切开三尖瓣叶，仅需牵开三尖瓣隔瓣，显露和修补隔瓣下缺损。

部分病例膜周型室间隔缺损可合并流入道肌性室间隔缺损，而且在两缺损之间留有一完整的肌肉条，在这类缺损中传导组织是从两个缺损间的肌条通过，故应采用单一补片修补2个缺损。牵开三尖瓣隔瓣显露和修补这类缺损，补片应略大一些。一般应用4-0双头针带小垫片缝线进行褥式缝合，为防止损伤肌条中的传导组织，第1针置于头侧肌小梁间隔缘上，牵引第1根缝线，有助于显露缺损头侧缘，直达中央纤维体前，对这段缺损缘的缝合是安全的。随后3～4个褥式缝线逐渐转移到距三尖瓣瓣环1～2mm的隔瓣根上。隔瓣下方两个缺损间的肌肉束附近，缝线应注意跨越，以免损伤传导束。离开三尖瓣根部后，褥式缝线置于右心室流入道缺损的肌缘上。全部褥式缝线均置好并分别穿过补片后，将补片送下结扎，闭合缺损。另外也可以切开隔瓣根部显露室间隔缺损。仅对缺损后缘和三尖瓣隔瓣根部进行间断褥式缝合，其他肌肉缘可采用单纯连续缝合。

一般应用单纯连续或5～6个间断褥式缝合闭合右心房壁切口，排除心腔内积气，开放升主动脉阻闭钳，诱导心脏复苏。

（二）肺动脉径路室间隔缺损修复术（repair of VSD through pulmonary artery）

漏斗部和干下型室间隔缺损适合选用肺动脉径路修补。

1. 肺动脉切口　于肺动脉干的下方做2～3cm纵切口，直达肺动脉瓣瓣环。
2. 显露缺损　切口两侧各缝牵引线1根，切口下端应用一眼睑拉钩将肺动脉前瓣向前和向右心室流出道方向牵引，即可显露室间隔缺损，缺损直接位于肺动脉左右瓣下方。
3. 修补缺损　这类缺损一般都比较大，且紧靠肺动脉瓣下方，缺损上缘即肺动脉瓣瓣环，均应采用补片修补。剪裁与缺损形状和大小相适应的补片，上缘应用带垫片褥式缝合，分别缝于肺动脉瓣兜内的肺动脉瓣瓣环上，于心室侧出针，缝线分别穿过补片缘，将补片推下并结扎固定。其下方的肌肉缘与补片可用单纯连续缝合，完全闭合室间隔缺损。
4. 闭合肺动脉切口　一般应用5-0无损伤缝线做连续缝合。

（三）右心室径路室间隔缺损修复术（repair of VSD though right ventricle）

室间隔缺损早年几乎均由右心室切口修补，当前认为右心室径路仅适合于膜周-漏斗部室间隔缺损、漏斗部和某些肌部室间隔缺损。

1. 切口选择　当不需要加宽右心室流出道时一般可以选用右心室横切口或斜切口，否则应选纵切口。在右心室漏斗部少血管区拟做切口部位的两侧，各做一个穿透右心室壁全层的牵引缝线，切口应距左前降支 8～10mm，经两牵引线间切开右心室，用两个小拉钩将切口向两侧牵开，即可寻找缺损。

2. 显露缺损　应用一小拉钩放进缺损口向漏斗隔方向牵拉，对膜周型缺损和低位漏斗部缺损的下缘显露较方便。中央纤维体、三尖瓣前瓣和隔瓣环及主动脉瓣瓣环都可能成为缺损的部分纤维缘。膜周部缺损传导束紧靠缺损后下缘，位于左心室面心内膜下。

3. 修补缺损

（1）膜周型缺损修补法：将深拉钩经右心室切口伸入三尖瓣隔瓣下方，将隔瓣及圆锥乳头肌向上牵拉，先于缺损后下缘应用 3-0 带小垫片双头无损伤缝线做间断褥式缝合，从圆锥乳头肌止点后方开始距肌肉缘 5mm 的间隔右心室面进针，顺时针方向缝合，做 3～4 个褥式缝合后，缝线即可由肌肉缘转移至三尖瓣隔瓣根部，此处所有缝线均需置于腱索下方，缝至三尖瓣隔瓣与前瓣交界部位后，褥式缝线再转移至三尖瓣前叶根部和心室漏斗褶或主动脉瓣瓣环上，然后继续沿心室漏斗褶缝合，在邻近冠状动脉无冠瓣时必须看清主动脉瓣再下针，而且缝线穿过肌肉应有足够深度，缝线分别穿过补片，将补片送下后结扎，剩下的室间隔缺损上缘和前缘均为漏斗隔及隔束形成的肌肉缘，可进行连续缝合，缝线必须穿过肌肉缘的全层，直到与圆锥乳头肌止点后方的缝线汇合再结扎，缺损全部闭合。

（2）肌小梁前部缺损修补法：Brecknridge 等对靠近右心室前壁室间隔多发性缺损提出了特殊的修复办法。

先经右心房通过三尖瓣口初步探查和确定这类缺损部位和数目。于缺损相应部位做右心室纵切口，切口距离冠状动脉左前降支至少应在 8mm 以上。牵开右心室切口，观察缺损数目和大小。缺损较大，一般呈长条形，可应用长圆形补片修补。先绕肌缘预置一圈间断褥式缝线，分别穿过补片缘，并一一结扎。若缺损为窄长形，则可采用两排聚四氟乙烯或涤纶垫片缝合，一排放在心内，另一排放在右心室前壁近室间隔部位，应用多个褥式缝合从心内穿过缺损后方肌肉缘，贯穿右心室前壁和心外的长条垫片，一般缝上 3 个或 4 个褥式缝合，收紧缝线，结扎后即可将缺损牢固闭合。

（3）漏斗部或嵴内缺损修补法：这类缺损全部为肌肉缘，一般都需应用补片进行修补。缺损缘距传导组织和肺动脉瓣口均有一定距离，可以应用单纯连续缝合法进行缝合，或加用数个带小垫片的间断褥式缝线加强缝合。

4. 缝合心室切口　缺损缝合完毕，请麻醉师挤压呼吸囊，检查缺损修补处无漏血，也无残留缺损，可应用 3-0 缝线连续或间断缝合右心室切口，缝线必须贯穿右心室壁全层，并可应用 2 个或 3 个带小垫片褥式缝线加固缝合。

（四）左心室径路室间隔缺损修复术（repair of VSD through left ventrjcle）

肌肉部室间隔缺损，特别是肌小梁部或室间隔下部的缺损常为多发性，甚至形成筛状。若经右心室切口分别修复，常遗漏小缺损，造成修补不完善。然而从左心室切口观察，此类肌部缺损常呈现为单一的大缺损，应用 1 块补片修复，即能完全闭合缺损。

1. 左心室切口　首先通过右心房切口经三尖瓣口探查缺损部位和复杂程度，决定是否需要切开左心室修补。然后将纱布垫置入心包腔内将心尖垫高,于左心室心尖部少血管区,距左前降支 8～10mm 处,做一短的鱼嘴状切口,长约 20mm。向上延长切口时要防止损伤二尖瓣前乳头肌。

2. **显露缺损**　于切口两侧各置牵引线 1 根,并应用拉钩牵开室壁切口,显露室间隔缺损。缺损缘在光滑的左心室面很容易显示,从左心室面观其多为单一缺损,也须注意是否有多个或高位缺损存在,以防遗漏。

3. **修补缺损**　此类缺损均需应用补片修补,假如为多个缺损,而且彼此都很邻近,也可应用 1 块大补片覆盖于全部缺损上,应用带小垫片 4-0 无损伤缝线做间断褥式缝合。

4. **闭合室壁切口**　由于左心室腔内压力高,可应用带小垫片无损伤缝线做间断褥式缝合或应用聚丙烯无损伤缝线进行双层连续缝合,缝线必须穿过室壁全层。

(五)手术要点

1. **防止心律失常**　特别是室间隔缺损伴肺动脉高压的患者,由于左心室肥大、右心室肥大甚至劳损,对缺氧耐受性差。麻醉诱导、气管内插管、心内外探查及心脏插管均易诱发心律失常。常见的是室性期前收缩、房性期前收缩甚至心室颤动。可用利多卡因 1～2mg/kg 体重静脉滴注。要防止缺氧,手术操作应轻柔。如发生心室颤动,可电击除颤。

2. **防止传导阻滞**　必须深入了解室间隔缺损与心脏传导系统的关系,方能降低房室传导阻滞的发生率。膜周部缺损,缝线应缝在距三尖瓣瓣环 0.2cm 的三尖瓣隔瓣根部,窦部室间隔的右心室面,其深度以不穿越室间隔厚度的 1/2～2/3 为度。在危险区应防止过度牵拉和钳夹缺损边缘。

复苏后,如出现完全性房室传导阻滞,怀疑由缝合损伤所致,应再次转流,拆除部分缝线。如考虑与牵拉损伤有关,可应用异丙肾上腺素和地塞米松等药物。安放临时性心脏起搏导线,行临时起搏。由组织水肿引起者,短时间后可以自行恢复窦性心律。

3. **防止主动脉瓣关闭不全**　高位室间隔缺损,其上缘是由主动脉瓣瓣环构成,尤其是干下型缺损多伴有不同程度的主动脉瓣脱垂,并可掩盖部分缺损的边缘。手术修补干下型缺损时,缝线应缝在肺动脉瓣瓣环上,其间距不宜过大,切勿损伤主动脉瓣。术中一旦发现主动脉瓣关闭不全,必须及时拆除缝线,重新缝合。

4. **防止缺损修补不完善**　心脏复搏后,应认真行心外探查,心脏表面是否有收缩期震颤,必要时,可行心内探查。如有残余缺损,应立即再次转流修复。

应该指出,室间隔缺损合并右心室漏斗部肌肉肥厚,复搏后右心室表面常可扪及轻度收缩期震颤。故术中应常规探查右心室流出道,若有流出道狭窄,应切除肥厚肌肉。

5. **防止三尖瓣关闭不全或狭窄**　修补膜周部及三尖瓣隔瓣后缺损时,应防止损伤三尖瓣及其腱索。三尖瓣隔瓣根部缝线距瓣环不要过远,间距勿过大。应用补片修复时,应将补片推放至确切的位置,防止将三尖瓣压在补片下方。如行三尖瓣切开时,应妥善缝合和修复。

6. 左心减压、保护心肺功能　特别是合并主动脉瓣关闭不全时，易发生心脏过度膨胀、肺水肿和灌注肺，故术中应经左上肺静脉根部插入左心房引流管，并保持引流通畅。

五、术后监测与处理

室间隔缺损伴肺动脉高压及严重肺血管病变者，缺损修复术后容易发生心肺功能不全，必须妥善做好术后处理。

1. 扩血管药物的应用　对大型室间隔缺损合并严重肺动脉高压患者尤为重要，通常应用硝普钠，按 1～4μg/（kg·min）静脉滴注 2～3d 后改用酚妥拉明，以降低肺动脉压力和阻力，减轻右心室后负荷，同时使周围阻力降低，也减轻左心室后负荷，从而提高左右心室排血量，改善心肺功能及全身灌注。

2. 维持正常呼吸功能　肺动脉高压患者肺阻力高、顺应性差，可导致广泛性肺泡性肺不张，使通气功能降低，引起呼吸功能不全或衰竭。再加上刀口疼痛，痰液黏稠，可使病情加剧，应注意以下几点。

（1）常规拍胸部 X 线片，以查明有无肺不张、气胸和胸腔积液，并注意气管插管的位置是否适当。

（2）延长呼吸机应用时间，必要时应用呼吸终末加压，并行血气分析，防止缺氧、代谢性酸中毒、过度通气及呼吸性碱中毒，待病情稳定后再脱离呼吸机。

（3）应用扩张支气管药物，如氨茶碱、翻身、叩背、协助排痰。

（4）选用适当的抗生素预防感染。

（5）对重症婴幼儿，术后应用镇静药。一方面防止头颈部活动引起喉头水肿，另一方面保持安静，以减轻心脏负荷。

六、术后常见并发症的预防与处理

1. 术后心脏传导阻滞的处理　若术后发生完全性房室传导阻滞，应静脉滴注异丙肾上腺素，必要时可应用心脏起搏器起搏，以及加用激素类药物治疗。若 1 个月后仍不见好转，且发生阿-斯综合征者，应安放永久性心脏起搏器。

2. 低心排血量综合征　室间隔缺损患者，术后一般不会发生低心排血量综合征。一旦出现，多由于心肌收缩力严重受抑制，应给予正性肌力药物，常用的是多巴胺、多巴酚丁胺及肾上腺素。

心率慢时可应用异丙肾上腺素。循环稳定后可改用洋地黄类药物，如毛花苷丙，以增强心肌收缩力。

根据混合静脉血氧分压、心指数、肺楔压或左心房压决定治疗方案。如混合静脉血氧张力低于 35mmHg，心指数低于 2.4L/m^2，肺楔压或左心房压低于 14mmHg，应补充血容量，增加左心室前负荷，提高心排血量。若血红蛋白低于 100g/L，应输血，如高于 150g/L 可给予血浆或白蛋白。

3. 室间隔缺损修复后再通　缝线撕脱多发生于术后 1～3d，主要原因是手术修复时缝合过浅、三尖瓣隔瓣基底部瓣膜组织薄、结扎缝线时未扎紧及结扎线撕脱等。临床检查可发现心前区收缩期杂音再度出现甚至有收缩期震颤。患者常有呼吸困难，严重者可出现心力衰竭。超声心动图检查可确定诊断。

撕裂口较小，患者无症状，可暂不手术，密切观察，有时可自行闭合，否则应再次手术修复。

对晚期残余缺损患者，术前应调整患者全身状态，应用强心、利尿药物治疗，必要时加用扩血管药物，改善患者心功能。晚期残余缺损由于心包粘连和心脏与胸骨后粘连，手术时应特别小心分离胸骨后粘连，应用摇摆锯劈开胸骨或分段锯开胸骨。如心包与心脏粘连分离困难时，尽早建立体外循环，在转流及心脏低负荷情况下分离粘连。残余缺损多位于三尖瓣隔瓣基底部及缺损后上缘，原补片若已为心内膜纤维组织覆盖，无须拆除。根据残余缺损大小，另外剪裁补片修复。残余缺损修补均用间断带垫片褥式缝合，危险区仍缝于三尖瓣隔瓣根部及窦部室间隔的右心室面。

七、临床效果评价

单纯室间隔缺损修补手术病死率目前在许多医学中心已逐渐下降到 1% 以下，第四军医大学西京医院在 1958～1992 年共手术治疗室间隔缺损 1069 例，总的手术病死率为 1.9%，其中第 1 例手术病例随访已 46 年，发育、营养良好，工作生活正常。

影响疗效的因素有以下方面。

（1）年龄：手术患者年龄越小，病情越重，特别是新生儿，手术病死率仍较高。

（2）室间隔缺损类型：①单纯室间隔缺损手术病死率很低，有的医疗中心手术病死率已下降到 0。②多发性室间隔缺损是增加手术死亡的一个重要因素。因为可能遗留残余缺损，值得注意。

（3）肺动脉压力和阻力：肺动脉压力轻度及中度增高者手术病死率低，伴有严重肺动脉高压者手术病死率明显增高，Lam 和 Kirklin 等报道，分别为 29% 和 20%。汪曾炜等对 182 例严重肺动脉高压者行手术治疗，全组肺动脉压力为 80～150mmHg，全肺动脉阻力为 2.2～2.4Wood U。其中伴双向分流者 25 例，手术病死率为 4.9%。指出手术中必须认真探查，对合并畸形必须妥善修复。

（4）术中、术后发生完全性房室传导阻滞者病死率高。Kirklin 早期 46 例发生三度房室阻滞中，22 例手术早期和晚期死亡。

室间隔缺损修复是心血管外科一种常见的基本手术，疗效好，比较安全。新生儿和婴幼儿反复感冒出现肺炎和心力衰竭者应尽早手术，对伴肺动脉高压，特别伴严重肺动脉高压者，术前应适当准备，进行扩血管药物治疗。难以确定手术指征者，可考虑肺活检，参考 Hteath 病理分级综合判断和掌握好手术指征，并注意改进手术技术，加强术后管理，方能提高严重病例手术治疗效果。

第二节 经胸封堵术

一、适应证

1. 年龄通常≥3岁，体重通常≥10kg。
2. 对于单纯性膜周部室间隔缺损，有血流动力学异常，直径＞3mm、＜14mm，室间隔缺损上缘距主动脉右冠瓣≥2mm，无主动脉右冠瓣脱入室间隔缺损及主动脉瓣反流。
3. 肌部室间隔缺损＞3mm。
4. 外科手术后残余分流，其条件同单纯性膜周部室间隔缺损。
5. 心肌梗死或外伤后室间隔穿孔，破口伸展径＜24mm，手术时机通常选择在急性心肌梗死3～6周后，血流动力学相对稳定时。

二、禁忌证

1. 感染性心内膜炎，心内有赘生物，或存在其他感染性疾病。
2. 封堵器安置处有血栓存在，导管插入径路中有静脉血栓形成。
3. 巨大室间隔缺损、缺损解剖位置不良，封堵器放置后影响主动脉瓣或房室瓣功能。
4. 重度肺动脉高压伴双向分流。
5. 合并出血性疾病和血小板减少。
6. 合并明显的肝肾功能异常。
7. 心功能不全，不能耐受操作。

三、术前准备

术前准备同第十六章"第一节 室间隔缺损修补术"。

四、手术要点、难点及对策

手术入路：经胸骨正中下段切口，切口大小为2～5cm，在经食管超声心动图引导下经右心室送入封堵器。

正确选择封堵器的大小是手术成功的关键之一。

五、术后监测与处理

术后监测与处理同第十六章"第一节 室间隔缺损修补术"；术后需服用阿司匹林抗

凝治疗6个月。

六、术后常见并发症的预防与处理

若封堵器选择不合适，会导致心律失常、三尖瓣关闭不全、残余分流、封堵器移位、主动脉瓣关闭不全等并发症，往往需要外科干预治疗。其他并发症，如机械性溶血少见。

七、临床效果评价

自室间隔缺损封堵术开展以来，由于其创伤小、术后恢复时间短、费用低等优势，近十余年来我国的室间隔缺损介入治疗取得了长足的发展，手术成功率不断提高，国内文献报道的成功率在94.9%～98%。

（苏　伟　王勇军）

参 考 文 献

郭加强，薛淦兴，朱晓东，等，1983. 1187例先天性室间隔缺损的手术经验. 中华外科杂志，12(6): 472.
刘维永，杨景学，鞠名达，等，1983. 合并心血管畸形的动脉导管未闭的诊断与处理. 解放军医学杂志，8(1): 47.
苏鸿熙，蔺崇甲，刘维永，等，1963. 利用体外循环心内直视手术治疗非发绀型先天性心脏病. 中华外科杂志，11(2): 87.
孙道华，张宝仁，陈如坤，等，1992. 室间隔缺损修补术连续319例无手术死亡. 中华胸心血管外科杂志，8(1): 8.
汪曾炜，费诚鉴，孙立志，等，1988. 室间隔缺损合并肺动脉高压的外科治疗. 解放军医学杂志，13(5): 321.
王建明，董风群，林薇，等，2000. 小婴儿巨大室间隔缺损的外科治疗. 中华胸心血管外科杂志，16(2)；134.
邢泉生，张善道，陈张根，等，1998. 小儿室间隔缺损伴主动脉瓣关闭不全的外科疗效分析. 中华胸心血管外科杂志，14(1): 71.
徐志伟，丁文祥，苏肇伉，1990. 肺动脉瓣下室间隔缺损伴主动脉瓣脱垂. 中华胸心血管外科杂志，6(2): 129.
余翼飞，李功宋，朱朗标，等，1990. 先天性干下型心室间隔缺损的临床特点和外科治疗. 中华胸心血管外科杂志，6(2): 1133.
张仁福，汪曾炜，费诚鉴，等，1987. 室间隔缺损合并主动脉瓣关闭不全. 中华心血管病杂志，(3): 161.
朱维凯，胡劲，薛品荣，等，1998. 婴儿期室间隔缺损外科治疗. 中华胸心血管外科杂志，14(1): 1.
庄世才，杨栋，张大新，等，1989. 左室—右房通道6例的诊断与治疗. 中华胸心血管外科医学杂志，5(3): 230.

第十七章　肺动脉狭窄

第一节　肺动脉瓣狭窄

单纯肺动脉瓣狭窄（pulmonary valve stenosis，PVS）属于右心室流出道梗阻性疾病中较轻的一类，一般不伴有其他右心解剖结构异常。其发生率为（0.73～1.89）/万例活产婴儿，占全部先天性心脏病的8%～10%。肺动脉瓣狭窄程度各不相同，多数病例肺动脉瓣叶的三叶形态尚有，组织增厚，交界融合，活动受限，少数病例则为肺动脉瓣叶发育异常，此类患者肺动脉瓣位置仅有残余瓣叶组织，呈二瓣化甚至单瓣化改变，瓣环多有狭窄，且同时发生瓣上、漏斗部狭窄概率较高。除了少数肺动脉瓣严重狭窄患儿在新生儿期或婴儿期发生症状需要紧急干预以外，绝大多数患者症状出现较晚或较为隐匿，逐步进展加重。肺动脉瓣狭窄的病因目前不清，一般认为与室间隔完整的肺动脉闭锁类似，仅是程度较轻，未出现右心室流出道的完全阻断。可能伴发的畸形中以卵圆孔未闭或房间隔缺损多见，其他如动脉导管未闭、主动脉狭窄、右心室双出口等也可出现。

本病病理生理改变主要为右心室后负荷增加、右心室心肌代偿性肥厚（向心性）及心室腔正常或减小，狭窄程度重者可能造成右心室心内膜弹性纤维增生、三尖瓣关闭不全、右心房扩大、右心房压力增高，如果心房水平存在交通（卵圆孔未闭或房间隔缺损），可形成右向左分流而出现发绀。约70%患者可见狭窄后肺动脉扩张。少量患者可能因长期体循环静脉淤血出现相应症状体征（如肝硬化表现等）。

轻度肺动脉瓣狭窄患者早期没有症状，随年龄增长出现胸闷、易累、心悸等不适，晚期表现为慢性右心衰竭症状。重度狭窄者上述症状出现较早，部分甚至出现于新生儿期，且有劳累后胸痛或猝死症状。

肺动脉瓣狭窄患者心前区可有隆起，触诊可及抬举样搏动。肺动脉瓣听诊区第二心音减弱或分裂，肺动脉瓣听诊区可闻及喷射样收缩期杂音，可伴有震颤并向左上侧传导。此外症状较重者查体可见右心功能不全体征。

肺动脉瓣狭窄患者X线检查可见心影大致正常或轻度扩大，以右心房、右心室为主，肺动脉狭窄后扩张者可见肺动脉段凸出，狭窄程度重者可见肺纹理模糊纤细改变。心电图呈现右心室肥厚劳损、右心房增大改变，其改变程度与肺动脉瓣狭窄程度有一定相关性，其可用以判断病情。超声心动图有助于明确诊断，显示肺动脉瓣膜形态、活动度、开口面积、跨瓣压差、右心室大小及有无其他伴发畸形，对于手术时机的把握、手术方案选择有重要意义。心导管检查可以准确测定右心室－肺动脉压差，右心室－肺动脉压差＞20mmHg 为确诊指标，同时行心内造影可辅助判断狭窄部位。

一、手术适应证

单纯肺动脉瓣手术时机尚存争议。一般认为对于无明显症状，狭窄程度较轻，心电图正常的患者可随诊观察，无须立即手术。具体手术适应证如下。

1. 重度肺动脉狭窄：肺动脉瓣口面积＜0.5cm²/m² 体表面积，患者有活动后气短、心前区疼痛、右心衰竭、发绀等表现，应及时手术治疗。尤其是婴幼儿期出现低氧血症或心力衰竭症状时应急诊手术治疗。

2. 右心室收缩压接近或超过体循环压力者（＞70mmHg），无论有无症状均应尽早手术；右心室－肺动脉压差较大时也应手术治疗，但具体标准尚不统一。目前国内心脏中心一般以右心室－肺动脉压差＞50mmHg，且心电图有右心室肥大改变为手术指征。此类患者手术后可避免右心室心肌纤维化进行性加重，保护右心功能，也避免右心室流出道心肌肥厚梗阻进一步加重肺动脉狭窄。

3. 对于右心室－肺动脉压差＜50mmHg 的单纯肺动脉瓣畸形，瓣环发育正常，患者有治疗意愿，可考虑选择经皮球囊肺动脉瓣成形术（PBPV）进行处理。

二、手术禁忌证

本病无明确手术禁忌证。

三、术前准备

除心脏外科术前常规准备外，肺动脉瓣狭窄患者应注意以下问题。

1. 完善术前检查，明确诊断，判明有无合并畸形，以确定手术适应证及方案。
2. 对于肺动脉瓣狭窄程度严重，有明显发绀、严重低氧血症、代谢性酸中毒患者，应给予 PGE_1 0.1～0.4μg/（kg·min）持续泵入，增加肺血，改善缺氧，同时纠正酸中毒。
3. 有明显心力衰竭症状者应积极控制心力衰竭。
4. 危重患者必要时可以给予气管内插管机械通气，有助于提高供氧，控制心力衰竭。

四、手术要点、难点及对策

常规手术方案为肺动脉瓣交界切开术。手术采用胸部正中切口，开胸后注意心外探查。对于单纯肺动脉瓣狭窄可无须体外循环辅助，仅需阻断上腔静脉及下腔静脉，在不停搏状态下完成手术操作，且可以选择小切口微创手术方式，甚至采用经皮穿刺球囊扩张方法进行治疗。但对于存在瓣环发育异常、伴有右心室漏斗部狭窄或心内其他畸形需要矫治者，应在体外循环、常温或浅低温下使用常规手术方式完成手术。

行主肺动脉近端纵行切口直至前瓣窦部，暴露肺动脉瓣。对于三叶形态完整者，用尖刀沿瓣叶融合线切开至嵴部即可。若瓣叶发育异常，则要视情况进一步切开瓣叶附着缘，甚至完全切除肺动脉瓣叶。探子探查右心室漏斗部及瓣环，确定右心室流出道通畅后，连续缝合关闭肺动脉切口（图17-1）。

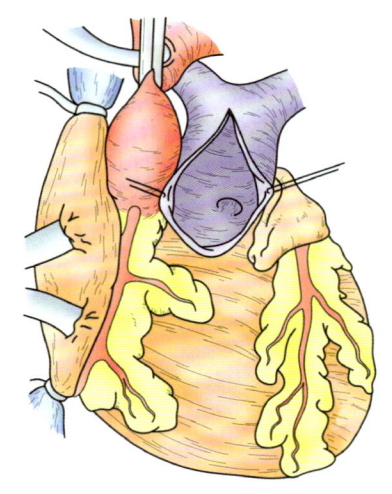

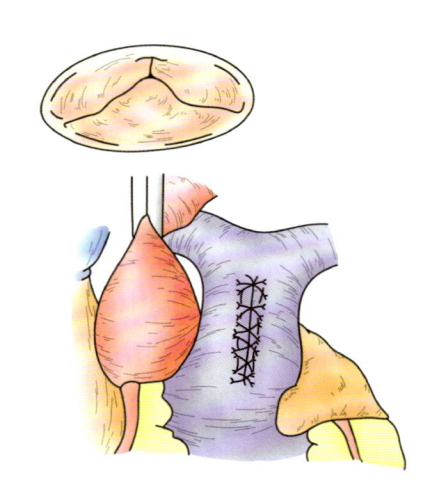

图17-1 肺动脉瓣狭窄交界切开术（引自汪曾炜《心脏外科学》）

术中注意要点如下。

（1）注意术中探查，进一步明确狭窄部位，有无伴发畸形。

（2）切开肺动脉瓣叶时注意避免伤及肺动脉壁。

（3）狭窄解除务必彻底、确切，术毕应检查右心室流出道通畅情况，如有条件，可行术中测压，若有残余狭窄应再次矫正。

（4）对于瓣环发育异常的肺动脉瓣狭窄患者，以及极重度肺动脉狭窄患者，应做漏斗部切除、右心室流出道补片加宽或跨瓣环补片加宽，必要时可使用带瓣补片。

（5）解除漏斗部狭窄时注意勿伤及乳头肌，勿穿破心室壁。

（6）对于部分病程较长、心肌纤维化改变较重患者，心脏顺应性差，发生破裂可能性大，注意轻柔操作。如需行漏斗部狭窄矫治，应于停搏下进行手术。

五、术后监测与处理

1. 对于重症新生儿应注意机械通气及心力衰竭治疗，应用 PGE_1，监测 SpO_2、PaO_2，慎重判定撤机指标。

2. 注意观察患者术后右心室功能指标，适度补液，避免左心前负荷过高。

3. 如有条件，可于术后早期行床边超声了解右心室-肺动脉压差、肺动脉瓣及三尖瓣反流情况、心房水平分流方向及程度等指标，判断手术效果并指导术后治疗。

六、术后常见并发症的预防与处理

1. 低氧血症　重度肺动脉瓣狭窄常伴瓣及瓣环狭窄和右心室发育不良,纠治术后右心室顺应性差。如保存未闭卵圆孔在心房水平也可引起右向左分流,待右心室功能逐步恢复则 SpO_2 可改善。部分小婴儿术毕低氧明显,还需加作体-肺动脉分流,以维持有效肺血流。

2. 残余梗阻　术中梗阻解除不彻底是导致残余梗阻的主要原因,因此要求手术完成后应探查右心室流出道,确保疏通效果,必要时行瓣叶切除、漏斗部疏通、流出道补片加宽甚至跨瓣补片加宽术。如术后患者右心室-肺动脉压差 > 50mmHg,可判断为残余梗阻,必要时进行手术或介入干预。此外部分病程长的患者右心室顺应性差,即使梗阻解剖上解除彻底,术后右心室压力仍可维持在较高水平,造成偏高的右心室-肺动脉压差。

3. 心律失常　手术前后右心室肥大、右心房扩大、术前已有心功能不全者,术后易发生心律失常。处理见前文。

4. 心功能不全　术中梗阻解除不彻底、进行跨瓣补片加宽操作、病程较长心肌纤维化严重、术前已存在心力衰竭的患者容易发生术后心功能不全,而术后输液控制不当,如过量过快补液均可引起或加重心功能不全。应注意监测并及早发现患者心力衰竭临床表现,给予强心、利尿、液体控制等治疗以促进心功能恢复。

5. 肺动脉瓣反流　瓣环发育不良的重度肺动脉瓣狭窄接受跨瓣补片加宽术的患者,术后存在不同程度肺动脉反流,影响右心室功能,需长期随访观察。

七、临床效果评价

单纯肺动脉瓣狭窄手术死亡率较低,但狭窄程度严重且伴有右心衰竭的患者术后有一定的死亡率,主要死亡原因为低心排血量综合征及右心衰竭。如果狭窄解除理想,通常术后24h右心室压力可下降一半左右,此后逐步降至接近正常,患者血流动力学恢复正常,症状可明显改善。

第二节　肺动脉瓣上狭窄

肺动脉瓣上狭窄属于较为少见的先天性心脏畸形,在 Noonan 综合征及 Williams 综合征患者中可见。CTA 及右心导管、血管造影可以明确诊断。肺动脉瓣上狭窄极少数情况下为单发,不伴有其他心内畸形,此时其治疗原则与肺动脉瓣狭窄相同,但外科手术为首选治疗手段。该类病例绝大多数仅需补片扩大狭窄段肺动脉即可。对于少数外周肺动脉狭窄,甚至肺实质内肺动脉狭窄患者,外科手术难以处理,则应优先考虑行介入球囊血管成形术,且此类患者预后不佳。

第三节　漏斗部狭窄

原发漏斗部狭窄占全部右心室流出道梗阻类疾病的5%。患者临床表现与肺动脉瓣狭窄相似，超声心动图可以确诊。治疗原则与肺动脉狭窄相同，但应优先采用外科手术处理。原发性漏斗部狭窄分为两种。一种为右心室漏斗部室壁的纤维肌性肥厚，梗阻直接位于肺动脉瓣下，可向漏斗部近端延伸，多数情况下患者肺动脉瓣正常，手术时可采用瓣下漏斗部纵切口＋补片扩大，注意保护肺动脉瓣膜。另一种为梗阻纤维肌束位于右心室窦部与漏斗部结合处，手术往往经由三尖瓣径路暴露切除异常肌束，如肌束范围广泛，三尖瓣径路无法有效暴露切除，则仍需采用右心室切口完成手术操作（图17-2）。

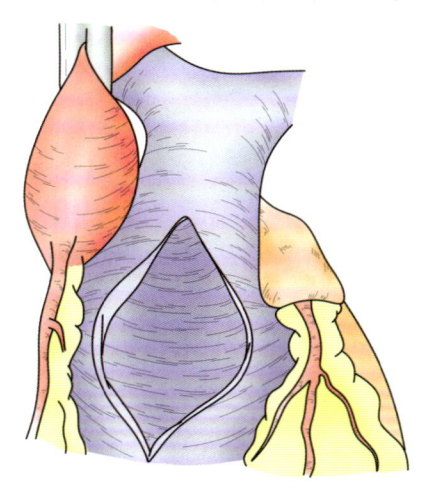

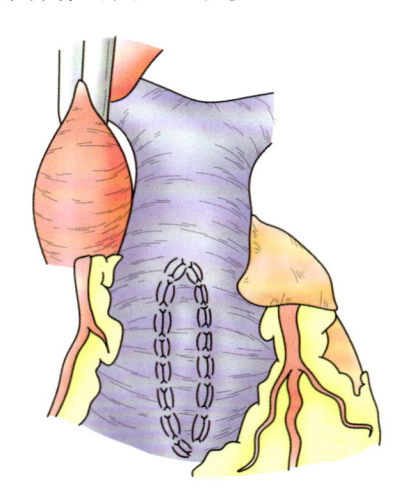

图17-2　原发漏斗部狭窄手术方式（引自汪曾炜《心脏外科学》）

（胡志伟　胡行健）

参考文献

罗芳, 徐伟泽, 夏呈森, 等, 2011. 6月龄以下小婴儿危重型肺动脉瓣狭窄经皮球囊肺动脉瓣扩张成形术治疗的随访报告. 中华儿科杂志, 49(1): 17-20.
汪曾炜, 刘维永, 张宝仁, 2002. 心脏外科学. 北京: 人民军医出版社, 759-772.
Kouchoukos NT, Blackstone EH, Doty DB, et al, 2003. Kirklin/Barratt-Boyes Cardiac Surgery. 3rd editon. New York: Churchill Livingston Press, 1075-1094.
Latson LA, 2001. Critical pulmonary stenosis. J Interv Cardiol, 14(3): 345-350.

第十八章　室间隔完整的肺动脉闭锁

　　室间隔完整的肺动脉闭锁（pulmonary atresia with intact ventricular septum，PA/IVS）属于右心室流出道梗阻性畸形中较为少见但严重的一种发绀型先天性心脏病，发生率为4.5/10万新生儿，在先天性心脏畸形病例中所占比例约为1%。本病因右心室流出道闭锁，肺循环血液主要由动脉导管供应，极少量来自胸主动脉的主肺动脉侧支，体循环静脉回血则依赖心房水平交通。因而此类患儿肺血少，肺血管（肺动脉总干及分支）多细小，肺组织发育不全，心脏扩大明显。患儿在新生儿期即出现严重发绀、低氧血症、酸中毒等症状，如果动脉导管闭合，患儿发绀及缺氧将进一步加重甚至死亡。如未治疗，50%的PA/IVS患儿在1个月内死亡，6个月死亡率为85%。

　　PA/IVS的胚胎学病因目前尚不明确，一般被认为发生于心脏分隔后的胚胎发育相对晚期，有一定的遗传因素参与其中，其他相关因素包括妊娠期炎症感染、异常血流动力学等。理论上，发生于胚胎心脏分隔后早期的肺动脉闭锁会造成肺动脉瓣瓣环、右心室、三尖瓣及冠状动脉的发育异常，因而往往伴有肺动脉瓣发育不全、右心室发育不全和广泛的右心室-冠状动脉交通；而发生于妊娠晚期的肺动脉闭锁则较少影响周边结构的发育，可能具有发育良好的右心室、肺动脉窦部及分界清晰的融合肺动脉瓣结构，也少见异常的右心室-冠状动脉交通。具体而言，PA/IVS的重要伴发畸形包括：①右心室（RV）不同程度发育不良（90%），右心室肥大。右心室流出道可能为漏斗部闭锁（10%～20%），也可能仅为肺动脉瓣闭锁，呈幕顶样改变（80%～90%）。②三尖瓣（TV）发育异常（偏小或结构发育不良），并存在重度三尖瓣反流，甚至有病例呈Ebstein畸形（5%～10%），部分病例三尖瓣位置无瓣组织。③冠状动脉（CA）发育异常（如冠状动脉梗阻、节段性扩张等）多见于右心室重度发育不良患儿。约1/3病例存在右心室-冠状动脉交通（CA-RV交通，或称右心室窦状间隙），尤其多见于极小型右心室病例。这类患儿缺乏正常的主动脉-冠状动脉连接，右心室依赖性冠状动脉循环（right ventricular dependent coronary circulation，RVDCC），一旦高压的右心室被解压后，舒张期的主动脉血流可能不足以推动冠状动脉的血流，可引起心肌缺血、心肌梗死。

　　PA/IVS的体征主要以动脉导管未闭产生的胸骨左缘第2肋间连续性杂音为主，或可闻及心房水平分流产生的胸骨左缘第2～4肋间Ⅰ～Ⅱ级收缩中期杂音，不伴震颤。三尖瓣关闭不全者可在胸骨左缘第3～4肋间或剑突下闻及吹风样收缩期杂音，向右胸或右腋下传导。

　　PA/IVS的辅助检查包括：①胸部X线，肺血少，肺动脉段凹陷或平直，主动脉结增宽，心影增大（尤其见于伴三尖瓣关闭不全或心力衰竭的患儿）；②心电图，电轴正常或右偏，高大 P 波（右心房扩张），可见心室高电压表现；③超声心动图为主要诊断依据，可了解右心室大小、类型、闭锁部位、三尖瓣及瓣环大小、功能，房间隔缺损大小，动脉导管情况等，部分了解肺动脉发育情况；④ MRI/CT，可显示肺动脉闭锁局部及其周边右心室流出道、肺动脉、肺部支气管等结构形态；⑤心导管/心室、冠状动脉造影，可了解冠状动脉发育情况，有助于手术方案选择。

一、手术适应证

由于本病自然病程死亡率极高，PA/IVS 诊断本身即为手术或介入干预的适应证，在明确诊断及伴发畸形的前提下，应尽早进行治疗。术式选择依据右心室发育等情况决定，在临床上，由于三尖瓣与右心室发育程度高度一致，多选用三尖瓣 Z 值作为确定术式的依据。

1. 姑息手术　通过重建右心室流出道至肺动脉的血流通道，降低右心室高压，促进右心室发育，减轻三尖瓣反流，防止心内膜/心肌发生纤维化增生。通过建立分流通道增加肺循环血流量，改善患儿缺氧发绀症状，促进肺血管及组织发育，为二期矫治做准备。具体术式包括体-肺动脉分流术、肺动脉瓣切开术等。手术适应证如下。

（1）如心房水平为限制性分流，可在心导管检查同期行球囊导管房间隔造瘘术。

（2）如存在右心室发育不良和严重发绀，动脉导管不粗，应尽快行体-肺动脉分流术。对于三尖瓣、右心室严重发育不全，右心室流出道完全闭锁，合并严重冠状动脉畸形的患儿，体-肺动脉分流术是唯一选择。

（3）如三尖瓣和右心室发育接近正常，右心室流出道漏斗部无狭窄，肺动脉瓣为膜性闭锁，瓣环瓣叶发育正常，可行肺动脉瓣切开术。

（4）如合并右心室流出道或肺动脉瓣瓣环狭窄，则宜行右心室流出道跨瓣补片加宽，同期加行体-肺动脉分流术。

2. 矫治手术　通过切断体-肺循环间分流，恢复体静脉血经右心室进入肺动脉的正常血流顺序。具体术式为体-肺动脉分流关闭＋重建右心室-肺动脉通道（心包、人工补片或同种/异种带瓣管道）。手术适应证如下。

（1）基本适应证为患儿右心室发育满意，3～5 岁为较理想手术时机。

（2）三尖瓣瓣环直径＞70% 正常值，或 Z 值≥ -1.5，右心室三部分发育尚理想，患儿可以耐受和维持肺循环，可行双心室矫治术，包括右心室流出道疏通、右心室-肺动脉通道重建，以及闭合心房水平及体-肺动脉分流。

（3）三尖瓣瓣环直径为正常值的 55%～70%，或 Z 值为 -3～-1.5，应采用跨瓣补片加宽右心室流出道，保留卵圆孔开放，同时行体-肺动脉分流术；如为一期手术后拟行二期手术患者，则考虑行 Fontan 类手术。

（4）患儿三尖瓣瓣环直径＜55% 正常值，或 Z 值＜-3，或合并无法处理的冠状动脉畸形，或一期姑息手术后右心室仍不发育，则只能选择 Fontan 类手术。

（5）RVDCC 患儿，不宜行右心室流出道成形或肺动脉瓣切开术，以免右心室压力降低后造成右心室心肌缺血坏死。如肺动脉发育理想，可行全腔肺静脉肺动脉吻合术，保持心房水平分流开放，增加右心室氧合血液供应，如肺动脉发育不佳，则行体－肺动脉分流术。

3. 心脏移植　严重的 RVDCC、左心功能不全、心肌缺血、心律失常患儿，应考虑心脏移植。

二、手术禁忌证

本病无绝对手术禁忌证。

三、术前准备

PA/IVS 患儿一经确诊，应立即开始进行对症处理，其原则为维持动脉导管开放，缓解低氧血症，维持组织有效灌注，纠正酸中毒，积极迅速完善术前检查及相关准备。术前准备要点如下。

1. 立即建立静脉通路。
2. 静脉滴注 PGE_1 0.05～0.1μg/（kg·min）维持动脉导管开放，以增加肺血流量，提高动脉血氧饱和度。
3. 对于有呼吸急促、严重低氧血症患儿，需紧急行气管内插管，机械通气辅助呼吸。
4. 纠正代谢性酸中毒。
5. 行紧急床旁超声和心导管术、心血管造影检查，以综合评估决定治疗方案。

四、手术要点、难点及对策

1. 肺动脉瓣直视切开术　非体外循环术式。应用经胸左前外侧切口或正中切口开胸，其中前者更适宜于同期行锁骨下动脉－肺动脉（Blalock-Taussig）分流术病例。切开心包，钳夹主肺动脉远端，防止动脉导管来源血流进入手术野。主肺动脉纵行切开，应用 Prolene 线连续缝合切口但不收紧，在肺动脉瓣中心处应用尖刀挑开一小口，再沿融合切迹切开瓣口，收紧预置 Prolene 线控制出血。如肺动脉瓣严重发育不良，切开后仍有明显梗阻，应切除肺动脉瓣。

2. 体－肺动脉分流术　非体外循环术式，常应用的术式包括改良 Blalock-Taussig 分流术和主动脉－肺动脉分流术。

改良 Blalock-Taussig 分流术于左侧开胸，分离出左锁骨下动脉和主肺动脉，用 5mm 管径 GoreTex 人工血管分别与左锁骨下动脉和主肺动脉行端－侧吻合。若同期行肺动脉瓣切开术，则可将肺动脉切口处作为人工血管吻合口。

主－肺动脉分流术经正中或右前外侧切口入胸。分离主动脉、肺动脉，可行主动脉－肺动脉吻合、主动脉－右肺动脉吻合，也可用 5mm 管径 GoreTex 人工血管进行主动脉－肺动脉吻合连接。

3. 右心室流出道梗阻疏通术　本术式在体外循环下完成。对于肺动脉及其瓣环和右心室腔发育尚可，仅肺动脉瓣闭锁和右心室流出道狭窄的情况下，可采用右心室横切口，切开肺动脉瓣交界或切除肺动脉瓣，削剪肥厚的右心室流出道肌肉束。对右心室中部或流入道梗阻的肥厚肌肉进行切除时应从梗阻肌肉前方向左开始，逐渐看清右心室腔、三尖瓣结构，然后再逐渐剪除肥厚肌肉束，以避免损伤重要结构，如切除隔束时要避免切穿室间隔，同时注意保护中间乳头肌，切除壁束时要避免伤及主动脉瓣或剪穿室壁损伤冠状血管。最后缝合右心室切口。

右心室流出道严重狭窄患者应采用右心室纵切口，切除肥厚肌束后用人工补片或自体心包片加宽右心室流出道，如肺动脉瓣瓣环也有严重狭窄，切口可跨过瓣环，并用补片加宽瓣环及肺动脉。对于肺动脉有难以处理的发育异常，可能导致术后肺动脉高压或右心室流出道残余梗阻，合并右心室发育不全（功能不全或室腔狭小）或三尖瓣严重关闭不全者，可采用同种/异种带瓣管道移植。术中游离肺动脉及左右肺动脉分支，结扎切断动脉导管，在分叉前切断主肺动脉，若肺动脉较细，则可将切口延长至左/右肺动脉。修剪带瓣管道至合适长度，后壁应尽可能短，以防止管道成角狭窄。带瓣管道远端与肺动脉行端-端吻合，近端则与右心室切口吻合。可利用带瓣管道的二尖瓣前叶作为补片加宽右心室流出道（图18-1）。

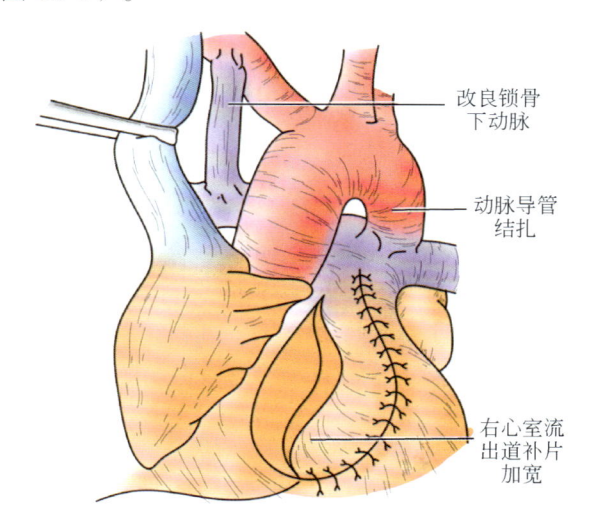

图18-1 室间隔完整的肺动脉闭锁行右心室流出道补片加宽及改良Blalock-Taussig分流术（图片引自汪曾炜《心脏外科学》）

4. 改良Fontan术和全腔肺动脉连接术　请参见第二十六章。
5. 心脏移植术。
6. 术中注意事项
（1）术中应仔细探查有无合并畸形，并视具体情况调整术式。
（2）术中注意避免过多失血，避免低血压。
（3）如行肺动脉瓣切开术，注意瓣口要充分确实切开。对于肺动脉瓣严重发育不良，切开后仍有梗阻者可剪除肺动脉瓣。

（4）用人工血管做体-肺动脉分流术时注意调整人工血管方向，避免出现吻合口狭窄。

（5）右心室流出道梗阻疏通术中应避免剪穿室间隔，损伤主动脉瓣、冠状动脉和乳头肌。

五、术后监测与处理

术后严密监视患儿生命体征，尤其是动脉压、右心房压、血气分析等指标。监测患儿右心功能指标，给予有效机械辅助呼吸保证供氧，降低心脏负荷，减少机体缺氧程度。常规应用十二导联心电图监控患儿有无心肌缺血、心肌梗死表现。对体-肺动脉分流依赖患者，需平衡体循环、肺循环血流。

六、术后常见并发症的预防与处理

术后主要并发症为低心排血量综合征（LCOS），其发生原因包括以下方面。

（1）体肺分流口过大。

（2）右心室流出道梗阻解除后仍存在重度三尖瓣反流。

（3）右心室腔过小。

（4）RVDCC 患者术后冠状动脉缺血，患者心电图显示室性心律失常，ST-T 波变化，提示心室壁运动障碍。如发生大面积心肌缺血、心肌梗死则预后凶险。

（5）"循环分流"（circular shunt）是在体-肺动脉分流＋跨肺动脉瓣瓣环右心室流出道重建病例中，可能存在的无效循环分流，即因跨瓣补片引起肺动脉瓣反流，在舒张期体循环静脉回流血流经由 Blalock-Taussig 分流返至右心室流出道再反流到右心室。如患者同时存在三尖瓣关闭不全，收缩期血流将进一步反流至右心房，从而引起左心室和主动脉血流返回右心房，而未进入有效循环，因而减少有效循环量。"循环分流"量大时可造成患儿术后少尿、代谢性酸中毒、低血压等低心排血量综合征症状。

对于第（1）种原因造成的低心排血量综合征，可考虑介入导管封堵分流口。

若为第（2）～（4）种原因所致低心排血量综合征，应结扎肺动脉，再造肺动脉闭锁以存活机会。

对于（5）出现循环分流的患儿，保守方法可通过增加肺血管阻力、降低体循环阻力的方法调整体肺循环血量，但实际效果有限，必要时应再次手术。

七、临床效果评价

PA/IVS 手术后 1 年总体生存率为 41.4%～82%。多因素分析发现小三尖瓣直径和存在明显的异常右心室-冠状动脉分流是影响患儿术后生存的主要因素。有文献统计三尖瓣直径 Z 值分别为 0、-1、-2、-3、-4、-5 的患儿术后 6 个月存活率：单纯右心室流出道加宽术组分别为 93%～96%、93%～98%、77%～84%、45%～62%、4%～18% 和

0；右心室流出道补片加宽/主动脉-肺动脉分流术组分别为 93%～96%、90%～93%、86%～90%、80%～85%、72%～77% 和 62%～66%。单纯行体-肺动脉分流后不同 Z 值患儿 6 个月存活率均为 87%～92%，但该术式不能促进右心室腔发育。单纯行肺动脉瓣切开的患儿中，55% 需要再次行右心室流出道补片加宽，而在第一次手术中未行体-肺动脉分流的患儿有半数以上在术后 1 个月以内需要二次行体-肺动脉分流手术。

患儿一期手术后右心室及三尖瓣发育改善情况直接关系二期手术方式、时机和预后，其具体评价指标如下。

（1）右心发育不良程度为轻度、中度（轻度为右心室大小超过正常的 2/3，中度为正常的 1/3～2/3，重度为小于正常 1/3，或三尖瓣 Z 值：轻度右心室发育不良，Z 值 -2～0；中度右心室发育不良，Z 值 -4～-2；重度右心室发育不良，Z 值 < -4）。

（2）右心室腔发育指数（RVI）> 11。

（3）三尖瓣周径（TVC%）或三尖瓣直径（TVD%）已达正常水平 95% 以上。

（4）心房水平右向左分流量明显减少。

（5）三尖瓣反流程度由重转轻。

（胡志伟　胡行健）

参 考 文 献

汪曾炜, 刘维永, 张宝仁, 2002. 心脏外科学. 北京: 人民军医出版社, 752-759.

Kouchoukos NT, Blackstone EH, Doty DB, et al, 2003. Kirklin/Barratt-Boyes Cardiac Surgery, 3rd editon. New York: Churchill Livingston Press, 1095-1112.

Romeih S, Groenink M, van der Plas MN, et al, 2012. Effect of age on exercise capacity and cardiac reserve in patients with pulmonary atresia with intact ventricular septum after biventricular repair. Eur J Cardiothorac Surg, 42(1): 50-55.

Schneider AW, Blom NA, Bruggemans EF, et al, 2014. More than 25 years of experience in managing pulmonary atresia with intact ventricular septum. Ann Thorac Surg, 98(5): 1680-1686.

Yoshimura N, Yamaguchi M, 2009. Surgical strategy for pulmonary atresia with intact ventricular septum: initial management and definitive surgery. Gen Thorac Cardiovasc Surg, 57(7): 338-346.

第十九章　法洛四联症

　　法洛四联症（tetralogy of Fallot，TOF）是最常见的先天性心脏病之一，位居发绀型先天性心脏病首位（约50%），占所有先天性心脏病的10%。其发生率为（3～6）例/10 000例活产新生儿。法洛四联症包含4种同族的心血管畸形，发病原因与胚胎期圆锥动脉干部分发育异常有关。其共同病理基础如下：①对位异常的室间隔缺损，通常为大而非限制型室间隔缺损，或称连接不良型室间隔缺损（malalignment VSD），其多见，少部分为肺动脉瓣下型室间隔缺损（subpulmonary VSD）；②漏斗部狭窄在内的右心室流出道梗阻，包括漏斗部、肺动脉瓣、肺动脉干及其分支，其程度决定患者血流动力学情况；③主动脉增宽，骑跨于室间隔之上；④继发右心室肥大。

　　常见的伴发畸形：①有2.5%～9.0%的患者存在冠状动脉异常，以前降支起源于右冠状动脉为多见，左前降支横过右心室流出道，会对手术方式产生影响；②房间隔缺损（10%）、动脉导管未闭（5%）、左位上腔静脉（5%）；③少量患者可出现肺动脉瓣缺如、肺动脉闭锁、完全性房室间隔缺损、完全性肺静脉异位引流等；④存在体肺侧支循环。

　　依据伴发畸形的不同，法洛四联症可分为单纯性和复杂性两类，前者为法洛四联症伴有肺动脉狭窄，后者则包括法洛四联症伴有肺动脉闭锁、法洛四联症伴有肺动脉瓣缺如和法洛四联症合并完全型房室间隔缺损。单纯性法洛四联症占病例总数的85%～90%，复杂性法洛四联症占10%～15%。

第一节　法洛四联症根治术

一、适应证

　　对无症状或症状轻的患者，可择期于患儿1～2岁时进行手术。对于症状明显的患儿，应尽早手术一期矫治。由于新生儿、小婴儿心脏手术经验技术及围术期管理水平的不断进步，目前低年龄及低体重患儿的手术安全性已明显提高，而早期手术对于法洛四联症患儿有一系列优势：①早期手术可保存正常数量的肺泡，促进肺动脉特别是周围肺动脉的发育和生长。②早期手术可缩短心脏处于缺氧状态的时间，有助于保护心功能。③早期手术可减少慢性低氧血症、红细胞增多症对中枢神经系统发育的影响。④早期手术可保护右心室功能，避免发生右心室心肌纤维化、心脏肥大症和慢性右心衰竭；有证据证明心肌纤维化与室性心律失常和心源性猝死相关，早期手术可降低此类心律失常的发生概率。⑤早期手术可避免患儿重度发绀发作及其后果。

法洛四联症一期矫治手术需要 2 个必备条件：一为左心室发育较好；二为肺动脉的发育较好。前者可应用超声心动图经心尖二腔和四腔切面计算测得的左心室舒张末期容量，并求得其指数来代表。左心室舒张末期容量指数的正常值在男性为 $58ml/m^2$，女性为 $50ml/m^2$，平均为 $55ml/m^2$。

绝大多数法洛四联症患者，由于肺部和左心房血流减少，往往左心室发育偏小。根据临床经验和多数学者意见，左心室舒张末期容量指数 $\geqslant 30ml/m^2$（约为正常值的 60%），方能应用法洛四联症的矫治手术，并能获得满意的血流动力学。如左心室舒张末期容量指数 $< 30ml/m^2$，则不应进行一期矫治手术，否则术后产生严重低心排血量综合征甚至不能脱离体外循环转流直至死亡。

McGoon 比值和肺动脉指数（Nakata 指数）是评价肺动脉发育情况的 2 个客观指标。McGoon 比值是指在心血管造影后前位影像中心包外侧左右肺动脉发出肺叶动脉分支前部位的直径之和除以膈肌水平面降主动脉直径。正常人 McGoon 比值 > 2.0。McGoon 比值 > 1.2 的单纯性法洛四联症患者接受一期矫治手术后血流动力学满意，右心室与左心室收缩压比值 $\leqslant 0.5$。McGoon 比值 $\leqslant 1.0$ 的患者术后预计右心室与左心室收缩压比值 $\geqslant 0.7$，往往出现严重低心排血量综合征甚至致命。

肺动脉指数（pulmonary arterial index，PAI），又称 Nakata 指数（Nakata index），为心包外左右肺动脉发出肺叶动脉分支前部位的横切面积之和除以体表面积，多在 CTA/MRA 检查中计算测得。正常人肺动脉指数 $\geqslant 330mm^2/m^2$。肺动脉指数 $\geqslant 150mm^2/m^2$ 的单纯性法洛四联症患者适合接受一期矫治手术，术后血流动力学满意。肺动脉指数 $< 150mm^2/m^2$ 的患者术后低心排血量综合征的发生率较高。肺动脉指数 $< 120mm^2/m^2$ 提示患者存在严重肺动脉发育不良，不适合一期矫治手术。

对于单纯性法洛四联症伴有一侧肺动脉缺如的病例，上述指标仍适用。只要左心室发育够大，左心室舒张末期容量指数 $\geqslant 30ml/m^2$，且肺动脉发育较好，McGoon 比值 $\geqslant 1.2$ 或肺动脉指数 $\geqslant 150mm^2/m^2$，也可进行一期矫治手术，术后血流动力学和效果满意。

二、禁忌证

不符合上述指标是一期矫治手术的禁忌证，应考虑施行姑息手术。对于伴有左心室发育不全者，应选用改良锁骨下动脉-肺动脉分流术或中心分流术；对于肺动脉发育不良者，则应用右心室流出道补片。术后随诊了解左心室、肺动脉发育情况。

三、术前准备

完善术前检查，确认患儿是否符合法洛四联症矫治手术适应证，同时注意患者是否存在合并畸形，如主动脉缩窄、肺静脉异位连接等，进一步确定诊断和选择手术方案。

1. 术前药物治疗：新生儿应用 PGE₁ 延长动脉导管开放时间。有心力衰竭者则应用洋地黄、利尿剂和间断吸氧治疗。对严重发绀伴有心力衰竭的成年患者，建议利用药物治疗有效控制心力衰竭2～3个月及以上再行手术。

2. 有咯血症状的患者可应用脑垂体后叶素和适当镇静以有效止血。

3. 血细胞增多症患者往往有凝血机制障碍。术前应注意检查其凝血功能指标，必要时应经静脉放血和补充新鲜冰冻血浆或血浆代用品，直至凝血机制恢复正常，可以防止术中出血过多和术后渗血。有贫血者则应补铁。

4. 心内膜炎是术后严重并发症。择期手术患者术前应请口腔科会诊，清洁牙齿甚至乳牙，以及治疗龋齿等。

5. 如遇心搏骤停，应积极进行心脏复苏，待血流动力学平稳后施行急症心内修复。

6. 缺氧发作处理：重症法洛四联症患者或有缺氧发作史患者术前应持续监护，口服普萘洛尔，防止重度发绀发作，注意避免诱发缺氧发作的因素（缺氧、哭吵、脱水、心导管术操作、各种应激反应后右心室流出道肌肉痉挛收缩致肺血流突然减少，或血压/外周血管阻力突然下降等）。处理方法：①供氧；②镇静，皮下或静脉内给吗啡［0.1mg/（kg·次）］；③补充容量，提高有效循环血容量；④增加外周血管阻力，提高动脉血压，如静脉泵入去氧肾上腺素（phenylephrine）至少12h［5～20μg/（kg·次）］，部分轻症患者还可采用膝胸体位；⑤纠正酸中毒，静脉缓慢滴注5%碳酸氢钠［2ml/（kg·次）］；⑥经上述处理不能缓解或缺氧反复频繁发作者应考虑急症手术治疗；⑦极危重症患者可考虑行体外膜式氧合。

四、手术要点、难点及对策

法洛四联症矫治术多采用中低温（25～26℃）全身体外循环。对于体重＜4kg的新生儿，可视情况应用深低温（16～18℃）低流量循环甚至停循环。心肌保护应用4℃冷血心脏停搏液冠状动脉灌注和心脏局部冰屑降温。

手术入路：常规经胸部正中切口，纵行锯开胸骨，严密止血。偏向右侧切开心包，保留较多心包组织以便做右心流出道补片或单瓣使用。靠近头臂干插入升主动脉动脉灌注管，经右心房置上腔静脉、下腔静脉插管，经右上肺静脉置左心引流管。探查有无伴发左上腔静脉和冠状动脉畸形，确定左心室和肺动脉发育情况。心外探查完毕开始体外循环灌注，诱颤，阻断，进行心内操作。

心脏表面切口随手术方案不同而各异。在单纯心内修复时，采用右心室横切口或平行房室间沟的右心房切口。对于跨瓣右心室流出道补片加宽术的病例，采用肺动脉近端纵切口向下延长直至右心室上中1/3交界处，以保护右心室功能。切口通过瓣环时应充分显露肺动脉瓣，在瓣叶交界/交界融合处切开。如须做肺动脉瓣成形操作，则在尽量保持瓣叶完整的情况下切开瓣叶交界融合或靠近交界的瓣叶，并沿瓣环切开瓣叶至肺动脉切口，将切开的瓣缘与邻近肺动脉切口做间断缝合，如此可减轻术后肺动脉瓣关闭不全的程度。有肺动脉干、一侧或两侧肺动脉开口狭窄者，可将肺动脉切口向上延伸至两侧肺动脉汇合处或切开一侧肺动脉开口。肺动脉下右心室流出道补片加宽或右心室-肺动脉心外管道连接的病例须采用右心室纵切口。遇到肺动脉下室间隔缺损或单纯漏斗部狭窄的病例，先做右心室横切口而术毕发现右心室流出道梗阻解除不满意时（右心室与左心室收缩压比值＞0.75），可在原横切口中点垂直向肺动脉方向纵行切开漏斗部，形成倒"T"形切口，再行跨瓣环右心室流出道补片加宽。

1. 单纯心内修复（simple intracardiac repair） 常规采用右心室横切口或斜切口。在肥厚的隔、壁两束上各缝一针牵引线，分别对其成块切除，并切除大部分室上嵴，使剩余室上嵴组织充分下移。切除隔束时，应在肥厚隔束与室间隔之间的间隙中进行，避免切穿室间隔。往往需要切除大块的肥厚壁束，才能充分显露膜周部室间隔缺损，注意勿伤及主动脉窦壁、主动脉瓣及其瓣环。另外需要切除漏斗部前壁的肥厚部分和流出道内增厚的心内膜和（或）肺动脉瓣下纤维环，切除或切断影响心室舒张的右心室内异常肉柱，达到充分解除右心室流出道梗阻的目的。遇到合并双腔右心室时，需充分切除异常肌束，注意勿损伤圆锥乳头肌和前乳头肌。如合并肺动脉瓣狭窄，则将心室切口上缘向上牵引显露肺动脉瓣，在瓣叶交界融合处切开直至瓣环，并加以扩张，以充分解除瓣膜狭窄。在充分牵引暴露下进行膜周部室间隔缺损修补。一般修剪补片成略小于缺损大小，过大补片容易扭曲，也可能向右心膨出阻塞右心室流出道。危险区内使用带垫片褥式缝合，缝线应保持在三尖瓣隔瓣根部和室间隔的右心室面，不穿透室间隔、三尖瓣瓣环和中心纤维体，以免损伤心脏传导束。主动脉瓣瓣环邻近肌肉处仅做褥式缝合。心内修复后，对齐右心室横切口上下缘行双层连续缝合，可使用带垫片褥式缝合以求牢固，但注意不要缝合过多组织而产生右心室流出道梗阻（图19-1）。

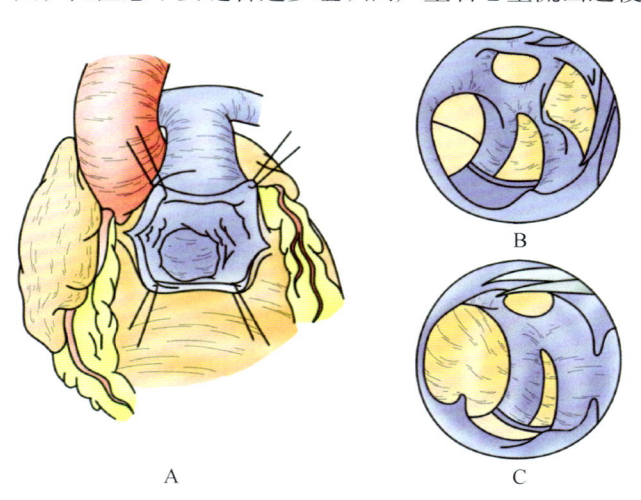

图 19-1 法洛四联症单纯心内修复术（图片引自汪曾炜《心脏外科学》）
A. 切口部位；B. 切除隔束；C. 切除壁束

对新生儿和婴幼儿单纯心内修复病例，常规采用右心房径路施行手术操作，可以保护右心室功能，防止术后心律失常，特别是术后晚期室性心律失常的发生。右心房切口位于房室间沟，经三尖瓣口暴露膜周部室间隔缺损、肥厚的隔束和壁束，切除肥厚的隔、壁两束和室上嵴，再采用连续缝合或间断带垫片的褥式缝合进行室间隔缺损补片修复。如有肺动脉瓣狭窄，可经右心房切口或肺动脉切口做肺动脉瓣切开。

2. 右心室流出道补片加宽术（right ventricular outflow tract patch） 以未经戊二醛固定的自体心包或人工血管片作为右心室流出道补片均可获得满意效果。心包片对肺动脉分支狭窄加宽优于人工血管，但制作带单瓣补片较困难。人工血管较易缝制单瓣，但有渗血危险。根据肺动脉狭窄的部位、程度及室间隔缺损类型选用不同的右心室流出道加宽的方法。体表面积 < 1m^2，右心室流出道能顺利通过直径1.4cm探条，> 1m^2 能通过直径1.7cm探条，则可行肺动脉下右心室流出道补片加宽术，否则应行跨瓣环右心室流出道补片加宽术。

（1）肺动脉下右心室流出道补片加宽：多用于高位漏斗部狭窄或漏斗部管状狭窄病例。经右心室纵切口切除漏斗部肥厚组织和修复膜周部室间隔缺损后，应用4-0或5-0聚丙烯线连续缝合置入纺锤形人工血管片或心包片以加宽右心室流出道（图19-2）。

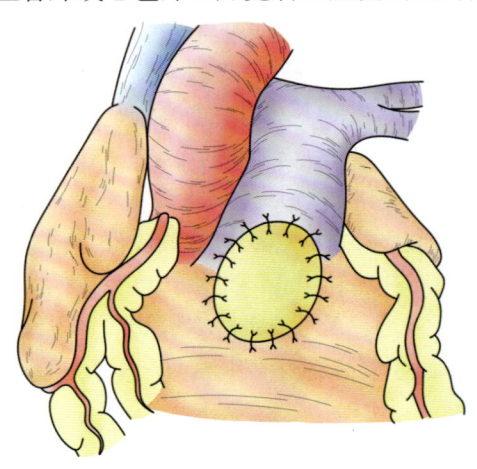

图 19-2 肺动脉下右心室流出道补片加宽术

（2）跨瓣环右心室流出道补片加宽术：适用于法洛四联症伴肺动脉下室间隔缺损和多处肺动脉狭窄等的病例。前者肺动脉瓣多为三瓣叶，可做右心室漏斗部小的纵切口，向上延伸切开肺动脉瓣交界直至肺动脉干中部，有时需做肺动脉瓣成形术，切除漏斗部肥厚肌肉。应用半圆形涤纶补片，补片略小于缺损，补片直缘对向瓣环。如缺损为室上嵴发育不良型，在肺动脉瓣兜内缝经瓣环做3～4个褥式或带垫片的褥式缝合和缝穿补片直缘并推下结扎，其他边缘做双层连续缝合，注意勿伤及主动脉瓣。如缺损为室上嵴缺如型，缺损与肺动脉瓣瓣环之间为纤维肌肉束，在此处可与补片直缘进行间断褥式缝合，其后下缘和其他边缘缝合方法与膜周部室间隔缺损相同。在室间隔缺损修复后，裁剪人工血管片或心包片的两端成半圆形，先将补片缝在肺动脉切口的右缘、后左缘，探查肺动脉瓣瓣环通畅后再缝至右心室切口。一般采用4-0或5-0聚丙烯线连续缝合。法洛四联症伴多处肺动脉狭窄的病例，多有肺动脉瓣瓣环和肺动脉干狭窄，应将肺动脉干切口延伸至远端两侧肺动脉汇合处，探查和扩张两侧肺动脉口，应用人工血管片或心包片做跨瓣环右心室流出道补片。仅有肺动脉干局部狭窄者，应在局部切开并用心包片加宽。在肺动脉干全长狭窄的病例，可延长肺动脉切口至左肺动脉，再行心包片加宽（图19-3）。

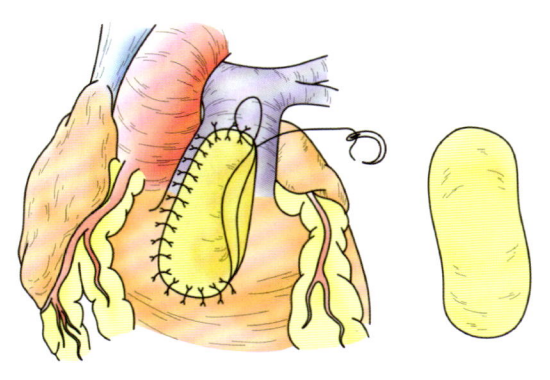

图 19-3　跨瓣环右心室流出道补片加宽术

肺动脉瓣发育不良、瓣膜僵硬或钙化者需做瓣膜部分或全部切除，应用跨瓣环带单瓣右心室流出道补片加宽，注意单瓣上缘应高于患者自身肺动脉瓣 2～3mm，可获得较理想的对合效果。

左侧肺动脉开口狭窄时，应延伸肺动脉切口通过狭窄开口至左肺动脉，用长方形心包片扩大左肺动脉起始部，然后做跨瓣环的右心室流出道补片。右肺动脉开口狭窄时，先将升主动脉向右前方牵引，完全显露右肺动脉起始部，按手术设计切断右肺动脉起始部并用心包片扩大，再与肺动脉干吻合。两侧肺动脉开口狭窄时，则综合应用上述两种手术方法。

3. 右心室到肺动脉的心外管道（right ventricle to pulmonary artery conduit）　对于存在影响右心室切口的冠状动脉畸形患者（单支冠状动脉或由右冠状动脉分出的粗大分支横过右心室漏斗部表面或埋入其浅层心肌内至冠状动脉左前降支），需做右心室到肺动脉心外管道。术中剪断肺动脉干，缝闭其近端，应用适当长度同种带瓣主动脉，将其远端与肺动脉干远端做端-端吻合，近心端加自身心包或人工血管与右心室切口吻合（图 19-4）。

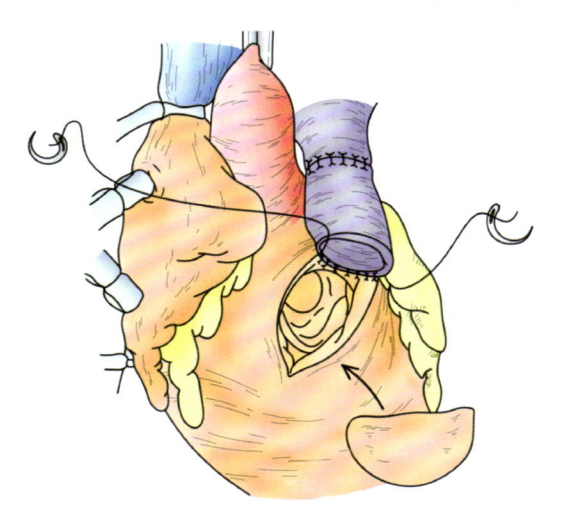

图 19-4　右心室到肺动脉的同种带瓣心外管道

五、术后常见并发症的预防与处理

1. 低心排血量综合征　是较为常见的术后并发症，也是造成患者术后早期死亡的主要原因，尤其多见于法洛四联症伴肺动脉/左心发育不良者。术毕测定收缩期右心室与左心室压力比＞0.75、心肌保护不佳、心内修复不彻底、心脏压塞都是提示术后发生低心排血量综合征的危险因素。对于此类患者，应增加呼吸机辅助时间，适度补充血容量并提高胶体渗透压，行强心利尿支持治疗，必要时可给予循环辅助设备如主动脉球囊反搏装置支持。对于持续处理未见好转的患者，应积极寻找并处理原发因素（心脏压塞应开胸止血、严重残余梗阻/分流应再次手术等）。

2. 灌注肺　法洛四联症患者有丰富体－肺侧支，或合并动脉导管未闭，在体外循环期间大量血液灌注肺内，损伤肺内毛细血管床，在停机后可能出现肺水肿。一侧肺动脉严重狭窄甚至缺如患者发生肺水肿概率更高。术后应给予有效的机械通气辅助呼吸，适当使用呼气末正压通气，控制出入量平衡，辅以强心利尿支持治疗，持续监测血气分析结果，及时发现患者肺水肿症状如血红色泡沫痰等。

3. 室间隔残余漏　如分流量小、血流动力学尚稳定，则随访，施行以强心利尿为主的保守治疗。如分流量大、血流动力学不稳定，出现低心排、心率增快、肝大、肺部可闻及湿性啰音、X线片肺血明显增多等症，应再次手术干预。法洛四联症患儿尤其小婴儿对术后残余分流不易耐受，对血流动力学有较大的影响，更应警惕。

4. 右心室流出道残余梗阻　残余梗阻有碍于术后恢复，有增加室性心律失常的危险，影响远期生活质量，右心室－肺动脉压差＞30mmHg者应定期接受超声随访，残余梗阻≥50mmHg或患者出现明显血流动力学变化、右心功能不全、三尖瓣反流等情况，应考虑再次手术。

5. 右心室功能不全　法洛四联症患者术前多有右心室肥大、顺应性下降，部分患者可能已经存在右心功能不全；术中行右心切口、异常肌束切除、右心室补片等操作；术后可能存在肺动脉瓣反流、残余分流或梗阻等情况。这些都可能造成严重右心功能不全。应积极给予强心（地高辛、多巴胺、米力农等）、利尿、维持轻度液体负平衡、降低右心室后负荷等处理。

6. 心律失常　法洛四联症矫治术可能造成一过性或永久性的心脏传导阻滞，应常规留置临时起搏导线。术后早期使用少量激素促进心脏局部水肿消退，相应一至二度传导阻滞可以逐渐恢复正常窦律。部分患者因血容量不足和心脏压塞会出现心动过速，应针对病因进行处理，必要时开胸止血。电解质紊乱尤其是低钾血症可造成室性期前收缩，应注意监测电解质并及时补钾。部分患者术后可见三度房室传导阻滞，40%～50%为一过性，可于术后2～4周恢复窦律。如持续不恢复，应置入永久性心脏起搏器。

法洛四联症术后室性心律失常是引起患者死亡的重要原因之一。如出现室性心律失常，应在药物治疗同时积极寻找诱因：室性期前收缩，尤其是多源性室性期前收缩常提示严重心功能不全；室性心动过速、心室颤动，可能与术后低心排、严重心功能不全、低氧血症、高碳酸血症、酸中毒、电解质紊乱（低钾血症、低镁血症）、洋地黄中毒、高浓度正性肌力药物等因素有关。

六、临床效果评价

经过多年发展，法洛四联症外科治疗效果已经不断提升，手术早期死亡率为1%～5%，在有经验的心脏中心这一比例则多在1%以下。长期随访显示中远期效果满意：1年、5年、20年生存率分别为92%～93%、91%～92%、86%～87%。98%患者的心功能为Ⅰ级和Ⅱ级。有文献随访至36年，总体生存率仍有85%。当然患者手术效果与法洛四联症病理类型、伴发畸形情况、手术方案等密切相关。患者术后死亡危险因素包括左心室发育不良、肺动脉发育不良、残留室间隔缺损、心力衰竭、心律失常等。跨瓣手术操作并不是患者术后死亡的相关因素。

法洛四联症术后再手术率为2%～25%，婴儿和新生儿中再手术率偏高，儿童和成人低。再次手术原因多为残留右心室流出道梗阻、残留室间隔缺损、右心室膨出瘤、肺动脉瓣关闭不全伴有右心衰竭和（或）三尖瓣关闭不全、心外管道阻塞和晚期室性心律失常等。

第二节 姑息性手术

姑息性手术参见第二十九章。

（胡志伟　胡行健）

参 考 文 献

汪曾炜, 刘维永, 张宝仁, 2002. 心脏外科学. 北京: 人民军医出版社, 878-939.

Baumgartner H, Bonhoeffer P, De Groot NM, et al, 2010. ESC Guidelines for the management of grown-up congenital heart disease. Eur Heart J, 31: 2915-2957.

Downing TE, Kim YY, 2015. Tetralogy of Fallot: General Principles of Management. Cardiol Clin, 33(4): 531-541.

Kouchoukos NT, Blackstone EH, Doty DB, et al, 2003. Kirklin/Barratt-Boyes Cardiac Surgery, 3rd ed. New York: Churchill Livingston Press, 946-1074.

Nollert G, Fischlein T, Bouterwek S, et al, 1997. Long-term survival in patients with repair of tetralogy of Fallot: 36-year follow-up of 490 survivors of the first year after surgical repair. J Am Coll Cardiol, 30: 1374-1383.

Warnes CA, Williams RG, Bashore TM, et al, 2008. ACC/AHA 2008 guidelines for the management of adults with congenital heart disease: a report of the American College of Cardiology/American Heart Association Task Force on Practice Guidelines. J Am Coll Cardiol, 52: e1-e121.

第二十章 完全性大动脉转位

完全性大动脉转位（TGA）是一种心室和大动脉连接不一致，而心房与心室连接一致的圆锥动脉干畸形，主动脉完全或大部分起源于右心室，肺动脉大部分或完全起源于左心室（图 20-1，图 20-2），是复杂先天性心脏病中比较常见的一种，在先天性心脏病中占 5%～7%，在发绀型先天性心脏病中居第二位，仅次于法洛四联症。

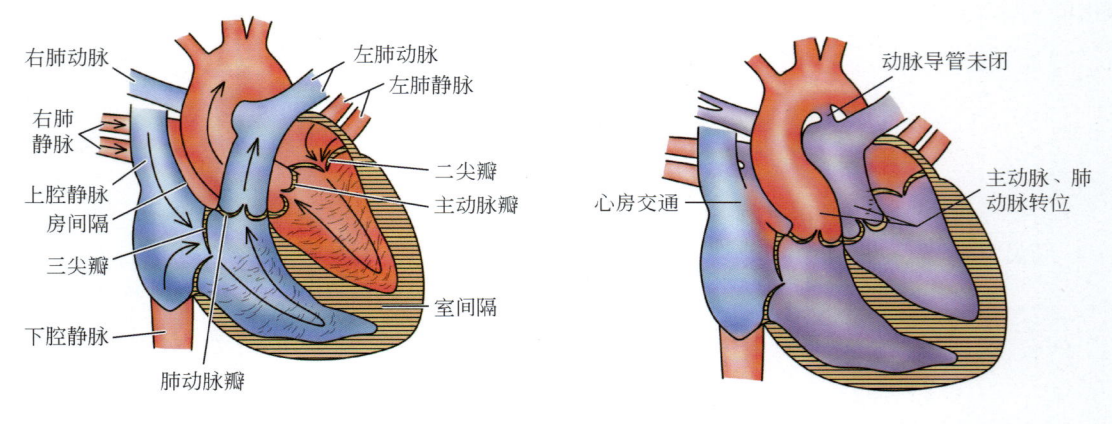

图 20-1 正常心脏　　　　图 20-2 完全性大动脉转位

完全性大动脉转位分为单纯型（isolated TGA）与复杂型（complex TGA）两种，单纯型完全性大动脉转位不合并室间隔缺损，往往合并小动脉导管未闭和卵圆孔未闭，约占半数以上；复杂型完全性大动脉转位合并室间隔缺损、左心室流出道狭窄、主动脉弓缩窄或离断等心脏畸形。

第一节　Switch 手术

一、适应证

Switch 手术是目前完全性大动脉转位室间隔完整或合并室间隔缺损最常用的解剖矫治手术方式，其主要包括两大动脉调转和冠状动脉移栽，使主动脉连接至左心室，肺动脉连接至右心室，从而使心室和动脉连接一致。

1. 完全性大动脉转位室间隔完整的病例　出生后缺氧较重，且随着肺血管阻力的下降，左心室后负荷越来越低，缺乏锻炼，心肌越来越薄，一般于出生后 1 个月时，左心室与右心室收缩压比值 > 0.6，达到左心室收缩压力最低限，因此完全性大动脉转位室间隔完整病例，手术时间不能超过 1 个月，最好在出生后 15d 内行大动脉调转术。Yacoub 在 1977 年提出了二期大动脉调转术的概念，即对于左心室退化的完全性大动脉转位室间隔完整病例，先行肺动脉环缩术锻炼左心室，1 年或更久以后再行大动脉调转术，这一概念在 1989 年被 Jonas 进一步革新，即快速二期大动脉调转术，在肺动脉环缩时加体 - 肺动脉分流术，并在术后 7～10d 立即行大动脉调转术。快速二期大动脉调转术的手术指征仍有争议。

2. 完全性大动脉转位合并大室间隔缺损的病例　左心室承受足够的体循环压力负荷，左心室功能得以保留，但严重肺血管病的发生率远远高于室间隔缺损，死亡病例尸检中发现，6 个月左右者发生率约为 25%（Health-Edward 3 级以上），12 个月则为 50%，而在所有病例中，1 岁以上者几乎全部产生 Health-Edward 3 级以上病变。完全性大动脉转位合并大室间隔缺损的病例最好在出生后 1 个月内进行手术，避免梗阻性肺血管病；反复肺部感染、充血性心力衰竭及生长发育迟缓者，手术时间越早，死亡率及并发症发生率越低。

3. 完全性大动脉转位合并粗大动脉导管未闭的病例　出生后数天内可出现低心排血量综合征，应尽早实施大动脉调转术。

4. 完全性大动脉转位合并主动脉弓梗阻的病例　出生后经机械辅助呼吸和 PGE 治疗及复苏后，应在出生 24～72h 后急诊手术，最好是经胸部正中切口同时行主动脉弓梗阻手术和大动脉调转术。

二、禁忌证

1. 完全性大动脉转位合并室间隔缺损，肺血管阻力 > 10Wood U，不能做大动脉调转术。
2. 左心室发育不全或左心室退化。
3. 左右肺动脉发育较差，不能做解剖矫正手术。
4. 严重充血性心力衰竭。
5. 严重肝肾功能不全。

三、术前准备

1. 对完全性大动脉转位的新生儿，在出生后应严密观察，如房内交通少，产生严重发绀和酸中毒，应组织抢救包括机械辅助呼吸、静脉输入 PGE 和 Rashkind 球囊房间隔撑开术，术后动脉血氧饱和度上升和酸中毒消失，然后施行大动脉调转术。

2. 患者有适合应用大动脉调转术的良好条件时，出生后动脉血氧饱和度尚好，可不用 Rashkind 球囊房间隔撑开术。往往需用 PGE 增加肺血流，使患者处于稳定状态施行大动脉调转术。

3. 完全性大动脉转位室间隔完整的新生儿对 Rashkind 球囊房间隔撑开术反应不良时，往往增加 PGE 的剂量至 0.1μg/(kg·min) 有效，动脉血氧饱和度上升可维持数小时或数天，待肺血管阻力下降及时施行大动脉调转术。有时 PGE 停止输入后，病情迅速恶化而产生严重低氧血症，应急诊施行 Blalock-Hanlon 闭式房间隔切除术。

4. 少数病例在 Rashkind 球囊房间隔撑开术数天或数周后出现低氧血症和高度发绀发作，提示动力性左心室流出道梗阻加重，经超声心动图确定诊断后，尽早施行大动脉调转术。

5. 出生时如有窒息、心血管休克等症状，常规进行颅内超声检查，确定颅内出血的诊断。待颅内出血稳定后，在体外循环下进行大动脉调转术。术前积极治疗坏死性小肠结肠炎、肾衰竭和肝衰竭。

6. 合并主动脉弓梗阻者在等待手术期间，严防产生坏死性小肠结肠炎，所以在术前切勿经口进食。

7. 对合并大室间隔缺损或动脉导管未闭有明显肺部血流增加者，术前应用利尿剂、血管扩张药等及增强心肌收缩力的药物，控制心力衰竭。

8. 对严重缺氧的新生儿还要积极采取内科治疗包括纠正酸中毒、充分给氧、应用洋地黄和利尿剂等治疗心力衰竭及低血糖等。

9. 详细和认真阅读超声心动图、心导管术资料，制订手术方案及预案。

10. 麻醉与体外循环准备：①患儿取仰卧位，全身麻醉、气管内插管维持呼吸；建立动脉、中央及外周静脉通路。②对于新生儿和小的婴儿多采用深低温（15～20℃）低流量灌注或短暂时间停止循环。鼻咽温度在单纯型完全性大动脉转位的新生儿降至 20～22℃，在复杂型完全性大动脉转位，则降至 15～18℃。机器预充血采用保存不超过 24h 的新鲜肝素血，加入碳酸氢钠 100ml/L、肝素 30mg/h、甲泼尼龙 20mg/kg 和血浆代用品，最后血红蛋白 90g/L。体外循环开始流量为 2.4L/(m²·min)，降至 18℃，流量降至 1.0L/(m²·min)；如需手术视野清晰和显露，流量可降至 0.5L/(m²·min)。理想灌注时的平均动脉压取决于患者的体重，体重在 2～3kg 的动脉压为 25～35mmHg，体重在 3～5kg 为 35～45mmHg，体重在 5～10kg 则为 45～55mmHg。平均动脉压过高，应用血管扩张药。对于大的儿童，可在中度低温（25～26℃）体外循环下施行手术。心肌保护多采用冷血（4℃）心脏停搏液间断冠状动脉灌注，每 30min 1 次，每次 10～15ml/kg，并用冰泥心脏局部降温，保持心肌温度在 6～10℃。

四、手术要点、难点与对策

1. 心包采集和分离　常规消毒、铺巾，正中锯胸骨，游离心包用于新肺动脉重建，注意避免膈神经损伤，如果合并室间隔缺损，取一块心包经 0.2% 戊二醛固定后备用。充分解剖游离主动脉、主动脉弓三大分支及左右肺动脉直至肺门，这一分离过程如果不彻底，手术操作后张力过高会导致吻合口出血和新肺动脉瓣上狭窄，解剖动脉导管并套线。

2. 插管建立体外循环　主动脉插管应尽量远离主动脉根部，以方便大动脉调转，经上腔静脉、下腔静脉直接插入腔静脉引流管，经右上肺静脉插入左心房引流管。体外循环开始后，双重结扎动脉导管，切断，缝合断端。鼻咽温度降至 32℃时，阻断主动脉，灌注 4：1

含钾冷血心脏停搏液，并在心包腔放置冰水。一般不置冰泥，以防膈神经损伤。

3. 重建新主动脉及冠状动脉移栽　识别冠状动脉解剖类型和心室血流分布，有助于外科医师将冠状动脉移栽至肺动脉的窦口以重建新主动脉。如何避免移栽后冠状动脉扭曲或狭窄是手术成功的关键及难点。根据 Leiden 法则（图 20-3），最常见的冠状动脉解剖类型为［1LCx，2R］，在主动脉窦嵴上 0.5cm 处横断升主动脉，将每一侧冠状动脉开口连同其周围 2～3mm 主动脉壁呈纽扣状切下。充分游离两侧冠状动脉近端使其获得足够的长度，使其可移栽至相邻的肺动脉根部，防止吻合后张力高和狭窄，极小冠状动脉分支可以剪断。在肺动脉瓣交界联合上 0.5cm 处做切口切断肺动脉，为了确保冠状动脉移至肺动脉的确切位置，笔者倾向在体外循环转流前用缝线标记准备移入的冠状动脉的位置。于该位置切开肺动脉壁，避免损伤肺动脉瓣，采用 7-0 Prolene 线吻合内含冠状动脉开口的纽扣状主动脉壁与肺动脉近端，一般先吻合左冠状动脉，再吻合右冠状动脉，吻合完毕后在吻合口喷洒薄层 Corseal 生物胶止血。

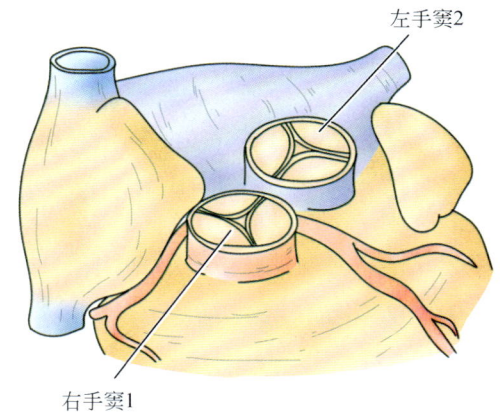

图 20-3　Leiden 法则

当回旋动脉起源于右冠状动脉［1L，2RCx］时，要适当游离右冠状动脉，极小分支可以离断，将右冠状动脉移栽至肺动脉近端稍高位置，防止回旋动脉扭曲。

当左右冠状动脉均起源于窦 2 时，若左右冠状动脉共用一个开口而无壁内冠状动脉段或左右冠状动脉开口较近无法分隔时，可整体切下左右冠状动脉开口，充分游离冠状动脉，于肺动脉适当位置移栽至肺动脉窦；若左右冠状动脉开口间隔较远，可分别切下冠状动脉开口移栽至肺动脉窦合适位置。

壁内冠状动脉应引起重视，冠状动脉移栽难度大，死亡率较高。切下冠状动脉开口前应仔细识别解剖，使用冠状动脉探条探查冠状动脉进入和穿出主动脉壁位置，吻合冠状动脉时应慎重选择肺动脉近端吻合口位置，避免成角，有时需切开并扩大冠状动脉主动脉壁内口。

按 Lecompte 操作将肺动脉远端和左右肺动脉放置在主动脉前面，将远端主动脉与近端肺动脉行端-端吻合，为避免新主动脉狭窄，有时需纵行剪开远端主动脉，并用自体肺动脉片加宽。自体肺动脉片具有生长性，且相比心包补片不易扩张。经右心房切口修复房间隔缺损或未闭卵圆孔后，开放主动脉和复温。

4. 重建新肺动脉　重建新肺动脉的目的是连接右心室至肺动脉。可采用大块"裤状"心包片填补原主动脉近端缺口，并与肺动脉远端吻合。另一种方法是分别采用 2 块心包补片填补主动脉窦的两个缺口，笔者一般采用此方法。若两大动脉呈并列关系则无须行 Lecompte 操作，也无须将近端主动脉与远端肺动脉主干行端-端吻合，可将肺动脉主干切口向右肺动脉延长，缝合此切口左侧部位，然后将近端主动脉与偏向右肺动脉的开口吻合，此操作可避免新肺动脉对右冠状动脉的压迫，笔者所在科室用该方法取得良好临床效果。一般重建肺动脉需适当增加其长度，有利于停机后牵拉止血，但对于肺动脉高压患儿，增加长度不宜太长，直径不宜太宽，以防术后扩张压迫周围组织。

5. 撤离体外循环与术后支持 撤离体外循环前应仔细检查吻合口出血和冠状动脉灌注情况。复温至肛温37℃左右，恢复机械通气，在静脉推注钙剂和多巴胺、肾上腺素等正性肌力药物辅助下，逐渐停止体外循环转流。若出现心律失常和心肌缺血表现，很可能是冠状动脉灌注不足，应寻找原因，及时纠正，必要时再次转流。术后若心肌水肿严重，循环不稳定，凝血功能较差，可用纱条填塞吻合口，延迟关胸。术后主动脉压不宜太高，收缩压不超过60mmHg，以组织灌注良好为宜。主动脉压过高可增加左心室后负荷，增加心肌耗氧量，导致低心排，且高压易导致吻合口出血。术后应密切观察前囟饱满、肝脏大小、尿量、中心静脉压以评估液体出入量。

完全性大动脉转位伴室间隔缺损患者的手术操作过程与前述大动脉调转术基本相同，只需加做室间隔缺损修补。一般在动脉调转术前修补室间隔缺损。通常经右心房入路修补室间隔缺损，特殊情况下也可联合肺动脉瓣口修补室间隔缺损。

6. 手术要点

（1）小婴儿在单纯完全性大动脉转位开胸后，一定要测定心腔压力，如左心室与右心室收缩压比值＜0.6时，不适合一期手术，应改为迅速二期大动脉调转术的第一期手术（肺动脉环缩术和改良锁骨下动脉-肺动脉分流术），以锻炼左心室。

（2）术中充分解剖游离主动脉、主动脉弓三大分支及左右肺动脉直至肺门，使肺动脉远段与升主动脉近段吻合后无张力，否则应用心包片加长升主动脉近端，避免术后晚期瓣上肺动脉狭窄的再次手术。

（3）保证冠状动脉移栽后血流通畅是大动脉调转术成功的关键。为此采取以下措施：①手术开始时必须探查和核对两大动脉关系、冠状动脉起源及分布。根据冠状动脉分布的类型，制订各种不同的冠状动脉移栽方案。②在体外循环转流前选好左冠状动脉、右冠状动脉移栽至肺动脉的最佳位置，并用缝线做好标记。切取冠状动脉时，应保留较大的主动脉冠状动脉片，并从冠状动脉起始部游离0.5～1.5cm，确保冠状动脉向后移栽至肺动脉近端不产生张力和扭曲。吻合时要精细准确，防止出血。③体外循环转流停止后测定左心房压力和观察左心室心肌颜色。如心肌表面颜色变紫和左心房压力升高则代表有心肌缺血。左心房压力上升至10mmHg以上时，必须探查冠状动脉灌注心肌情况。进行性左心房压力上升时，首先要想到冠状动脉移栽后产生扭曲和机械性梗阻，应及时处理，不得延误。

（4）开放主动脉后，仔细观察各吻合口有无渗血和出血。在主要渗血部位可用7-0聚丙烯线做血管外膜的水平褥式缝合和止血，并喷洒生物胶。在停机后发现有大量的出血，则应重新建立体外循环转流，然后处理。

（5）在单纯型完全性大动脉转位，肺动脉近端往往较升主动脉远段略粗，应在肺动脉近段后方折叠缩小；不能在前方折叠，否则在冠状动脉移栽处产生扭曲。

（6）保护两侧半月瓣完整，防止术后产生主动脉瓣或肺动脉瓣关闭不全。

五、术后监测与处理

术后管理的目的在于为婴儿提供一个安全的体内平衡环境，尽量减少代谢消耗。其主要处理策略为建立低压和高血流循环，使左心室逐渐生长和产生肥厚，同时控制体温，注意水、电解质、酸碱平衡和血管阻力变化等因素。

1. 回监护室后严密监测左心房压和右心房压、肺动脉压及动脉血氧饱和度和心电图等。间断检查血气、电解质和血糖。所有患者在术后将持续静脉输入吗啡和间断应用泮库溴铵（pancuronium），发生心动过速时改用维库溴铵（vecuronium）肌肉松弛剂24～72h，充分镇静，防止乱动和躁动。术后常规进行床旁胸部X线片，调整气管插管深度和观察心肺形态。超声心动图可见左心室功能轻度减退和室间隔的反常活动，2周后好转逐渐恢复正常。术后持续静脉输入多巴胺和（或）多巴酚丁胺[5～10μg/(kg·min)]及硝酸甘油[3μg/(kg·min)]2～5d。有的医院分次应用α受体阻滞剂酚苄明1mg/(kg·min)，每天3次，术后连续应用3d，之后2d逐渐减量至停药。有时α受体阻滞剂配合硝酸甘油使用。在血流动力学平稳后，停用肌肉松弛剂，在之后12～24h内脱离呼吸机。

2. 大动脉调转术后最重要的血流动力学资料为左心房压力，其压力维持在5～8mmHg。术后第1天动脉收缩压维持在50～60mmHg，在之后72h内在左心房压力平稳后逐渐提高。避免输液提高左心房压超过8～10mmHg。中度低血压（动脉压为35～50mmHg）可以满足周围循环良好者的心排血量。如左心房压力适当，平均动脉压低于35mmHg，静脉注入去甲肾上腺素，可以对抗α受体阻滞剂。新生儿大动脉调转术后平均肺动脉压力为体循环动脉的1/3。肺动脉高压往往代表有残余心内分流，经超声心动图检查可以确诊。肺动脉高压的另一原因为镇静不充分、缺氧和酸中毒，需及时治疗。新生儿大动脉调转术很少出现持续性胚胎肺血管阻力升高和肺动脉高压危象，后者在大婴儿复杂型完全性大动脉转位术后时有发生。

3. 新生儿在大动脉调转术后维持体内葡萄糖正常和稳定甚为重要。术后早期应每小时测定血糖含量，如低于7mmol/L，则持续静脉输入50%葡萄糖1～2ml/h。血钙维持在1.1～1.2mmol。

六、术后常见并发症的预防与处理

1. 术后早期并发症

（1）患者在术后出现低血压、左心房压力升高和周围末梢灌注差往往代表冠状动脉功能不全和左心室功能低下。从心电图发现S-T段改变和超声心动图显示局部心室壁活动异常即可确诊冠状动脉功能不全。移栽的冠状动脉发生扭曲或梗阻，则应迅速再次手术治疗。大的婴儿由于术前低压左心室产生功能低下时，可延期关胸和治疗。积极应用左心室辅助循环，有利于左心室功能待机恢复。

（2）肾功能不全：如尿量每小时<1ml/kg，一次给予呋塞米1mg/kg。由于血钾增高

可以使新生儿心肌受到抑制,应早期进行腹膜透析。小容量腹膜透析能维持代谢正常,不产生利尿剂所产生的代谢性碱中毒、低血钾和尿毒症等并发症。腹膜透析每 30min 1 次,每次 10ml/kg,防止大容量腹膜透析产生通气障碍。根据患者体内液体情况、血钾水平和体温,选用 20～40℃低渗(1.5%)或高渗(4.25%)透析液。冷的透析液用于术后发热和治疗交界性心动过速。

(3) 出血:最重要的是关胸时严密止血,检查各吻合口和心脏缝合处有无出血,必要时加缝数针止血。再开胸指标为术后第 1 小时出血 5ml/(kg·h),第 2 小时为 4ml/kg。新生儿在开放式心脏手术后,即使有轻度心脏压塞症状也难以耐受,应及时再开胸止血。

(4) 毛细血管渗漏综合征:有时新生儿和小的婴儿在体外循环后产生毛细血管渗漏、全身水肿及静脉输液量增多。应用 α 受体阻滞剂,避免使用深低温停循环和麻醉时用芬太尼而不用吗啡,可使此综合征明显减少。然而,此综合征在临床上仍有发生,甚至威胁患者生命。腹膜透析管可引流出腹腔内液体,并经静脉补充适量新鲜冷冻血浆和白蛋白。可用去甲肾上腺素维持动脉收缩压。在 24～36h 后,毛细血管渗漏往往逐渐消失,第 2 天以后可用高渗透析液腹膜透析去除体内过剩液体。

(5) 右心室流出道梗阻:此并发症多为升主动脉近段与肺动脉远段吻合口狭窄。一旦术后随访检查发现经右心室流出道压力阶差>40mmHg,需再次修复。

(6) 晚期左心室功能不全:多由于冠状动脉梗阻,也是晚期死亡的主要原因。

(7) 肺动脉瓣关闭不全:此并发症多发生在壁内冠状动脉开口到单一主动脉窦者,在冠状动脉移植时一定要切开肺动脉瓣交界和瓣叶,术后必然产生轻度肺动脉瓣关闭不全,但患者耐受甚好。

(8) 心律失常:在大动脉调转术后很少发生心律失常,约占 3%,多为室上性心动过速,经内科治疗消失。

2. 术后远期并发症　主要包括肺动脉瓣上狭窄、主动脉瓣关闭不全、冠状动脉开口狭窄。

(1) 肺动脉瓣上狭窄:是大动脉调转术后中后期最常见的并发症,也是再次手术最常见的原因,发生率为 2%～17%。Yacoub 等最先认识到这个问题,多数为心包补片收缩、吻合口张力或荷包线缝合引起的瓣上吻合口收缩导致。随着经验的累积,获得性肺动脉狭窄发生率已很低,且不随时间有明显变化。

(2) 主动脉瓣关闭不全:中期随访发现,新主动脉瓣轻度关闭不全的发生率为 13%～38%,中度关闭不全的发生率为 0.7%～15%,重度关闭不全的发生率仅为 0.4%～1.5%,再次手术行主动脉瓣整形或置换的发生率仅为 1.4%～2.3%。Michael G.Earing 报道 124 例大动脉调转术,新主动脉瓣中度以上关闭不全的远期发生率为 14%,无一例需要再次手术干预。增加新主动脉瓣关闭不全的危险因素包括前期行肺动脉环缩、冠状动脉解剖类型复杂、新主动脉窦部扩张、主动脉与肺动脉尺寸不匹配、年龄大于 6 个月、合并左心室流出道梗阻等。

(3) 冠状动脉开口狭窄:大动脉调转术后远期冠状动脉狭窄或梗阻的发生率为 2%～9%,狭窄原因为冠状动脉开口吻合处纤维化,冠状动脉扭曲或牵拉;单只冠状动脉和复杂冠状动脉解剖类型增加远期冠状动脉狭窄风险。严重的冠状动脉狭窄需手术干预,包括冠状动脉开口补片成形和冠状动脉旁路移植术,但这种类型的患者多无自觉症状,给早期干预带来困难。

七、临床效果评价

自从大动脉调转术应用于新生儿，完全性大动脉转位包括室间隔完整和合并室间隔缺损的病例手术治疗效果明显提高。大动脉调转术的近远期效果与各医疗中心的经验密切相关。S. Lalezari 等报道了 332 例大动脉调转术患儿近远期效果，住院死亡率为 11.4%，15 年总体生存率为 85.4%。T. A. Fricke 等报道了 25 年间 618 例行大动脉调转术经验，术后早期死亡率为 2.8%，术后早期死亡原因多为低心排、吻合口出血、冠状动脉移栽后扭曲或狭窄等。异常冠状动脉解剖类型、多发室间隔缺损、低体重、手术年龄偏大、合并其他心脏畸形均是增加手术死亡率的危险因素。平均随访为 10.6 年，远期死亡率为 0.9%，合并室间隔缺损或主动脉弓离断的大动脉调转术后 15 年再次手术率约为 25%。Emile A. Bacha 报道了 128 例大动脉调转术经验，出生超过 3d 后行大动脉调转，死亡率及术后并发症发生率均逐渐增加。

第二节　REV 手术

一、适应证

完全性大动脉转位合并室间隔缺损、左心室流出道梗阻的患儿，年龄 5 岁以下，心血管造影或 CTA 显示两侧肺动脉发育较好，McGoon 比值大于 1.5，肺动脉指数大于 $200mm^2/m^2$。

二、禁忌证

1. 左右肺动脉发育较差，不能做解剖矫正手术。
2. 严重充血性心力衰竭。
3. 严重肝肾功能不全。

三、术前准备

本术式术前准备同第二十章"第一节　Switch 手术"。

四、手术要点、难点及对策

1. 常规消毒，铺巾，正中锯胸骨，游离心包备用，插管建立体外循环。

2. 经右心房切口和右心室流出道纵行切口暴露室间隔缺损。经右心室流出道纵切口充分切除主动脉下漏斗隔。环绕室间隔缺损边缘和主动脉瓣瓣环做一圈带垫片的褥式缝合，以后各针穿过较大椭圆形涤纶补片的边缘和结扎，形成左心室至主动脉心内隧道。做心内隧道时，缝合应在缺损边缘的右心室面，防止心脏传导阻滞。充分游离肺动脉主干及左右肺动脉，在瓣环上横断肺动脉，并缝闭其近端。在瓣上 2～4cm 横断主动脉，行 Lecompte 操作将肺动脉远端和两侧肺动脉放在升主动脉前面，应用 5-0 聚丙烯线做主动脉近远端的端-端吻合。

3. 将肺动脉远端缝合至右心室切口上端，而后做右心室流出道补片，缝闭未闭卵圆孔或房间隔缺损，最后缝合右心房切口（图 20-4）。

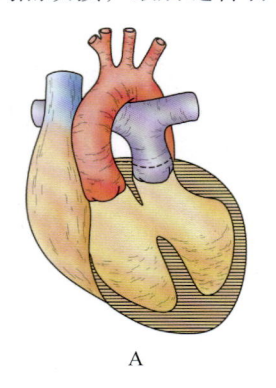

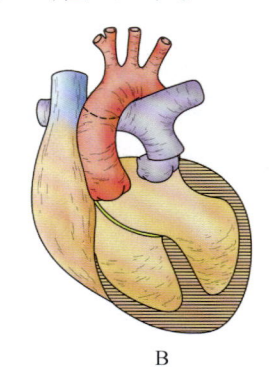

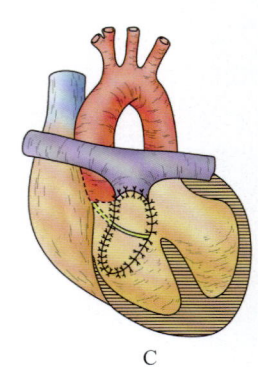

图 20-4　REV 手术或 Lecompte 手术

A. 经右心房切口和右心室流出道纵行切口暴露室间隔缺损；B. 切除漏斗隔，做左心室至主动脉的心内隧道；C. 横断主动脉和肺动脉干，将肺动脉及其分支放在升主动脉前面，缝闭肺动脉近端，肺动脉干远端与右心室切口吻合，应用心包片做右心室流出道补片

4. 手术要点

（1）做左心室至主动脉心内隧道时，必要时需扩大室间隔缺损，避免形成左心室流出道梗阻。

（2）观察两大动脉位置关系，如主动脉位于肺动脉右前方，则需做 Lecompte 操作。如主动脉与肺动脉呈并列关系，则无须做 Lecompte 操作，仅切断肺动脉与右心室切口上部。

（3）妥善处理右心室与肺动脉连接有 3 种方法：①在肺动脉瓣瓣环上切断肺动脉，可保留一段较长的肺动脉干；②广泛游离肺动脉干及其两侧肺动脉至肺门并切断动脉导管韧带，可将肺动脉向下牵引较长；③在右心室切口上缘缝合一块心包，并与肺动脉远端连接。

（4）遇有三尖瓣乳头肌和腱索附着于漏斗腔后壁时，可将乳头移植至心内隧道补片上，长期效果满意。

（5）应用带单瓣右心室流出道补片，防止肺动脉瓣关闭不全，术后近期效果满意。

五、术后监测与处理

本术式术后监测与处理基本同 Switch 手术，有时因胸骨压迫右心室流出道补片，需延迟关胸。

六、术后常见并发症的预防与处理

本术式主要并发症为残余室间隔缺损和右心室流出道梗阻。右心室流出道梗阻往往是由于心外管道过小或管内梗阻，应长期随访进行超声心动图检查，一旦发现梗阻，及时手术更换较大的同种带瓣主动脉。

七、临床效果评价

此手术的死亡率从早年的 20%～30% 逐渐降至 5%。手术后心功能良好，心功能为 I 级和 II 级者占 98%。10 年生存率为 80%～85%。Y. Lecompte 报道了 205 例 REV 手术，随访 25 年因流出道狭窄再手术率为 38%。因此 5 岁以下患儿适合采用 Lecompte 手术。

第三节 Rastelli 手术

一、适应证

完全性大动脉转位合并室间隔缺损、左心室流出道梗阻的患儿，年龄 5 岁以上，心血管造影或 CTA 显示两侧肺动脉发育较好，McGoon 比值大于 1.5，肺动脉指数大于 200mm^2/m^2。

二、禁忌证

1. 左右肺动脉发育较差，不能做解剖矫正手术。
2. 严重充血性心力衰竭。
3. 严重肝肾功能不全。

三、术前准备

本术式术前准备同第二十章"第一节 Switch 手术"。

四、手术要点、难点及对策

1. 在右心室上中部做一纵切口，以适合安放心外管道为宜。
2. 经右心室切口查明室间隔缺损的位置。对于常见的漏斗隔缺损，应用较大的椭圆形补片覆盖室间隔缺损和主动脉瓣瓣环前部，在其边缘右心室面做一圈带垫片的褥式缝合或用 4-0 聚丙烯线连续缝合，形成左心室至主动脉心内隧道。

3. 另一种少见的室间隔缺损为流入部缺损。由于缺损与主动脉瓣之间常有三尖瓣乳头肌和腱索，多采用心内管道连接左心室至主动脉。选用 1.6～1.8cm 直径人工血管，裁剪至适当长度和斜面，一端与室间隔缺损边缘吻合，危险区缝在三尖瓣隔瓣根部和缺损后下缘的右心室面，另一端与主动脉瓣瓣环四周肌肉吻合，均用一圈带垫片的褥式缝合。

4. 经肺动脉前外侧纵切口缝闭肺动脉瓣口或在瓣环上 1～2cm 切断肺动脉干并缝闭其近端。选用直径 1.8～2.2cm 同种带瓣主动脉，并在主动脉瓣瓣环上连接一段预凝的人工血管，其远心端剪成斜面或平面并与肺动脉纵切口做端-侧吻合或与肺动脉远段做端-端吻合，均用 4-0 聚丙烯线连续缝合。其近段也剪成斜面与右心室纵切口缝合。根据肺动脉位于升主动脉的左后和右后位置，安放右心室到肺动脉带瓣管道的方向呈反"C"形或"C"形。排尽心内气体后开放主动脉，待心脏收缩有力后，逐渐停止体外循环转流（图 20-5）。

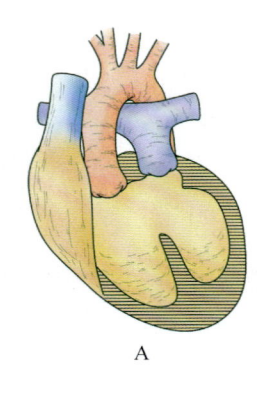

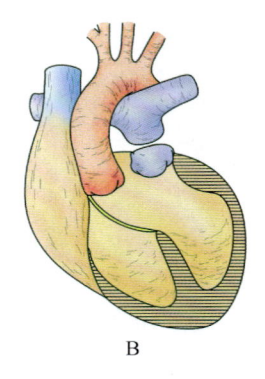

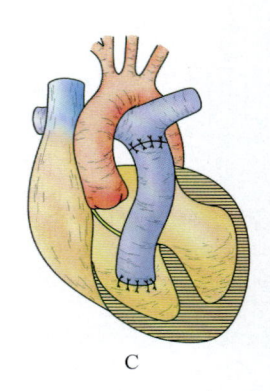

图 20-5 Rastelli 手术
A. 经右心房切口和右心室流出道纵行切口暴露室间隔缺损；B. 做左心室到主动脉的心内隧道；C. 横断主动脉和肺动脉干，将肺动脉及其分支放在升主动脉前面，缝闭肺动脉近端，用人工血管连接右心室和肺动脉远端

5. 手术要点

（1）漏斗部室间隔缺损多位于主动脉下，靠近两大动脉，应扩大缺损，做左心室至主动脉心内隧道，防止术后左心室流出道梗阻。

（2）缺损位于流入部时，采用心内管道连接缺损与主动脉瓣，安放心内管道后需检查三尖瓣大小和开闭功能。

（3）对于完全性大动脉转位合并室间隔缺损和左心室流出道梗阻的病例，应在 5 岁以后进行 Rastelli 手术，选用内径 20～24mm 同种带瓣主动脉心外管道，避免再次手术。

五、术后监测与处理

本术式术后监测与处理基本同 Switch 手术，有时因胸骨挤压带瓣人工管道，需延迟关胸。

六、术后常见并发症的预防与处理

术后长期并发症同 REV 手术，主要为残余室间隔缺损和右心室流出道梗阻。右心室流出道梗阻往往由于心外管道过小或管内梗阻，应长期随访进行超声心动图检查，一旦发现梗阻，及时手术更换较大的同种带瓣主动脉。

七、临床效果评价

死亡率从早年的 20%～30% 逐渐降至 5%。手术后心功能良好，心功能为Ⅰ级和Ⅱ级者占 98%。10 年生存率为 80%～85%。早期和晚期效果满意，但 Rastelli 手术心外管道梗阻和左心室流出道梗阻发生率均高于 Lecompte 手术，再手术率高。J.W.Brown 报道 40 例 Rastelli 手术，随访 4～12 年 16 例因右心室流出道狭窄再次手术。

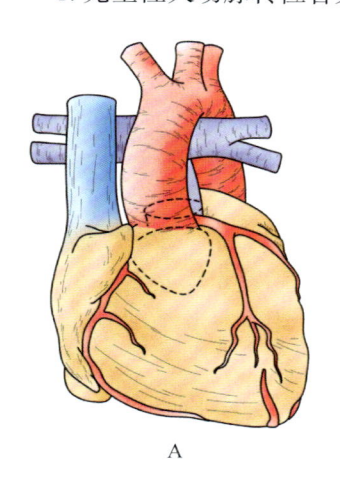

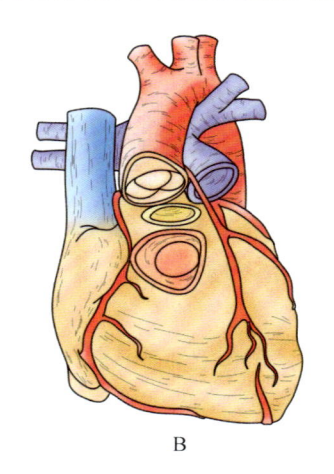

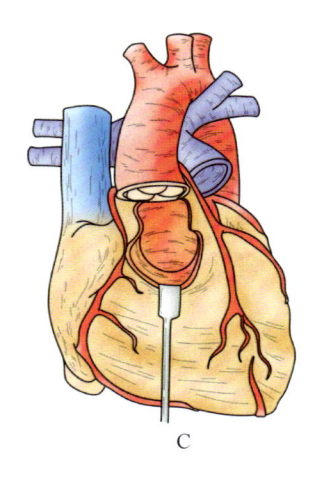

第四节 Nikaidoh 手术

Nikaidoh 手术或主动脉移植手术，是将主动脉根部连同自体冠状动脉一起向后移动，并做双心室流出道重建，1984 年 Nikaidoh 首次成功实施此种手术（图 20-6）。经典 Nikaidoh 手术将冠状动脉连同主动脉根部一起转移，改良 Nikaidoh 手术是将主动脉根部移植后，再分别将左冠状动脉或右冠状动脉移栽至主动脉。

一、适应证

1. 完全性大动脉转位合并肺动脉瓣狭窄或左心室流出道狭窄及室间隔缺损患者。

A　　　　　　　B　　　　　　　C

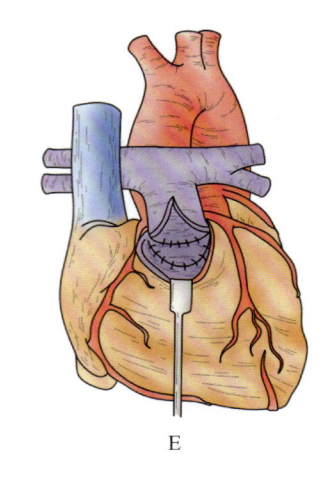

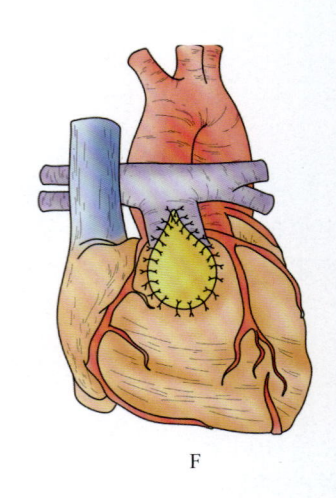

图 20-6　Nikaidoh 手术

A. 大动脉转位；B. 环形切除主动脉根部，横断肺动脉；C. 扩大室间隔缺损；D. 重建左心室流出道；E、F. 重建右心室流出道

2. 体重大于 10kg。
3. 冠状动脉解剖适于向后移位。

二、禁忌证

1. 左右肺动脉发育较差，不能做解剖矫正手术。
2. 严重充血性心力衰竭。
3. 严重肝肾功能不全。

三、术前准备

本术式术前准备同第二十章"第一节　Switch 手术"。

四、手术要点、难点及对策

1. 胸部正中切口，在中低温体外循环条件下行手术，尽量在主动脉远端插管建立体外循环。

2. 经右心室横切口暴露右心室流出道及对位异常的漏斗部室间隔缺损。充分游离冠状动脉近端，环形切除冠状动脉开口。沿主动脉根部（主动脉瓣瓣环下）环形切除右心室前壁。横断肺动脉，打开左心室流出道，切除肺动脉下狭窄。移动主动脉根部，闭合室间隔缺损，必要时切开肺动脉瓣瓣环，用 Dacron 补片扩大和重建左心室流出道。

3. 用心包卷或同种、异种带瓣主动脉心外管道重建右心室流出道，可用或不用 Lecompte 操作。有时也可将肺动脉根部整体切除，吻合至右心室切口，重建右心室肺动脉连接。经右心房切口关闭房间隔缺损和停止体外循环转流。

五、术后监测与处理

本术式术后监测与处理基本同 Switch 手术，有时因胸骨挤压带瓣人工管道，需延迟关胸。

六、术后常见并发症的预防与处理

术后长期并发症同 REV 手术，主要为残余室间隔缺损和右心室流出道梗阻。右心室流出道梗阻往往是由于心外管道过小或管内梗阻，应长期随访进行超声心动图检查，一旦发现梗阻，及时手术更换较大的同种带瓣管道。

七、临床效果评价

Nikaidoh 手术中远期随访临床效果满意，左心功能良好，未见左心室流出道梗阻和主动脉瓣关闭不全，少数发生右心室流出道梗阻需再次手术。相比于 Rastelli 手术或 REV 手术，Nikaidoh 手术更激进，创伤更大，却能更好地完成解剖矫治。

第五节　Senning 手术

Senning 手术是生理矫治手术的一种，利用患者自身心房壁及房间隔组织切开后移位缝合，使腔静脉和肺静脉血流改道，重建体循环和肺循环的串联循环，恢复正常血流动力学。

一、适应证

1. 完全性大动脉转位室间隔完整的较大患儿，左心室退化，左心室与右心室收缩压比值 < 0.6。
2. 完全性大动脉转位合并大室间隔缺损患者，肺血管阻力 > 10Wood U。
3. 先天性矫正型大动脉转位行双调转术。

二、禁忌证

1. 严重充血性心力衰竭。
2. 严重肝肾功能不全。
3. 左侧并列心耳和右旋心。

三、术前准备

有心力衰竭者运用洋地黄、利尿剂和间断吸氧治疗；血细胞增多者往往会有凝血机制障碍，术前行静脉放血，并补充新鲜冰冻血浆；完善体外循环手术常规术前检查，必要时行心导管检查，测定左心室压力、右心室压力、肺血管阻力及明确侧支循环情况。

四、手术要点、难点及对策

1. 在终嵴前1.0～1.5cm做右心房纵切口和房间沟左心房切口，其上下端达右肺静脉上下缘平面。

2. 经右心房纵切口，纵切开房间隔前缘，在其两端切开呈梯形切口。应用房间隔片或加用聚四氟乙烯补片缝至左肺静脉左侧和上下方左心房后壁，使肺静脉与左侧三尖瓣隔开。

3. 将右心房切口后缘中部缝至房间隔切口前缘，并分别沿房间隔缺损上下缘缝至上下腔静脉开口，从而建立腔静脉至左侧三尖瓣和右心室通道，冠状静脉窦开口放在新建立的左心房侧。

4. 应用右心房纵切口前缘缝至房间沟左心房切口后缘，形成新的左心房，均用4-0或5-0聚丙烯线连续缝合。此时在右心房切口前缘上端和下端向前各做一横切口，并将其边缘缝合绕经窦房结上方至左心房，避免窦房结损伤。

在心房内调转术时，要保持腔静脉至左心房通道畅通，避免产生上腔静脉综合征。遇有上腔静脉综合征时，加用双上腔肺动脉分流术和闭合上腔静脉近端。在Senning手术中可用心包片覆盖窦房结缝合，防止窦房结损伤。心房较小者可应用心包片扩大新建的左心房，称为改良Senning手术。

五、术后监测与处理

患儿术后监测血压、中心静脉压，控制血容量，应用体位引流及硝普钠等治疗，降低右心室后负荷，有助于腔静脉回流。呼吸机辅助呼吸，保持电解质及酸碱平衡。适当给予正性肌力药物。

六、术后常见并发症的预防与处理

1. 完全性大动脉转位Senning手术后血流动力学与先天性矫正型大动脉转位相同，由于右心室长期承担体循环高压、高阻力负荷而致右心衰竭和三尖瓣关闭不全。

2. 少数患者在心房内调转术后产生腔静脉通道梗阻，应经超声心动图检查确定梗阻部位后再次手术修复。

3. 出现完全性心脏传导阻滞时，应用暂时心脏起搏；如不能恢复窦性心律，则安装永久性心脏起搏器。

4. 三尖瓣关闭不全。

七、临床效果评价

心房内调转术的手术死亡率为 0～5%，晚期死亡率较高。W.J.Wells 报道 173 例 Senning 手术患者中，60% 患者心功能 I 级，其余心功能 II 级，术后 5 年、10 年的生存率分别为 80%、78%，10 年腔静脉和肺静脉回流受阻发生率低于 5%，10 年免于心脏起搏器置入率为 90%。

第六节　Mustard 手术

Mustard 手术又称心房内板障（补片）血流改道术，属于生理矫治手术的一种，利用补片做心房内通道，使腔静脉血流经左心房、左心室到肺动脉，肺静脉血流经右心房、右心室到主动脉。

一、适应证

1. 完全性大动脉转位室间隔完整的较大患儿，左心室退化，左心室与右心室收缩压比值 < 0.6。
2. 完全性大动脉转位合并大室间隔缺损患者，肺血管阻力 > 10 Wood U。
3. 先天性矫正型大动脉转位行双调转术。

二、禁忌证

1. 严重充血性心力衰竭。
2. 严重肝肾功能不全。

三、术前准备

本术式术前准备同第二十章"第五节　Senning 手术"。

四、手术要点、难点及对策

1. 常规开胸，留取足够面积的心包，将心包经戊二醛处理备用。

2. 在终嵴前 1.5cm 做右心房纵切口，切除房间隔。将冠状静脉窦开口向后上切开，扩大下腔静脉回路。

3. 将心包片缝至左肺静脉与左心耳底部之间；分别将心包片向两肺上静脉和两肺下静脉开口的上下方缝合至上腔静脉和下腔静脉口下方右心房壁。

4. 修剪心包后缘，将其缝至残余房间隔。

5. 心内修复完毕，缝合心房切口。

注意心包片大小，太小或太大产生皱褶或凹陷而导致肺静脉回流受阻。术中注意心肌保护，切勿损伤窦房结和供应窦房结的冠状动脉。

五、术后监测与处理

Mustard 手术后监测与处理同第二十章"第五节 Senning 手术"。

六、术后常见并发症的预防与处理

Mustard 手术并发症类型与 Senning 手术相同，但发生率较高。

1. 完全性大动脉转位 Senning 手术后血流动力学与先天性矫正型大动脉转位相同，由于右心室长期承担体循环高压、高阻力负荷而致右心衰竭和三尖瓣关闭不全。

2. 腔静脉和肺静脉回流受阻和血栓形成，一旦发生，及时手术。

3. 心律失常，主要为窦性心动过缓，有病态窦房结综合征者，应及时安装心脏起搏器。

4. 三尖瓣关闭不全。

七、临床效果评价

心房内调转术的手术死亡率为 0～5%，晚期死亡率较高。W.J.Wells 报道 108 例 Mustard 手术患者中，60% 的患者心功能Ⅰ级，其余心功能Ⅱ级，术后 5 年。术后长期生存率优于 Senning 手术，5 年、10 年的生存率分别为 95%、93%，10 年腔静脉和肺静脉回流受阻发生率低于 5%，10 年免于心脏起搏器置入率为 90%。

（董念国 李 飞）

参 考 文 献

Anderson BR, Ciarleglio AJ, Hayes DA, et al, 2014. Earlier arterial switch operation improves outcomes and reduces costs for neonates with transposition of the great arteries. J Am Coll Cardiol, 63(5): 481-487.

Angeli E, Raisky O, Bonnet D, et al, 2008. Late reoperations after neonatal arterial switch operation for transposition of the great arteries. Eur J Cardiothorac Surg, 34(1): 32-36.

Blume ED, Altmann K, Mayer JE, et al, 1999. Evolution of risk factors influencing early mortality of the arterial switch operation. J Am Coll Cardiol, 33(6): 1702-1709.

Brown JW, Ruzmetov M, Huynh D, et al, 2011. Rastelli operation for transposition of the great arteries with ventricular septal defect and pulmonary stenosis. Ann Thorac Surg, 91(1): 188-193.

Co-Vu JG, Ginde S, Bartz PJ, et al, 2013. Long-term outcomes of the neoaorta after arterial switch operation for transposition of the great arteries. Ann Thorac Surg, 95(5): 1654-1659.

Di Carlo D, Tomasco B, Cohen L, et al, 2011. Long-term results of the REV(reparation a l, etage ventriculaire) operation. J Thorac Cardiovasc Surg, 142(2): 336-343.

Dodge-Khatami A, Mavroudis C, Mavroudis CD, et al, 2012. Past, present, and future of the arterial switch operation: historical review. Cardiol Young, 22(6): 724-731.

Fricke TA, d' Udekem Y, Richardson M, et al, 2012. Outcomes of the arterial switch operation for transposition of the great arteries: 25 years of experience. Ann Thorac Surg, 94(1): 139-145.

Houyel L, Van Praagh R, Lacour-Gayet F, et al, 1995. Transposition of the great arteries [S, D, L] . Pathologic anatomy, diagnosis, and surgical management of a newly recognized complex. J Thorac Cardiovasc Surg, 110(3): 613-624.

Jhang WK, Shin HJ, Park JJ, et al, 2012. The importance of neo-aortic root geometry in the arterial switch operation with the trap-door technique in the subsequent development of aortic valve regurgitation. Eur J Cardiothorac Surg, 42(5): 794-799.

Kramer P, Ovroutski S, Hetzer R, et al, 2014. Modified Nikaidoh procedure for the correction of complex forms of transposition of the great arteries with ventricular septal defect and left ventricular outflow tract obstruction: mid-term results. Eur J Cardiothorac Surg, 45(5): 928-934.

Lalezari S, Bruggemans EF, Blom NA, et al, 2011. Thirty-year experience with the arterial switch operation. Ann Thorac Surg, 92(3): 973-979.

Lange R, Cleuziou J, Horer J, et al, 2008. Risk factors for aortic insufficiency and aortic valve replacement after the arterial switch operation. Eur J Cardiothorac Surg, 34(4): 711-717.

Lee JR, Lim HG, Kim YJ, et al, 2004. Repair of transposition of the great arteries, ventricular septal defect and left ventricular outflow tract obstruction. Eur J Cardiothorac Surg, 25(5): 735-741.

Liebman J, Cullum L, Belloc NB, 1969. Natural history of transpositon of the great arteries. Anatomy and birth and death characteristics. Circulation, 40(2): 237-262.

Losay J, Touchot A, Capderou A, et al, 2006. Aortic valve regurgitation after arterial switch operation for transposition of the great arteries: incidence, risk factors, and outcome. J Am Coll Cardiol, 47(10): 2057-2062.

Losay J, Touchot A, Serraf A, et al, 2001. Late outcome after arterial switch operation for transposition of the great arteries. Circulation, 104(12 Suppl 1): 121-126.

Martins P, Castela E, 2008. Transposition of the great arteries. Orphanet J Rare Dis, 3: 27.

Oda S, Nakano T, Sugiura J, et al, 2012. Twenty-eight years, experience of arterial switch operation for transposition of the great arteries in a single institution. Eur J Cardiothorac Surg, 42(4): 674-679.

Pan X, Hu S, Li S, et al, 2010. Predictors for late insufficiency of the neo-aortic valve after the switch procedure. J Heart Valve Dis, 19(6): 731-735.

Prandstetter C, Hofer A, Lechner E, et al, 2007. Early and mid-term outcome of the arterial switch operation in 114 consecutive patients: a single centre experience. Clin Res Cardiol, 96(10): 723-729.

Raju V, Myers PO, Quinonez LG, et al, 2015. Aortic root translocation(Nikaidoh procedure): Intermediate follow-up and impact of conduit type. J Thorac Cardiovasc Surg, 149(5): 1349-1355.

Rudra HS, Mavroudis C, Backer CL, et al, 2011. The arterial switch operation: 25-year experience with 258 patients. Ann Thorac Surg, 92(5): 1742-1746.

Samanek M, Slavik Z, Zborilova B, et al, 1989. Prevalence, treatment, and outcome of heart disease in live-born children: a prospective analysis of 91 823 live-born children. Pediatr Cardiol, 10(4): 205-211.

Sarris GE, Chatzis AC, Giannopoulos NM, et al, 2006. The arterial switch operation in Europe for transposition of the great arteries: a multi-institutional study from the European Congenital Heart Surgeons Association. J Thorac Cardiovasc Surg, 132(3): 633-639.

Schwartz ML, Gauvreau K, del Nido P, et al, 2004. Long-term predictors of aortic root dilation and aortic regurgitation after arterial switch operation. Circulation, 110(11 Suppl 1): 128-132.

Van Praagh R, Perez-Trevino C, Lopez-Cuellar M, et al, 1971. Transposition of the great arteries with posterior aorta, anterior pulmonary artery, subpulmonary conus and fibrous continuity between aortic and atrioventricular valves. Am J Cardiol, 28(6): 621-631.

Wells WJ, Blackstone E, 2000. Intermediate outcome after Mustard and Senning procedures: a study by the Congenital Heart Surgeons Society. Semin Thorac Cardiovasc Surg Pediatr Card Surg Annu, 3: 186-197.

边缘缝合绕经窦房结上方至左心房，避免窦房结的损伤。

（6）冠状动脉移栽：先天性矫正型大动脉转位的冠状动脉分布为正常心脏的反位［1R，2Lcx］。主动脉窦-管连接处上方和肺动脉分叉处下方分别横断升主动脉和肺动脉干，在主动脉右后窦和左后窦分别做"U"形切口，将含有冠状动脉开口的"U"形主动脉片移植至邻近肺动脉的相应部分。先左侧、后右侧吻合，均用6-0或7-0 Prolene线连续缝合。

（7）做主动脉远端与肺动脉近端端-端吻合，绝大多数病例需做Lecompte操作，即将肺动脉及其两侧肺动脉放在主动脉前方。

（8）采用自身心包修复主动脉近段"U"形缺口并扩大主动脉与肺动脉远段吻合，如此即完成此畸形的双调转术。在此畸形双调转术中可能遇到下列病变：①预激综合征；②左侧或右侧房室瓣畸形；③右心室流出道狭窄或因三尖瓣副瓣组织或室间隔膨出瘤产生的肺动脉流出道梗阻，均应在术中同时处理。

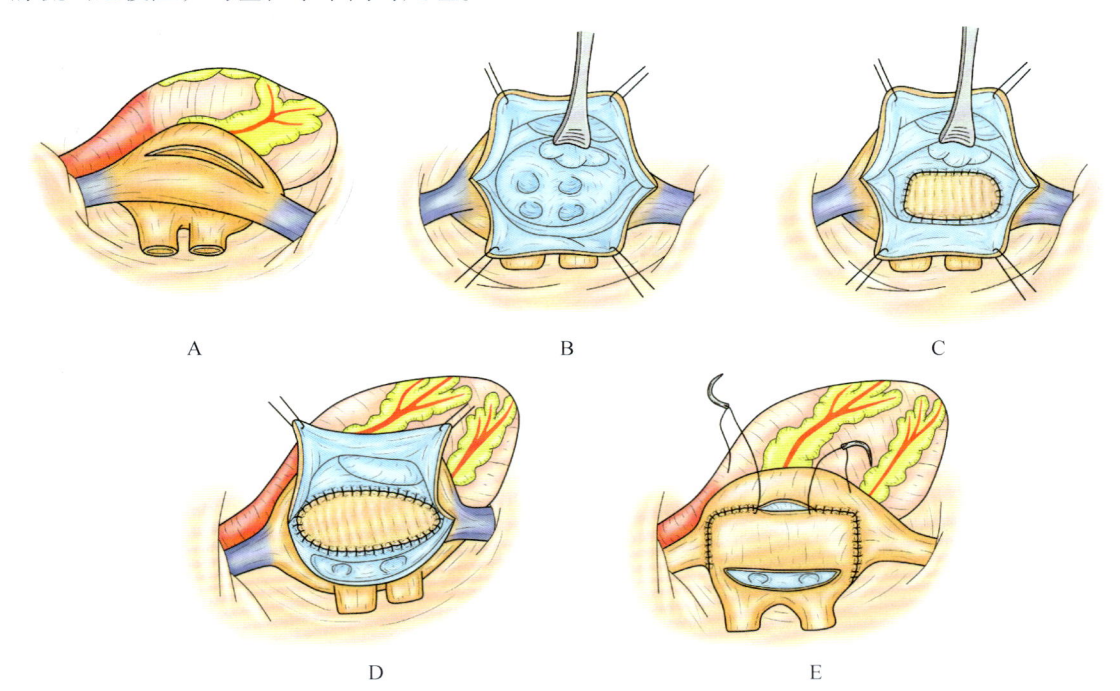

图 21-3　Senning 手术

A. 在终嵴前 1.0～1.5cm 做右心房纵切口；B. 纵切开房间隔前缘，在其两端切开而呈梯形切口；C. 应用聚四氟乙烯补片缝至左肺静脉左侧和上下方左心房后壁，使肺静脉与左侧三尖瓣隔开；D. 将右心房切口后缘中部缝至房间隔切口前缘，并分别沿房间隔缺损上下缘缝至上下腔静脉开口，从而建立腔静脉至左侧三尖瓣和右心室通道；E. 应用右心房纵切口前缘缝至房间沟左心房切口后缘，形成新的左心房

3. Senning 手术和 Rastelli 手术

（1）Senning 手术步骤同前。

（2）重建左心室与主动脉连接：做右心室纵切口，充分显露室间隔缺损，在缺损下缘经三尖瓣隔瓣根部并环绕缺损边缘和主动脉瓣瓣环做一圆形带垫片的褥式缝合。将缝针穿过椭圆形涤纶补片的边缘，推下结扎。

（3）重建右心室与肺动脉连接：做肺动脉纵切口，经此切口缝闭肺动脉瓣。施行右心室至肺动脉同种带瓣主动脉心外管道。如此将右心室血液经心外管道排至肺动脉，左心室血液经心内隧道排至主动脉，从而使矫正型大动脉转位得到解剖上的矫治。

4. 手术要点

（1）防止心脏传导束的损伤：SLL 型矫正型大动脉转位的心脏传导束位于室间隔缺损前上缘的左心室面。经右心房和二尖瓣径路充分显露室间隔缺损，危险区要缝在右心室面。小的室间隔缺损，经右心房径路在危险区无法缝在右心室面，应经右心室或升主动脉切口在右心室面做带垫片间断褥式缝合，否则会产生完全性心脏传导阻滞。IDD 型矫正型大动脉转位的心脏传导束位于室间隔缺损的后下缘右心室面心内膜下，在此处则缝在左心室面和二尖瓣后瓣根部，比较安全。在大室间隔缺损的周围均行一圈带垫片的褥式缝合，防止残余漏。

（2）在心房调转术时，要保持腔静脉到左心房通道畅通，避免产生上腔静脉综合征。遇有上腔静脉综合征时，加用双上腔肺动脉分流术和闭合上腔静脉近端。在 Senning 手术中可用心包片覆盖窦房结缝合，在 Mustard 手术中，心包片缝经上腔静脉开口时要缝在横嵴前方，以防止窦房结损伤。

（3）对于先天性矫正型大动脉转位两大动脉呈并列关系者，要尽可能分离较长的冠状动脉，避免产生冠状动脉扭曲和高吻合口张力。在主动脉近段应用心包片修复缺口和扩大与肺动脉远段吻合，防止肺动脉瓣上狭窄。

（4）在 Rastalli 手术中，经右心室切口应用较大的椭圆形补片覆盖室间隔缺损和主动脉瓣口修复，必要时可扩大室间隔缺损，保证左心室流出道通畅。遇有右心室流出道狭窄时，可做跨瓣环带单瓣的右心室流出道补片。

（5）合并肺动脉流出道梗阻和（或）合并小室间隔缺损，应施行左心室到肺动脉心外管道。

（6）SLL 型矫正型大动脉转位合并室间隔缺损和肺动脉狭窄或闭锁，左位心或合并右心房异构或右旋心可做主动脉左侧右心室到肺动脉带瓣心外管道，防止胸骨压迫而术后产生低心排血量综合征。应用心外管道者，一律做右侧或左侧心包开窗和胸腔引流，以防止慢性心包积液。遇有心外管道受胸骨压迫而产生血压下降的病例，应延迟关胸。SLL 型矫正型大动脉转位合并较小的室间隔缺损和主动脉狭窄，做 Mustard 手术、室间隔缺损修复和 Damus-Kaye-Stansel 手术及呈反"C"形的右心室到肺动脉带瓣心外管道。IDD 型矫正型大动脉转位、左旋心或右心房异构合并室间隔缺损和肺动脉闭锁，则做"C"形右心室到肺动脉带瓣心外管道。

（7）术中应用经食管超声心动图严密观察双调转术的完善程度、有无心肌缺血导致局部心室活动减弱、心脏各腔容量、肺静脉和腔静脉通道的畅通程度及心脏瓣膜功能等，及时发现问题并处理。

（8）在 Senning 手术中，心房较小者可应用心包片扩大新建的左心房，使左心房有足够的血流到达左心室，称为改良 Senning 手术。

（9）常规安放心脏起搏器，准备在心动过缓时应用。

五、术后监测与处理

1. **加强心功能** 矫正型大动脉转位术前左心室承担压力较小的肺循环的泵血功能，解剖矫治术后解剖左心室功能要能承受调转后的体循环压力。术后应监测左心室功能是否逐渐回升，使左心室逐步适应体循环负荷。术后均应用正性肌力药增加心肌收缩力，如多巴胺及洋地黄类药物等，同时降低外周血管阻力，降低心脏后负荷。保持动脉血压（ABP）在 70～100/40～60mmHg，左心房压（LAP）在 6～12mmHg，中心静脉压（CVP）在 5～10cmH$_2$O，尿量 > 1ml/（kg·h）。严密观察有无低血压、心率快、少尿、CVP 增高等低心排表现。

2. **心律失常的监护** 矫正型大动脉转位心内传导异常、心房内调转和心室内修复极易损伤传导系统，产生心律失常。在心房内调转时，还应防止窦房结损伤。术毕应常规安放心内临时起搏导线备用。对心率 < 70 次/分或房室传导阻滞者，持续泵入异丙肾上腺素 0.01～0.06μg/（kg·min），应用心脏临时起搏器。对频发室性期前收缩者，静脉注射利多卡因 1mg/kg 体重，不消失者持续泵入利多卡因。

3. **防治腔静脉和肺静脉梗阻** 双调转手术中纠正心房与心室连接不一致的方法有 Mustard 手术和 Senning 手术两种术式。Mustard 手术易损伤供应窦房结的动脉，术后交界性心律失常及房性心律失常发生率较高。同时，做心房内通道的心包片不易修剪恰当，易造成腔静脉及肺静脉回流障碍，而 Senning 手术此方面优于 Mustard 手术。因此，防止腔静脉及肺静脉回流梗阻是心房内调转成功与否的关键。患儿术后早期 CVP 偏高，在 16～18mmHg，存在轻微的颜面及颈部肿胀，考虑可能与上腔静脉压升高、静脉回流不畅有关。对腔静脉压力增高者，术后应用体位引流及硝普钠等治疗，降低右心室后负荷，有助于腔静脉回流。

4. **预防肺部并发症** 患儿年龄较小，气管、肺发育尚未成熟，加之病情复杂，体外循环时间和呼吸机辅助呼吸时间较长，大量应用广谱抗生素，保留胃管及激素治疗，这些都成为导致肺部并发症的重要因素。对术前肺发育较差、肺血管阻力高、心功能差者，术后需适当延长机械通气时间。合理准确调整呼吸机参数，动脉血二氧化碳分压（PaCO$_2$）在 30～35mmHg。为防止腔静脉回流受阻，慎用呼气末正压通气（PEEP），对低氧血症者可应用 PEEP 3～5cmH$_2$O。术后 2～3d 保持患者绝对安静，在机械通气过程中除常规应用吗啡及肌松药外，芬太尼持续静脉给药也是有效措施之一。

六、术后常见并发症的预防与处理

1. **心律失常** 术后最常见的心律失常为一度或二度房室传导阻滞，应用小剂量异丙肾上腺素有效。出现完全性心脏传导阻滞时，应用临时心脏起搏器；如不能恢复窦性心律者，则安装永久性心脏起搏器。

少数患者在双调转术后出现室上性心动过速，可选用洋地黄或 β 受体阻滞剂，如普萘洛尔 0.01～0.1mg/kg 稀释在 5% 葡萄糖溶液内，以 5～10min 缓慢静脉注射，必要时 6～8h 重复 1 次，对洋地黄治疗无效者，也可收到良好效果。有房室传导阻滞者禁用。

2. 低心排血量综合征　SLL 型矫正型大动脉转位患者在 Rastelli 手术后由安放在主动脉右侧心外管道受压或大动脉调转术后部分心肌供血不足及阻断主动脉时间较长引起心肌再灌注损伤等，往往引起术后低心排血量综合征。前者需要延期关胸，后两者则应用小剂量的多巴胺和（或）多巴酚丁胺及硝普钠等血管扩张药提高心排血量和改善周围循环，严重者应用左心室辅助循环。

3. 出血　多为血管吻合口出血或人工血管渗血。术后常规挤压心包和胸腔引流管，如出血较多或引流管中出现血块或引起心脏压塞症状，应争取在术后 6h 血压平稳时再开胸止血，不得延误。再次开胸时，探查各血管吻合口是否出血，必要时缝合止血。如为涤纶血管渗血，则应用止血药和心包包裹止血。

4. 腔静脉梗阻　少数患者在心房内调转术后产生腔静脉通道梗阻，应经超声心动图检查确定梗阻部位后再次手术修复。

5. 心外管道梗阻　术后长期随访发现患者产生慢性心力衰竭，经超声心动图确定诊断，择期更换心外管道。

6. 慢性心包积液和胸腔积液　多由心力衰竭引起此并发症，应在内科治疗的同时做心包或胸腔穿刺或胸腔闭式引流。

七、临床效果评价

先天性矫正型大动脉转位合并心脏畸形的双调转术效果较好。多篇报道 84 例双调转术的手术死亡率为 0～11.1%（平均为 7.1%）。早期死亡原因为腔静脉径路梗阻、残余肺动脉流出道梗阻和心律失常等。术后随访 0.5～8 年。晚期死亡 3 例，分别死于心肌缺血、室上性心动过速和急性心力衰竭。绝大多数患者心功能为 I 级。Imai 报道 18 例先天性矫正型大动脉转位的双调转术，术后生存 16 例的心功能明显改善，右心室舒张末期容量明显减少。左心室射血分数和心指数在手术后 1 年明显改善和提高到正常水平。

第二节　传统心内修复

一、适应证

先天性矫正型大动脉转位合并肺动脉流出道梗阻和（或）小的室间隔缺损，无法进行双调转术，则应用左心室到肺动脉心外管道，并修补室间隔缺损。少数仅有肺动脉瓣狭窄，应用肺动脉瓣切开术。

二、禁忌证

1. 少数先天性矫正型大动脉转位合并主动脉闭锁，往往伴有严重三尖瓣关闭不全、类似 Ebstein 心脏畸形的薄壁心室和右心室功能不全，不适合心内修复和 Damus-Kaye-Stansel 手术，应考虑心脏移植。
2. 两心室有严重功能不全或发育不全。
3. 有严重肝肾功能损害。

三、术前准备

1. 合并严重三尖瓣关闭不全和心力衰竭者，术前应用洋地黄和利尿剂，术中同时应做三尖瓣的修复，少数做三尖瓣置换术。
2. 合并完全性肺静脉异位连接，应做心血管造影，了解肺静脉异位连接的部位和心内畸形，以便制订手术方案。
3. 合并预激综合征者，术前应做心电生理检查，确定异常房室传导束的位置。术前准备心外膜标测设备。

四、手术要点、难点及对策

1. 患者取仰卧位，全身麻醉、气管内插管维持呼吸。
2. 胸部正中切口，切除胸腺。经升主动脉插入动脉灌注管，直接插入带直角的上下腔静脉管，待心脏停搏后经未闭卵圆孔或房间隔切口插入左心减压管，以及实施下列手术。

（1）室间隔缺损修复手术：对于 SLL 型矫正型大动脉转位的病例，常规经右心房切口，探查有无卵圆孔未闭；经右侧房室瓣（二尖瓣）口探查肺动脉瓣、瓣环和瓣下有无狭窄及室间隔缺损的位置。将二尖瓣向上牵引，则见室间隔缺损位于小瓣后，与一般流入部室间隔缺损位于三尖瓣隔瓣后相同。多数需离瓣环 2mm 做小瓣的弧形切口。有时需超过二尖瓣前交界组织，以充分显露室间隔缺损的全貌。应用与室间隔缺损等大的聚四氟乙烯圆形补片、自体心包补片或牛心包补片进行修复。在室间隔缺损的前缘和上缘缝于室间隔的右心室面，其他边缘缝在左心室面，均行一圈带垫片的褥式缝合，以后穿过补片边缘，推下结扎。婴幼儿可用 5-0 聚丙烯线连续缝合做室间隔缺损补片修复，在危险区行间断缝合。以后应用 5-0 聚丙烯线缝合二尖瓣边缘切口。

在这类畸形中的室间隔缺损，少数病例可经二尖瓣口进行修复，不做二尖瓣切开。

对于 IDD 型室间隔缺损的修复，均经左心室纵切口，在室间隔缺损的边缘的左心室面做一圈带垫片的褥式缝合，危险区缝在二尖瓣前瓣根部和室间隔左心室面以后穿过与缺损等大的圆形补片边缘，推下结扎。婴幼儿也可用 5-0 聚丙烯线连续缝合，做室间隔缺损的补片修复。

也有极个别病例,室间隔缺损较小,直径在 0.5cm 左右,无论是 SLL 型还是 IDD 型均可于右心室切口在缺损四周纤维环做间断带垫片的褥式缝合,以闭合缺损。

(2)肺动脉瓣切开或左心室到肺动脉心外管道:决定仅做肺动脉瓣切开术时,要特别慎重。由于在矫正型大动脉转位合并肺动脉狭窄的病例中,往往肺动脉瓣呈两瓣叶、单瓣叶或伴有瓣环和瓣下狭窄。做肺动脉纵行切口后,要仔细探查,在肺动脉瓣交界切开后,还要做肺动脉流出道探查,在确定充分解除梗阻后做肺动脉切口缝合。

仅做肺动脉瓣切开术,往往不能充分解除梗阻,特别是肺动脉流出道呈螺旋形时,如有肌性肥厚可在心肌松弛下通过大小适宜的探条,但在心脏复搏后则产生严重的梗阻。所以在处理肺动脉狭窄时不能存在侥幸心理,应较多选用左心室到肺动脉心外管道。特别是在停止体外循环后,测压显示左心室与右心室收缩压比值 > 0.75 时,必须重新灌注,施行左心室到肺动脉的心外管道。

左心室到肺动脉的心外管道,一般应在 5 岁后施行,选用同种带瓣主动脉,可获得较满意的长期效果。做肺动脉纵切口并延长至肺动脉分叉,经此切口缝闭肺动脉瓣口。经右心房切口用手指探查二尖瓣前后乳头肌,并在两者之间做左心室纵切口。将同种带瓣主动脉远端剪成斜面并与肺动脉进行端-侧吻合,应用 5-0 聚丙烯线行先切口右缘后左缘的严密缝合。将连接的同种主动脉瓣瓣环的涤纶血管,裁剪成斜面与左心室切口做端-侧吻合。最后在 SLL 型的心外管道呈 "C" 形,在 IDD 型为反 "C" 形,防止胸骨压迫。经心包开窗,做右侧胸腔闭式引流。

(3)左侧三尖瓣关闭不全的处理:对于先天性矫正型大动脉转位的病例,由于右心室承担体循环压力超负荷和合并室间隔缺损的容量超负荷,右心室和瓣环扩大产生三尖瓣关闭不全,可用三尖瓣成形术。如为三尖瓣发育不全或 Ebstein 心脏畸形者,则做三尖瓣置换术。

(4)右侧二尖瓣畸形的处理:二尖瓣大瓣裂隙,可做直接缝合;二尖瓣瓣环扩大,进行瓣环成形术;严重二尖瓣发育不全则做瓣膜置换术。

(5)左心室流出道梗阻的处理:术中探查发现由于三尖瓣或肺动脉副瓣、室间隔膨出瘤和肺动脉下纤维环产生的左心室流出道梗阻,应予以切除。

3. 手术要点

(1)修复室间隔缺损防止心脏传导束的损伤:SLL 型矫正型大动脉转位的心脏传导束位于室间隔缺损前上缘的左心室面。经右心房和二尖瓣径路要充分显露室间隔缺损,危险区要缝在右心室面。在小的室间隔缺损,经右心房径路在危险区无法缝在右心室面,应经右心室或升主动脉切口在右心室面做带垫片间断褥式缝合,否则会产生完全性心脏传导阻滞。IDD 型矫正型大动脉转位的心脏传导束位于室间隔缺损的后下缘右心室面心内膜下,在此处缝在左心室面和二尖瓣后瓣根部,比较安全。在大室间隔缺损的周围均用一圈带垫片的褥式缝合,防止残余漏。

(2)合并肺动脉流出道梗阻和(或)合并小室间隔缺损,应施行左心室到肺动脉心外管道。单纯肺动脉瓣切开往往遗留严重肺动脉狭窄甚至致命。

(3)遇有心外管道受胸骨压迫而产生血压下降、循环不稳定的病例,应延迟关胸。

(4)常规安放心脏起搏器,准备在心动过缓时应用。

五、术后监测与处理

除按体外循环心脏直视手术常规处理外，机械辅助呼吸 12～24h，病情不稳定者可延长至 3～5d。如术前血细胞比容甚高，术后输血使血细胞比容提高至 0.35 后，则补充血浆或白蛋白。有房室传导阻滞时，常规应用心脏起搏器。心房和心室顺序起搏可提高心排血量。术前合并肺动脉高压者，术后常规持续静脉滴注肺血管扩张药。应用心外管道的患者在术后抗凝 1 个月，之后改口服阿司匹林。

六、术后常见并发症的预防与处理

1. 心律失常　术后最常见的心律失常为一度或二度房室传导阻滞，应用小剂量异丙肾上腺素有效。出现完全性心脏传导阻滞时，应用临时心脏起搏器；如不能恢复窦性心律者，则安装永久性心脏起搏器。

少数患者在双调转术后出现室上性心动过速，可选用洋地黄或 β 受体阻滞剂，如普萘洛尔 0.01～0.1mg/kg 稀释在 5% 葡萄糖溶液内，以 5～10min 缓慢静脉注射，必要时 6～8h 重复应用 1 次，对洋地黄治疗无效者，也可收到良好效果。有房室传导阻滞者禁用。

2. 出血　多为血管吻合口出血或人工血管渗血。术后常规挤压心包和胸腔引流管。如出血较多或引流管中出现血块或引起心脏压塞症状，应争取在术后 6h 血压平稳时再次开胸止血，不得延误。再次开胸时，探查各血管吻合口是否出血，必要时缝合止血。如为涤纶血管渗血，则应用止血药和心包包裹止血。

3. 心外管道梗阻　术后长期随访发现患者产生慢性心力衰竭，经超声心动图确定诊断，择期更换心外管道。

4. 慢性心包积液和胸腔积液　多由心力衰竭引起，应在内科治疗的同时做心包或胸腔穿刺或胸腔闭式引流。

七、临床效果评价

近年来，先天性矫正型大动脉转位传统心内修复的早期效果有了明显提高，但长期效果不佳。早期死亡率为 3.6%～36.8%（平均为 14%），合并室间隔缺损的住院死亡率较低，约为 5%；合并室间隔缺损和肺动脉流出道梗阻的死亡率较高，为 15%～25%。术后 1 年、5 年、10 年和 20 年死亡率分别为 88%、80%、76% 和 46%。早期和晚期死亡原因为急性心力衰竭和慢性心力衰竭、三尖瓣关闭不全和心脏传导阻滞。

（董念国　李　飞）

参 考 文 献

Anderson RH, Becker AE, Arnold R, et al, 1974. The conducting tissues in congenitally corrected transposition. Circulation, 50: 911-923.

Bautista-Hernandez V, Marx GR, Gauvreau K, et al, 2006. Determinants of left ventricular dysfunction after anatomic repair of congenitally corrected transposition of the great arteries. Ann Thorac Surg, 82: 2059-2066.

Devaney EJ, Charpie JR, Ohye RG, et al, 2003. Combined arterial switch and Senning operation for congenitally corrected transposition of the great arteries: patient selection and intermediate results. J Thorac Cardiovasc Surg, 125(3): 500-507.

Dyer K, Graham TP, 2003. Congenitally corrected transposition of the great arteries: current treatment options. Curr Treat Options Cardiovasc Med, 5(5): 399-407.

Ferencz C, Rubin JD, McCarter RJ, et al, 1985. Congenital heart disease: prevalence at livebirth. Am J Epidemiol, 121: 31-36.

Freedom RM, Culham G, Rowe RD, 1978. The criss-cross heart and superoinferior ventricular heart, an angiographic study. Am J Cardiol, 42: 620-628.

Fyler DC, 1980. Report of the New England regional infant cardiac program. Pediatrics, 65(suppl): 376-461.

Graham PT, Markham L, Parra AD, et al, 2007. Congenitally corrected transposition of the great arteries: an update. Curr Treat Options Cardiovasc Med, 9(5): 407-413.

Hraska V, Duncan BW, Mayer JEJ, et al, 2005. Long-term outcome of surgically treated patients with corrected transposition of the great arteries. J Thorac Cardiovasc Surg, 129: 182-191.

Quinn DW, McGuirk SP, Metha C, et al, 2008. The morphologic left ventricle that requires training by means of pulmonary artery banding before the double-switch procedure for congenitally corrected transposition of the great arteries is at risk of late dysfunction. J Thorac Cardiovasc Surg, 135: 1137-1144.

Samanek M, Voriskova M, 1999. Congenital heart disease among 815 569 children born between 1980 and their 15-year survival: a prospective Bohemia survival study. Pediatr Cardiol, 20: 411-417.

van Son JA, Danielson GK, Huhta JC, et al, 1995. Late results of systemic atrioventricular valve replacement in corrected transposition. J Thorac Cardiovasc Surg, 109: 642-652.

Warnes CA, 2006. Transposition of the Great Arteries. Circulation, 114: 2699-2709.

Yeh TJ, Connelly MS, Coles JG, et al, 1999. Atrioventricular discordance: results of repair in 127 patients. J Thorac Cardiovasc Surg, 117: 1190-1203.

第二十二章 右心室双出口

右心室双出口（double-outlet right ventricule，DORV）是一种两个大动脉完全或大部分起始于右心室的先天性心脏畸形，属于"圆锥动脉干"发育异常的畸形之一。经典右心室双出口的定义：主动脉、肺动脉均起始于形态右心室；两个大动脉瓣之间有程度不等的圆锥结构，半月瓣与房室瓣之间纤维连接中断，被肌性圆锥结构分隔开来；室间隔缺损是左心室唯一出口，但是其也可能为一个或两个大动脉直接骑跨于室间隔上，而起源于双心室。为了便于分类，依据大动脉起始的形态学检查，两个大动脉骑跨右心室均>50%，也将其归入右心室双出口。少数情况下，两个大动脉均起源于双心室伴双动脉下室间隔缺损，称为双心室双出口。此外，文献报道有室间隔完整的右心室双出口。

法洛四联症存在主动脉不同程度的右移，当主动脉骑跨>50%时，将其划归为伴肺动脉狭窄的右心室双出口或伴右心室双出口的法洛四联症。而Taussig-Bing畸形是以肺动脉瓣下室间隔缺损伴不同程度的肺动脉骑跨。如果肺动脉完全或近乎完全起源于左心室，则为伴室间隔缺损的完全型大动脉转位。

右心室双出口是一种少见的先天性心脏畸形，发病率为0.9‰，占先天性心脏病的1%～2%。东方国家右心室双出口的发病率远高于欧美等西方国家，我国几家大型心脏中心临床资料报道，其占先天性心脏病的1.7%～2.5%。

右心室双出口自然病史差异较大，总体上分为三种。经典的右心室双出口自然病史与单纯的大室间隔缺损相似，双动脉下室间隔缺损或远离大动脉室间隔缺损的右心室双出口不合并肺动脉狭窄也与单纯大室间隔缺损相似，而自发闭合型室间隔缺损的右心室双出口非常少见，多数患儿在胎儿或出生后不久夭折，没有手术时机。合并肺动脉狭窄的右心室双出口自然病史与法洛四联症相似。肺动脉瓣下室间隔缺损的右心室双出口，与伴室间隔缺损的完全性大动脉转位相似，早期易进展为严重的肺血管梗阻性疾病。

根据右心室双出口解剖特点，即室间隔缺损和半月瓣相对解剖位置关系分为四型：主动脉下型；肺动脉下型，即Taussig-Bing畸形；双动脉下型；远离大动脉型。

先天性心脏病外科命名和数据库计划委员会（Congenital Heart Surgery Nomenclature and Database Project）为了简化数据库，将右心室双出口分为四型：VSD型（主动脉下和双动脉下，无右心室流出道狭窄）；TOF型（主动脉下和双动脉下，伴右心室流出道狭窄）；TGA型（肺动脉下，Taussig-Bing畸形）；远离大动脉VSD型（与大动脉无关联室间隔缺损，伴或不伴右心室流出道狭窄）。此种简化分类不仅体现了右心室双出口广泛位置关系，而且根据常规手术路径进行分型，利于数据库统计与分析。

一、手术适应证

右心室双出口外科治疗目的是进行完全解剖矫治，即将左心室连接到主动脉，右心室连接到肺动脉，关闭室间隔缺损。手术时机取决于右心室双出口类型，不同类型的右心室双出口手术时机及手术方式不同，而合并畸形也影响手术方式选择。

1. VSD 型右心室双出口　患儿易发生充血性心力衰竭和肺动脉高压，多在 2 岁内发生严重血管病变，因此主张在出生后 6 个月内手术根治。心室内隧道修补术是治疗 VSD 型右心室双出口的主要方法，心内隧道修补术需要在右心室腔内建立一个内隧道，连接左心室与主动脉，它必须经过三尖瓣瓣环和肺动脉瓣瓣环之间的空间，因此三尖瓣与肺动脉瓣之间的距离（tricuspid pulmonary distance，TPD）对手术方式选择有重要意义。TPD 大于主动脉瓣口的直径，心内隧道不会发生梗阻，如果 TPD 小于主动脉瓣口直径，心内隧道存在梗阻可能，需行 Rastelli 手术，如果患儿年龄小，且 TPD 小于主动脉瓣口直径，因为胸腔太小无法建立心外管道，可先行肺动脉环缩术，保护肺血管，二期行 Rastelli 手术。

2. TOF 型右心室双出口　手术适应证与法洛四联症相同。如果为无症状或症状轻的患儿，肺动脉发育可，主张 6 个月至 1 岁以内行根治手术治疗，外科修补方式与法洛四联症相似；如果患儿缺氧严重，肺动脉发育可，冠状动脉解剖正常，也可在 6 个月内实施心内修补手术；如果患儿临床症状严重、肺动脉分支严重发育不良，或根治手术中需要使用心外管道，宜先行体 - 肺动脉分流术，以后再实施根治手术。

3. TGA 型右心室双出口（Taussig-Bing 畸形）　TGA 型大部分不合并肺动脉狭窄，在早年易发生充血性心力衰竭和严重肺血管病变，多数患儿 1 岁内死亡。一旦确诊，新生儿期需行手术治疗，手术年龄不应超过 6 个月。如果合并肺动脉狭窄，应在新生儿期建立体 - 肺动脉分流，1 岁内进行选择性矫治手术。手术方式包括大动脉调转术、心房调转手术（Mustard 手术或 Senning 手术）、Damus-Kaye-Stansel 手术、Kawashima 手术、Rastelli 手术、Lecompte（REV）手术、Nikaidoh 手术和 Patrick-McGoon 手术，目前大动脉调转术和内隧道关闭室间隔缺损是治疗 TGA 型右心室双出口畸形的主要手术方法。

4. 远离大动脉 VSD 型右心室双出口　不合并肺动脉狭窄，同样易发生充血性心力衰竭和严重肺血管病变，手术年龄不宜超过 6 个月，如果 TPD 大于主动脉瓣口，可选择心室内隧道修补术，TPD 小于主动脉瓣口，则选择 Rastelli 手术或 Damus-Kaye-Stansel 手术；合并肺动脉狭窄，并出现严重缺氧，新生儿行体 - 肺动脉分流术，1 岁后进行选择性矫治术；合并三尖瓣跨立、一侧心室发育不良、多发性室间隔缺损或缺损位于室间隔小梁部时，无法行心室内隧道修补的双心室矫治时，若合并肺动脉狭窄，先行体 - 肺动脉分流术，若不合并肺动脉狭窄，先行肺动脉环缩术，6 个月左右行双向 Glenn 手术，1～2 岁行全腔 - 肺动脉连接术。

二、手术禁忌证

VSD 型和 TGA 型右心室双出口患者，年龄大，肺血管病变中，肺动脉阻力大于 10Wood U，为右心室双出口矫治的手术禁忌证。患者一般情况差，严重多器官功能不全者也为手术禁忌。

三、术前准备

1. 术前需通过心脏超声或心导管等技术明确右心室双出口诊断及类型，从而决定可能手术方式；TOF 型右心室双出口需 CTA 明确肺动脉发育及侧支循环情况（Nakata 指数、McGoon 比值等）。
2. 术前一般情况评估，如有无发绀、充血性心力衰竭、肺动脉高压表现，初步评估术前肺部有无炎症及程度。
3. 针对术前缺氧可给予吸氧、前列环素类保持 PDA 开放等处理；针对心力衰竭给予强心、利尿、补钾和降肺动脉压治疗。
4. 本病均需全身麻醉下手术，术前需行动脉穿刺监测血压，中心静脉穿刺置管以监测中心静脉压、用于术中和术后监测，以及建立多巴胺等升压药中心通路。

四、手术要点、难点及对策

1. 心室内隧道修补手术　主要适用于 VSD 型右心室双出口。操作步骤及相关技术要点如下。

（1）经右心房切口或右心室-右心房联合切口显露解剖畸形：部分右心室双出口经右心房切口可完全显露室间隔缺损与半月瓣之间的关系，而联合切口的优点在于能准确评估解剖畸形，有利于内隧道补片的设计与成形，同时便于同期实施右心室流出道补片加宽。行右心室切口时，注意避免损伤冠状动脉右心室圆锥支和左前降支。

（2）扩大室间隔缺损、建立左心室-室间隔缺损-主动脉瓣口的心内隧道：对于限制性室间隔缺损（室间隔缺损小于主动脉瓣口直径），需行缺损前上缘切开扩大室间隔缺损，注意不要损伤左心室面二尖瓣及其腱索，或冠状动脉动脉前降支的粗大室间隔支，通常需切除部分圆锥隔，以便重建后的左心室流出道通畅。注意评估 TPD 是否大于主动脉瓣直径（图 22-1）。

补片选择，包括 Dacron 补片、Gore-tex 补片、人工血管移植物补片、戊二醛固定自体心包片和牛心包片。主动脉完全起源于右心室，补片横径应为主动脉周长的 2/3，另外 1/3 由自体心肌组织组成，以保持生长能力，补片长度为室间隔缺损下缘至主动脉瓣口上缘间的距离。

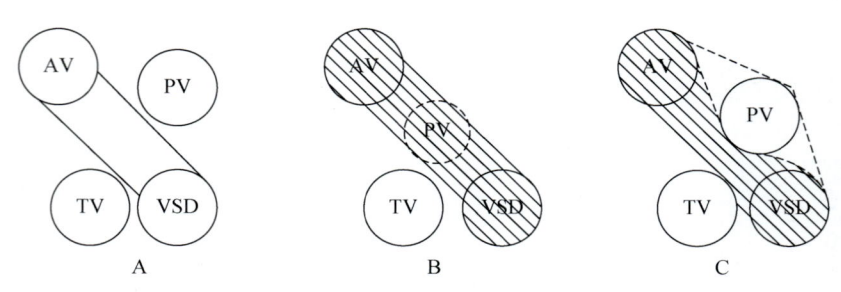

图 22-1 TPD 对心室内隧道修补术的影响

A. TPD 大于主动脉瓣口直径，心内隧道不会梗阻；B. TPD 小于主动脉瓣口直径，将主动脉和肺动脉均隔至左心室；C. TPD 小于主动脉瓣口直径，心内隧道会梗阻

AV. 主动脉瓣；PV. 肺动脉瓣；TV. 三尖瓣；VSD. 室间隔缺损

从缺损的前下缘开始顺时针连续缝合，至后下缘时，缝线与室间隔缺损边缘保持一定距离，避免损伤传导束，补片向后方缝合至三尖瓣隔瓣根部，沿三尖瓣隔瓣根部缝合至室间隔缺损后上缘；缝线另一端逆时针缝合至缺损后上缘，与另一端汇合，通过间断带垫片缝线加固任何连续缝线上的薄弱区（常见缝合后下角至三尖瓣瓣环处）。若右心室、右心房联合切口，顺时针缝合至缺损后上缘时，通过右心室切口缝合剩余缺损。

（3）右心室流出道补片扩大：如果心内隧道造成右心室流出道梗阻，需自体心包加宽右心室流出道。

2. 心室内隧道修补和右心室流出道重建术　主要适用于 TOF 型右心室双出口，操作步骤及相关技术要点如下。

（1）经右心房和右心室/肺动脉切口显露解剖畸形：行右心室切口时，注意避免损伤冠状动脉右心室圆锥支和左前降支。如果存在粗大右心室圆锥支横跨右心室流出道之上，右心室切口应保护此冠状动脉，使用心外带瓣管道重建右心室肺动脉连接。TOF 型右心室双出口，常伴右心室流出道肌性肥厚狭窄或右心室流出道管状发育不良，同时肺动脉瓣及主肺动脉狭窄，切口可从右心室流出道延伸至主肺动脉。如果肺动脉瓣瓣环发育可，分别行右心室流出道切口和肺动脉切口，保留肺动脉瓣瓣环。

（2）疏通右心室流出道：TOF 型右心室双出口，常伴右心室流出道肌性肥厚狭窄或右心室流出道管状发育不良，手术中需切除肥厚隔束和壁束，疏通右心室流出道，疏通后有利于显露室间隔缺损。注意切除隔束时勿损伤主动脉窦壁和主动脉瓣及瓣环，切除壁束时注意勿损伤圆锥乳头肌和前乳头肌，右心室体部常有异常肉柱，影响右心室舒张，需要切断或切除异常肉柱，才能达到充分解除右心室流出道梗阻。

（3）建立左心室-室间隔缺损-主动脉的心内隧道：同心室内隧道修补手术步骤（2）。

（4）重建右心室流出道：TOF 型右心室双出口，由于右心室肥厚狭窄，右心室腔偏小及心内管道占据右心室一定空间，因此补片加宽重建右心室流出道非常重要。如果肺动脉瓣瓣环发育可，保留瓣环，分别加宽右心室流出道和肺动脉，如果肺动脉瓣瓣环小，需跨瓣加宽右心室流出道至主肺动脉，造成肺动脉瓣反流，目前使用自制带单瓣补片加宽右心室流出道，或用 Gore-tex 补片重建单肺动脉瓣，近期获得一定的效果，远期效果有待观察。

3. Rastelli 手术　　适用于各种类型右心室双出口，如 TPD 小于主动脉瓣口直径的右心室双出口；右心室流出道异常冠状动脉走行的右心室双出口；心内隧道修补术后右心室流出道存在梗阻者等。Rastelli 手术患者年龄需在 1 岁以上，最适宜年龄为 5 岁以上或成年人。操作步骤基本同心室内隧道修补手术（1）、（2），或心室内隧道修补和右心室流出道重建术（1）、（2）、（3），建立右心室至肺动脉的心外管道。

一般采用同种带瓣主动脉，其长期效果优于人工血管内缝经戊二醛处理的猪肺动脉瓣和猪心包瓣。剪断肺动脉干，缝闭其近心端，应用适当长度的同种带瓣管道，将其远端与肺动脉主干远端做端－端吻合，近心端加自身心包或人工血管与右心室切口吻合。

4. 大动脉调转手术　　适用于 TGA 型右心室双出口（Taussig-Bing 畸形）不合并肺动脉狭窄。

（1）经右心房切口或右心房/右心室切口或右心房/肺动脉瓣口显露解剖畸形：部分病例通过右心房切口可完全暴露修补室间隔缺损；部分病例由于肺动脉高压，肺动脉瓣明显增大，可通过肺动脉瓣暴露并修补室间隔缺损，切勿损伤肺动脉瓣，肺动脉瓣将成为新的主动脉瓣；多数病例右心房切口和肺动脉瓣口可较好显露并修补室间隔缺损，部分病例需纵行切开右心室流出道探查修补室间隔缺损。了解冠状动脉走行及有无合并畸形。

充分游离升主动脉及其弓部、左右肺动脉、未闭动脉导管或动脉韧带。合并动脉导管未闭者，体外循环后需将其结扎并切断，应用 6-0 或 7-0 聚丙烯线缝闭断端，仅存动脉韧带也需切断和缝闭。以防止主动脉插管时血液进入肺部，且有助于主动脉和肺动脉充分游离。

（2）扩大室间隔缺损、建立左心室－室间隔缺损－肺动脉的心内隧道：对于限制性室间隔缺损，需向缺损前方切开扩大室间隔缺损，注意不要损伤主动脉瓣及其瓣环和三尖瓣腱索。用补片（Dacron 补片、戊二醛固定自体心包片或牛心包片）沿室间隔缺损边缘连续缝合至肺动脉瓣前上缘，引导左心室血液在补片下进入肺动脉。与常规室间隔缺损修补不同，勿将补片缝合至肺动脉瓣后下缘。

（3）横断大动脉：主动脉插管时，尽量远离瓣环，可插管至弓部起始端，在主动脉插管的近端防止阻断钳。一般在主动脉瓣上 1cm 处插灌注针将冷血停搏液灌注入升主动脉内，将主动脉在此水平横断。在远心端主动脉壁顶部放置牵引线向头侧牵引，可以定位以预防主动脉吻合时扭曲，并利于暴露。在发出右肺动脉的水平横断肺动脉，检查肺动脉瓣情况。进一步充分游离左右肺动脉及主动脉和肺动脉根部。

（4）冠状动脉开口的切取与移栽：在切取冠状动脉之前，必须确定肺动脉瓣关闭完全且无狭窄存在。将冠状动脉及其周围至少 2～3mm 的主动脉壁作为一舌状组织予以切下。用低电流设置的电刀将近端的冠状动脉从心外膜游离出几厘米。冠状动脉必须充分地解剖游离，才能将冠状动脉开口成功地移植到相应的主动脉瓣窦上，而游离不充分可导致吻合口产生张力或冠状动脉扭曲。特别对于右冠状动脉游离时，其圆锥支限制右冠状动脉的充分游离，需将圆锥支近心端解剖游离，很少需要将其结扎或切断来获得充分游离。如果冠状动脉开口靠近瓣膜交界时，邻近的冠状动脉交界必须与冠状动脉开口一起切下，这可能导致新的肺动脉瓣轻度关闭不全。对于主动脉壁内型冠状动脉开口病例，必须将一大块包括冠状动脉开口和壁内段的主动脉壁舌状组织切下，以避免损失冠状动脉壁内段，冠状动脉壁内段的主动脉壁需切开，扩大冠状动脉开口，避免冠状动脉开口受压，影响冠状动脉供血。

将游离的冠状动脉开口拉向肺动脉根部前部的瓣窦上，确保冠状动脉近端无扭曲，从而确定冠状动脉移栽的位置。在肺动脉根部作一"U"形切口，将冠状动脉开口舌状组织植入。也可将冠状动脉开口组织片作为纽扣样组织植入，在完成吻合前需对舌状组织片再修剪，纽扣状植入方式需要在肺动脉根部适宜的位置做一小切口，使用主动脉打孔器打孔，产生合适大小的开口。应用7-0或8-0聚丙烯缝线将冠状动脉开口缝合至肺动脉根部。吻合完后，需用停搏液灌注针或橄榄头灌注管灌注每一个吻合上的冠状动脉开口，了解有无扭曲和细小的冠状动脉分支出血，以便进一步松解游离冠状动脉和止血。纽扣状移栽方式相对"U"形切口发生冠状动脉扭曲可能性更大。回旋支起源右冠状动脉者，可在新的主动脉壁上做一活门以防止回旋支起源处打折，也可将右冠状动脉开口植入新主动脉上较高的位置甚至在远端主动脉上。

（5）重建主动脉和肺动脉：将主动脉与肺动脉交叉换位，用6-0或7-0聚丙烯线连续缝合，将远端升主动脉吻合至新主动脉根部。

新主动脉根部常与升主动脉不匹配（较升主动脉大），通常可将过多的组织折叠到吻合口后侧部分，若折叠到前部可能会使冠状动脉吻合口发生扭曲。通过将升主动脉前壁切开，使用肺动脉壁加宽吻合口前壁可以解决不匹配问题。控制型主动脉根部再灌注时，注意冠状动脉移植点和主动脉缝线的止血问题，手术野相对干燥时，可使用Corseal生物胶进行止血。排气后，移去主动脉阻断钳，在冠状动脉分布区检查心脏的灌注情况，如有灌注异常必须纠正，进一步行冠状动脉游离，或重新放置冠状动脉吻合口。

新肺动脉根部上产生的缺损用心包补片修补。可以使用戊二醛处理的单个长方形心包补片修补，补片大约为保留的新肺动脉窦长度的2倍，在长方形补片的长边中点做"V"形切口，将它与新肺动脉根部的后交界对合，应用6-0或7-0聚丙烯线连续缝合，将补片缝合到新肺动脉根部，将重建肺动脉根部吻合至肺动脉共汇处。也可使用两片未处理的心包补片分别重建新肺动脉根部缺失的两个窦壁，再将重建肺动脉根部吻合至肺动脉共汇处。TGA型右心室双出口大动脉侧侧位较常见，若将左侧重建肺动脉与右侧肺动脉共汇处吻合，可能引起肺动脉牵拉狭窄和压迫重建肺动脉根部前方右冠状动脉主干，因此需将肺动脉共汇处向右肺动脉延伸，或将共汇处缝闭，在右肺动脉的下方做一纵行切口，将右侧重建的肺动脉吻合至右侧肺动脉切口上。也有学者建议肺动脉与升主动脉不作交叉换位（Jetene技术），将剪下的肺动脉远端部分在升主动脉后拖到升主动脉的右侧，然后再与换位前的主动脉根部吻合，依旧保持大血管侧侧关系，这样可以避免交叉换位导致的肺动脉牵拉狭窄。

5. Damus-Kaye-Stansel手术　适用于合并明显主动脉瓣口和瓣下狭窄或主动脉近心端缩窄的TGA型右心室双出口。

（1）经右心室切口暴露，补片修补建立室间隔缺损至肺动脉心内隧道。

（2）肺动脉近端与升主动脉连接：右肺动脉下横断肺动脉主干，在主动脉左侧对应位置作一椭圆形切口，其直径与肺动脉直径相当，应用5-0聚丙烯线进行肺动脉近端与主动脉切口吻合，闭合主动脉瓣。勿损伤冠状动脉开口。

（3）建立右心室到肺动脉的心外管道：在主动脉左侧做右心室至肺动脉的同种带瓣的

心外管道，部分病例为了避免心外管道压迫左冠状动脉，则在主动脉右侧建立右心室至肺动脉的心外管道。

术后左心室血液通过室间隔缺损、心内隧道至肺动脉近端，流至升主动脉，右心室血液通过心外管道流至肺动脉。

6. Kawashima 手术　使用心内隧道直接连接左心室和主动脉。适用于大动脉处于典型或不典型侧侧位关系，且主动脉在肺动脉右侧，TPD 大于主动脉瓣口直径的 TGA 型右心室双出口。

必须切除圆锥隔，以保证肺动脉下室间隔缺损和主动脉之间的内隧道补片无梗阻，需要在三尖瓣和肺动脉之间建立内隧道将室间隔缺损连接至主动脉，因此 TPD 必须足够长，有时需右心室流出道切开加宽以扩大右心室流出道，避免由内隧道造成的肺动脉瓣下狭窄。

7. Lecompte（REV）手术　适用于不能做心室内隧道手术的心室动脉连接不一致患者，特别是合并肺动脉狭窄的 TGA 型右心室双出口、年龄小于 5 岁、无法行 Rastelli 手术的患儿。因为 REV 手术会引起肺动脉反流，所以仅限于术前肺动脉狭窄且肺动脉压力低的患者。

（1）手术方式选择及右心室切口：心包打开后，判断大动脉位置关系决定可否做 REV 手术，当主肺动脉侧侧位或主动脉稍微在肺动脉前方时，没有必要做 REV 手术。在右心室下部做垂直右心室切口，在直视下向头侧延伸切口，尽量靠近主动脉瓣。

（2）大动脉横断：在主动脉瓣交界上 1cm 处横断主动脉，靠近肺动脉瓣交界处横断肺动脉，充分解剖游离升主动脉和左右肺动脉，肺动脉和升主动脉交叉换位，肺动脉交叉到升主动脉前方。

（3）建立心室内隧道将左心室血液引流至主动脉：如果心室内半月瓣之间的圆锥隔妨碍室间隔缺损和主动脉之间建立隧道，需将漏斗隔切除，必要时需扩大室间隔缺损。如果主动脉位于肺动脉的右后方，圆锥隔不影响建立内隧道，并可构成内隧道的前壁；如果主肺动脉呈前后位时，圆锥隔常位于室间隔缺损和主动脉之间，必须将其切除。Lecompte 推荐通过肺动脉向左心室插入一个扩张器，可以暴露圆锥隔，并在切除圆锥隔时保护二尖瓣结构。作 2 个平行于主动脉轴的切口，紧邻主动脉瓣下作垂直于主动脉轴的第 3 个切口，与前面 2 个切口汇合，切除圆锥隔。如果有三尖瓣腱索异常附着圆锥隔上时，需保持附着处完整，不能将其切除，心内隧道建立后，将三尖瓣腱索附着处圆锥隔缝合到补片的右心室面上。

室间隔缺损至主动脉心内隧道建立。剪裁一个圆形 Dacron 补片，其直径等于室间隔缺损后缘至主动脉瓣前缘的距离。根据三尖瓣到肺动脉瓣瓣环之间的距离，补片可缝合在肺动脉瓣后方或完全在肺动脉瓣瓣环上。

（4）重新连接主动脉和闭合肺动脉近心端：将横断主动脉近心端和远心端重新缝合连接，肺动脉近心端切口缝闭。

（5）应用前壁补片重建肺动脉至右心室连接：右心室切口的上面直接与肺动脉的后壁缝合。肺动脉远心端前壁垂直切开，用自体心包或人工补片关闭右心室切口下端和肺动脉切口前部。临时放置的心包单瓣可减轻术后的肺动脉反流。

8. Patrick-McGoon 手术　与 Kawashima 手术一样，均是通过心室内隧道治疗 TGA 型右心室双出口的手术方式。Patrick-McGoon 手术适用于大动脉倾斜关系或前后关系的 TGA

型右心室双出口，且不需要考虑三尖瓣与肺动脉瓣之间的距离。

Patrick-McGoon 手术需要建立一个长而几何外形复杂的心内隧道，其隧道在肺动脉瓣左前方行走，直接连接室间隔缺损和主动脉，此手术需要扩大室间隔缺损，即使为非限制性室间隔缺损。目前大动脉调转手术已取代 Patrick-McGoon 手术。

五、术后监测与处理

右心室双出口心脏畸形复杂，心内修补时间长，且术前均有明显右心室肥厚和（或）左心室肥厚、肺动脉高压或肺动脉发育偏差、反复呼吸道感染、充血性心力衰竭等，因此术后主要存在的问题是明显心功能不全、肺部感染或呼吸功能不全。术后常规持续泵入小剂量多巴胺和（或）多巴酚丁胺，必要时加用肾上腺素，维持心排血量。婴幼儿合并肺动脉高压者，术后早期应镇静和持续静脉泵入 PGE_1 以减少肺血管阻力，必要时可雾化吸入 PGI_2，效果优于前者，近年来临床应用内皮素受体阻断剂波生坦效果明显。必要时需延迟关胸以促进心功能恢复和减少组织水肿。存在心外管道和心内隧道者，术后需常规抗凝 1 个月，以后终身服用阿司匹林。

六、术后常见并发症的预防与处理

1. 左心室流出道梗阻　右心室双出口心室内修补手术成功的关键是保证左心室流出道的通畅。手术后左心室流出道梗阻可发生在不同平面。①主动脉瓣下圆锥肌肉肥厚；②限制性室间隔缺损，未予以扩大或扩大不够；③远离两大动脉室间隔缺损，剪裁的内隧道补片太小或心内隧道扭曲。如果术后超声检查提示左心室－主动脉压差＞50mmHg，必须重新手术解除梗阻。

2. 右心室流出道梗阻　由于漏斗部肌肉肥厚或心室内隧道占用右心室腔内空间，引起右心室流出道变窄。手术中需通过补片加宽右心室流出道解除梗阻，如果合并肺动脉瓣、瓣环狭窄，需做右心室流出道肺动脉的跨瓣环加宽；如果右心室流出道有粗大冠状动脉，需行心外管道。如果术后超声检查提示右心室－肺动脉压差＞50mmHg，提示存在右心室流出道较严重梗阻，需手术矫正。

3. 三度房室传导阻滞　对于主动脉下室间隔缺损、远离大动脉室间隔缺损及延伸三尖瓣瓣环的室间隔缺损，修补室间隔缺损后下缘时可能损伤传导束，导致三度房室传导阻滞；而房室连接不一致的右心室双出口，传导束走行异常，易发生三度房室传导阻滞，需要安装心脏起搏器，围术期可放置心脏临时起搏导线，连接临时起搏器，作为安装永久性起搏器过渡。

4. 室间隔缺损残余分流　由于补片偏小、心肌稚嫩而造成缝合后张力过大，缝线撕裂心肌，造成明显心内残余分流，如果肺循环与体循环血流量比值＞1.5，或合并明显血红蛋白尿，均需再次手术修补。

5. 低心排血量综合征　以上原因均可导致术后低心排血量综合征。此类患者多数需要多巴胺等血管活性药物治疗和延长呼吸机辅助时间，必要时需行主动脉内球囊反搏和左心室辅助循环。

七、临床效果评价

VSD 型右心室双出口，心内隧道修补术后早期死亡率低，并发症少见，15 年存活率为 96%，87% 存活患者的心功能状态为 NYHA Ⅰ级，Kirklin 研究中，>90% 患者经随访无须再次手术。以往低年龄是手术死亡的重要因素，目前低年龄因素已消除，大年龄仍是一个显著危险因素，可能与年龄增加会加重肺血管改变有关。

TOF 型右心室双出口，存活患者的功能状态良好。如果没有使用心外管道或跨瓣补片处理肺动脉狭窄，其早期和远期生存率与 VSD 型右心室双出口相似；但使用心外管道或跨瓣补片处理肺动脉狭窄的患者，其早期和晚期猝死风险要比未使用高。如果使用异种或同种异体带瓣管道，10 年后，50% 的患者需要再次手术。

TGA 型右心室双出口，大动脉调转和心内隧道是其主要手术方式，可获得良好生存状态，院内死亡率为 3%～15%，合并主动脉弓病变的死亡率接近上述范围的高限，Planche 及其同事研究了 1200 例中 79 例 TGA 型右心室双出口手术患者，10 年存活率为 85%，且 5 年后没有晚期死亡，再手术率为 10%，主要是因为右心室流出道狭窄。

远离大动脉 VSD 型右心室双出口的手术效果近年不断改善，在相关的报道中，院内死亡率降低至 6.6%。

（董念国　王国华）

参 考 文 献

汪曾炜, 刘维永, 张宝仁, 2016. 心脏外科学. 2 版. 北京：人民军医出版社, 940.

Beli E, Serraf A, Lacour-Gayet F, et al, 1999. Double-outlet right ventricule with non-committed ventricular septal defect. Eur J Cardiothorac Surg, 15(6): 747-752.

Franklin RC, Anderson RH, Daniels O, et al, 1999. Report of the coding committee of the association for European paediatric cardiology. Cardiol Young, 9(6): 633-658.

Huber C, Mimic B, Oswal N, et al, 2011. Outcomes and re-interventions after one-stage repair of transposition of the great arteries and aortic arch obstruction. Eur J Cardiothorac Surg, 39(2): 213-220.

Kirklin JW, Pacifico AD, Blackstone EH, et al, 1986. Current risks and protocols for operation for double-outlet right ventricle. Derivation from an 18 year experience. J Thorac Cardiovasc Surg, 92(5): 913-930.

Lacour-Gayel F, Haun C, Ntalakoura K, et al, 2002. Biventricular repair of double outlet right ventricle with non-committed ventricular septal defect(VSD)by VSD rerouting to the pulmonary artery and arterial switch. Eur J Cardiothorac Surg, 21(6): 1042-1048.

Lev M, Bharati S, Meng CC, et al, 1972. A concept of double-outlet right ventricle. J Tharac Cardiovasc Surg, 64(2): 271-281.

Losay J, Touchot A, Serraf A, et al, 2001. Late outcome after arterial switch operation for transposition of the great arteries. Circulation, 104(12 suppl 1): I121-126.

Rudolph AM, Heymann MA, Spitznas U, 1972. Hemodynamic considerations in the development of narrowing of the aorta. Am J Cardiol, 30(5): 514-525.

Soszyn N, Fricke TA, Wheaton GR, et al, 2011. Outcomes of the arterial switch operation in patients with Taussig-Bing anomaly. Ann Thorac Surg, 92(2): 673-679.

Thnan MJ, Becker AE, Macartney FJ, et al, 1979. Nomenclature and classification of congenital heart disease. Br Heart J, 41(5): 544-553.

Walters HL, Mavroudis C, Tchervenkov CI, et al, 2000. Congenital heart surgery nomenclature and database project: double outlet right ventricle. Ann Thorac Surg, 69(4 suppl): S249-263.

第二十三章　左心室双出口

左心室双出口（double-outlet of left ventricle，DOLV）是一种极少见的先天性心脏畸形，是指两根大动脉全部或几乎全部起源于形态学左心室的先天性心脏畸形。对于其命名和定义尚存争议，本章将一根大动脉全部起源于左心室，而另一根大动脉＞50%起源于左心室定义为DOLV。

DOLV是罕见的先天性心脏病，发病率低于1/20万。1996年10月至2001年12月，中国医学科学院阜外医院外科共手术治疗先天性心脏病9727例，其中DOLV仅7例，占0.07%。

DOLV根据室间隔缺损（VSD）位置分为以下四类：VSD位于主动脉瓣下；VSD位于肺动脉瓣下；VSD位于两大动脉下；VSD远离两大动脉。DOLV大多有VSD，71% VSD位于主动脉下，18% VSD位于肺动脉下，9% VSD位于双动脉下，2% VSD远离大动脉。大部分DOLV合并肺动脉狭窄，38%合并三尖瓣和右心室发育不良，少部分合并三尖瓣闭锁、Ebstein畸形、二尖瓣闭锁。

一、手术适应证

DOLV一经确诊，即应手术治疗，但应根据病理解剖形态改变和病情选择不同的手术方式。

如果年龄＞2岁，并存在肺动脉狭窄，可以选择右心室-肺动脉外管道或肺动脉移植至右心室和补片加宽术。

如果年龄＜2岁，且有肺动脉狭窄，可以先行分流手术，待3～6岁时再行根治手术。最近报道将狭窄的肺动脉移植至右心室并行心包片加宽，或能免去二次手术，远期效果尚待观察。

如果无肺动脉狭窄，应该在6个月内实施手术。如果VSD位于肺动脉瓣下或双动脉下，可以用心内补片法；如VSD远离大动脉，需行外通道法或肺动脉移植法。

如果患儿发生充血性心力衰竭，肺血管阻力升高，先行肺动脉环缩术，待3～5岁时再行矫治术。

右心室和三尖瓣发育不全的病例，在肺动脉压低时应选择改良Fontan手术、双向Glenn手术或全腔静脉肺动脉连接手术。

二、手术禁忌证

无肺动脉狭窄的病例，重度肺动脉高压，肺动脉阻力大于 10Wood U；多器官功能不全的病例。

三、术前准备

1. 术前需通过心脏超声或心导管等技术明确 DOLV 诊断、VSD 位置及合并畸形，从而决定可能的手术方式；肺动脉狭窄患者需 CTA 明确肺动脉发育及侧支循环情况（Nakata 指数、McGoon 比值等）。

2. 术前进行一般情况评估，如有无发绀、充血性心力衰竭表现、肺动脉高压表现，初步评估术前肺部有无炎症及程度。

3. 针对术前缺氧可给予吸氧，应用前列环素类药物保持未闭动脉导管开放等处理；针对心力衰竭给予强心、利尿、补钾和降肺动脉压治疗。

4. 本病均需全身麻醉下手术，术前需行动脉穿刺监测血压，中心静脉穿刺置管监测中心静脉压用于术中、术后监测，以及建立多巴胺等升压药中心通路。

四、手术要点、难点和对策

手术目的：修补室间隔缺损，阻断心内分流，并将右心血液引流至肺动脉内。有以下几种手术方式。

1. 右心室－肺动脉外通道法　该方法适用于双心室发育好、具有肺动脉狭窄的病例。年龄＜2 岁者，成长后需要做二次手术替换已狭窄的外管道，未见其不足之处。该手术方式是目前文献报道应用最多的一种方法。

手术操作：修补 VSD，将两大动脉开口隔至左心室，在根部切断肺动脉，并缝闭近心断端，在右心室前壁作一切口，用同种带瓣管道连接右心室与肺动脉（图 23-1）。

2. 肺动脉根部移植法　该方法是将肺动脉连同瓣膜从左心室切下，移至右心室，根据有无肺动脉狭窄，有两种方法可供选择。

（1）单纯肺动脉移植：该方法适用于肺动脉无狭窄，且 VSD 距离肺动脉开口较远，不能做心室内补片分隔者。如图 23-2 所示，切开右心室前上壁，从左心室切下肺动脉根部，完整地切下肺动脉瓣瓣环，注意不要损伤冠状动脉左前降支，缝闭肺动脉圆锥，修补 VSD，将肺动脉前壁用自体心包修补，避免吻合部位扭曲、成角和狭窄。

（2）肺动脉移植并加宽肺动脉：该方法适用于肺动脉狭窄的患者。如图 23-3 所示，在右心室前上部作纵切口，分离并切下肺动脉，从心外缝闭左心室残端，通过右心室切口修补 VSD，将自体肺动脉缝于右心室切口的后上缘，作为肺动脉后壁，前面用带单瓣的补片修补。理论上讲，自体肺动脉可以生长，婴儿应用此法可避免二次手术。

第二十三章　左心室双出口

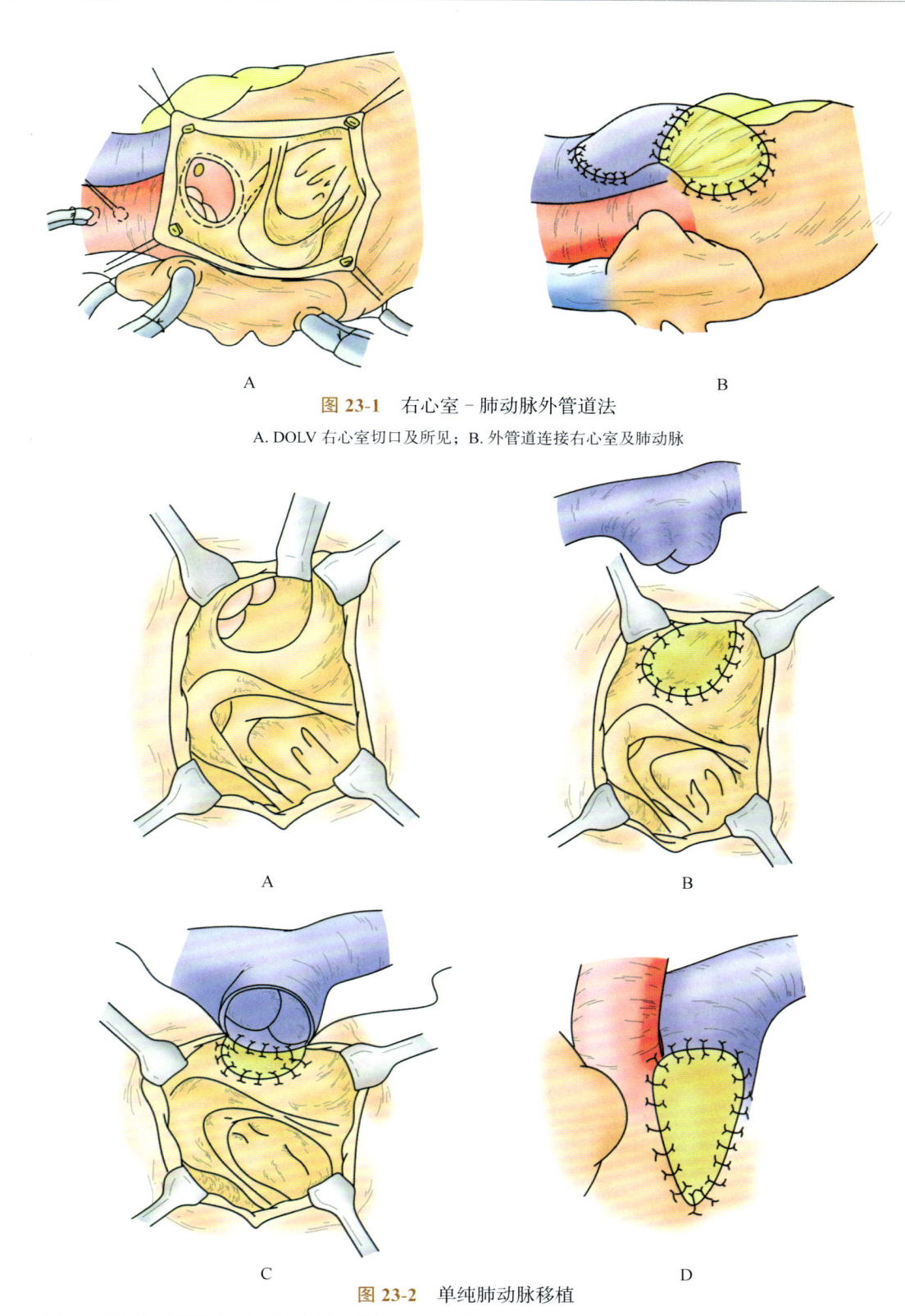

图 23-1　右心室-肺动脉外管道法
A. DOLV 右心室切口及所见；B. 外管道连接右心室及肺动脉

图 23-2　单纯肺动脉移植
A. 通过 VSD 缝闭肺动脉圆锥；B. 切下肺动脉根部修补 VSD；C. 肺动脉后部吻合至右心室切口；D. 用自体心包吻合肺动脉至右心室

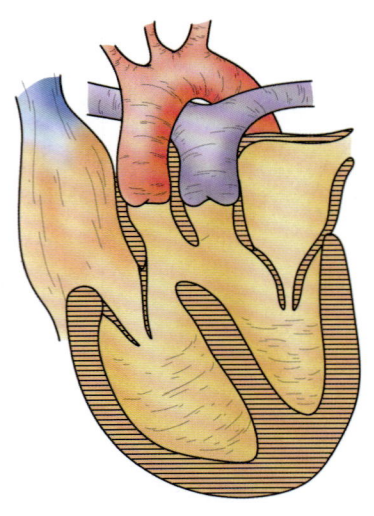

图 23-3　肺动脉移植并加宽肺动脉

3. 心室内补片法　该方法适用于肺动脉无狭窄，且 VSD 距离大动脉较近者（图 23-4）。切开右心室前壁显露 VSD，如果 VSD 较小则要沿左前上缘扩大（自体心包或涤纶片均可），将主动脉隔至左心室，将肺动脉隔至右心室，并消除左右心室之间的分流。修补时要注意左右心室流出道通畅，术中可用 Hegar 探子测试直径大小，术后可检测左心室 - 主动脉及右心室 - 肺动脉压差，如果压差 > 30mmHg，应重新修补。

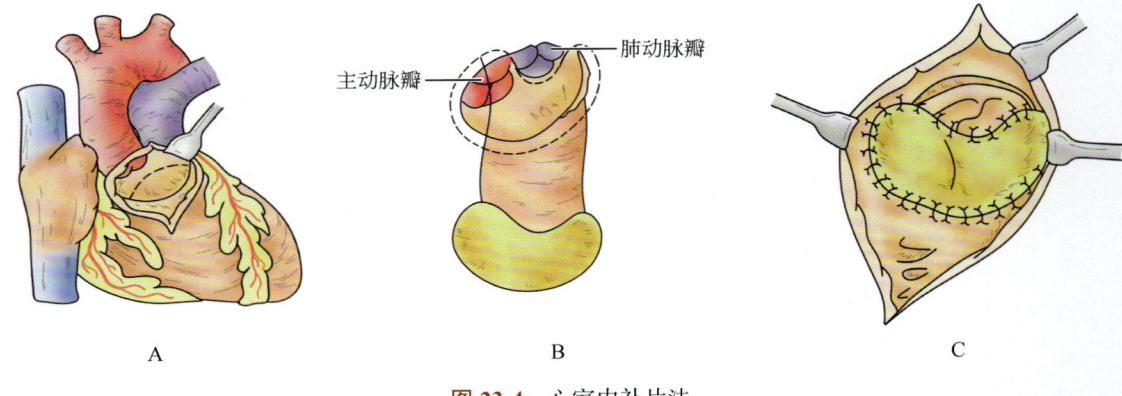

图 23-4　心室内补片法
A. 右心室切开；B. 扩大 VSD，修剪合适的补片；C. 缝合补片，将主动脉隔至左心室

4. 双向 Glenn 手术、改良 Fontan 手术及全腔静脉肺动脉连接术、主 - 肺动脉分流术、肺动脉环缩术　详见相关章节。

五、术后监测与处理

DOLV 心脏畸形复杂，心内修补时间长，且术前均有明显右心室肥厚和（或）左心室肥厚、肺动脉高压或肺动脉发育偏差、反复呼吸道感染、充血性心力衰竭等，因此术后主要存在的问题是明显心功能不全、肺部感染或呼吸功能不全。术后常规持续泵入小剂量多巴胺和（或）多巴酚丁胺，必要时加用肾上腺素，维持心排血量。婴幼儿合并肺动脉高压者，术后早期应镇静和持续静脉泵入 PGE_1 以减少肺血管阻力，必要时可雾化吸入 PGI_2，效果优于前者，近年来临床应用内皮素受体阻断剂波生坦效果明显。必要时需延迟关胸以促进心功能恢复和减少组织水肿。心外管道和心内隧道者，术后需常规抗凝治疗 1 个月，以后终身服用阿司匹林。

六、术后常见并发症的预防与处理

1. 左心室流出道梗阻、右心室流出道梗阻　心内隧道修补者，补片过大或过小会引起左心室流出道或右心室流出道的梗阻，如果术后超声检查提示左心室 - 主动脉压差或右心室 - 肺动脉压差＞ 30mmHg，需重新修补。

2. 三度房室传导阻滞　对于主动脉下室间隔缺损、远离大动脉室间隔缺损及延伸三尖瓣瓣环的室间隔缺损，修补室间隔缺损后下缘时可能损伤传导束，导致三度房室传导阻滞；而房室连接不一致的右心室双出口，传导束走行异常，易发生三度房室传导阻滞，需要安装心脏起搏器，围术期可放置心脏临时起搏导线，连接临时起搏器，作为安装永久性起搏器过渡。

3. 室间隔缺损残余分流　由于补片偏小、心肌稚嫩造成缝合后张力过大，缝线撕裂心肌，造成明显心内残余分流，如果肺循环与体循环血流量比值＞ 1.5，或合并明显血红蛋白尿，均需再次手术修补。

4. 低心排血量综合征　以上原因均可导致术后低心排血量综合征。多数需要多巴胺等血管活性药物治疗和延长呼吸机辅助时间，必要时需行主动脉内球囊反搏和左心室辅助循环。

七、临床效果评价

Sakaibara（1967）等报道首例手术成功。Pacifica（1973）等报道 4 例应用外管道矫治 DOLV 手术均成功，只有 1 例术后 8d 发生脑栓塞并发症；Kirklin 和 Barratt-Boyes（1993）总结了两家医院 20 年的资料，其中手术 23 例，死亡 5 例，死亡率为 23%；阜外医院近年手术治疗 7 例，死亡 1 例，死亡率为 14%。

（董念国　王国华）

参 考 文 献

吴清玉，2003. 心脏外科学. 济南：山东科学技术出版社，427-433.
徐志伟，2006. 小儿心脏外科学. 北京：人民军医出版社，451.
Kirklin JW, Brratt-boyes BG, 1993. Double outlet left ventricle//Cardiac Surgery. 2nd ed. New York: John Wiley &

Sons, 1501-1509.

Pacifico AD, Kirklin JW, Bargeron LMJ, et al, 1973. Surgical treatment of double-outlet left ventricle. Report of four cases. Circulation, 48(1 Suppl): 19-23.

Sakakibara S, Takao A, Arai T, et al, 1967. Both great artery arising from the left ventricle. Bull Heart Inst Jpn, 66.

第二十四章　永存动脉干

永存动脉干为一种少见的先天性心脏畸形，表现为原始动脉干的分隔发育过程中早期停顿，保存了胚胎期从心底部发出的单一动脉干，供应体循环、肺循环和冠状动脉循环的血流。其发病率为先天性心血管疾病的 0.5%～3%。其特征是一单根的动脉干，起源于两个心室腔的基底部，只有一组半月瓣，肺动脉主干与右心室无直接联系，而是从动脉干的某处分出。绝大多数伴有高位室间隔缺损。动脉干瓣环一般均衡骑跨在室间隔上，但某些时候明显地向前偏向右心室，进而修补后容易引起左心室流出道梗阻。

Collett 和 Edwards 根据肺动脉起源不同将永存动脉干分为 4 型：Ⅰ型（47%）为左右肺动脉通过一个共同的肺动脉干起源于动脉干起始处；Ⅱ型（29%）为左右肺动脉起源于动脉干的后壁；Ⅲ型（13%）为左右肺动脉分别起源于动脉干侧壁；Ⅳ型为左右肺动脉缺如，肺循环由起自降主动脉的支气管动脉供应（图 24-1）。

Van Praagh 根据有无室间隔缺损将永存动脉干分为 A 型和 B 型，有室间隔缺损的 A 型约占 96.5%。在 A 型中再以肺动脉分支起源分为 4 型：A1 型，肺动脉干发自动脉干；A2 型，左右肺动脉直接从动脉干发出；A3 型，左侧或右侧肺动脉缺如，缺如侧肺血流由侧支循环供应；A4 型，主动脉峡部发育不全、狭窄或闭锁伴有一巨大未闭动脉导管。Berry 进一步简化上述两种分类方法，概括为两型：Ⅰ型（即 Collett 和 Edwards 分类的Ⅰ型），指从共干上先分出一般肺动脉干，再发出左右肺动脉；Ⅱ型（即 Collett 和 Edwards 分类的Ⅱ型、Ⅲ型），指肺动脉干缺如，左右肺动脉直接从共干后壁或侧壁发出。

一、手术适应证

1. Collett 和 Edwards 分类的Ⅰ型、Ⅱ型、Ⅲ型永存动脉干，1 个月内自然死亡率为 50%，一旦确诊就应立即手术。
2. 根治手术年龄原则上越早越好，一般在出生后 2～3 个月。6～12 个月后，肺血管阻力增高，手术效果差。
3. 对伴有严重心力衰竭的患者应先经内科积极治疗后进行根治手术，对内科治疗无效伴有严重心力衰竭的病例，需要考虑尽早手术。
4. 半共干及 Collett、Edwards 分类的Ⅳ型永存动脉干也可考虑手术治疗，由于畸形复杂，死亡率高，而且常因严重肺血管病变而影响手术效果。

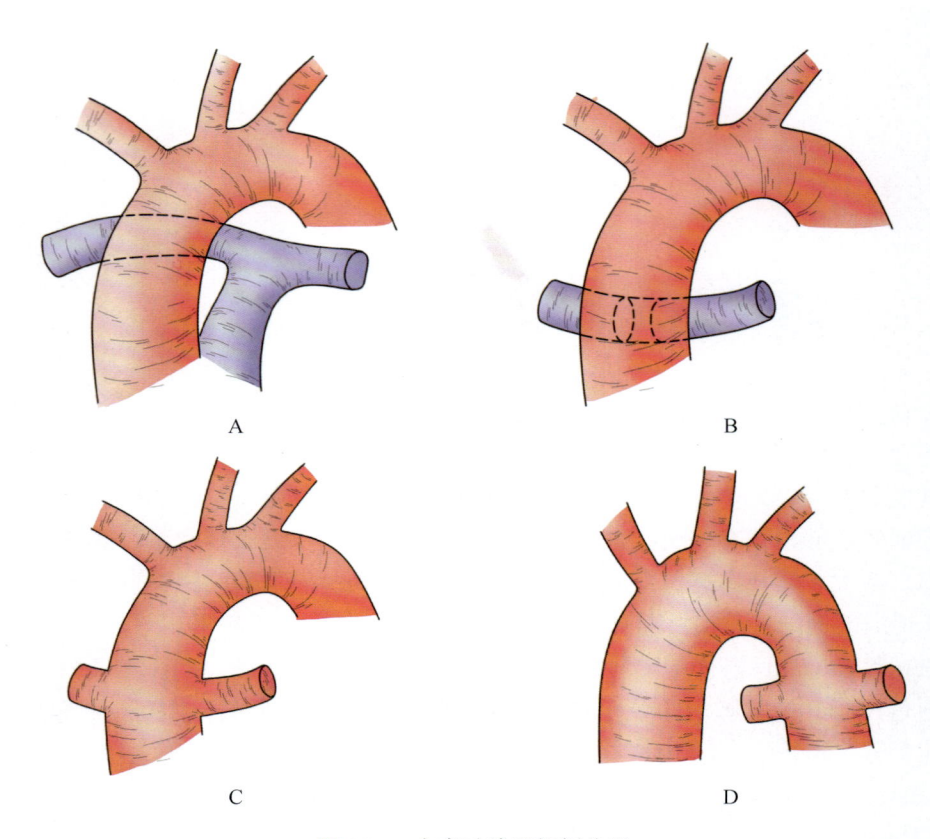

图 24-1　永存动脉干解剖分型
A. Ⅰ型；B. Ⅱ型；C. Ⅲ型；D. Ⅳ型

二、手术禁忌证

1. 肺血管阻力明显增高伴不可逆性肺血管梗阻性病变。
2. 年龄较大，临床上出现明显发绀，动脉血氧饱和度＜83%，肺血管阻力＞12Wood U 的患者。

三、术前准备

1. 术前确定永存动脉干的解剖类型、肺动脉的起源。明确动脉干瓣膜是否存在关闭不全及其程度。明确是否合并其他心内畸形。
2. 术前行动脉血氧饱和度测定及心导管检查，评估血流动力学状况，包括肺血管阻力变化。
3. 有严重充血性心力衰竭者，应进行积极内科治疗以控制心力衰竭。

四、手术要点、难点及对策

姑息性手术死亡率高,目前主张对永存动脉干患者应尽早行根治手术。根治手术主要包括分离肺动脉并修复主动脉、修补室间隔缺损和重建右心室与肺动脉的连续性。

手术经胸骨正中切口暴露动脉干,于肺动脉分支上方游离升主动脉、放置阻闭钳,分离出肺动脉主干或分支套带,常规进行体外循环插管,若发出肺动脉分支上方的升主动脉较短,应行股动脉或髂动脉插管。体外循环开始后应用临时阻断肺动脉血流,以防止大量血液进入肺而出现灌注肺。全身降温至22~25℃,以4℃冷血心脏停搏液行冠状动脉灌注。心脏表面敷冰局部降温。对婴幼儿应用深低温停循环更有利于手术操作。

1. 应用带瓣管道修复Ⅰ~Ⅲ型永存动脉干手术(图24-2)

(1)分离肺动脉和修复动脉干缺损:将肺动脉于动脉干起始部切断,位置尽量远离动脉干瓣膜,以免损伤左冠状动脉开口。对于Ⅰ型永存动脉干,应用补片或直接横行缝合主

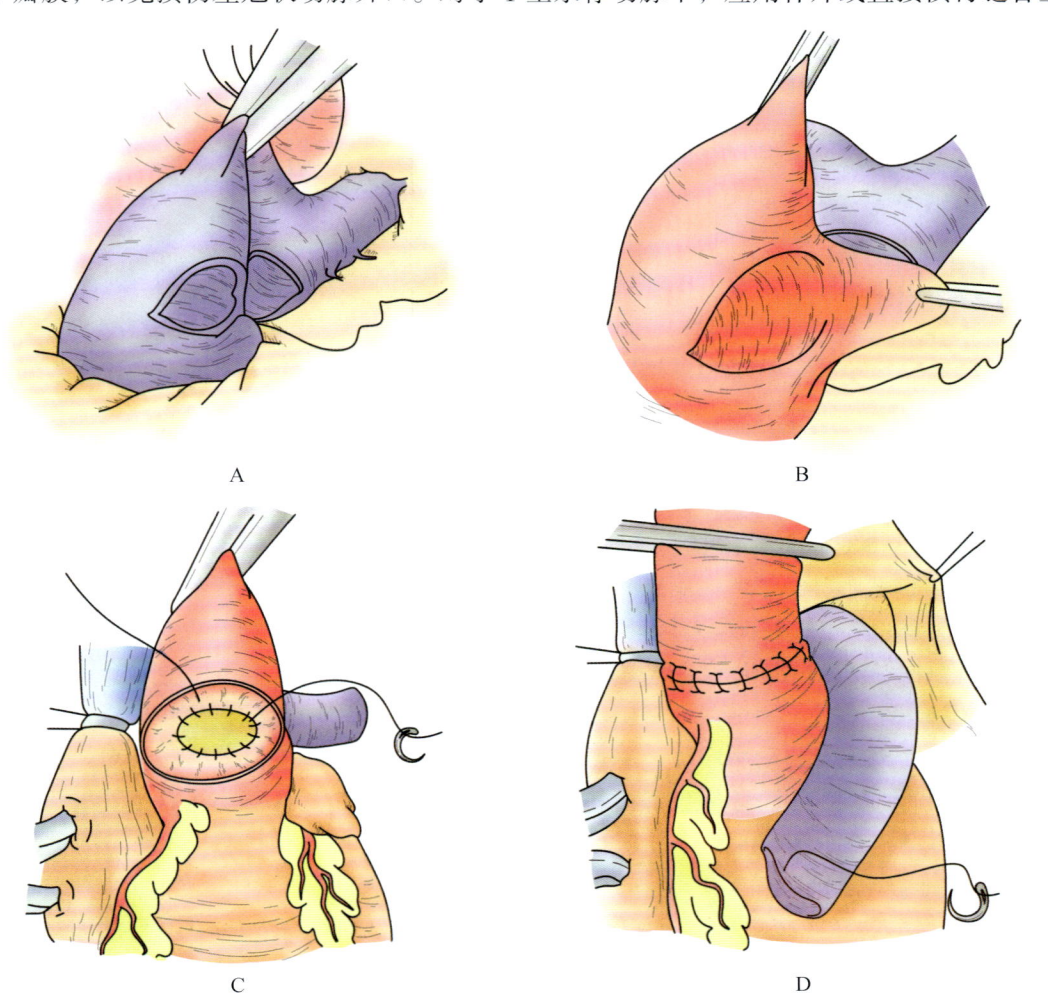

图 24-2 应用带瓣管道修复Ⅰ~Ⅲ型永存动脉干手术

动脉切口，注意防止主动脉狭窄和瓣膜扭曲；Ⅱ型永存动脉干缺乏肺动脉主干，可将左右肺动脉连同部分动脉干壁一同切下，动脉干后壁缺损用人工补片或心包补片修补；对于Ⅲ型永存动脉干，可将含有两肺动脉开口的动脉干一段切下，将切下的动脉干连接于左右肺动脉的管壁上方切口并做连续缝合，下方切口与带瓣管道远端吻合，切断的主动脉可直接缝合或移植一段人造血管。

（2）修补室间隔缺损：一般均用适当大小的人造补片或心包补片修复室间隔缺损。漏斗部室间隔缺损远离希氏束，其后下缘可用带垫片褥式或连续缝合，上缘带垫片褥式缝合于动脉干右前缘心室切口上方的深部，缝针穿过补片打结，使动脉干瓣口完全位于左心室侧；膜周型室间隔缺损后下缘补片缝线必须穿过三尖瓣根部，以避免损伤传导束，补片上方应逐渐转移至右心室前壁，补片应足够大，以保证左心室流出道通畅。通过三尖瓣口或小的右心房切口探查房间隔，若有卵圆孔未闭不予处理，若存在较大的房间隔缺损则行部分缝合，保留2～3mm小房间隔缺损。

（3）建立右心室-肺动脉通道：一般应用同种带瓣肺动脉移植于右心室和肺动脉之间以重建右心室-肺动脉通道。带瓣管道的远端与肺动脉的吻合手术可在闭合室间隔缺损之前或闭合室间隔缺损之后进行。若左右肺动脉共同开口较小，可应用心包补片先加大开口后再于带瓣管道远端做端-端吻合。带瓣管道近端与右心室切口吻合时，应将管道近端剪成合适的斜面以使吻合口足够大。管道长度要适中，以防止扭曲。若移植同种带瓣管道则另外应用一块合适大小的心包补片完成右心室流出道重建，缝在同种移植物的剩余瓣环和右心室切口缘上。

2. 应用单瓣补片修复Ⅰ～Ⅱ型永存动脉干（图24-3）

（1）Ⅰ型永存动脉干修复：于肺动脉从左肺动脉前上缘至动脉干的左窦作一弧形切口，用补片分隔动脉干为主动脉和肺动脉两部分，补片的缝合从动脉干瓣环开始，将左窦分隔在肺动脉侧。补片不要太大，以防止手术后因高的主动脉压将补片推向右侧，而造成右心室流出道梗阻。将单瓣补片缝合在右心室流出道前壁，单瓣叶要与左肺动脉切口下缘和右心室切口上缘缝合嵴在一个平面上，以避免肺动脉瓣关闭不全。

（2）Ⅱ型永存动脉干修复：经动脉干前壁横切口用补片闭合肺动脉在动脉干的开口，经倒锥形右心室切口修补室间隔缺损。再于左肺动脉上作横切口，利用左心耳前壁作为新的肺动脉后壁，左心耳上缘与左肺动脉切口下缘缝合，左心耳下缘与右心室切口上缘缝合。应用单瓣补片作为新的肺动脉前壁重建右心室-肺动脉通道。

3. Ⅳ型永存动脉干和半共干矫治术　目前多将Ⅳ型永存动脉干和半共干合并室间隔缺损归于法洛四联症伴肺动脉闭锁，手术可采用单源化方式，直接把大的侧支动脉互相连接于肺动脉血管，或应用自体心包等材料重建左右肺动脉及其汇合部，然后用同种带瓣管道连接于右心室，以矫正畸形。

4. 合并畸形的处理

（1）合并左肺动脉或右肺动脉狭窄：可将狭窄段肺动脉一并切开，必要时切口可向左右两肺动脉延伸。用自体心包扩大左右肺动脉。

（2）合并动脉干瓣膜关闭不全：术中切开动脉干后要进一步测试动脉干瓣膜关闭不全

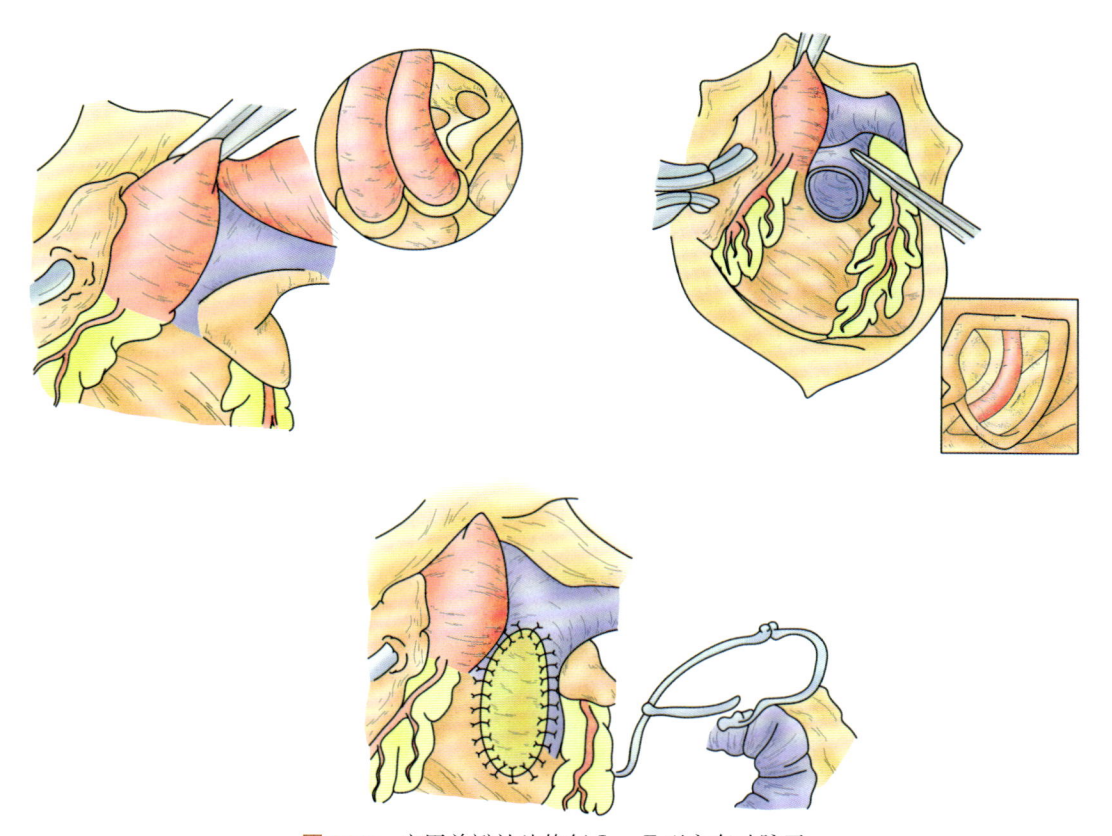

图 24-3　应用单瓣补片修复Ⅰ～Ⅱ型永存动脉干

程度。对严重关闭不全者应行瓣膜成形术或心脏瓣膜置换。对新生儿，最好应用带瓣同种主动脉管道移植。

（3）合并主动脉弓中断：在升主动脉和股动脉或髂动脉分别插管，于体外循环下或深低温停搏下同期手术，可切断直接吻合主动脉弓，若合并动脉导管未闭，需同时阻断升主动脉和动脉导管，切断动脉导管并缝闭肺动脉切口，将升主动脉与动脉导管吻合。

5.手术要点

（1）术中注意探查心内及心外畸形，除注意永存动脉干类型、动脉干瓣膜有无关闭不全、有无肺动脉狭窄外，还要注意其他合并畸形，以防漏诊，对合并畸形应同期进行相应的处理。

（2）若合并动脉干瓣膜严重关闭不全，则特别注意加强心肌保护措施，主动脉阻断后切开动脉干壁行冠状动脉内灌注或经冠状静脉窦逆行灌注，以防止动脉干根部冠状动脉冷灌注时动脉干瓣膜反流，导致心脏膨胀，造成心脏复苏困难。

（3）Ⅰ型永存动脉干分隔时应注意冠状动脉开口比正常位置偏高，要认准解剖关系，防止损伤左冠状动脉开口。

（4）止血要彻底，尤其是对动脉干后壁缺口的缝合，以及对应用带瓣管道患者吻合口后壁的缝合要确实，一次缝合好，避免复搏后不易再缝合止血。对少量针孔渗血予以压迫止血。

五、术后监测与处理

1. 加强心功能及循环支持治疗：患者在术前多存在肺动脉高压，心功能差，手术复杂，阻断时间长，术后应用正性肌力药物，加强心功能及循环支持治疗，必要时应用血管扩张药，以减轻心脏负荷。
2. 辅助呼吸和防治肺部并发症：术后适当延长呼吸机辅助时间，以保证供氧，减少呼吸做功和减轻心脏负担。待呼吸、循环稳定后方可考虑拔除气管插管，并注意保持呼吸道通畅。拔除气管插管后应协助患者咳嗽、咳痰、雾化吸氧。对严重呼吸功能不全或痰多不易咳出者，应尽早考虑气管切开。
3. 防治心律失常：术中常规安置临时心脏起搏电极，必要时应用心脏起搏器。严密监护心律和及时处理心律失常。
4. 术后抗凝治疗3个月。
5. 注意复查瓣膜反流。
6. 注意同种带瓣血管晚期钙化及再次手术。

六、临床效果评价

近年来手术死亡率已下降至10%以下，与手术死亡率有关的因素包括年龄过小（＜3个月）或较大（＞21岁），术前状况差，特别是心功能分级越高，死亡率越大；中重度动脉干瓣膜关闭不全；肺循环与体循环比值低和单侧肺动脉缺如；动脉干Ⅲ型、Ⅳ型明显高于Ⅰ型、Ⅱ型；合并严重畸形，如合并主动脉弓中断时，死亡率达50%；合并高肺血管阻力，肺动脉阻力大于8Wood U/m^{2}时，死亡率明显增高。

（苏 伟 王 寅）

参 考 文 献

朱晓东, 1996. 先天性心脏病外科学. 北京：人民卫生出版社, 474.

Kirklin JW, Barrat-Boyes BG, 2003. Truncus Arteriosus. Cardiac Surgery. 3rd edition, New York: Churchill Livingstone, 1200-1221.

McElhinney DB, Reddy VM, Rajasinghe HA, et al, 1998. Trends in the management of truncal valve insufficiency. Ann Thorac Surg, 65: 517.

McGoon D, Rastelli GC, Ongley PA, 1968. An operation for the correction of truncus arteriosus. JAMA, 205(2): 69-73.

Park CS, Jhang WK, Ko JK, et al, 2008. Lecompte operation: is it still a viable option for truncus arteriosus? J Thorac Cardiovasc Surg, 136(5): 1384-1386.

Tlaskal T, Chaloupecky V, Hucin B, et al, 2010. Long term results after correction of persistent truncus arteriosus in 83 patients. Eur J Cardiothorac Surg, 37(6): 1278-1284.

第二十五章　Ebstein 畸形

Ebstein 畸形指三尖瓣隔瓣和（或）后瓣偶尔连同前瓣下移附着于近心尖的右心室壁上，占先天性心脏病 0.5%～1.0%，又称三尖瓣下移畸形。Ebstein 畸形发病可早可晚，症状可轻可重，体征多种多样。严重畸形者，出生后即出现明显发绀和充血性心力衰竭；畸形较轻者，直至成年出现症状。Ebstein 畸形可以合并心力衰竭、心律失常、脑栓塞和脑脓肿等并发症。治疗以手术为主，辅以对症药物治疗。

一、手术适应证

1. 诊断明确，中度、重度三尖瓣反流，应考虑手术。症状轻、心脏形态变化不大者可随诊观察。
2. 儿童或成人发绀进行性加重或心功能Ⅲ～Ⅳ级，应尽早手术治疗。
3. 心胸比≥ 0.65，无论患者有无症状，应择期行手术。
4. 合并大房间隔缺损、动脉导管未闭或预激综合征的病例，即使无症状或三尖瓣轻度关闭不全，应在施行合并畸形手术的同时，进行三尖瓣修复。
5. 功能心室过小者，在施行 Ebstein 畸形手术的同时，加用双向腔肺动脉分流术。
6. 药物或介入治疗无效的心律失常。

二、手术禁忌证

1. 左心室发育不全，左心室舒张末期容积指数＜ 30ml/m^2。
2. 伴严重呼吸功能不全，内科治疗无效。
3. 伴严重肝肾功能损害。

三、术前准备

1. 伴发绀和心力衰竭的儿童和成人，应用吸氧疗法、洋地黄和利尿剂治疗无效者，应持续应用多巴胺或多巴酚丁胺，待心力衰竭好转后行手术治疗。
2. 术前仔细观察超声心动图，特别注意观察三尖瓣畸形和下移的严重程度、瓣膜活动度、瓣下结构及右心室功能等。如瓣膜活动尚可和瓣下结构正常，应选用房化心室折叠术和三尖瓣成形术；瓣膜严重畸形或瓣膜附着于心室壁上活动差或心功能心室小，应行三尖瓣置换术或加用双向腔肺动脉分流术。

3. 伴预激综合征者，术前应行电生理检测，术中可同时行异常房室传导束切断。

四、手术要点、难点及对策

1. 三尖瓣修复术

（1）房化心室折叠术和三尖瓣瓣环成形术（图25-1）：胸骨正中切口，经升主动脉插入动脉灌注管，分别经上下腔静脉直接插入直角管，经右肺上静脉插入左心减压管。心脏停搏后切除部分右心房，切除部位在终嵴内侧1cm，房室间沟外侧1.5～2.0cm，上自右心耳，下达下腔静脉。闭合房间隔缺损或未闭卵圆孔，小者直接缝合，直径大于2cm者应用心包片修复。探查三尖瓣前瓣和瓣下结构及房化心室壁的厚度，决定施行房化心室折叠术。显露下移瓣膜，应用2-0带垫片双头针从房化心室出针，针间距为0.6～0.8cm，提起此线可见房化心室全长，以后互相平行缝经房化心室心内膜下直至冠状静脉窦开口内侧三尖瓣瓣环，针距0.8～1.0cm，如此从三尖瓣后瓣或前瓣的下移起点到三尖瓣瓣环缝3～4个带垫片的褥式缝合，穿过垫片，推下结扎。如三尖瓣瓣环仍较大，则加用节段性Devega三尖瓣成型环。最后使三尖瓣口容纳2～3指。伴三尖瓣狭窄时，可行一侧或两侧交界切口；如有三尖瓣交界和腱索融合，则行融合交界切开和腱索乳头肌劈开，再行房化心室折叠术。

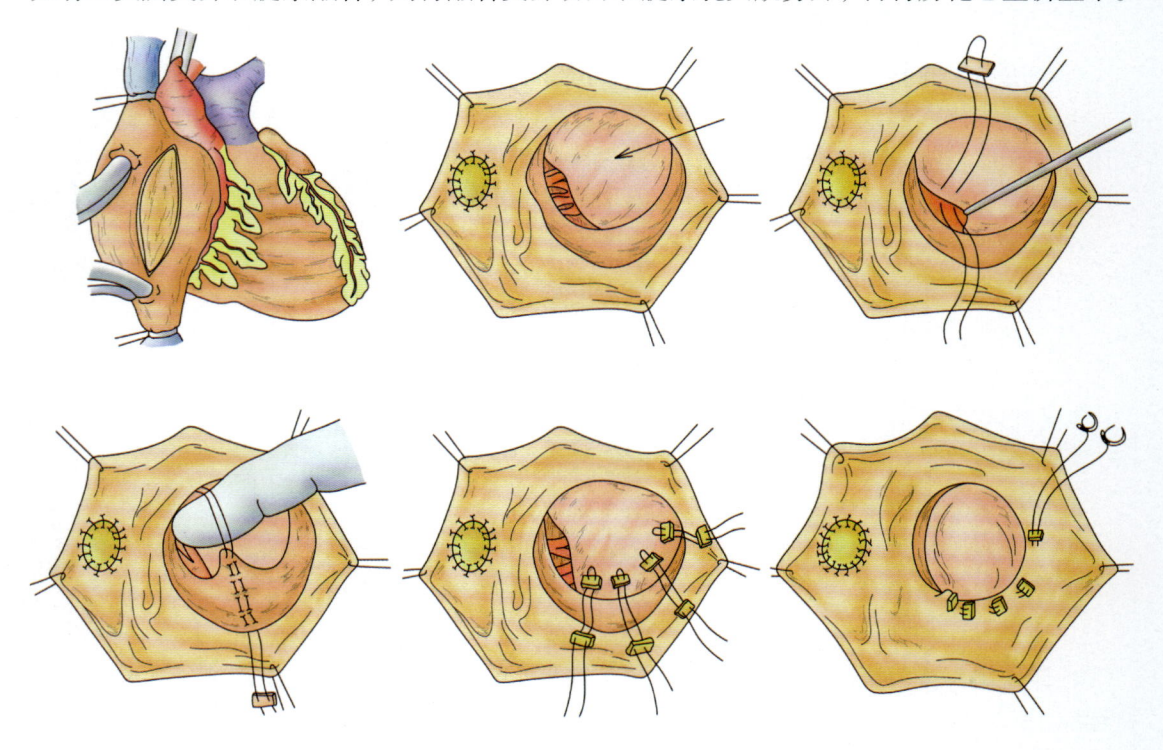

图25-1 Ebstein畸形房化心室折叠术和三尖瓣瓣环成形术

（2）房化心室纵行折叠术和三尖瓣修复（Carpentier法）（图25-2）：平行房室间沟的右心房切口，切开下移后瓣的根部直至邻近的前瓣及附着在心室壁上的多余纤维条索，保留邻近前交界的1/3前瓣附着在瓣环上。纵行折叠房化心室和右心房，采用3-0聚丙烯线间断或连续缝合使下移的隔瓣和后瓣间的房化心室对拢和折叠，同时行后瓣环成形术；用4-0聚丙烯线在冠状静脉窦开口前下方缝合折叠右心房，从而缩小右心房和重塑右心室，并可避免产生心脏传导阻滞。将切开的前瓣和后瓣复位到瓣环上，使瓣叶覆盖整个瓣口面积，应用5-0聚丙烯线连续缝合。

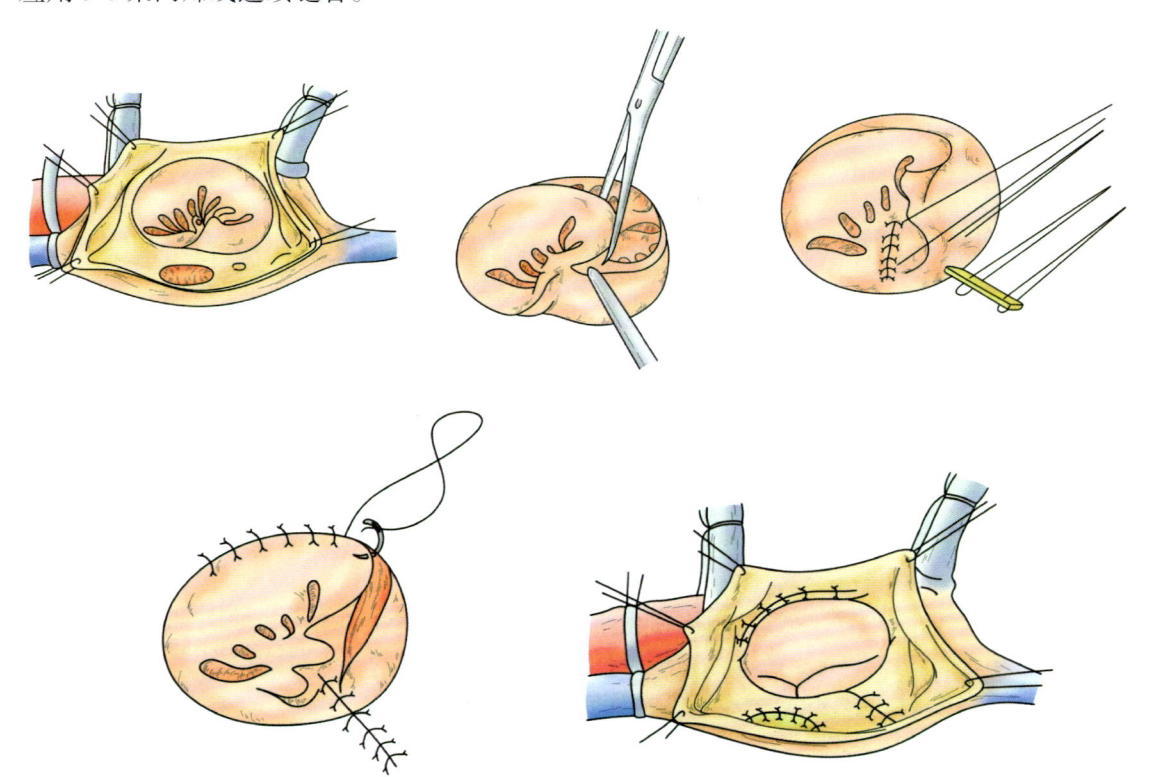

图25-2 Ebstein畸形房化心室纵行折叠术和三尖瓣修复（Carpentier法）

（3）房化心室纵行折叠术和三尖瓣修复（Quaegebeur法）（图25-3）：平行房间沟的右心房切口，探查三尖瓣前瓣和后瓣的形态和活动度及其瓣下结构。从前瓣和隔瓣的交界切开前瓣沿瓣环至下移后瓣在右心室的附着处，但要保留邻近交界的前瓣附着在瓣环上。切除瓣下附着在右心室异常纤维条索，直至后瓣完全游离。从心室壁游离乳头肌至右心室尖部。应用4-0聚丙烯线连续缝合和纵行折叠下移后瓣及隔瓣之间的房化心室，缝合范围呈三角形。应用5-0聚丙烯线连续缝合，将切开的瓣膜边缘缝合在瓣环上和加用人工瓣环。

（4）房间隔缺损闭合和后瓣环成形术：采用平行房室间沟的右心房切口，探查房间隔缺损的大小和部位，以及三尖瓣下移的程度和闭合情况。如三尖瓣隔瓣和后瓣轻中度下移和关闭不全，应做心包片修复房间隔缺损及纵行折叠房化心室和后瓣环成形术。

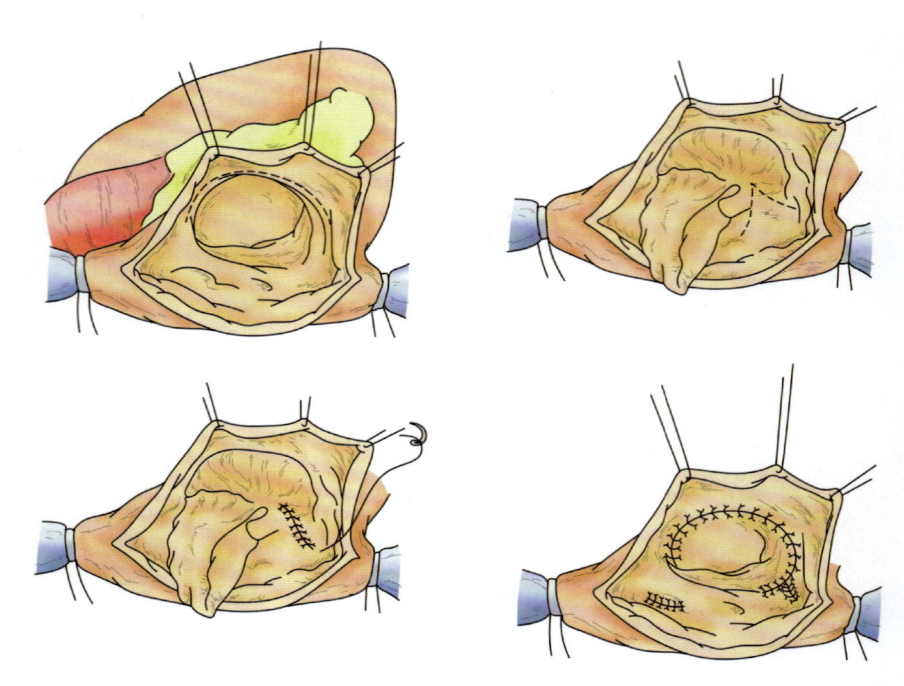

图 25-3　Ebstein 畸形房化心室纵行折叠术和三尖瓣修复（Quergebeur 法）

2. 三尖瓣置换术　胸部正中切口，经升主动脉插入动脉灌注管，分别直接插入上下腔静脉直角管。转流后做平行房室间沟的右心房切口，右心房明显增大者需切除部分右心房壁。应用心包补片修复大的房间隔缺损，小的房间隔缺损可直接缝合。切除三尖瓣瓣膜及腱索，保留下移隔瓣和后瓣附着处的瓣膜 1.0～1.5mm，避免出现心脏传导阻滞。应用 2-0 带垫片双头针，从冠状静脉窦开口的外侧绕经右纤维三角上缘 Todaro 韧带至三尖瓣瓣环做一圈带垫片间断褥式缝合，将缝针穿过人工瓣膜的缝合环，推下打结。一般采用大型号生物瓣或机械瓣，内径为 29～31mm。

3. 一个半心室修复术　即三尖瓣成形加双向 Glenn 手术（双向上腔静脉肺动脉连接术），适用于功能右心室发育差、肺动脉狭窄患儿。其手术要点是充分游离松解主肺动脉、左右肺动脉、上腔静脉及头臂静脉，使血管吻合后张力尽可能小，如合并永存左上腔静脉者做双侧双向上腔静脉肺动脉吻合术。

4. 术中注意事项

（1）在施行各种类型的房化心室折叠术时，注意勿损伤冠状动脉后降支或右冠状动脉分支。全部的折叠缝针不能穿透房化心室，并观察房化心室表面后打结。

（2）Ⅰ型应行房间隔缺损闭合和三尖瓣后瓣环成形术，Ⅲ型则行三尖瓣置换术，Ⅱ型Ebstein 畸形中，三尖瓣前瓣发育增大和瓣下结构较好，瓣膜开关活动正常，可行房化心室折叠术和三尖瓣修复；如前瓣发育差或部分瓣膜紧贴在心室壁上或瓣下结构异常，以及房化心室特别大，则应行三尖瓣置换术或全腔静脉与肺动脉连接术。

（3）三尖瓣置换时无论选用生物瓣或机械瓣，均应尽量选用较大型号的瓣膜。

（4）无论是房化心室折叠术还是三尖瓣置换术，右侧 Ebstein 畸形比左侧容易损伤心脏传导束，缝针切勿进入右侧纤维三角。

（5）房化心室折叠和三尖瓣置换后，若伴右心室功能不全，应在体外循环转流和心脏不停搏下加用双向腔肺动脉分流术，减少右心室容量负荷，提高两心室和三尖瓣功能。

（6）若合并预激综合征或心房颤动，应在三尖瓣手术的同时进行异常房室传导束的切断和右侧迷宫手术。

五、术后监测与处理

严密监测心电图、动脉血氧饱和度、血压、中心静脉压等。术后应注意心律失常，防治频发室性期前收缩、室性心动过速、心室颤动。若频发室性心律失常，则需间断加用利多卡因（1mg/kg），准备体外除颤器。术后常规应用小剂量多巴胺或多巴酚丁胺以改善心功能。心率慢者应用心脏起搏器，禁用异丙肾上腺素。术后应用洋地黄及利尿剂 2～3 个月，及时补钾。

六、术后常见并发症的预防与处理

1. 低心排血量综合征　在心功能Ⅲ～Ⅳ级和心胸比＞0.65 的 Ebstein 畸形患者中，术后出现低心排血量综合征者较多，应用多巴胺或多巴酚丁胺及硝普钠持续静脉泵入 3～7d，甚至长达 2 周。适当补充红细胞使血细胞比容达到 0.35，以后补充血浆和白蛋白，维持中心静脉压在 15mmHg 左右。每小时尿量维持在 40ml 以上，尿少时给予利尿剂，及时补钾。

2. 心力衰竭　部分患者术后出现肝大等心力衰竭症状，应用洋地黄和利尿剂 2～3 个月，适当补钾，防止低血钾导致心律失常。

3. 心律失常　术后近期反复出现阵发性心动过速可能遗漏预激综合征的诊断或术中未将异常房室传导束切断，应行心脏电生理检测和施行导管射频消融术治疗。

4. 心包积液　术前心脏增大严重，术后心脏缩小遗留较大的心包腔，有时积液达到心脏压塞的程度。一旦发生心包积液，应行心包穿刺或闭式心包引流。

5. 三尖瓣关闭不全　目前在所有 Ebstein 畸形的三尖瓣修复手术中，有 2%～5% 的患者在术后 4～10 年出现中到重度三尖瓣关闭不全，有时合并心房颤动。应积极治疗心力衰竭，择期行三尖瓣置换和右侧迷宫术。

6. 瓣膜衰败　行三尖瓣生物瓣置换术后 6～10 年出现心力衰竭，经超声心动图证明瓣膜撕裂和明显关闭不全者，应适时行再次瓣膜置换术。

7. 血栓和栓塞　此并发症多产生于机械瓣置换术后，应在随访中调整华法林用量。定期行超声心动图检测，如发现机械瓣活动受限或右心房内血栓，则应行再次瓣膜置换术。

8. 出血　由机械瓣置换术后抗凝药过量所致，一旦发生出血应停止抗凝药或减少抗凝药用量。

七、临床效果评价

1. 房化心室折叠术　Palman 等用该方法治疗 28 例患者，1 年后复查，三尖瓣反流显著减少，全组平均随访（10±6.5）年，三尖瓣功能及心功能分级均较为满意，表明该术式治疗效果确切，有利于改善血流动力学。但该术式对于房化心室严重患者，折叠后往往会影响心室的形态和功能，且易导致心律失常。何维来等对 Carpentier 法进行了改良，用自体心包片扩大后瓣叶/隔瓣叶，移位缝合切下的部分前瓣叶（向内旋转后）、后瓣及隔瓣叶至正常的瓣环水平，13 例接受该手术，随访 1 年，三尖瓣未见明显反流，取得较好的近期效果。

2. 三尖瓣成形术　目前认为多数三尖瓣下移畸形患者可以从三尖瓣成形术中获益。近年来，为更好地修复三尖瓣，国外有学者提出"锥形修复术"，该术式实际上是 Carpentier 法基础上的改良，具体操作是将全部可利用的瓣叶组织游离后顺时针方向旋转，呈环形融入真正的三尖瓣瓣环处，瓣叶之间靠拢结合，该术式成形后的三尖瓣形态和功能接近于正常，减少了术后三尖瓣关闭不全的发生。Silva 等应用此法治疗 52 例患者，围术期病死率为 3.8%，远期死亡 2 例，长期随访，患者右心室功能得到改善，临床症状缓解。另一项研究中，100 例接受"锥形修复术"治疗的患者，围术期病死率为 3%，无患者需瓣膜置换，中远期随访三尖瓣功能满意。

3. 三尖瓣置换术　尽管随着机械瓣膜生产工艺提高，其血流动力学特性得到改进，但 Ebstein 畸形患者三尖瓣跨瓣压差小，血流速度慢，导致机械瓣置换后并发症相对较多，如较高的血栓栓塞发生率、感染、终身抗凝及由抗凝产生的凝血及出血并发症。生物瓣虽无机械瓣的血栓栓塞并发症，但其预期寿命有限，尤其不适用于婴儿和儿童。因此，对于三尖瓣置换术应严格掌握手术指征，慎重选择。

（苏　伟　王　寅）

参考文献

吴清玉, 2009. Ebstein 畸形的矫治手术. 临床小儿外科杂志, 8: 62-64.

俞建根, 石卓, 孙柏平, 等, 2011. 儿童 Ebstein 畸形的外科治疗. 中华小儿外科杂志, 32: 420-422.

Ammash NM, Warnes CA, Connolly HM, et al, 1997. Mimics of Ebstein anomaly. Am Heart J, 134: 13.

Carpentier A, Chauvaud S, Mace L, et al, 1988. A new reconstructive operation for Ebstein's anomaly of the tricuspid valve. J Thorac Cardiovasc Surg, 96: 92.

Danielson DK, Driscoll DJ, Mair DD, et al, 1992. Operative treatment of Ebstein's anomaly. J Thorac Cardiovasc Surg, 104: 1195.

Kouchoulos NT, Blackstore EH, Doty DB, et al, 2003. Ebstein Anomaly//Kirklin JW, Brratt-Boyes Cardiac Srugery. 3rd ed. Philadelphia, Pennsylvania: Churchill Livingstore Inc, 1177-1199.

第二十六章　三尖瓣闭锁

三尖瓣闭锁是一种严重的发绀型先天性心脏病，占先天性心脏病的 1.5%～5%，未经手术治疗的患者其预后很差。Sommers 和 Johnson 报道 37 例，其中 26 例在 1 岁以前死亡。这种严重的预后通过姑息性手术获得改善，如体循环与肺循环之间的吻合、腔静脉与肺动脉之间的吻合、肺动脉环缩术、Rashkind 球囊房间隔撑开术等将患儿的生存期可望提高到 15 年左右。自 1968 年 4 月 Fontan 采用管道连接右心房和肺动脉进行矫治获得成功以后，这种心脏畸形的预后才得到根本的转变。

第一节　姑息手术

一、适应证

1. Rashkind 球囊房间隔撑开术：对于三尖瓣闭锁而不伴有房间隔缺损或房间隔缺损很小的患儿，在心导管检查过程中通过一根带囊的导管撕破卵圆窝的膜部，以创造一条血液自右心房流入左心房的通道。

2. 新生儿期体循环与肺循环之间的分流手术：对于肺血流量不足的患儿，采用锁骨下动脉和肺动脉进行吻合（Blalock-Taussig 手术）或其改良术式将动脉血引入肺循环以增加肺血流量。

3. 新生儿期肺动脉环缩术（Banding 手术）：对于肺血流量过大者，通过肺动脉主干的环缩造成肺动脉干直径的缩小以降低和限制肺血流量。

4. 4～6 个月时，作为 Fontan 手术的过渡，常采用双向 Glenn 术。

二、禁忌证

参见第二十九章。

三、术前准备

1. 有充血性心力衰竭者，应用洋地黄和利尿剂。有时尚需加用多巴胺和多巴酚丁胺持续静脉滴注。

2. 有严重发绀者，出生后组织抢救，持续静脉注射 PGE_1，保持动脉导管开放，待病情平稳后施行姑息手术，可大大提高改良锁骨下动脉-肺动脉分流术的效果。

3. 经超声心动图和心导管术确定诊断，测定右心房压和左心房压，以便同时进行经导管房间隔撑开术。心血管造影了解肺动脉和左心室发育情况，以及有无腔静脉和头臂动脉畸形。

四、手术要点、难点及对策

参见第二十九章。

五、术后监测与处理

参见第二十九章。

六、术后常见并发症的预防与处理

参见第二十九章。

七、临床效果评价

参见第二十九章。

第二节　全腔静脉-肺动脉连接术

一、适应证

1. 年龄：手术最佳年龄为 2~4 岁。2 岁以内的婴幼儿，先在出生后 4~6 个月应用双向腔肺动脉分流术。年龄 > 15 岁不是手术的危险因素，多数患者的术后近期和长期效果满意；但成人患者因长期左心室容量超负荷而致心功能低下是手术危险因素。

2. 心律：最好是窦性心律。心脏传导阻滞者要在术后安放心脏起搏器。心房扑动或心房颤动在术后较术前易于控制，也可在术中同时施行迷宫手术。

3. 静脉连接异常：腔静脉和肺静脉连接异常可在术中同时矫治。

4. 肺动脉发育情况：McGoon 比值＞1.8（正常值≥2.0）、肺动脉指数＞250（正常值＞330mm²/m²），施行手术安全，低于此数值则手术危险较大。一侧肺动脉缺如者，如符合上述标准，也适合手术。

5. 平均肺动脉压力：平均肺动脉压力应在 15mmHg 以下，但有肺部血流增多的病例，全肺阻力＜2Wood U/m²，平均肺动脉压力可高达 25mmHg，也适合手术。

6. 肺血管阻力：不超过 2～4Wood U，列为适用此手术的主要指标。

7. 心室功能：心室射血分数＞0.60、左心室舒张末期压力＜10mmHg 及心室容量与重量比值为 0.83～1.01，施行手术安全，并可获得术后满意的血流动力学。

8. 二尖瓣关闭不全心室功能正常时，二尖瓣关闭不全可在术中同时修复和进行瓣膜置换术，但手术死亡率较高。

9. 分流术后不利影响：体-肺动脉分流术后产生肺动脉扭曲、变形和狭窄仍是手术的危险因素。肺动脉扭曲和狭窄在术中重建的死亡率为 50%，不重建的为 83%。

10. 有学者将右心房容量正常和肺动脉干与升主动脉直径的比值＞0.75 列为手术指标，但经长期临床实践证明不能列为该手术适应证。因为手术后，左心室承担体循环、肺循环的动力血泵，而与右心房无关。肺动脉与升主动脉直径比值不能代表肺动脉发育情况。

二、禁忌证

1. 两侧肺动脉或周围肺动脉发育不全。
2. 明显肺动脉高压或产生梗阻性肺血管病。
3. 严重左心室功能损害。
4. 明显肝肾功能损害。

三、术前准备

1. 有明显发绀的患者应用吸氧治疗。
2. 侧隧道、外管道 Fontan 手术前准备膨体聚四氟乙烯管道。
3. 综合分析超声心动图与心血管造影资料，明确适应证。

四、手术要点、难点及对策

目前临床上建立 Fontan 循环均采用全腔静脉-肺动脉连接术（TCPC）。

1. 侧隧道技术　采用胸骨正中切口，在升主动脉、上腔静脉和右心房与下腔静脉交界处插管，建立体外循环。通常降至中低温后阻断心脏血流，但在回血过多时也可降至深低温。游离上腔静脉、右肺动脉。切断上腔静脉，分别行上腔静脉远心端-右肺动脉、上腔静脉近心端-右肺动脉的端-侧吻合。切开右心房，切除卵圆孔附近的房间隔。在右心房内缝合 Gore-Tex 人造血管片构成心房内隧道，以导引下腔静脉血流至上腔静脉。缝合时注意勿堵塞右肺静脉开口。把冠状窦口隔入左心房，以免损伤传导系统，并防止阻挡肺静脉开口与右侧房室瓣之间的通道。人造血管片缝合毕，许多学者提倡在补片上打一个 4mm 的孔以降低体静脉压力。最后缝合右心房的切口并排气。开放阻断的主动脉，平稳升温、减少体外循环流量直至停体外循环（图 26-1）。

较传统的 Fontan 手术，此手术尽可能地缩短下腔静脉流入肺动脉的路径，把因心房内血流产生涡流的能量损耗降至最低限度，并能防止肺静脉开口的梗阻。

2. 外管道技术　是在体外循环甚至是非体外循环下，采用心房外管道，直接连接下腔静脉和右肺动脉。越来越多的学者倾向采用此法，认为其能更有效地避免术后的心律失常（图 26-2）。

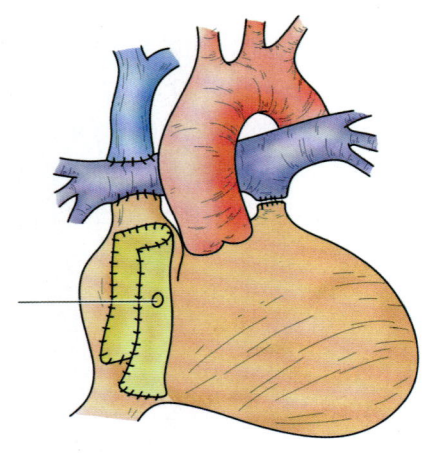

图 26-1　侧隧道技术：在右心房内缝合 Gore-Tex 人造血管片构成心房内隧道，以导引下腔静脉血流至上腔静脉。补片上留 4mm 孔

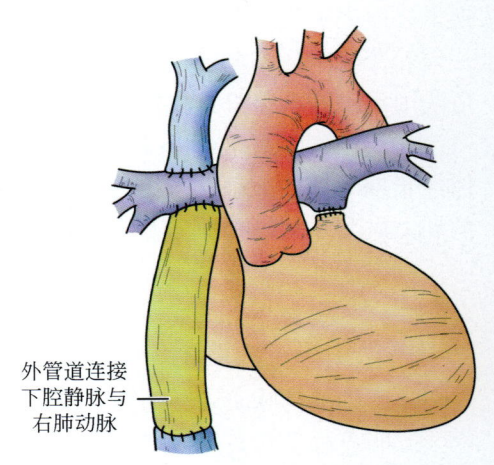

图 26-2　外管道技术：采用人工血管直接连接下腔静脉至右肺动脉

五、术后监测与处理

1. 循环管理　Fontan 类手术后易发生低心排血量综合征，这也是术后早期死亡的主要原因，应补充足够的血容量，并适当应用正性肌力药，维护心肌功能。同时可给予硝普钠、NO 吸入、过度换气，以降低体-肺循环阻力。由于右心室旷置，Fontan 类手术后患者往往需要较多的血容量来维持循环功能。如血容量已补足，中心静脉压较高，但仍存在低心排血量，应考虑是否需要行开窗手术以维持体循环功能。因 Fontan 类手术后中心静脉压高，尤其是合并心室功能不全及左侧房室瓣反流时，易发生胸腔积液，故胸腔引流管保留时间较长，并注意观察胸腔积液的量和性状。根据胸腔积液量补充损失的液体，并注意保持适当的晶体液、胶体液比例，维持胶体渗透压在 15～20mmHg。因右心房压升高、右心房扩张导致窦房结功能障碍及冲动传导障碍、手术损伤等均可引起心律失常，它也是 Fontan 手术后主要的晚期并发症。但心外管道的术式大大降低了心律失常的发生率，从而改善远期

预后，因此这一术式被广泛应用。

2. 呼吸管理　如循环功能稳定，宜早期拔管撤呼吸机。对于术前合并肺动脉高压或肺血管发育差的患儿，可应用 NO 吸入，适当的过度换气以维持体液偏碱性环境，也可应用血管扩张药物，从而降低体 – 肺循环阻力，增加肺循环血量，改善氧合及体循环、肺循环功能。

3. 抗凝治疗　Fontan 类手术后，尤其是应用心房内人工材料或人工血管外管道者，其血栓形成发生率较高，因此需常规抗凝治疗 3～6 个月。如胸腔积液不多，一般从手术后 4～6h 开始应用肝素，肝素用量为 2mg/kg，将其用生理盐水稀释至 24ml，以 1ml/h 的速度泵入。拔除气管插管后改为口服阿司匹林，2～3mg/kg，每天 1 次。口服阿司匹林期间不需常规监测活化凝血时间。

六、术后常见并发症的预防与处理

1. 低心排血量综合征　由于应用冷血心脏停搏液和改进手术技巧，三尖瓣闭锁患者在生理矫治术后出现低心排血量综合征逐年减少。一旦发生按上述术后处理，一般均能治愈。如经过处理中心静脉压仍持续高于 18mmHg，心排血量低，预计此并发症的死亡率较高。此时应迅速寻找其原因如全腔静脉与肺动脉连接在某处产生梗阻或有严重二尖瓣关闭不全等，并进行处理。若找不到原因，则应果断拆除侧隧道或心外管道，保留双向腔肺动脉分流术或加用体 – 肺动脉分流术，挽救患者生命。

2. 灌注肺　严重发绀患者在术后肺血流增多和毛细血管渗透压增加容易产生灌注肺。灌注肺发生后动脉血氧饱和度迅速下降和 PCO_2 上升，气管内吸出血痰，甚至有喷血等典型症状。治疗灌注肺主要采用气管内插管，应用呼吸末正压通气（PEEP）辅助呼吸，呼吸末期压力为 8～10cmH$_2$O。严重者应用东莨菪碱或 654-2 和激素静脉注射，直至血痰终止。经胸部 X 线片证实两肺云雾样片状阴影消失后，每 12h 减少呼气末压 1cmH$_2$O，直至正常辅助呼吸。

3. 胸腔积液和乳糜胸　此为全腔静脉与肺动脉连接术后常见的并发症，前者与心房钠尿肽减少和抗利尿激素增多，特别是与腔静脉压增高有关；后者多为胸腺创面渗出所致。应用开窗术后胸腔积液明显减少和持续时间缩短。术后早期的胸腔积液较多，可延长胸腔引流时间。如术后半个月至 1 个月又出现胸腔积液，则行反复胸腔穿刺或胸腔闭式引流。乳糜胸往往应用胸腔闭式引流治愈。

4. 心律失常　术后早期常见的心律失常为室上性心动过速，可应用洋地黄治疗，并适当补充氯化钾。频繁室性期前收缩，可用利多卡因持续注射。有完全性房室传导阻滞者，安放临时心脏起搏器。术后 2～3 年出现心房扑动或心房颤动，则施行迷宫手术。

5. 术后低氧血症　此症可能与遗漏左上腔静脉引流入左心房有关；或因肺不张和肺间质水肿引起肺内动静脉分流。前者应再次手术进行左上腔静脉远端与左肺动脉上缘切口端 – 侧吻合。后者寻找原因，采用雾化、吸痰和延长辅助呼吸时间或加用呼气末正压通气、控制入量和应用利尿剂等。

6. 心力衰竭　术后应用洋地黄和利尿剂 1 个月。

7. 急性肝功能障碍　在术后 1 个月内有时发生急性肝功能障碍,其发生原因可能与低心排血量和腔静脉压力升高而致的肝淤血和肝血流灌注不良有关。一般随着心功能好转而肝功能改善,严重者则用血浆置换加以治疗。

8. 蛋白丢失肠病（protein losing enteropathy）　此症与腔静脉压升高而致淋巴管引流不畅或梗阻及门静脉回流障碍有关,使大量淋巴液从肠道排出。此并发症在传统 Fontan 手术后发生较多,而在全腔静脉与肺动脉连接手术后较少。一旦在传统 Fontan 手术后发生蛋白丢失肠病,可转用心外管道 Fontan 手术。在全腔静脉与肺动脉连接手术后发生此症,则应用洋地黄和利尿剂及补充血浆和白蛋白等治疗。

9. 血栓栓塞　侧隧道和心外管道 Fontan 手术后均可产生血栓栓塞并发症,所以有些医院主张术后终身抗凝。

七、临床效果评价

三尖瓣闭锁的姑息性手术效果与其手术方法和手术年龄有关。锁骨下动脉－肺动脉分流术的死亡率为 5%～10%,肺动脉环缩术为 10%～20%。Kyger 报道 105 例三尖瓣闭锁姑息性手术,总的死亡率为 9%,出生后 1 个月内手术最高为 30%,1 岁以后无死亡,认为应在导管球囊房间隔撑开术的同时施行体－肺动脉分流术。Franklin 总结 237 例婴儿三尖瓣闭锁的姑息手术,其中约有 10% 在术后早期猝死,16% 出现左心室功能障碍、主动脉下狭窄和肺动脉扭曲等并发症,不适合进行 Fontan 手术。美国波士顿儿童医院报道 101 例三尖瓣闭锁的姑息性手术,总的手术死亡率为 23%,15 年生存率约 50%。双向 Glenn 手术和半 Fontan 手术的治疗效果优于单向 Glenn 手术,现已成为全腔静脉与肺动脉连接术的前期手术。Hopkin 报道 38 例 4 个月至 16 岁三尖瓣闭锁的双向腔肺动脉分流术,术后随访 24 个月,动脉血氧饱和度从 75% 上升至 82%,早期和晚期死亡率分别为 5.3% 和 11%。1 年和 6 年生存率分别为 86% 和 81%。术后平均 26 个月施行全腔静脉与肺动脉连接手术 21 例（21/36,58%）,术后死亡 1 例,无晚期死亡。Jacob 报道 200 例侧隧道 Fontan 手术,术前均做了半 Fontan 手术,住院死亡率为 8%,后 112 例为 4.5%,近期和中期效果满意。以上报道说明有手术危险因素的病例,先施行双向腔肺动脉分流术或半 Fontan 手术,可以提高全腔静脉与肺动脉连接手术治疗效果。

（杜心灵　周　诚）

参 考 文 献

丁文祥,苏肇伉,2013. 现代小儿心脏外科. 济南：山东科学技术出版社,549-562.

汪曾炜,刘维永,张宝仁,2003. 心脏外科学. 北京：人民军医出版社,1113-1148.

Aeba R, Katogi T, Kashima I, et al, 2000. Factors influencing arterial oxygenation early after bidirectional cavopulmonary shunt with additional sources of pulmonary blood flow. J Thorac Cardiovasc Surg, 120(3): 589-595.

Cromme-Dijkhuis AH, Hess J, Hahlen K, et al, 1993. Special sequelae after Fontan operation at mid-and Long-term follow up, arrhythmia, liver dysfunction and coagulation disorders. J Thorac Cardiovasc Surg, 106(3): 1126-1132.

de Level MR, Dubini G, Migliavacca F, et al, 1996. Use of computational fluid dynamics in the design surgical procedure: application to the study of competitive flows incavopulmonary connecrion. J Thorac Cardiovasc Surg, 111(3), 502-513.

Jonas RA, 2004. Comprehensive Surgical management of congenital heart disease. London: Arnold, 386-401.

Kouchoukos NT, Blackstone EH, Doty DB, et al, 2003. Tricuspid atresia and management of single-ventricle physiology. Kirklin/Barratt Boys Cardiac Surgery Churchill Livingstone. Third Edition. 1113-1175.

Masuda M, Kado H, Shiokawa Y, et al, 1988. Clinical results of the staged Fontan procedure in high-risk patients. Ann Thorac Surg, 65(6): 1721-1725.

Petrossian E, Reddy VM, Ncelhinney DB, et al, 1999. Early results of extracardiac conduit Fontan Operation. J Thorac Cardiovasc Surg, 117(4): 688-696.

第二十七章　心室双入口

心室双入口是指两个心房血流通过两组房室瓣膜或一组共同瓣只能到达一个心室腔，这个心室腔可以具有左心室或右心室的结构，又可以同时具有两个心室游离壁形态特征（共同心室）或不肯定的形态；两根大血管既可以同源于主心室腔，又可以有一根起源于通过室间隔缺损与主心室腔相连的残余心腔；心房和心室、心室和大血管的连接可以一致，也可以不一致。这是一种少见而复杂的先天性心脏畸形，其发病率占先天性心脏病的1.5%～3%。在现代的先天性心脏病命名系统中将其归入单心室（图27-1）。

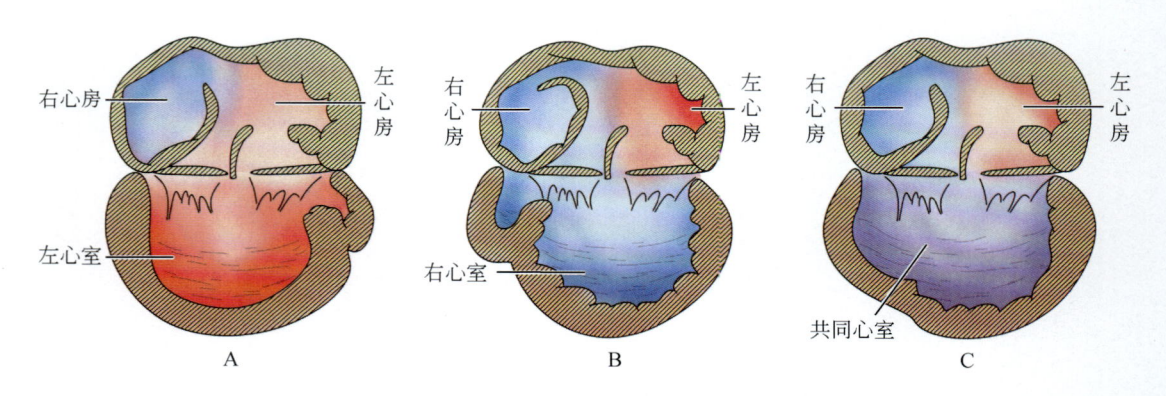

图 27-1　心室双入口心室腔形态分型
A. 左心室型心室双入口；B. 右心室型心室双入口；C. 共同心室型心室双入口

临床上，最常见的心室双入口类型是左心室型。左心室型心室双入口的残余心腔（右心室漏斗腔）通过室间隔缺损与左心室相连，其两组房室瓣均开口于左心室腔，但其中一组是狭窄或闭锁的。两条大血管与心室的连接可以转位，也可以协调；可以都开口于主心室腔，其中一条开口于残余心腔者更多见。本型中大动脉左转位者较为多见，其主动脉开口在左。伴大动脉右转位较为少见，其解剖特点除了主动脉开口在右外，基本与伴大动脉左转位者相同。左心室型心室双入口伴大动脉关系正常者也少见。本型中，近半数有肺动脉瓣和（或）肺动脉瓣下狭窄甚至肺动脉闭锁；余者大多合并主动脉缩窄和（或）主动脉弓离断，而若动脉导管存在，则临床上可能不容易发现主动脉的压差。

右心室型心室双入口少见，残余左心室腔通过室间隔缺损与右心室主腔相通。两大动脉均起源于右心室腔者多见；其中一根大动脉起源于左心室者甚为罕见。本型中，通往肺循环的右心室出口狭窄远较体循环出口狭窄多见。

共同心室型心室双入口也少见。本型有左心室和右心室的结构，但无室间隔。

心室双入口的患儿可以合并内脏异位症，此类心室双入口往往属于右心室型，并常有心内膜垫的缺损和单心房合并体静脉或肺静脉的回流异常，并伴有无脾或多脾综合征。双上腔静脉多见。在合并多脾综合征者中，肝以下的下腔静脉常缺如，下半身静脉回流通过奇静脉注入上腔静脉；合并无脾综合征者，肝静脉不汇入下腔静脉而汇入同侧的心房。此外，前者往往双侧肺都是两叶，而后者往往双侧肺均有三叶。心室双入口患儿的传导系统及行走的位置常有多种变异。

一、手术适应证和禁忌证

由于心室双入口的自然转归不佳，一旦心室双入口得以确诊，就应进行手术治疗，而且应当在出生后数天至数周进行。根据其病理类型和是否存在合并畸形而采取不同的手术治疗方法。

在新生儿期，肺血流少的心室双入口患儿应建立体-肺循环之间的分流以提供足够的肺血流。目前，多数采用经正中切口进行的改良 Blalock-Taussig 分流术或主动脉-肺动脉分流手术。肺血流过多的患儿，应采用肺动脉环缩术，防止充血性心力衰竭，并降低肺动脉的压力，防止肺动脉高压和肺血管病变的发生。对于肺血流过多而合并主动脉流出道梗阻的患儿则较复杂，可能需要用 Norwood 类手术，包括扩大室间隔缺损（球室孔），切断主肺动脉，行肺动脉-主动脉端-侧吻合，弓部狭窄段应用补片扩大以疏通主动脉出口，同时做改良 Blalock-Taussig 分流术以维持适当的肺血流。

对于婴儿期或更大一点的患儿，手术的目的是减少心室双入口的压力和容量负荷。减少心室双入口容量负荷的方法，包括移除体-肺循环的动脉之间的分流，施行双向腔肺分流（双向 Glenn 手术）或行 Fontan 类手术。若在此年龄段就医，又无双向腔肺分流或 Fontan 类手术的指征，则第一期手术方式的选择同新生儿期，以争取最终做 Fontan 类手术。

以往曾采用心室分隔术治疗年龄较大、心室腔足够大、有两组房室瓣且流出道解剖较适合的患儿，但由于其死亡率过高，接近 50%，现已少有采用。

Fontan 类手术的指征：①年龄 4～14 岁；②窦性心律；③体静脉、肺静脉汇流正常；④右心房容量正常；⑤主肺动脉压力 15mmHg 或以下；⑥肺动脉阻力 4Wood U 以下；⑦肺动脉与主动脉直径比为 0.75 或以上；⑧主心室射血分数 ≥ 0.6；⑨无房室瓣的关闭不全；⑩以往的姑息性治疗无效。

随着技术的发展和认识的深入，上述原则也在不断变化。如 Fontan 手术的年龄已可以降低至 2 岁，但窦性心律、主肺动脉压力、肺动脉阻力、无房室瓣反流等指标对手术成功至关重要。

若达不到上述指标的要求，可采用双向腔肺分流术作为阶段性姑息手术，而在高危因素不能有效消除时就以此作为终末手术。

二、术前准备

在新生儿时期，着眼点在于维持肺血流和体循环血流的平衡，维持其生存。通常应用 PGE$_1$ 维持动脉导管的开放以达此目的。应注意调节酸碱平衡，维护肝肾功能稳定，充分供氧，尽可能提高动脉血氧分压，以保护心、脑及其他重要脏器，必要时予以机械通气。

对于婴儿期或更大一点的患儿，应注意控制充血性心力衰竭，并尽力保障其能在以后最终接受 Fontan 类手术治疗。

三、手术要点、难点及对策

Blalock-Taussig 分流术、双向 Glenn 手术、肺动脉环缩术参见第二十九章。全腔肺动脉连接术参见第二十六章。

四、术后监测与处理

相应术式参见第二十六章、第二十九章。

五、术后常见并发症的预防与处理

相应术式参见第二十六章、第二十九章。

六、临床效果评价

目前，Fontan 类手术治疗心室双入口的手术效果比较满意。术后早期的死亡率已降至 6% 左右，特别是心外管道或心内隧道全腔静脉-肺动脉连接术（TCPC）的成功率及术后并发症发生率均比较低。适应证掌握适当与否，直接影响 Fontan 类手术的成败。肺动脉压力和阻力、肺动脉的扭曲、房室瓣功能等与 Fontan 手术的预后密切相关。肺静脉汇流梗阻解除不满意，会导致早期的死亡。Fontan 手术后应注意血栓形成及心律失常发生的危险。

（杜心灵　周　诚）

参 考 文 献

汪曾炜，刘维永，张宝仁，2003. 心脏外科学. 北京：人民军医出版社，1149-1185.

杨辰垣，胡盛寿，孙宗全，2004. 今日心脏血管外科学. 武汉：湖北科技出版社，529-531.

Franklin RCG, Spiagclhaicr DJ, Anderson RU, el al, 1991. Double inlet ventricle presenting in infancy Ⅱ. Result of palliative operations. J Thorac Cardiovasc Surg, 101(5): 917-923.

Jacobs ML, Mayer JEJ, 2000. Congenital Heart Surgery Nomenclature and Database Project: single ventricle. Ann Thorac Surg, 69(4 Suppl): S197-204.

Jonas RA, 2004. Comprehensive Surgical Management of Congenital Heart Disease. London: Arnold, 386-401.

Kaiser LR, Kron IL, Spray TL, 2007. Mastery of Cardiothoracic Surgery. 2ed. Philadelphia: Lippincott Williams & Wilkins, 925-934.

Kaulitz R, Ziemer G, Luhmer I, et al, 1996. Modified Fontan operation in functionally univentricular hearts: preoperative risk factors and intermediate results. J Thorac Cardiovasc Surg, 112: 658-664.

第二十八章　左心室发育不全综合征

左心室发育不全综合征是指左心系统一类复杂的先天性心脏畸形，其主要病变包括主动脉瓣闭锁或严重狭窄、二尖瓣狭窄或闭锁，左心室、升主动脉及主动脉弓严重发育不全。1950年，Canton首先描述了主动脉瓣闭锁这一畸形；1958年，Nadas正式将这类畸形命名为"左心室发育不全综合征"。这类病变在1岁以内患儿常见心脏畸形中排第四位（7.5%）。其常伴粗大动脉导管，主动脉弓、降主动脉及发育不全的升主动脉血液均从动脉导管分流而来，升主动脉仅成为供应冠状动脉血流的唯一通道。主动脉瓣闭锁常与左心发育不良并存。而大动脉转位合并左心室和肺动脉发育不全，或右心室与主动脉发育不全，不应列入左心室发育不全综合征。

左心室发育不全综合征分型：Ⅰ型合并主动脉弓狭窄或发育不全；Ⅱ型不合并主动脉弓病变。还可根据左心瓣膜病变情况将左心室发育不全综合征分为4个亚组：①主动脉瓣和二尖瓣均闭锁；②主动脉瓣闭锁和二尖瓣狭窄；③主动脉瓣狭窄和二尖瓣闭锁；④主动脉瓣和二尖瓣均狭窄。

左心室发育不全综合征病理生理变化类似于右心室型单心室，左心室基本无功能，完全由解剖右心室负担体循环和肺循环泵血，出生后依赖动脉导管患儿方可存活。心房间交通是否梗阻，以及动脉导管是否关闭决定了出生后的症状出现时间和严重程度。其体检体征包括心脏扩大、奔马律，胸骨左缘可闻及收缩期杂音及动脉导管未闭的连续性杂音，常不响亮。胸部X线检查提示右心增大、肺门影增宽、肺静脉显著淤血。超声心动图检查可提示升主动脉细小、主动脉瓣闭锁、左心室腔小、二尖瓣功能不全及多种心脏畸形。本病需注意与严重左心室流出道狭窄伴小左心室鉴别，后者超声检查显示左心室舒张末期容积 > $20ml/m^2$，左心室长轴/心室长轴 > 0.8，升主动脉直径 > 0.6cm，有可能考虑选择双心室矫治，否则按左心室发育不全综合征处理。对某些边缘病例，若下列3项指标占据2项以上者，可考虑诊断左心室发育不全综合征：①主动脉瓣瓣环直径 < 4mm；②二尖瓣瓣口直径 < 8mm；③左心室无心尖形成。如合并共同房室瓣，其开口于左心室的面积 < 1/3。

1983年，Norwood报道1例姑息性手术后16个月接受了Fontan手术获得成功的病例，该手术因此被称为Norwood手术，但长期效果并不理想，因此部分学者主张对本病应直接进行心脏移植。

一、手术适应证

主动脉闭锁可导致早期死亡，诊断一旦确立，应尽快手术治疗。患儿多于出生后 1 个月内死亡，小部分病例可存活至 1 岁。一般建议先进行 Norwood 手术。也有认为升主动脉直径＜ 2.5mm 者行心脏移植可能效果更好。

二、手术禁忌证

某些复杂情况如严重的主动脉反流、扩张型心肌病、严重的房室瓣反流等可考虑移植。

三、术前准备

术前准备包括立即建立动脉和静脉通道，监测动脉血气，并维持体循环血流和矫正代谢性酸中毒，维持肺循环与体循环血流量比值平衡。维持动脉 PCO_2 ＜ 50mmHg，PaO_2 ＞ 40mmHg。可持续静脉应用 PGE_1，以防止动脉导管闭合。近年也有报道采用杂交治疗如用动脉导管内支架置入，可将手术时间延后数月以等待心脏移植。轻到中度心房间交通梗阻对术前血流动力学维持是有利的，但动脉 PaO_2 ＜ 25mmHg 时，术前可先行房间隔球囊扩张术。

四、手术要点、难点及对策

目前多数主张分 3 阶段矫治：Norwood 一期手术，即重建升主动脉弓和行主-肺动脉分流术（新生儿期进行）；双向腔肺动脉分流术（出生后 6～12 个月进行）；改良 Fontan 手术（在二期手术后 6 个月左右进行）。

1. Norwood 手术　一般主张在新生儿期行一期手术，目的在于维持右心室到主动脉的体循环血流，调节肺动脉血流使肺动脉压力降至正常或接近正常，保证肺血管正常发育，同时保证心房间足够交通，以利于肺静脉血回流。

手术可在深低温停循环下进行。由于体循环依靠右向左的分流供血，体外循环前动脉血 PCO_2 可维持在 40～45mmHg 以避免肺血管阻力过度下降。

本术式采取胸部正中切口。切开心包，在主肺动脉根部做荷包缝线。做动脉插管。分离左肺动脉、右肺动脉，套带便于阻断。行右心耳荷包缝线，做单根静脉插管。游离肺动脉干与升主动脉，分离和显露主动脉弓、降主动脉近端、未闭动脉导管、左右颈总动脉和头臂干，建立体外循环。阻闭左右肺动脉，降温。当鼻咽温降至 16～18℃时，收紧颈总动脉阻闭线，完全停止循环。移去左右肺动脉阻闭线，尽可能将周身血液引流到人工心肺机内后，拔出动脉、静脉插管。不必做心脏灌注。结扎动脉导管，在肺动脉瓣上横断肺动脉干，应用心包片或同种血管材料以 7-0 Prolene 线缝闭远侧肺动脉切口。切断动脉导管。纵行切开主动脉弓下缘和升主动脉内侧缘，用同种主动脉或同种肺动脉补片，加宽发育不全升主动脉及主动脉弓。将近端升主动脉切口与肺动脉干近端切口吻合，从而利用主肺动脉重建升主动脉（图 28-1～图 28-6）。

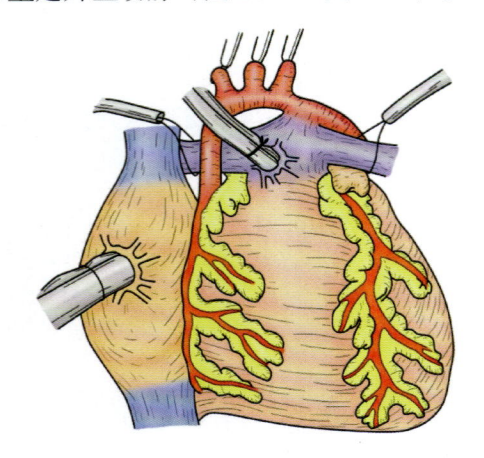

图 28-1　建立体外循环

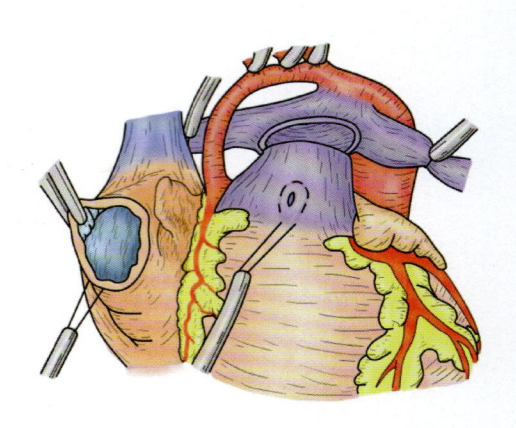

图 28-2　肺动脉瓣上横断肺动脉干

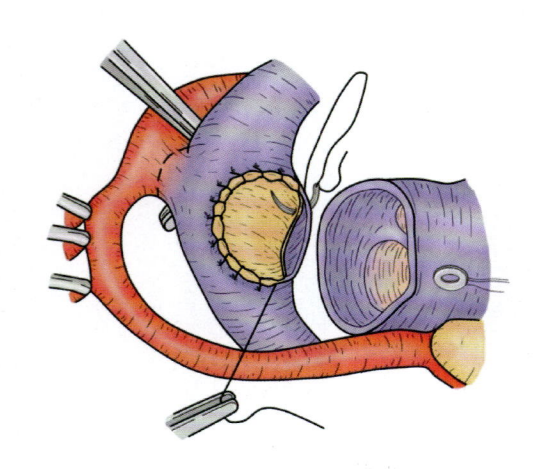

图 28-3　缝闭远侧肺动脉切口

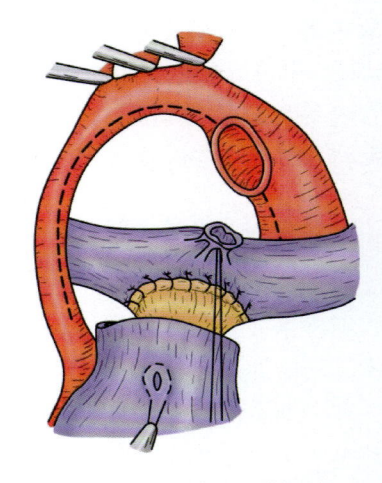

图 28-4　结扎动脉导管

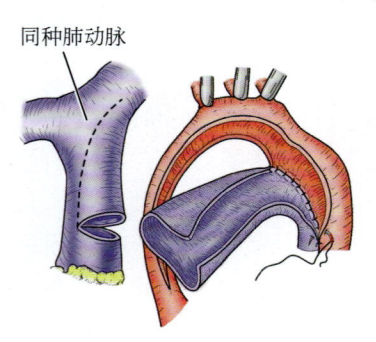

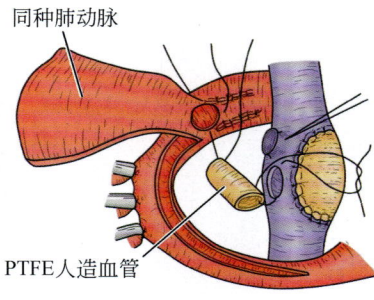

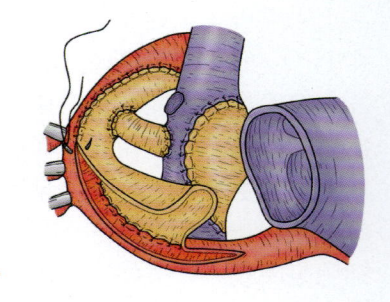

图 28-5　纵行切开主动脉弓下缘和升主动脉内侧缘，用同种主动脉、肺动脉补片，加宽升主动脉及主动脉弓

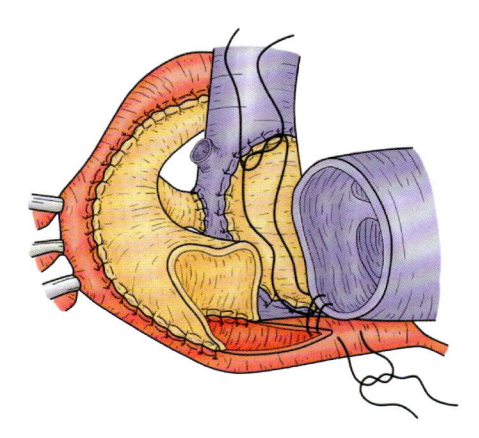

图 28-6　将近端升主动脉切口与肺动脉干近端切口吻合，重建升主动脉

经右心房切口，切除卵圆窝部分房间隔，保证心房交通通畅。用 3～4mm 人工血管在头臂干和右肺动脉之间建立体肺分流。

重新插入动脉和静脉导管，临时钳闭分流管，复温。复温完毕，停机。开放体肺引流和拔管。常规关胸即可。

2. 二期手术　一期手术后 6～12 个月可根据情况进行二期手术。这时若肺血管阻力较低（低于 2.5Wood U），心室舒张末压正常，＜1.18mmHg，可考虑行 Fontan 手术。近年来多将 Fontan 手术分两期进行。

（1）双向 Glenn 分流术：在 Fontan 手术之前的一次中间手术，将上腔静脉与肺循环建立联系。该手术大多数选择在一期手术后 6～12 个月进行，视患儿前次手术恢复情况而定。手术仍经前胸原切口进入胸腔，在新主动脉和上下腔静脉分别插管来建立体外循环。开始心肺转流时，结扎并离断体肺分流结扎。若肺动脉狭窄，则用补片扩大。降温过程中游离奇静脉并结扎切断。手术可在 30℃心脏搏动下进行，可用圈套控制上腔静脉，并在上腔静脉和右心房连接处用血管钳夹闭并切断，注意防止损伤窦房结。将横断的上腔静脉头侧端通过端-侧吻合与右肺动脉上缘连接。这个吻合口一般应选择在原体肺分流远侧的肺动脉口上，将人工血管残端完全切除，切口还可向两侧肺动脉延长数毫米，左侧视肺动脉狭窄情况，必要时延伸至扩张段，注意不要影响右肺上叶的分支，应用可吸收缝线进行吻合。上腔静脉近心端切口连续缝合关闭。

（2）Fontan 手术：双向 Glenn 手术后进行 Fontan 手术，进一步将下腔静脉血液引至肺动脉。直接房肺吻合可能造成肺静脉回流梗阻，可通过心外管道，也可经由心房内隧道完成。

终期 Fontan 手术多选择在双向 Glenn 手术后 6 个月左右或患儿 18～24 个月时完成。心房内隧道有部分是患儿自身心房壁，后者尚可随年龄成长而发育。切开右心房后，将 10mm 直径人造血管剖开，在右心房内做折流补片/隔板，将下腔静脉血液导向肺动脉。人造血管测隧道板障开窗可能有助于防止高风险患者的并发症，并缩短胸腔引流时间。许多研究小组目前提倡使用心外管道来完成 Fontan 手术，其操作相对简便，可在免于体外循环下完成，但其担忧包括静脉系统内使用人造管道可能有发生血栓栓塞并发症的风险，以及体格生长的问题。

五、术后监测与处理

对 Norwood 手术患儿手术后 24～48h 须继续让患儿保持麻醉状态，早期可应用少量正性肌力药物［多巴胺 3～5μg/（kg·min）］维持心功能，肾上腺素可使周围血管收缩，应避免应用。当血压平稳末梢循环欠佳时，可适当应用硝普钠以降低后负荷。呼吸机吸入氧浓度一般保持于 21%，很少超过 30%。在吸入气中可加入 1%～4% CO_2，视血气分析结果进行调节。吸入 CO_2 可增加肺循环阻力，对预防肺血过多、低心排血量和代谢性酸中毒有一定效果。必要时可再次开胸缩小体肺分流管道。

六、术后常见并发症的预防与处理

1. 开窗孔栓塞　可通过心导管复通。
2. 胸腔积液　持续胸腔引流。

七、临床效果评价

1. 一期 Norwood 手术

（1）存活率：该手术围术期死亡率较高，据报道一期 Norwood 手术后 1 个月的存活率约为 45%，大部分死亡发生于手术后前 6 个月内。

（2）手术的危险因素：①＞1 个月的肺动脉高压，胎龄＜35 周的早产儿及体重＜2.5kg 者。②术前情况，体肺循环比值严重失衡、体循环灌注不足、顽固性代谢性酸中毒、低血压及静脉回流受阻的严重发绀患儿。③解剖因素，主动脉瓣闭锁并二尖瓣闭锁，升主动脉直径＜3mm。升主动脉直径＜2mm 者可能是手术后晚期死亡的重要危险因素。中度或严重二尖瓣关闭不全与手术后死亡有关。

2. 二期手术

（1）存活率：目前认为对于包括左心发育不全综合征在内的各种复杂重症病例的 Fontan 手术，分期完成比一期完成手术要安全。随着经验积累，手术方法和围术期处理的改善，改良 Norwood 手术效果仍在不断提高，改良 Norwood 手术 1 年存活率大多从 50% 提高至 70%，术后 5 年存活率为 43%。

（2）Fontan 手术后与死亡相关因素：Fontan 手术和改良 Fontan 手术后的并发症，主要是胸腔、心包腔渗液，低蛋白血症、心律失常及左心功能不全等。

严重三尖瓣关闭不全可能是增加术后死亡率的危险因素，Fontan 手术后心室容量突然减少也是一个危险因素。

3. 分期矫治与心脏移植术的优缺点比较　左心室发育不全综合征分期矫治术和心脏移

植术相比，心脏移植是一次完成，手术技术相对简单，治疗效果较好，但心脏供体有限，不便于推广，远期尚有免疫排斥和用药等问题。分期矫治手术技术难度大，近年效果有明显改进，Norwood-Fontan 手术属功能矫治。术后解剖右心室要负担维持体－肺循环功能，远期效果仍有待观察。

（董念国　陈　思）

参 考 文 献

刘锦纷, 1997. 左心发育不良综合征的外科治疗. 中华胸心血管外科杂志, 13(6): 367-369.

刘锦纷, 2014. 新生儿先天性心脏病的外科手术及镶嵌治疗. 心血管外科杂志(电子版), 3(1): 1-4.

徐志伟, 2011. 小儿先天性心脏病手术治疗进展. 上海交通大学学报(医学版), 31(9): 1226-1230.

庄建, 张镜芳, 温树生, 等, 2007. 改良 Norwood 手术临床应用. 中华胸心血管外科杂志, 23(2): 76-78.

Dabbagh A, Conte AH, Lubin L, 2017. Congenital Heart Disease in Pediatric and Adult Patients. Switzerland: Springer International Publishing.

Richard AJ, 2009. 先天性心脏病外科综合治疗学. 北京: 北京大学医学出版社.

第二十九章　复杂先天性心脏病姑息性手术

　　姑息性手术也称减状手术，是复杂先天性心脏病手术矫治中重要的组成部分，是指通过改变某些血流动力学和病理生理，使患儿低氧血症或肺充血得到改善，给予那些解剖条件达不到根治条件或病情危重无法耐受根治手术的患儿一个存活的机会，从而有利于患儿继续生长发育或为下一步手术作准备。在先天性心脏病姑息性手术中，主要可以分为减少肺血流量、增加肺血流量、增加体肺循环血流混合的手术和复合姑息手术等，其中肺动脉环缩术、体-肺动脉分流术及双向 Glenn 手术等是最常用的姑息性手术。与根性治手术相比，姑息性手术损伤较小，操作相对简单易行，但应注意因为其不是根治性手术，是由一种病理状态转化为另一种病理状态，从而增加了围术期处理难度。

第一节　肺动脉环缩术

　　肺动脉环缩术（PAB）是减少肺血流量的姑息手术（图 29-1），此手术首先由 Muller 及 Damrnann 于 1952 年报道，当时作为大型室间隔缺损及单心室肺充血患者的姑息手术。多年来，肺动脉环缩术被认为是大量左向右分流或肺血流增多患儿适宜的初期姑息性手术，如多发室间隔缺损、单心室、右心室双出口和大血管错位等。

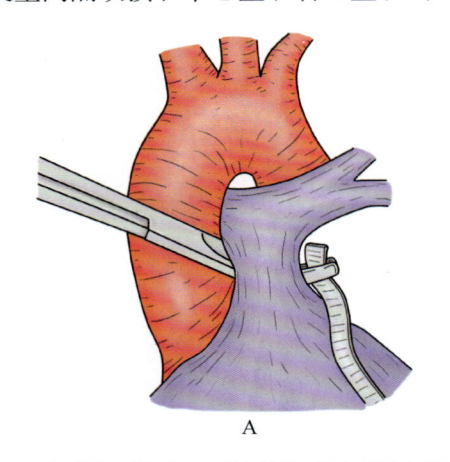

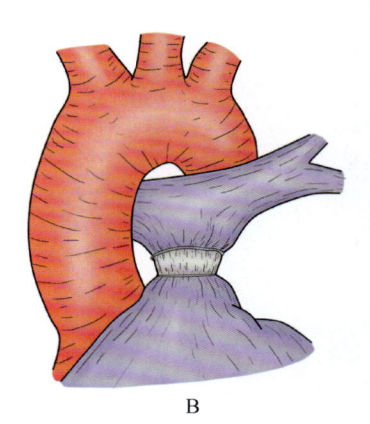

图 29-1　肺动脉环缩术，环缩带绕过肺动脉主干（A），调节收紧到适当程度后固定于肺动脉外膜（B）

一、适应证

1. 某些室间隔缺损：如新生儿或小婴儿的多发室间隔缺损、伴有大室间隔缺损的主动脉缩窄拟行分期矫治时、合并其他严重心外畸形的室间隔缺损。
2. 大动脉转位患者需要进行左心室准备者。
3. 目前最常用于无肺动脉狭窄的功能性单心室患者（如心室双入口和三尖瓣闭锁），为双向 Glenn 手术作准备。
4. 动脉导管内放置支架，再做双侧肺动脉环缩术，可选择性应用于左心发育不良综合征的一期治疗。

二、禁忌证

1. 肺血减少的先天性心脏病变。
2. 对于合并主动脉瓣下梗阻的功能性单心室病变，需要慎重考虑是否行肺动脉环缩术。

三、术前准备

经超声心动图和心导管术确定诊断，准备行肺动脉环缩术的患者均存在肺动脉高压，常合并充血性心功能不全，常规应用洋地黄和利尿治疗。

四、手术要点、难点及对策

1. 正中开胸，游离肺动脉。
2. 如有动脉导管未闭予以结扎。
3. 在主动脉根部置测压管。
4. 在肺动脉主干远端置测压管。
5. 采用 0.6mm 厚、4mm 宽的膨体聚四氟乙烯（ePTFE）条带作为环缩材料，做好长度标记，起始环缩长度：20mm + 1mm/kg 体重。
6. 环绕近端肺动脉（太远导致分叉狭窄，太近导致肺动脉瓣反流）主干，利用直角钳，逐渐收紧束带。
7. 将呼吸机吸入氧浓度调至 50%，使束带远端肺动脉压力降至体循环压力 1/3 左右（或肺动脉平均压小于 20mmHg），同时血氧饱和度不低于 80%。观察 20min。
8. 用银夹或间断缝合来永久固定束带，间断缝合数针将束带固定于肺动脉外膜。

五、术后监测与处理及常见并发症防治

1. 术后肺循环心室后负荷增加可能导致心动过缓、心动过速等心律失常。
2. 肺部血流减少，可能导致低氧血症、低血压，应积极予以呼吸支持、降低肺动脉压等处理。必要时行环缩松解手术。
3. 右心室后负荷加重可能出现右心功能不全、房室瓣反流加重及心搏骤停等，应积极给予强心、利尿治疗。
4. 部分患者术后可能出现左心室流出道梗阻加重，应密切监测，选择适当时机转行双向 Glenn 手术，同时矫正左心室流出道梗阻。

六、临床效果评价

此手术虽然操作简单，但风险相当大，死亡率较高。肺动脉环缩术后，肺循环心室后负荷明显增加，可导致心律失常、低氧血症、低血压及心搏骤停等危急情况的发生。Takayama 分析了 1966～2001 年的 365 例肺动脉环缩术病例，1966～1979 年死亡率高达 38.3%；1980～1989 年和 1990～2001 年两个 10 年间的死亡率仍达 13.8%。虽然肺动脉环缩术存在比较高的风险，但它确实扩大了手术适应证范围。肺动脉环缩术可以适当推迟高危新生儿、低体重儿手术年龄，降低这类患儿的术后并发症发生率，使某些心内复杂畸形手术时机相对更合理，手术成功率更高。

第二节　改良 Blalock-Taussig 手术

体-肺动脉分流术的目的是使肺部血流增加，改善发绀等症状（图 29-2）；促使肺血管发育，以利于二期根治手术。体-肺动脉分流术有许多不同的手术方式，包括 Blalock-Taussig 分流术、Potts 分流术、Waterson 分流术、改良 Blalock-Taussig 分流术、中央分流术、Melbourne 分流术等。有些手术方式临床上已经不再运用，如 Potts 分流术和 Waterson 分流术。目前最常用的体-肺动脉分流术是改良锁骨下动脉-肺动脉（Blalock-Taussig，B-T）分流术。

改良 B-T 分流术目前已成为多数先天性心脏病中心体-肺动脉分流术的主要选择，其优点如下：①保存手的循环；②通过锁骨下动脉或头臂干和分流管道调节分流量，不易发生肺充血、肺动脉高压；③聚四氟乙烯（PTFE）管道通畅率高；④能保证足够管道长度；⑤易拆除。但缺点是血清从管道缝隙中渗出，胸腔积液引流多，引流时间偏长。

一、适应证

本术式主要应用于严重肺动脉发育不良、无法行一期根治手术或腔静脉-肺动脉分流术的复杂发绀型先天性心脏病。

二、术前准备

除完善检查、行常规术前准备外,需行改良 B-T 分流术患者,通常肺血不足,合并发绀,如缺氧严重,应持续静脉注射 PGE_1,保持动脉导管开放。

三、手术要点、难点及对策

1. PTFE 管道大小选择　管道太小起不到足够的分流作用,更会影响远期肺动脉的发育,管道过大会导致分流过大,会进一步引起肺充血和肺高压。通常小于 3kg 新生儿或未成熟儿选 3.5mm,3～4kg 婴儿选 4mm,大于 4kg 婴幼儿选 4～5mm,儿童选用 6mm 直径的人造血管。

2. 后外侧经胸经典改良 B-T 分流术　经右后外侧第 4 肋间进胸。牵开肺,打开肺门处纵隔胸膜,仔细游离肺动脉及其分支,分别置圈套线,然后分离出锁骨下动脉。分流管道预先以淡肝素生理盐水冲洗。静脉注射肝素(1～2mg/kg)后钳夹锁骨下动脉,行锁骨下动脉纵行切口,用 6-0 Gore-Tex 缝线或 Prolene 线与 PTFE 管道连续缝合行端-侧吻合。右肺动脉纵轴切口,同样以连续缝合,完成肺动脉侧吻合口。

3. 胸骨正中切口改良 B-T 分流术　行胸骨正中切口,切除双侧胸腺,打开心包,游离出头臂干和右肺动脉,侧壁钳钳夹头臂干,行纵轴切口,用 6-0 Gore-Tex 缝线或 Prolene 线连续缝合,与人工血管行端-侧吻合,右肺动脉也行纵轴切口,同样与人工血管另一端行端-侧吻合(图 29-2)。

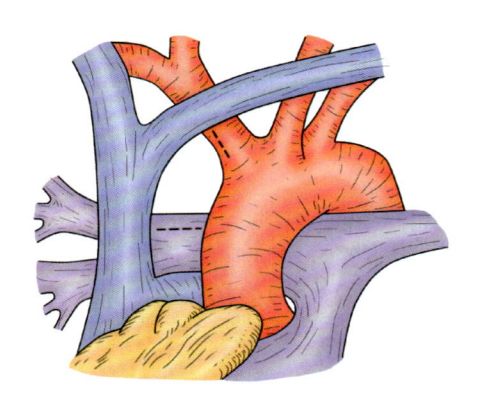

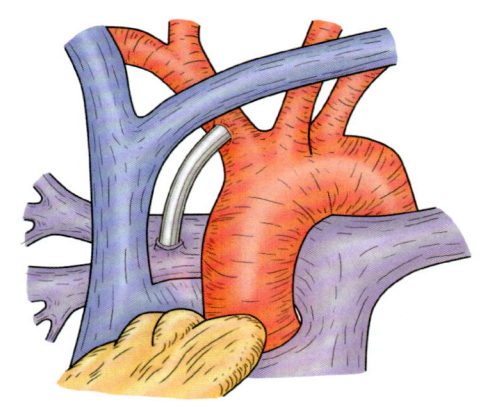

图 29-2　改良 B-T 分流术:在右肺动脉和头臂干(或锁骨下动脉)分别行切口,人工血管与之分别作端-侧吻合

四、术后监测与处理

1. 术后使用正性肌力药如多巴胺、多巴酚丁胺支持，使动脉收缩压维持在 75～90mmHg，以保证有足够的血液流经人工管道。如动脉舒张压低于 30mmHg，可适当应用肾上腺素以增加外周血管阻力，提升动脉舒张压，防止心肌灌注不足。

2. 术后 4～6h，静脉输注肝素 10μg/（kg·h），术后 2d 起改用阿司匹林片 5～10mg/（kg·d）口服，以减轻管道内假膜形成，对预防管道血栓栓塞有益。

3. 为防止肺充血，对术后患儿行机械通气。应使动脉血 PCO_2 维持在 40～50mmHg，PO_2 维持在 50～60mmHg 为宜。

五、临床效果评价

目前临床上改良 B-T 分流术早期死亡率为 2%～10%，两年通畅率为 90% 左右。手术后早期效果明显，动脉血氧饱和度上升至 75%～85%，发绀和红细胞增多症减轻，患者自觉症状改善，活动耐力增加，心功能改善。有研究表明，有效的分流术会使患儿动脉血氧饱和度明显上升，肺血管生长，肺动脉指数显著增加。

通过正中胸骨切口进行二期心内手术时，拆除改良 B-T 分流管道非常方便，游离时可以沿着肺动脉和主动脉找到分流管道，注意勿损伤膈神经。拆除时近端管道不必去除，只在中间切断管道即可，而为了有利于二期手术效果，远端管道需切除，且肺动脉往往需要修补整形以避免外周肺动脉狭窄。

第三节 Melbourne 分流（墨尔市分流）

Melbourne 分流（墨尔本分流）是一种中央型体-肺动脉分流术式，最早由墨尔本 Mee 医师报道，故也有人称 Mee 手术。其优点是血流均匀分布于两侧肺动脉，更接近自然生理。

一、适应证和禁忌证

其适应证和禁忌证与改良 B-T 分流术类似，主要应用于严重肺动脉发育不良、无法行一期根治手术或腔静脉-肺动脉分流术的复杂发绀型先天性心脏病。目前最常用于自身左右肺动脉极度纤细无法行常规 B-T 分流术的病例（如合并室间隔缺损的肺动脉闭锁病例）。

二、术前准备

除完善检查，行常规术前准备外，需行中央分流患者，因为通常发绀缺氧严重，所以应持续静脉注射 PGE₁，保持动脉导管开放，适当给氧，尽量改善术前一般状况。

三、手术要点、难点及对策

中央分流建立后血液由主动脉流向主肺动脉，之后相对均匀地分布于左右肺动脉。其手术大可在非体外循环或体外循环辅助下进行，手术方式分述如下。

1. 肺动脉主干与升主动脉直接吻合　经胸骨正中切口，将左右肺动脉及肺动脉主干充分游离，利用套索或血管夹控制左右肺动脉出血，横断纤细的肺动脉主干（往往直径为 2mm 左右），侧壁钳钳夹升主动脉左后壁，将肺动脉主干断端与升主动脉吻合（图 29-3）。

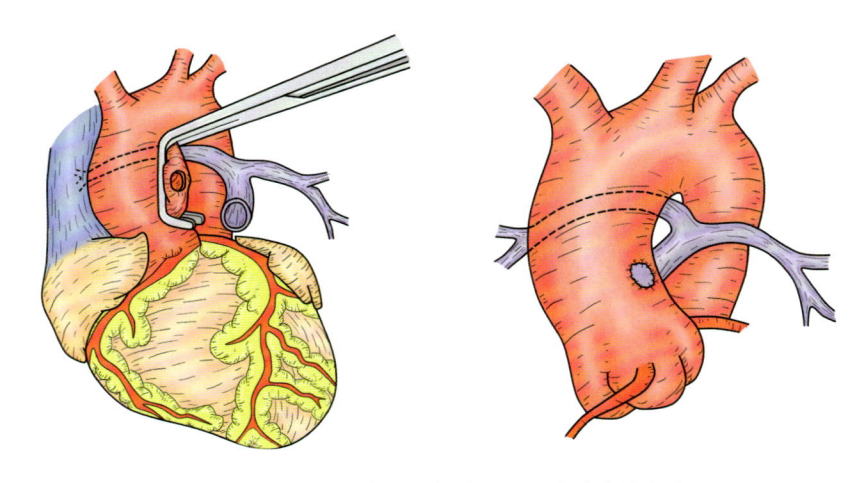

图 29-3　将肺动脉主干断端与升主动脉直接吻合

2. 肺动脉主干通过人工血管与升主动脉吻合　上述将肺动脉主干与升主动脉直接吻合容易导致肺动脉分叉处血管扭曲，影响手术效果，故现有学者采用 3.5～4mm 人工血管连接主肺动脉和升主动脉，由于两者切口呈近 90°，主动脉侧吻合口可以采用端 - 侧吻合以避免人工血管扭曲（图 29-4）。

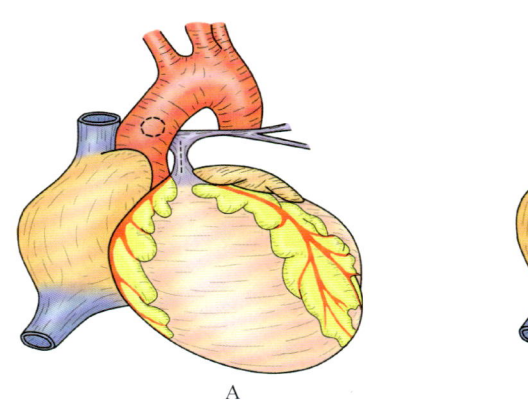

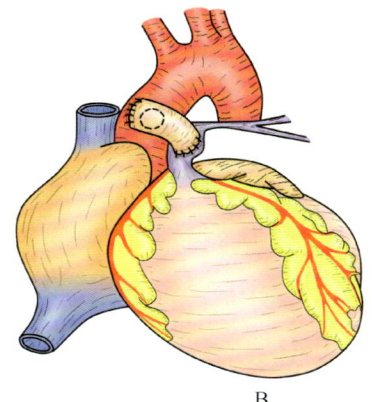

图 29-4　升主动脉与主肺动脉切口（A）；人工血管与肺动脉端 - 侧吻合，与主动脉侧 - 侧吻合（B）

四、术后常见并发症的预防与处理

1. 吻合口出血 此手术通常用于新生儿，因发育不良的肺动脉壁菲薄，故手术多采用 7-0 Prolene 线精细吻合，充分游离肺动脉，避免产生吻合口张力。

2. 分流管道早期梗阻与血栓形成 术后出现进行性血氧饱和度下降时需排除此并发症。处理：术后早期抗凝（参见 B-T 分流术），手术设计避免分流管扭曲、受压及吻合口狭窄。

3. 肺充血与心力衰竭 由于是主动脉与肺动脉的直接连接，与 B-T 分流术相比，更易于出现主－肺动脉分流量过大，诱发肺充血、心肌缺血与心功能不全。处理：术后使用正性肌力药和机械通气辅助治疗，更重要的是手术适应证的把握及人工血管尺寸的选择。

五、临床效果评价

Mumtaz 等报道了 40 例选用墨尔本分流治疗（PA/VSD/MAPCA）患者的结局，2 例住院死亡，2 例晚期死亡。死因主要为呼吸衰竭和感染。肺动脉直径中位时间 6.35 个月时由手术时的 2mm 增加到 5.5mm，显示出此种术式对促进肺动脉发育效果显著。

第四节 Brock 手术

1974 年 Lord Russel C.Brock 实施了非体外循环、非直视下右心室流出道漏斗狭窄的切除疏通术，后来逐渐发展的此类非体外循环下肺动脉瓣切开和右心室漏斗部疏通被称为 Brock 手术。现代随着体外循环的进步，为了更好地保留肺动脉瓣功能和适当程度地疏通流出道，Brock 手术多改良为体外循环下进行，并辅以自体心包加宽流出道。

一、适应证和禁忌证

与改良 B-T 分流术类似，Brock 手术主要应用于严重肺动脉发育不良、无法行一期根治手术或腔静脉－肺动脉分流术的复杂发绀型先天性心脏病，如法洛四联症和肺动脉闭锁。保留室间隔缺损，只实行改良 Brock 手术。

二、术前准备

Brock 手术术前准备同第二十九章第三节。

三、手术要点、难点及对策

1. 建立体外循环。

2. 行右心室流出道纵切口（图 29-5A），向上延伸跨过闭锁段到主肺动脉，切除部分漏斗部肥厚心肌，疏通右心室流出道（图 29-5B）。

3. 用自体心包片或带瓣同种血管片缝合右心室流出道至肺动脉切口。补片宽度应小于根治术时右心室流出道疏通的标准（通常为标准的 2/3 左右，图 29-5C）。

4. 此手术也可作为法洛四联症或肺动脉闭锁行一期根治手术因肺动脉发育不良停机困难时的选择。复搏后右心室与左心室压力比 > 0.85 时，应将室间隔缺损补片拆除或造孔，适当缩窄已疏通的右心室流出道和肺动脉。

5. 手术要点　此手术的优点在于血流分布左右肺动脉对称，对中重度肺血管发育不良的促进作用优于改良 B-T 分流术。与中央分流术相比，本术式无舒张压降低、冠状动脉供血不足的风险，但是补片的宽度及右心室流出道疏通程度不易掌握（需要保留轻度流出道狭窄），当远端肺动脉没有重度发育不良时，易出现术后肺血过多、急性肺水肿。

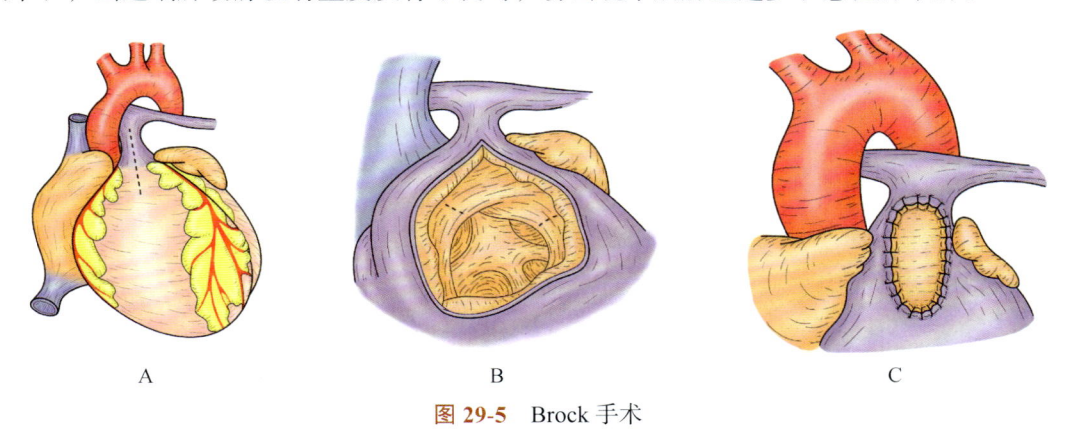

图 29-5　Brock 手术

四、术后监护与处理及常见并发症的防治

1. 肺水肿、低心排血量综合征　术前、术中对肺动脉发育状况判断有误，导致术后大量左向右分流，都有可能诱发肺充血、肺水肿，右心室流出道疏通过度诱发低心排血量综合征，应给予强心、利尿治疗，延长呼吸机辅助时间等处理措施。

2. 左肺动脉开口处狭窄　因左肺动脉与主肺动脉呈直角，当切口延伸至左肺动脉，补片加宽时要注意补片形态设计或采用两张补片分别加宽，否则易出现左肺动脉开口扭曲狭窄。

3. 二期手术时机　二期根治术的时机选择取决于对肺血管发育的评估，预测右心室与左心室压力比 < 0.85 或术前肺血流与体血流比 > 1.5，可考虑行根治术。也可用 McGoon 比值或 Nakata 指数作为肺血管发育情况的判断标准。

五、临床效果评价

右心室流出道补片扩大术的手术死亡率约为 10%，存活患者症状有所减轻，术后 6 个月至 1 年复查心脏 MRI、心脏 CT 或心导管，如肺动脉发育良好，可行二期根治术。

第五节　双向 Glenn 手术

Glenn 于 1958 年实施了上腔静脉-右肺动脉侧-端吻合术（单向 Glenn 手术，上腔静脉血分布至右肺动脉），以达到增加肺血流而不增加心泵负荷的目的，现在临床上多改进行双向 Glenn 手术，所谓双向，是指上腔静脉血分布到双侧肺动脉。

一、适应证和禁忌证

1. 本术式适用于各类功能性单心室伴肺动脉狭窄及当时未能早期根治的法洛四联症、大动脉错位伴室间隔缺损和肺动脉狭窄的患儿。
2. 手术最佳年龄为出生后 4～6 个月。
3. 本术式不适用于肺动脉高压，肺血管阻力＞4Wood U，以及肺动脉严重发育不全者。

二、术前准备

有严重发绀者，持续静脉注射 PGE_1，保持动脉导管开放，尽可能改善术前一般状态。经超声心动图和心导管术确定诊断，测定肺动脉压，必要时同时进行经导管房间隔撑开术。心血管造影了解肺动脉和左心室发育情况及有无腔静脉畸形。

三、手术要点、难点及对策

1. 手术可在常温体外循环和心脏不停搏情况下进行，也可在非体外循环上腔静脉-右心房旁路的情况下进行。
2. 行胸部正中切口，切开心包，如术前未做心导管检查，术中需测定肺动脉平均压及左心室舒张末期压力。
3. 分离上腔静脉并结扎切断奇静脉，充分分离肺动脉干和右肺动脉至心包出口处。
4. 在右心房上方 1cm 处切断上腔静脉，近端缝闭，在右肺动脉上缘偏左行一纵切口，应用 6-0 Prolene 缝线将上腔静脉远端切口与右肺动脉上缘切口端-侧吻合（图 29-6）。吻合口前端可采用自体心包加宽以尽量减少吻合口张力。

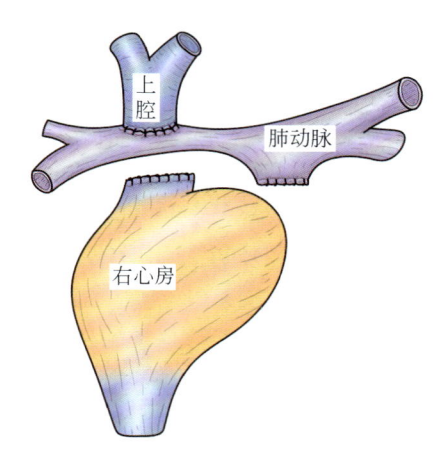

图 29-6 双向 Glenn 手术：上腔静脉横断后近心端缝闭，远心端与右肺动脉端-侧吻合，吻合口前壁可用自体心包加宽

四、术后监测与处理

1. 肺血流量的运行有赖于上腔静脉与肺静脉压差，术后应重点监测上腔静脉压与左心房压力。注意上半身体位抬高，有利于上腔静脉血回流。

2. 持续应用 PGE$_1$ 和适度进行过量通气，降低肺血管阻力。

3. 常规持续静脉注射小剂量多巴胺，适当输入胶体液提高静脉压力，维持血流动力学平稳。

4. 尽早拔除气管插管，恢复自主呼吸。

五、临床效果评价

双向腔肺动脉分流术和半 Fontan 手术的治疗效果优于 Glenn 手术，现已成为全腔静脉与肺动脉连接术的前期手术。Hopkin 报道 38 例 4 个月至 16 岁三尖瓣闭锁的双向腔肺动脉分流术，术后随访 24 个月，动脉血氧饱和度从 75% 上升到 82%，早期和晚期死亡率分别为 5.3% 和 11%。1 年和 6 年生存率分别为 86% 和 81%。术后平均 26 个月施行全腔静脉与肺动脉连接手术 21 例（21/36，58%），术后死亡 1 例，无晚期死亡。

第六节 半 Fontan 手术

半 Fontan 手术能获得与双向 Glenn 手术类似血流动力学改善效果。

一、适应证和禁忌证

本术式适应证和禁忌证与双向 Glenn 手术相同。

二、术前准备

本术式术前准备与双向 Glenn 手术相同。

三、手术要点、难点及对策

其手术方式与双向 Glenn 手术的主要区别是需要在体外循环支持下在右心房内上腔静脉入口处放置一块补片封闭上腔静脉，这样，在下次的全腔肺连接术（侧隧道技术）时，经右心房去除上腔静脉入口处补片，可省去腔静脉与肺动脉吻合的步骤（图 29-7）。

A

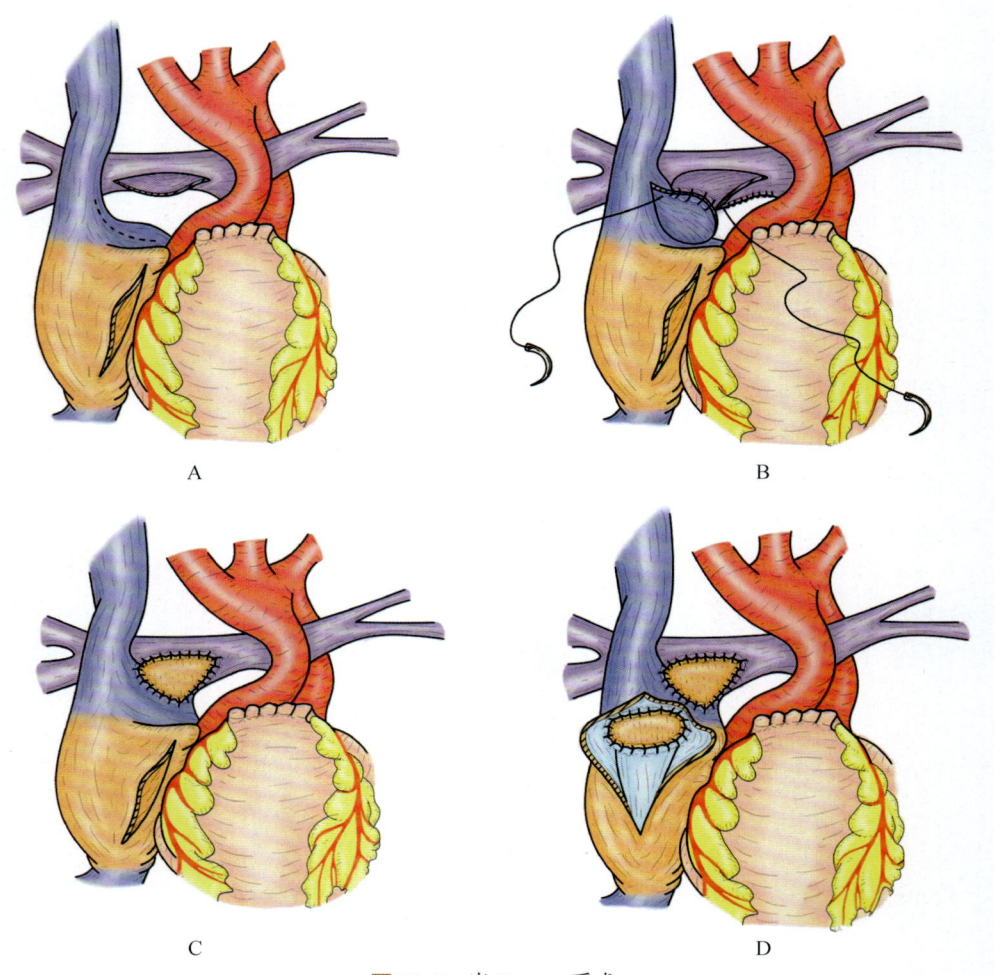

B

C

D

图 29-7　半 Fontan 手术

1. 横断主肺动脉，在右肺动脉行横切口，腔静脉左后方行纵向切口延伸至右心房（图 29-7A）。

2. 将肺动脉切口与腔静脉切口后壁进行 Prolene 线连续吻合（图 29-7B）。

3. 吻合口前壁自体心包加宽，确保吻合口通畅（图 29-7C）。

4. 在右心房内上腔静脉入口处放置一块补片以封闭上腔静脉（图 29-7D），获得与双向 Glenn 手术类似的血流动力学改善效果，并便于下次完成 Fontan 手术。

四、术后监测与处理

本术式术后监测与处理和双向 Glenn 手术相同。

（杜心灵　周　诚）

参 考 文 献

丁文祥，苏肇伉，2013. 现代小儿心脏外科 . 济南：山东科学技术出版社，549-562.

汪曾炜，刘维永，张保仁，2001. 心脏外科学 . 北京：人民卫生出版社，896-899.

Berdat PA, Belli E, Lacour-Gayet F, et al, 2005. Additional pulmonary blood flow has no adverse effect on outcome after bidirectional cavopulmonary anastomosis. Ann Thorac Surg, 79(1): 29-36.

Blalock A, Taussig HB, 1945. The surgical treatment of malformations of the heart in which there is pulmonary stenosis or pulmonary atresia. JAMA, 128: 189.

Bonnet D, Corno AF, Sidi D, et al, 2004. Early clinical results of the telemetric adjustable pulmonary artery banding FloWatch-PAB. Circulation, 110(11 Suppl 1): Ⅱ 158-163.

Boutin C, Jonas RA, Sanders SP, et al, 1994. Rapid two-stage arterial switch operation. Acquisition of left ventricular mass after pulmonary artery banding in infants with transposition of the great arteries. Circulation, 90: 1304-1309.

Bradley SM, Simsic JM, Atz AM, et al, 2002. The infant with single ventricle and excessive pulmonary blood flow: results of a strategy of pulmonary artery division and shunt. Ann Thorac Surg, 74: 805-810.

Calvaruso DF, Rubino A, Ocello S, et al, 2008. Bidirectional Glenn and antegrade pulmonary blood flow: temporary or definitive palliation? Ann Thorac Surg, 85(4): 1389-1395.

Cleuziou J, Schreiber C, Cornelsen JK, et al, 2008. Bidirectional cavopulmonary connection without additional pulmonary blood flow in patients below the age of 6 months. Eur J Cardiothorac Surg, 34(3): 550-554.

De Leval MR, McKay R, Jones M, et al, 1981. Modified Blalock-Taussig shunt. Use of subclavian artery orifice as flow regulator in prosthetic systemic-pulmonary artery shunts. J Thorac Cardiovasc Surg, 81: 112-119.

Dogliotti AM, Actis-Dato A, Venere G, et al, 1961. The operation of vena cava-pulmonary artery anastomosis in Fallot's tetralogy and in other heart diseases. Minerva Cardioangiol, 9: 577-593.

Downing DF, Bailey CP, Glover RP, 1951. Brock procedure for the relief of pulmonary stenosis in the tetralogy of fallot. Pediatrics, 7: 230-239.

Freedom RM, Nykanen D, Benson LN, 1998. The physiology of the bidirectional cavopulmonary. Ann Thorac Surg, 66: 664-667.

Gazzaniga AB, Elliott MP, Sperling DR, et al, 1976. Microporous expanded polytetrafluoroethylene arterial prosthesis for construction of aortopulmonary shunts: experimental and clinical results. Ann Thorac Surg, 21:

322-327.

Kanter KR, Mahle WT, Kogon BE, et al, 2007. What is the optimal management of infants with coarctation and ventricular septal defect? Ann Thorac Surg, 84: 612-618.

Muller WHJ, Dammann JFJ, 1952. The treatment of certain congenital malformations of the heart by certain of pulmonary stenosis to reduce pulmonary hypertension and excessive pulmonary blood flow: a preliminary report. Surg Gynecol Obsetet, 95: 495-509.

Mumtaz MA, Rosenthal G, Qureshi A, et al, 2008. Melbourne shunt promotes growth of diminutive central pulmonary arteries in patients with pulmonary atresia, ventricular septal defect, and systemic-to-pulmonary collateral arteries. Ann Thorac Surg, 85(6): 2079-2083.

Naef AP, 2004. The mid-century revolution in thoracic and cardiovascular surgery: Part 5. Interact cardiovasc Thorac Surg, 3: 415-422.

Odim J, Portzky M, Zurakowski D, et al, 1995. Sternotomy approach for the modified Blalock-Taussig shunt. Circulation, 92(9 Suppl): II 256-261.

Richard AJ, 2004. Comprehensive Surgical Management of Congenital Heart Disease. London: Hodder Arnold Publication, 357-382.

Stark JF, de Leval MR, Tsang VT, 2006. Surgery for Congenital Heart Defects. 3rd ed. Chichester: John Wiley&Sons, Ltd, 251-259.

Takayama H, Sekiguchi A, Chikada M, et al, 2002. Mortality of pulmonary artery banding in the current era: recent mortality of PA banding. Ann Thorac Surg, 74: 1219-1223.

Yoshida M, Yamaguchi M, Yoshimura N, et al, 2005. Appropriate additional pulmonary blood flow at the bidirectional Glenn procedure is useful for completion of total cavopulmonary connection. Ann Thorac Surg, 80(3): 976-981.

第三十章　二尖瓣狭窄和（或）关闭不全

第一节　二尖瓣成形术

二尖瓣关闭不全手术治疗开始于1938年，1956年Lillehei、Merendno先后在体外循环下做房室环缝缩术。1958年Kay做瓣膜和腱索修复术，同年我国中国医学科学院阜外医院等开始在低温及体外循环下行二尖瓣修复术。法国学者Carpentier对成形术做了许多有效的工作，并提出了二尖瓣综合成形术的新概念。20世纪60年代人造瓣膜应用于临床以后，成形术一度几乎被换瓣术所取代。然而，实践证明人造瓣膜还不够理想，换瓣后有一定潜在的危险，包括机械瓣置换术后需长期口服抗凝药、存在抗凝相关并发症的风险，以及生物瓣膜衰败的问题，还有瓣膜置换术中对瓣下结构的破坏导致远期心脏结构改变和心功能不全的问题。近年来，成形术的应用又有增加的趋向，包括近年来以东南亚地区的专家为代表所进行的对风湿性病变的二尖瓣成形术，极大地扩展了二尖瓣成形术的应用范围。二尖瓣成形术是以恢复二尖瓣的生理功能为目标，有针对性地矫正瓣膜病变引起的瓣膜功能异常（关闭不全和狭窄）。

Carpentier根据二尖瓣的病理损害，将二尖瓣病变分为3个类型，并以此作为二尖瓣成形术的依据：Ⅰ型，瓣叶活动正常的瓣膜功能失调，包括瓣环扩张、瓣叶穿孔或撕裂、赘生物。Ⅱ型，瓣叶活动过度（瓣叶脱垂），包括腱索延长、腱索断裂、乳头肌延长和乳头肌断裂。Ⅲ型，瓣叶活动受限，分为两型，Ⅲa型，瓣叶开放受限，由瓣叶增厚、交界融合、腱索增厚、腱索融合等引起；Ⅲb型，瓣叶关闭受限，由瓣叶钙化、室壁瘤、室壁纤维斑块和心室扩张引起。

一、适应证

二尖瓣成形术适用于以下情况。

1. 有症状的二尖瓣中度以上关闭不全患者应早期手术　NYHA心功能分级Ⅲ～Ⅳ级的患者即使接受手术，远期生存率仍显著低于正常人群和NYHA心功能Ⅰ～Ⅱ级的患者。有症状的轻中度二尖瓣关闭不全患者，行负荷超声心动图检查，如二尖瓣反流增加而左心室射血分数不增加，应考虑手术。

2. 无症状的二尖瓣关闭不全患者　如超声心动图检查发现左心室扩张（左心室收缩末期直径＞45mm），射血分数＜60%，出现心房颤动或肺动脉压力升高（静息时肺动脉压力＞50mmHg，运动时肺动脉压力＞60mmHg），应择期手术，以改善远期生存率，因为无症状重度二尖瓣反流患者的射血分数下降至60%以下，远期生存率明显降低，反流面积超过40mm^{2}的患者远期生存率也明显降低。

3. 对于二尖瓣狭窄的患者　外科治疗适用于有症状的、中到重度二尖瓣狭窄（二尖瓣口面积＜1.2cm^2，平均跨瓣压差＞5mmHg）的患者。对于无症状、轻到中度二尖瓣狭窄（瓣口面积＞1.5cm^2）患者，可药物治疗并密切随访。对于无症状重度二尖瓣狭窄患者，如出现中重度肺动脉高压应接受手术治疗。

4. 二尖瓣形态是决定成形手术难度的主要因素　外科医师应根据患者自身条件选择合适病例做成形手术。总之，仅有瓣环扩张或瓣叶穿孔的患者成形可能性极大，后叶脱垂病变患者有90%以上概率可以完成成形，前叶脱垂患者则需要一定的经验和技术，重度Barlow病和风湿性心脏瓣膜病的成形则难度较大。

二、禁忌证

1. 感染性心内膜炎　感染未控制是成形术的禁忌证，一般应在感染治愈后6个月手术；但也有于急性感染期做二尖瓣修复术的报道。

2. 风湿活动　应在风湿活动静止6个月后手术。

三、术前准备

慢性二尖瓣关闭不全如有心力衰竭，应在用药物控制后手术。急性重症患者，需积极用强心、利尿、扩血管药物，防治肺水肿和左心衰竭，如药物治疗无效，应及时做主动脉内球囊反搏，气管内插管给氧并给予呼气末持续正压通气等措施。硝普钠是治疗急性二尖瓣关闭不全时降低后负荷的首选药物，主动脉内球囊反搏可降低左心室流出道压力，使急性患者的肺毛细血管楔压下降，更安全地接受手术前诱导麻醉。

四、手术要点、难点及对策

二尖瓣手术径路可以有多种方式，如常规胸骨正中切口、右前外侧第4肋间切口甚至全胸腔镜下均可完成。可以经右心房-房间隔途径、房间沟途径或左心房顶途径等进入左心房暴露二尖瓣，具体方式选择可依患者病情及术者喜好。良好的暴露二尖瓣及瓣下装置是完成二尖瓣成形术的基础，通常作为人工瓣环成形的缝线可以非常有效地帮助牵拉暴露整个二尖瓣，因此首先置入瓣环成形缝线并充分牵拉是二尖瓣成形手术帮助暴露的非常好的办法（具体缝线置入方法见二尖瓣瓣环成形术）。

1. 二尖瓣瓣环成形术　在早期，二尖瓣瓣环扩大被认为是引起二尖瓣反流的根本原因，因此采取各种措施缩小二尖瓣瓣环成为早期二尖瓣成形术的根本，包括交界缝合和各类环缩瓣环的方法。但由于这些方法没能重视二尖瓣叶及瓣下装置的整体运动协调及不当环缩瓣环引起的瓣叶交界纤维化等问题，导致术后瓣膜反流或二尖瓣狭窄较为常见。直到1968年人工瓣环进行瓣环重塑理念的诞生，瓣膜修复技术才又广泛应用。二尖瓣瓣环成形术恢复了二尖瓣瓣环的大小和形状，最大程度减小了对瓣叶活动的影响且稳定了二尖瓣瓣环的原始结构，因此远期效果良好，已成为二尖瓣瓣环成形术的金标准。

（1）人工瓣环缝线置入：采用平行瓣环的褥式缝合方式，应用2-0不带垫片的编织线，缝合的进针和出针点应位于瓣叶附着部（红白交界处）靠左心房面约2mm（后瓣环）或1mm（前瓣环）。前瓣环处进针要偏浅，后瓣环略深（但不可过深）。进针与出针的位置距离瓣环的距离要相同，之间的距离在5～8mm，过小则容易撕脱，过大容易导致瓣叶扭曲。全部缝线置入完毕后可将缝线按顺序理好，用蚊式钳夹住或固定于弹簧圈上以便将瓣环整体向术者牵拉。

（2）人工瓣环的选择：不管是何种类型，成型环的选择都基于对二尖瓣前瓣的测量。首先是基底部宽度，然后是高度。前瓣叶基底部宽度的测量需借助在瓣叶交界处预留的两针缝线。瓣叶交界不应与三角区混淆。瓣环测量器的两个切迹分别对应两个交界即为瓣叶基底部宽度。测量前叶高度前用两个神经拉钩沿前叶边缘牵拉腱索展开前叶，然后用瓣环测量器进行测量。

（3）人工瓣环的置入：在成型环上置入缝线之前，需要识别四个标志，即前瓣叶中点，后半叶中点，两个瓣交界。两针瓣交界的缝线要穿过所选瓣环的精确对应部位（人工瓣环上有标记），否则会造成瓣环整体扭曲。前瓣环的缝线间距与人工瓣环上的间距要尽量一致（前瓣环不可缩环）以避免出现前瓣叶根部的扭曲，二尖瓣关闭不全的患者通常都有二尖瓣瓣环的扩张，如需要缩环应尽量在后瓣环处缩环。如瓣环非对称性扩大则在瓣环扩大的部分预置的缝线越多，在成型环上缝线的间距就越小。前后叶的中点应对准人工瓣环前后中点。

（4）盐水测试：完成瓣膜成形后要进行瓣膜测试。经主动脉根部的排气针头轻微吸引以排出左心室内气体，将洗肠器充满后经二尖瓣口向左心室内注入盐水以充盈左心室，并停止主动脉根部吸引，使得左心室具有一定张力，检查瓣膜闭合线的形态及瓣膜闭合状况：如果瓣膜闭合线平行且靠近后瓣叶附着缘，瓣膜对合良好且无反流提示瓣膜成形效果良好。如果闭合线靠近前叶，提示后瓣叶高度过大，警惕可能有出现收缩期前叶前向运动（SAM）的风险。另外前后瓣叶的对合高度应至少有0.5mm，如对合高度过小则可能出现近远期新的关闭不全。

2. 后叶脱垂成形术　后叶脱垂是退行性瓣膜病导致二尖瓣反流中最常见的功能失调。通常影响瓣膜的P2节段，右心室也可扩展到P3节段，P1节段偶然会影响。通常脱垂的瓣叶会扩张，瓣叶组织会有冗余。因此切除部分冗余瓣叶组织并恢复瓣叶正常几何形状是成形的关键。

（1）局限性脱垂：指的是脱垂区域少于后瓣叶游离缘的1/3，多伴有局部腱索断裂或延长。多数情况下采用局限性三角形切除方法可以矫正这种脱垂。首先定位需切除部分的瓣叶，用神经拉钩拉起后瓣叶，确定脱垂节段并寻找到两侧最近的正常腱索，以牵引线悬吊，朝向瓣环方向剪除倒三角形的冗余瓣叶，剪除部分不可过宽以避免瓣叶还原后向两侧牵拉力量过大引起"幕帘"效应而导致瓣叶活动受限，通常三角形的底边要小于其高度。之后采用 5-0 Prolene 线间断缝合以恢复瓣叶连续性（注意两侧要对齐以避免瓣叶扭曲），避免使用连续缝合是因为连续缝合可能损害瓣叶柔软性，并会引起瓣叶长度改变（图 30-1）。缝合完成后用神经拉钩检查缝合缘是否有裂隙。在恢复瓣叶连续性后，应该检查邻近的切迹是否存在边缘分离，如存在边缘分离则间断缝合此切迹。

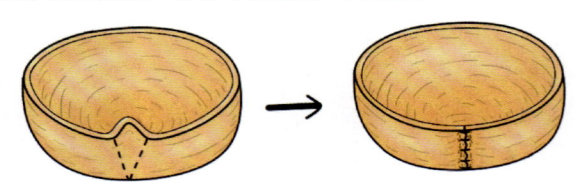

图 30-1　二尖瓣后叶三角形切除修复术示意图

（2）广泛性脱垂：指脱垂区域累计范围超过后瓣叶相应节段游离缘的 1/3。这时采用三角形切除会导致游离缘张力过大引起瓣叶活动受限及切迹分离从而出现关闭不全。对于这种脱垂，通常采用矩形切除＋瓣环折叠术；如出现瓣叶高度过高或切除后两侧瓣叶不一致，需要调整瓣叶高度；假如切除范围较大则可能需要瓣叶滑行技术以避免过度折叠瓣环。

1）矩形切除＋瓣环折叠术：与三角形切除方式类似，先辨认脱垂边缘两侧的正常腱索，在距离正常腱索 2～3mm 处从游离缘垂直向瓣环切开，形成一个梯形或矩形，切断紧靠切除边缘的次级腱索以增加瓣叶活动性。此时测量后瓣叶的高度，如后瓣叶高度＜2cm 且残余缺口长度＜2cm 就可以采用瓣环折叠术（图 30-2）：以 2-0 编织线在切除区域内的瓣环上行间断褥式缝合，牵拉此缝线，以另一根 2-0 编织线行"8"字缝合关闭折叠的瓣环。结扎第一根缝线使两边残余瓣叶对合，如对合不好需加缝其他缝线将更多瓣环缝合在一起。之后采用 5-0 Prolene 缝线恢复瓣叶连续性并检查是否残余缝隙。之后置入人工瓣环完成修复。

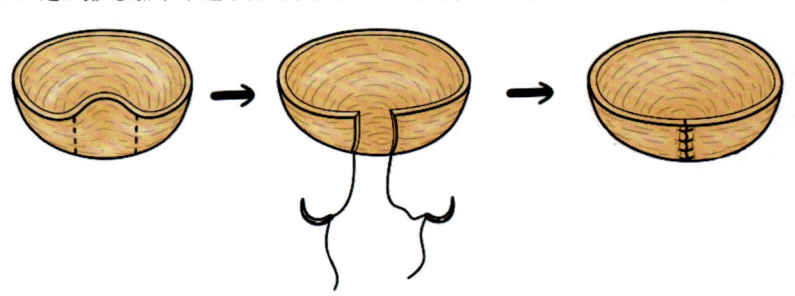

图 30-2　二尖瓣后叶矩形切除＋瓣环折叠术示意图

2）调整瓣叶高度：当某一边或两侧残余瓣叶高度超过 2cm 时，在残余瓣叶基底部做一个小的水平的三角形缺口，将其高度降至 1.5cm，两侧瓣叶高度需调整到同样长度，切断游离缘的次级腱索，轻拉瓣叶将残余瓣叶重新固定到瓣环上。之后步骤同上。

3）瓣叶滑行技术：在广泛瓣叶脱垂切除瓣叶组织后，如缺口直径≥2cm，则应使用滑行技术。如后叶高度超过 2cm 且组织冗余，可以通过此技术降低剩余瓣叶的高度，避免收缩期前叶前向运动的风险。在切除后留下的缺口的每边，将瓣叶组织从瓣环上游离下来，游离的距离根据缺口大小而定，必要时可以接近前后瓣交界。切断切开的瓣叶的次级腱索以充分游离瓣叶，调整两侧的瓣叶高度，再牵拉瓣叶以 5-0 Prolene 线缝合到瓣环上并以 5-0 Prolene 线间断缝合还原瓣叶完整性（图 30-3）。之后置入人工瓣环完成修复。

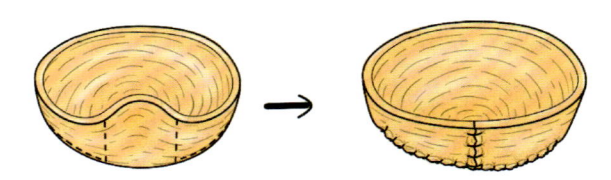

图 30-3　二尖瓣后叶瓣叶滑行技术示意图

3.前叶脱垂成形术　正常的二尖瓣功能要求瓣叶游离缘在收缩期保持在同一水平，并在瓣口平面下 5～10mm 确保合适的瓣叶接触及正常的瓣膜功能。前叶脱垂常见于退行性病变、细菌性心内膜炎、风湿性瓣膜病等。正确识别病变是协助瓣膜重建的第一步。

（1）局限性脱垂：指累计范围小于 1/4 瓣叶游离缘长度的脱垂。其可采用瓣叶三角形切除或次级腱索瓣叶固定术 / 次级腱索转移术进行修复。瓣叶三角形切除适用于脱垂范围小于 1/5 瓣叶游离缘长度的脱垂：首先确定瓣叶脱垂区域的界线，可通过邻近正常腱索来辨别，牵拉正常腱索可显露要切除的区域，三角形的高要略长于底边，剪除后以 5-0 Prolene 线缝闭缺口（图 30-4）。次级腱索转移瓣叶固定术：如存在一根粗大（＞2mm）距离柔顺脱垂边缘＜5mm 的未延长腱索，采用 2 根 5-0 Prolene 线穿过腱索 2/3 厚度，在对应位置水平穿过瓣叶游离缘，缝线打结将瓣叶游离缘固定于次级腱索。如腱索与瓣叶游离缘距离＞5mm 时，采用次级腱索转移术：选择较为粗大长度正常的次级腱索，距瓣叶附着点 1～2mm 切下次级腱索，并将其长度与邻近未延长腱索做比较，在游离腱索相应长度处用术中记号笔做记号，在相应水平用 5-0 Prolene 线穿过腱索全层并穿过瓣叶边缘，缝线另一头也做相同缝合形成双"8"字缝合，打结并固定。

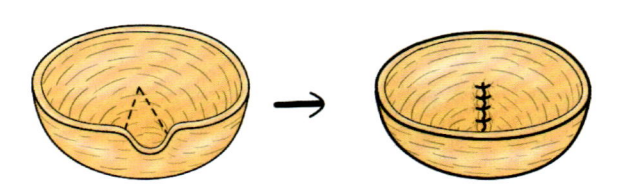

图 30-4　前叶三角形切除修复术示意图

（2）前叶腱索断裂导致的广泛脱垂：可采用以下方法进行修复。

1）次级腱索转移术：见上文。

2）后瓣叶腱索转移术：首先辨认与前叶脱垂区域对应的后瓣叶节段，沿瓣叶边缘将 3mm 宽的后瓣叶组织连同其支持的腱索切下，组织条的长度大致等于脱垂的前叶区域的长度，适当游离相应腱索的乳头肌以使得其向前叶移动。采用 5-0 Prolene 线将游离的组织条固定于脱垂瓣叶的边缘。对于缺损的后瓣叶，如缺损不大可直接缝合，如缺损较大可采用矩形切除＋瓣环折叠方式重建。

3）人工腱索重建术：采用聚四氟乙烯（PTFE）材料（Gore-Tex 缝线）重建腱索是一

项重要的技术。采用带垫片（自体心包或涤纶垫片）的 4-0 或 5-0 PTFE 缝线首先穿过脱垂相应区域的乳头肌顶端（辨识断裂腱索的起始乳头肌很重要），另一头同样穿过乳头肌顶端，形成褥式缝合后可以打结也可以不打结（避免引起乳头肌顶部缺血），两头以靠近的位置穿过瓣叶游离缘（避免与自身腱索交叉），用神经拉钩拉起相应节段的后瓣叶，提起 PTFE 缝线，将前瓣叶推到和后瓣叶一个水平后以钛夹做固定标记，然后打结固定缝线长度。之后将两根缝线向游离缘两侧进行连续锁边缝合约 3mm，再反向缝合至汇合，最后打结。这种方法可以使得腱索张力均匀分布于瓣叶边缘以避免撕裂和瓣叶变形。关于人工腱索置入的方法有很多，可以根据所在单位及个人习惯选择。

（3）前叶腱索延长导致的广泛脱垂：对于腱索延长导致的脱垂，可以采用切断延长的腱索并置入人工腱索的方式进行矫治，也可以采用乳头肌滑行成形技术或腱索缩短的方法进行矫治。乳头肌滑行技术：适用于 ≤1cm 的腱索延长，将延长腱索的乳头肌纵行劈开游离，以 4-0 Prolene 缝线将其重新缝合至邻近乳头肌的较低水平上以缩短延长的腱索。腱索缩短技术：适用于 ≥1cm 的腱索延长，将乳头肌劈开后，以带垫片的 Prolene 线将延长的腱索压进劈开的乳头肌内，并缝合乳头肌。

4. 交界脱垂成形术　交界区是二尖瓣功能的重要组成部分，其正常的功能是二尖瓣膜功能长期正常的前提。交界区脱垂可分为局限性脱垂和广泛性脱垂，局限性脱垂累及交界处瓣叶及少于 0.5cm 的瓣叶边缘，而广泛性脱垂累及交界处瓣叶及两侧的交界旁区域。成形的目标不仅是消除反流，还要能恢复交界的功能，避免湍流、纤维增生和钙化形成。

（1）局限性脱垂：一般采用三角形切除术。此方法类似后瓣脱垂的三角形切除术。也可采用内翻褥式缝合的方法消除脱垂的瓣叶。

（2）广泛性脱垂：可以采用矩形切除＋瓣环折叠的方法，类似后瓣广泛脱垂的方式。前交界处应尽可能避免采用瓣环折叠术，因为可能影响回旋支动脉和主动脉瓣。

（3）在交界成形后如仍有少许关闭不全，可采用将交界区两侧瓣叶以 5-0 Prolene 线内翻方式对合缝合的方式来消除反流。

（4）如脱垂导致切除范围较大，也可采用瓣叶滑行技术进行成形。

5. 瓣膜运动受限的成形术　瓣膜运动受限的病变通常都是风湿性病变。瓣叶运动受限是由瓣膜交界融合、瓣叶增厚、腱索纤维化及钙化、瓣环变形导致。其可能导致二尖瓣狭窄和（或）二尖瓣反流。

（1）交界融合：分为三个等级，Ⅰ级为交界部分融合而腱索正常，Ⅱ级为交界完全融合而前后瓣叶间的界线清晰，Ⅲ级为交界处完全融合，交界处腱索也融合且前后瓣叶间无明显界线。对于二尖瓣狭窄中交界融合的处理，可以采用交界切开术矫治。交界切开术的难点在于判断前后瓣叶之间的界线。Ⅰ级和Ⅱ级病变时界线容易分清，Ⅲ级融合时交界不清楚，此时用神经拉钩拉起前叶的主腱索并向交界反方向牵拉，将出现一条皱襞，即为前后瓣叶间的界线。交界切开时应距离瓣环至少 0.5cm，切开时注意两边的瓣叶上都应保留腱索，并且将相应的乳头肌切开，前叶乳头肌较后叶乳头肌应厚些。对瓣下融合的腱索和乳头肌应尽量分离和行"开窗术"以避免术后早期再融合。

（2）瓣叶增厚的处理：通常增厚的瓣膜是分层的，可以通过瓣叶剥离的方式，从瓣环附近用尖刀轻轻划出一个痕迹，用无损伤镊沿此痕迹轻轻将瓣叶左心房面的增厚层剥开，通常都可以发现明显的易分离的层次。剥离仅到瓣叶粗糙部时就停止剥离，将其完整切下。通过这种方式可以使增厚的瓣叶变薄，恢复瓣叶的活动性。剥离时手法应柔和，避免强行撕脱导致瓣叶穿孔。如确实发生瓣叶穿孔可用戊二醛固定的自体心包进行修补。

（3）腱索融合的处理：二尖瓣狭窄时由于腱索融合变形引起瓣叶活动受限，因此需要对相应影响活动的腱索进行处理。对增厚的次级腱索进行切除，对融合的边缘腱索进行切除或"开窗术"以增加瓣叶活动度。所有增厚的腱索都应切除，如切除后导致某些节段的瓣叶活动过度，可以采用腱索转移或人工腱索的方法进行矫治。

（4）瓣环变形的处理：由于风湿性二尖瓣病变通常也累及瓣环，风湿性心脏病患者的二尖瓣瓣环通常僵硬，失去收缩舒张时的活动性。因此风湿性心脏病的二尖瓣瓣环成形通常置入硬质成型环以维持二尖瓣瓣环收缩期的形态，注意不可选择过小的瓣环以避免人为的二尖瓣口跨瓣压差过大。

（5）钙化的处理：严重的风湿性病变会发生瓣叶及瓣下组织甚至瓣环的钙化，而钙化会严重影响二尖瓣的活动，因此去除钙化组织恢复瓣膜的正常活动很重要。去除钙化组织时可能会导致瓣叶组织的缺损，可用戊二醛固定的自体心包组织进行修复。

6. 术中注意要点

（1）成形术的效果取决于对瓣膜形态和功能改变的充分评估及所采取的手术方案。术前提供的病理形态学改变的资料，尚需在术中探查验证。组织水肿、质地脆弱缺乏韧性等这些妨碍瓣叶、腱索、乳头肌成形的状况，尤需在术中确定，以选择适宜的成形方案。

（2）进行前述各种方法的二尖瓣成形操作时，保证前叶的面积及其充分的舒展是一个重要的原则，因而如在缩小瓣环时，应保持前叶侧的长度，而仅缩小后叶侧瓣环。完成成形操作后，参照直视二尖瓣切开术中的方法，观察二尖瓣关闭状况，妥善鉴定二尖瓣的闭合功能，一般应用经食管超声心动图检查或经左心室注水加压测试，证实病变得到满意的纠正为止。

（3）防止二尖瓣瓣环毗邻组织的误伤：后瓣环处注意回旋支损伤，前瓣环处注意主动脉瓣损伤，后内侧交界处注意房室结损伤。

五、术后监测与处理

本术式术后监测与处理同后天性二尖瓣狭窄的二尖瓣置换术后处理；对加用成型环成形术后患者，术后抗凝治疗半年，尤其是有巨大左心房、心房内血栓、心房颤动及既往有栓塞史者需终身抗凝。未用成型环成形的术后患者不需抗凝治疗。

六、术后常见并发症的预防与处理

1. 低心排血量综合征、二尖瓣毗邻组织损伤的处理同后天性二尖瓣狭窄的二尖瓣置换术。

2. 收缩期前叶前向运动（SAM）：常见于二尖瓣退行性病变后叶较高者，表现为左心房压力高，低心排血量综合征，左心室流出道有震颤，超声心动图检查可确诊，成形时应注意后瓣叶高度＜2cm，通过切除后瓣叶冗余组织、瓣叶滑行技术和瓣叶折叠的方法可以矫正。也可以通过更换较大尺寸的人工瓣环来矫治。

七、临床效果评价

二尖瓣成形术的优点已经无须赘述，但二尖瓣成形术后的远期获益始终是一部分外科医师担忧之处。但实际上，二尖瓣成形术后的远期效果是很好的；随访超过20年的研究表明，瓣膜成形术后的患者生存率与正常人群类似，10年免于再手术率超过90%，20年免于再手术率也达到70%以上，血栓及出血事件发生率每年降低0.4%。因此目前的瓣膜病治疗指南均强调有经验的外科医师应用瓣膜成形术疗效优于瓣膜置换。

第二节　二尖瓣置换术

二尖瓣置换术是一种以人工瓣膜替换原有病变或异常心脏瓣膜的心血管外科手术，相对于二尖瓣修复手术，其优势是术后不会遗留二尖瓣关闭不全的后遗症，但是二尖瓣置换术也有着严格的手术指征。简单来说，二尖瓣置换术一般适用于治疗存在二尖瓣狭窄或二尖瓣反流的二尖瓣病变。

一、适应证

1. 中度以上二尖瓣病变患者，心功能Ⅱ～Ⅲ级，均有手术适应证。
2. 重度二尖瓣狭窄并肺动脉高压，不能用瓣膜成形术修复者。
3. 二尖瓣狭窄并关闭不全，不能用成形手术解决者。
4. 单纯二尖瓣关闭不全，不能用成形手术纠正者。

二、禁忌证

1. 风湿活动未被控制或控制不足3个月。
2. 心力衰竭合并心肌缺血损坏者，如果心功能有所改善，仍争取手术。
3. 肝肾功能或全身情况太差而不能耐受手术的患者。
4. 细菌性心内膜炎患者已出现败血症并有多处感染者不宜手术。

三、术前准备

对于重症患者，良好的术前准备是降低手术死亡率的重要措施。卧床休息，改善营养，静脉滴注极化液 1～2 周，应用强心药物及利尿剂可缓解心脏负担，减轻组织水肿。

四、手术要点、难点及对策

1. 手术入路

（1）胸骨正中切口：为应用体外循环的二尖瓣心内直视术最常用的开胸入路，术者可获得良好手术显露。

（2）右前外侧切口：二尖瓣手术可通过右侧第 4 肋间小切口，经股动静脉插管建立体外循环，尤其是再次手术时可避免传统手术入路对右心的损伤。

2. 切口选择

（1）经右心房切口：纵行切开右心房，进入右心房后纵行切开卵圆窝，上下扩大，向下延长时宜偏向下腔静脉方向，避免损伤冠状静脉窦；向上延长时避免向内偏，以免误伤主动脉窦。这一传统切口，最为经典，应用最多。

（2）经房间沟切口：经房间沟纵行切开左心房，如房间沟太短，切口下端可向下后方延长，应用于微创瓣膜手术较多。

（3）右心房-房间隔-左心房顶联合切口：对二尖瓣显露效果优于传统的右心房-房间隔路径，手术操作简便，适用于有心脏手术史和左心房较小的患者，但有增加切口关闭困难和出血的可能性。

3. 瓣叶切除　用拉钩显露二尖瓣，在前瓣叶基底部 12 点方向瓣环约 3mm 处做一小切口，然后用剪刀平行瓣环向两侧延伸剪下前瓣，同时在乳头肌尖端处剪断乳头肌，但勿过分提拉瓣叶或剪除过多乳头肌，以免损伤左心室后壁。到达前瓣、后瓣交界后，可继续用同样方式将后瓣切除，也可保留后瓣结构。

术中应尽量保留部分或全部后瓣结构，尤其是后瓣三级腱索。瓣下结构直接影响心肌的收缩性、协调性和顺应性，保留瓣叶、腱索和乳头肌可维持左心室的原始几何形态。完全切除会导致左心室长轴方向收缩幅度减小、乳头肌附着处室壁反常运动、左心室收缩时的不均匀性增加及几何形态趋于椭圆形。

4. 缝合方式

（1）间断缝合（图 30-5）：用 2-0 带垫片编织线行间断褥式缝合，自瓣环的房侧进针，由室侧出针后再缝入人工瓣的缝合环。缝线在瓣环上及在人工瓣的缝合圈上的分布要均匀，而且相互间的针距要适应，缝线自缝合环出来的位置应尽量靠近边缘。缝合间距为 1～2mm；适用于大瓣环、瓣环质量差、老年患者及瓣环钙化严重者。

（2）连续缝合：在后瓣环用 2-0 带垫片编织线行褥式缝合打结后向两侧连续缝合，最后在

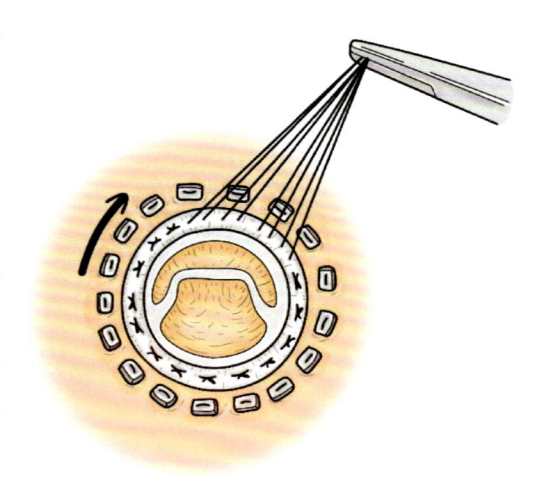

图 30-5　间断缝合人工二尖瓣

前瓣环会合打结；也可用数根 2-0 Prolene 缝线进行连续缝合，所有连续缝合线都要注意必须把每一针缝线抽紧，避免瓣周漏。连续缝合适用于风湿性病变或瓣环质量较好者。

五、术后常见并发症的预防与处理

1. 瓣周漏　多是缝线撕裂、瓣环与瓣环不匹配、感染引起缝线松动所致。瓣周漏的治疗需切除原有瓣膜并植入新的瓣膜。

2. 主动脉瓣反流　前瓣的前部、中部与主动脉瓣的左冠窦和无冠窦相连，进针不宜过深，避免损伤主动脉瓣窦或瓣叶，导致主动脉瓣关闭不全。开放主动脉阻断钳后，若左心室因主动脉瓣的反流而膨满，应考虑有无主动脉瓣叶的损伤。如有，应重新阻断主动脉，切开左心房和主动脉，取出人工瓣膜或仅剪除影响主动脉瓣的缝线。修补受损的主动脉瓣，重新植入人工瓣膜。

3. 冠状动脉损伤　左冠状动脉的回旋支、冠状静脉窦与后瓣瓣环伴行，如缝合过深可能损伤该支冠状动脉。发生此种情况时，需要用大隐静脉施行回旋支的旁路移植术。

4. 传导系统损伤　右纤维三角与后交界之间缝合太深也可能损伤房室结和希氏束。常是感染性心内膜炎或钙化病变，对瓣环病灶清除过多，遗留的组织太少以至于换瓣线缝合过深所致。传导系统的永久性损伤，可能需要术后许多天才被发现，这时需要植入永久性心脏起搏器。

5. 左心室破裂　剪除后瓣及其腱索时要避免损伤左心室后壁，后瓣的三级腱索可保留，对左心室后壁起保护作用，避免发生左心室后壁破裂的并发症。术中谨慎操作，避免缝针过深，防止过度牵拉，避免切除过多组织，选择合适大小瓣膜。

6. 急性机械瓣功能障碍　术中如保留瓣下结构，应避免因保留的组织而妨碍人造瓣膜瓣叶活动与嵌塞瓣口。一经发现，立即进行重新阻断或再次手术治疗。

六、术后监测与处理

1. 维持良好的循环功能　维持良好的心脏泵血功能及适当的周围血管张力。常规使用正性肌力药物如多巴胺、洋地黄等。心率慢者给予异丙肾上腺素，使心率维持在80～100次/分。酌情应用呋塞米及扩血管药物（如硝普钠、酚妥拉明）或 PGE_1。扩血管药物应在血容量基本补足时或同时积极补充血容量过程中应用。术后，尤其是当天，补充血容量以胶体液为主，高度重视电解质及液体平衡。

2. 维持良好的呼吸功能　手术当天常规进行呼吸机辅助呼吸，监护血气变化，根据其结果调整呼吸机有关指标。用一定渗透压的湿化液雾化吸入（生理盐水掺入等量蒸馏水），并间断吸痰清除呼吸道分泌物。一旦患者符合拔管指征，则应尽早拔除气管插管。

3. 防治心律失常　瓣膜置换术后常见的心律失常有心动过缓、室上性心动过速、室性期前收缩及室性心动过速、心室颤动，后者为术后早期死亡的原因之一。常规安置心外膜临时起搏导线，术后酌情临时起搏，使心率保持在 80～100 次/分，预防室性期前收缩，也有利于降低前负荷，且保持心排血量。提高心率的常用药物有异丙肾上腺素和阿托品。静脉推注并维持静脉滴注利多卡因，一般能迅速有效地消除室性期前收缩，并保持稳定。快速心房颤动、室上性心动过速常用治疗药物为强心苷类，如毛花丙苷。一般不用心肌抑制药减慢心率，但如心肌收缩力恢复已良好，可用 β 受体阻滞剂，有利于减少心肌耗氧。

4. 抗生素的应用　预防性应用抗生素在瓣膜置换术中非常重要。患者进入监护室以后，应受到严格无菌操作的保护，对静脉输液、心内测压与动脉测压管道、气管插管、导尿管及纵隔心包引流管均应无菌护理。注意切口、尿路、呼吸道、口腔及皮肤的护理，防止污染、压伤。

（陈　澍　郭　超）

参 考 文 献

Braunberger E, Deloche A, Berrebi A, et al, 2001. Very long-term results(more than 20 years)of valve repair with carpentier's techniques in nonrheumatic mitral valve insufficiency. Circulation, 104(12 Suppl 1): Ⅰ 8-11.

Chauvaud S, Fuzellier JF, Berrebi A, et al, 2001. Long-term(29 years)results of reconstructive surgery in rheumatic mitral valve insufficiency. Circulation, 104(12 Suppl 1): 112-115.

Enriquez-Sarano M, Avierinos JF, Messika-Zeitoun D, et al, 2005. Quantitative determinants of the outcome of asymptomatic mitral regurgitation. N Engl J Med, 352(9): 875-883.

Enriquez-Sarano M, Schaff HV, Orszulak TA, et al, 1995. Valve repair improves the outcome of surgery for mitral regurgitation. A multivariate analysis. Circulation, 91(4): 1022-1028.

Nishimura RA, Otto CM, Bonow RO, et al, 2014. 2014 AHA/ACC guideline for the management of patients with valvular heart disease: a report of the American College of Cardiology/American Heart Association Task Force on Practice Guidelines. J Thorac Cardiovasc Surg, 148(1): e1-e132.

Tribouilloy CM, Enriquez-Sarano M, Schaff HV, et al, 1999. Impact of preoperative symptoms on survival after surgical correction of organic mitral regurgitation: rationale for optimizing surgical indications. Circulation, 99(3): 400-405.

第三十一章 主动脉瓣狭窄和（或）主动脉关闭不全

第一节 主动脉瓣置换术

一、适应证

1. 强适应证 ①有症状的严重主动脉瓣狭窄患者；②严重主动脉瓣狭窄患者行外科冠状动脉旁路移植术时；③严重主动脉瓣狭窄患者行主动脉瓣等瓣叶外科手术时；④严重主动脉瓣狭窄患者且左心室收缩功能不全（射血分数＜50%）时。

2. 有理由做主动脉瓣置换术的情况 中度主动脉瓣狭窄患者行冠状动脉旁路移植术或主动脉手术或其他的瓣膜手术时。

3. 可考虑主动脉瓣置换术的情况 ①无症状和对运动有不正常反应的主动脉瓣狭窄患者；②有高度可能性，病变快速发展（如年龄、钙化、有冠心病）或在症状出现时又不能及时手术的无症状严重主动脉瓣狭窄患者；③行冠状动脉旁路移植术的有轻度主动脉瓣狭窄患者，当有证据病变会快速发展时（如有中到重度的瓣膜钙化）；④没有症状但有极严重主动脉瓣狭窄患者（主动脉瓣口面积＜0.6cm^2，平均梯度＞60mmHg，喷射速度＞5m/s），并且预计手术死亡率低于1%。

二、禁忌证

1. 当反复发生心力衰竭，主动脉瓣区反流性杂音减弱，脉压不增宽，心电图电轴明显左移（-30°），同时出现前外侧壁心肌梗死时，施行手术危险性极高，应慎重考虑。

2. 晚期病例有重度心力衰竭，长期内科治疗无效，心功能Ⅳ级，合并肝肾功能不良者应列为相对禁忌证。

三、术前准备

50岁以上的患者，除行常规的心脏超声检查外，应进行冠状动脉造影，详细了解主动脉瓣病变的情况及是否有冠状动脉病变,以设计手术方案。抗心律失常药及冠状动脉扩张药可一直用至术前当天。

四、手术要点、难点及对策

1. 手术入路　①胸骨正中切口：应用体外循环的主动脉瓣心内直视术最经典的开胸入路，术者可获得良好手术显露；②胸骨上段小切口：纵劈胸骨上段至第 2 肋间水平，然后横断右半胸骨至肋间隙，注意保护右侧胸廓内动脉，必要时以银夹夹闭；③右侧胸骨旁切口：需切断第 2 及第 3 肋软骨并结扎胸廓内动脉。

2. 切口选择（图 31-1）　主动脉切口一般可分为 3 种：①横切口，距右冠状动脉开口上方 1.5～2.0cm 处切开升主动脉前壁及侧壁，对于主动脉较粗的病例该切口显露较好；②斜切口，从左前侧距主动脉根部约 2cm，向右下至无冠瓣及右冠瓣交界上方 0.5cm，一般不进入无冠窦部，适用于主动脉根部较细的患者；③螺旋形切口，上端靠近主肺动脉，下端至左冠瓣、无冠瓣交界处，适用于主动脉瓣瓣环过小者，拟于无冠瓣与左冠瓣之间切开二尖瓣根部。

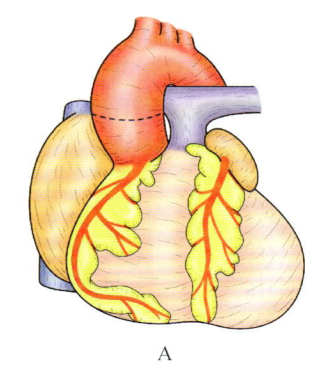

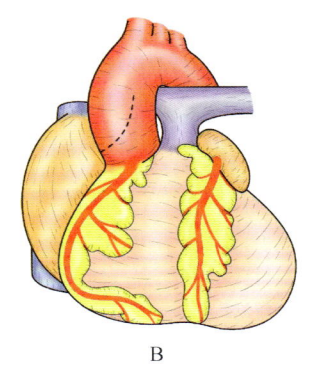

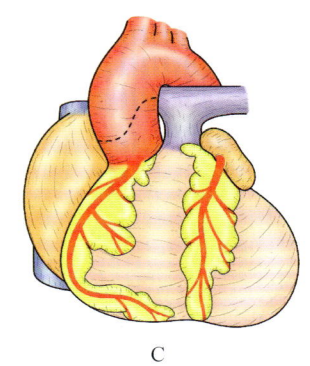

图 31-1　手术切口选择
A. 横切口；B. 斜切口；C. 螺旋形切口

3. 瓣叶切除　显露主动脉瓣后，探查瓣膜病变的情况。一般将主动脉壁及瓣交界悬吊以增加暴露，距主动脉瓣瓣环 1～2mm 处先切除右冠瓣，最后切除左冠瓣，从交界处开始切至窦底的中部，如交界区钙化严重钙斑侵及瓣环或心肌，狭窄明显，清除钙化组织时要防止损伤，对于组织缺损可以行自体心包修补后再行换瓣，术中可经主动脉瓣口填入一纱布，防止钙斑落入左心室，采用组织钳咬碎钙化斑，然后仔细清除钙化组织并保留瓣叶组织以供缝合瓣膜。待钙斑去除后，左心室腔用大量生理盐水冲洗，边冲边吸，彻底清除落入左心室腔的碎屑。

4. 瓣口测量　用测瓣器直接测量瓣环以选择适当型号和大小的人造瓣膜，原则上应选择尽量大口径的瓣膜，这样有利于降低跨瓣压差，改善心功能，但也不宜选择过大直径的人造瓣膜。

5. 瓣膜选择　①二尖瓣或三尖瓣有机械瓣的患者，建议用机械瓣。②对任何年龄不愿口服华法林或对华法林治疗又有禁忌证的患者,建议使用生物合成瓣。③合理考虑患者的意愿。对＜65岁没有抗凝禁忌的患者,可以采用机械瓣施行主动脉瓣置换术。对＜65岁患者,在详细讨论抗凝的风险与将来可能需要行二次主动脉瓣置换术之后,患者将生物合成瓣作为生活方式考虑,可以采用生物合成瓣施行主动脉瓣置换术。④没有血栓栓塞风险＞65岁的患者,可以采用生物合成瓣膜施行主动脉置换术。⑤活动性人工瓣膜心内膜炎患者,可以采用同种移植物施行主动脉瓣置换术。⑥育龄妇女可以考虑生物合成瓣施行主动脉瓣置换术。

6. 缝合方式　①间断缝合:间断带垫片的褥式缝合最为牢靠,尤其适用于钙化严重的瓣膜组织。用 2-0 带垫片编织线行间断褥式缝合,沿交界处的瓣环缝合,每针跨度约 3mm,针距 1.5～2mm,缝合瓣环时,应从瓣环下缘进针,自瓣环中上部出针,切忌在瓣环的上缘出针,以免由于线结残端遗留过长嵌入瓣环与阀体之间,引起急性瓣膜功能故障。②连续缝合(图 31-2):采用 3 根 2-0 Prolene 线连续缝合三个瓣叶的瓣环,其后将三根缝线拉紧打结,将人造瓣膜固定在主动脉瓣瓣环上。

7. 缝合主动脉切口　采用 4-0 Prolene 线从切口一侧先连续水平褥式缝合,再连续缝合加强,两条缝线在同一侧打结。切口两端须超越切口缝合,针距应均匀,缝合应牢固。如升主动脉壁薄应在切口两侧加用毡条或自体心包条加固。

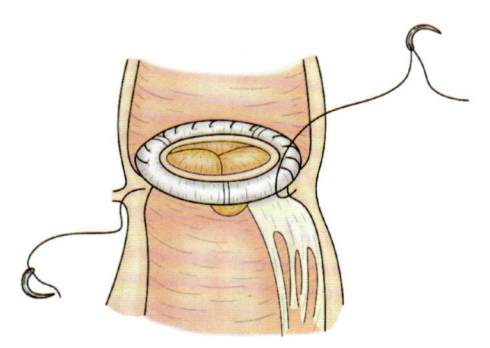

图 31-2　连续缝合人工主动脉瓣

8. 术中注意事项

(1) 心肌保护:对于主动脉瓣病变患者,术中良好的心肌保护是手术成功的关键。术中应严格按照每间歇 30min 灌注 1 次停搏液。对于主动脉手术,近年来主张采用冠状静脉窦插管逆行灌注,这样不仅可使心肌获得良好的保护,而且不影响手术操作,缩短了冠状动脉缺血的时间。但心肌保护液的用量也应适当增加。

(2) 瓣环缝合:主动脉瓣关闭不全患者,通常瓣环扩大且脆弱,瓣叶变薄,特别是细菌性心内膜炎,瓣叶破坏。必须采用带垫片间断褥式缝合,进针必须牢靠,针距必须均匀。打结时应该适度,避免组织撕裂引起瓣周漏。如因夹层动脉瘤或马方综合征引起的关闭不全,应用带瓣管道或同种主动脉做 Bentall 手术。

五、术后监测与处理

术后应强调心功能支持、呼吸机辅助呼吸、心律失常的防治和预防抗生素的应用。

1. 血容量补充　术后宜补充合适的全血与血浆,晶体液要适当限制,术后 2～3d 要保持适当的液体负平衡。

2. 心律失常及低钾的处理　术后心律失常最主要是由于低钾,因此术后要积极补钾。

3. 血管扩张剂及正性肌力药物的应用　换瓣患者多有左心功能不全,因此术后要常规使用血管扩张药。血压偏低也不禁忌使用，可以与多巴胺或多巴酚丁胺合用，取得平衡。

4. 人工呼吸　常规使用人工呼吸，减轻心脏负荷。一般患者使用 6～12h；重症患者可延长使用时间，直至病情平稳。

5. 抗凝治疗　使用机械瓣者，常规于术后抗凝。待胸腔引流量明显减少后开始使用，一般为术后第 2 天或第 3 天口服华法林。主动脉瓣置换术后抗凝强度较二尖瓣稍低，首次剂量为 5mg，要求维持国际标准化比值在 1.8～2.2。

六、术后常见并发症的预防与处理

1. 主动脉根部出血　难以处理，重在预防。

（1）原因：①缝合瓣膜时在主动脉瓣瓣环后部缝针过深穿透血管壁引起的出血；②缝合主动脉切口时缝线张力撕裂引起的切口出血。

（2）处理原则：①明确出血部位和裂口的大小，用带垫片无损伤缝线做褥式缝合，但对主动脉根部出血不应反复尝试；②若止血困难，应重新进行体外循环转流，在心脏停搏空虚与无血情况下仔细检查修补，必要时拆除瓣膜；③对于主动脉壁钙化严重及组织薄弱者应于开放前，提前做预防性处理（心包垫片、生物止血胶）。

2. 机械瓣膜功能障碍

（1）原因：①瓣叶保留组织过多或主动脉瓣型号过大，瓣下组织阻挡瓣叶活动；②线结过长误入瓣口卡瓣；③主动脉瓣、二尖瓣距离过近；④远期瓣下组织增生。

（2）处理原则：①尽量切除病变组织，选择合适大小瓣膜；②打结时尽量将线结置于瓣环外侧；③当主动脉瓣与二尖瓣过于靠近或流出道相对较小时，可考虑使用环上瓣。

第二节　主动脉瓣成形术

1953 年首次文献报道了主动脉瓣（aortic valve，AV）成形术，随着超声心动图的运用及对 AV 解剖、病理生理、AV 与主动脉根部关系的深入研究，使得对 AV 及主动脉根部的成形取得了突破，目前该类手术的术后早期、中期预后已得到肯定，并逐步成为瓣膜手术的重要组成部分。

1. 主动脉瓣与主动脉根部的解剖及相互关系

（1）功能复合体：主动脉根部由 3 个袋状膨出的主动脉窦组成，其中包括了 AV、主动脉瓣瓣环（aortic annulus，AA）和左右冠状动脉开口，其上界为窦管交界（sinutubular junction，STJ），下界为 AA，此瓣环与解剖上的 AA［为瓣叶根部附着缘，呈皇冠样，也称心室-主动脉连接部（aortoventricular junction，AVJ）］不同，AA 是 1 个通过 AVJ 3 个最低点的虚拟环。以上几个部分组成了 1 个功能复合体，共同影响 AV 的空间几何形态及功能。

深刻理解这个功能复合体,不仅对认识 AV 生理功能有帮助,同时在病理(尤其慢性病变)

下，此复合体也会相互影响，手术时需对 AV 及主动脉同期处理。

（2）几个重要概念

1）AV 有效高度（effective height）：指 AV 对合缘与 AA 平面间的最大垂直距离，成年人正常值为 9～10mm，此值可作为衡量 AV 脱垂的一个重要参数。

2）瓣叶活动度（valve mobility）：指 AV 游离缘长度与瓣环周长的比值，比值越大，瓣叶活动度越大。此概念提示了主动脉瓣关闭不全（aortic insufficiency，AI）及主动脉扩张的关系，也解释了对 AVJ 的处理，可减轻 AI、增加 AV 有效对合。

3）对合储备（coaptation reserve）：正常成人 AV 有效对合深度为 2～6mm，如果瓣环直径正常，有效对合深度为 2mm 即可维持正常的 AV 对合。这个概念解释了不同个体主动脉扩张程度与 AI 程度的不匹配现象，因其不同个体有各自不同的对合缘长度。

2. 主动脉瓣关闭不全的病理生理及描述　收缩期的跨瓣压差驱使 AV 开放，血流由宽阔的窦部通过相对狭窄的 STJ 时，有部分血液逆流，在窦部形成涡流，以防止收缩期瓣叶与 AV 的接触（减少 AV 与主动脉壁的撞击和摩擦、防止 AV 遮挡冠状窦），同时形成窦部的扩张将动能转化为势能，以便舒张期提供 AV 关闭的动力，上述复合体的一个或多个部分发生病变，就可能导致 AI。

由不同病因所致的升主动脉扩张是导致 AI 的重要机制之一，AV 会随动脉扩张而生长、瓣叶面积增大，如手术只单纯矫治动脉扩张，可能术后有 AV 脱垂的发生。

临床上常见病因，如主动脉扩张、瓣膜退行性变、风湿、感染、黏液样变、主动脉夹层等，都可导致 AI 的发生，进而引起左心室舒张期压力增加，心脏由代偿到失代偿，心排血量降低致心力衰竭。

超声心动图仍然是描述 AI 的可靠工具，可提示 AI 发生的机制及病因，并对成形术的可行性及术后可能的 AI 复发做出预判，常用的各定性、半定量指标包括：反流束宽与 LVOT 宽度比、反流束面积与 LVOT 面积比、解剖反流口面积等。Lansac 等依据 AI 是否偏心分Ⅰ型、Ⅱ型，再依据主动脉根部不同部位扩张及瓣叶病变（是否有脱垂、挛缩、穿孔等）分出亚型。

而更为通用的是 Khoury 等的分类法，类似 Capentier 对二尖瓣关闭不全机制分类的系统，主要依据 AV 有无病变及瓣膜活动度来分类：Ⅰ型瓣叶形态及活动度基本正常，瓣环有扩张；Ⅱ型瓣叶有病变及活动度增大，如脱垂；Ⅲ型瓣叶有病变及活动度减少，如瓣膜挛缩、僵化。

Ⅰ型可细分为 4 个亚型，Ⅰa 窦管交界及其以上升主动脉有扩张；Ⅰb 窦部及窦管交界有扩张；Ⅰc AVJ 有扩张；Ⅰd 瓣膜穿孔。

一、适应证

AI 程度、患者有无症状、左心室射血分数（EF）及心室大小仍是决定是否行瓣膜手术的重要依据，最新 2014 AHA 版指南将以往：EF 正常，AI 重度无症状且左心室扩大（舒张期末内径＞70mm、收缩期末内径＞50mm）的手术推荐级别由Ⅱb 改为Ⅱa；同时将马方综合征合并升主动脉扩张＞45mm 的手术门槛改为＞50mm（Ⅰa 级别）。

目前的临床随访结果提示，选用45mm的手术标准可能过于激进，不能给患者带来更佳的临床预后。对于二叶式AV及其他情况的主动脉扩张合并AI的手术指征，在新的欧洲心脏协会（ECS）版指南也有明确表述。

二、禁忌证

1. 感染性心内膜炎：感染未控制是成形术的禁忌证，一般应在感染治愈后6个月手术。
2. 风湿活动：应在风湿活动静止6个月后手术。
3. 瓣叶增厚、钙化，钙化面积超过50%；瓣叶融合，瓣叶毁损，组织结构界线不清。

三、术前准备

慢性主动脉瓣关闭不全如有心力衰竭，应在用药物控制后手术。急性重症患者，需积极用强心、利尿、扩血管药物，防治肺水肿和左心衰竭，如药物控制不佳应考虑气管内插管给氧并采取呼气末持续正压通气等措施。

四、手术要点、难点及对策

1. Ⅰ型主动脉瓣反流

（1）单纯主动脉瓣瓣环扩大：不累及窦管交界的主动脉瓣瓣环扩大较为罕见，但仍可以发生于扩张型心肌病或风湿性心脏病中。如果瓣叶结构形态尚可，仅由于瓣环扩大引起对合不良，可以考虑采用瓣环环缩技术进行矫治：2-0编织线连续垂直褥式穿过瓣环，连续自主动脉侧下方的心室侧进针，再由心室侧向上方的主动脉侧出针，完整缝合并打结后可以获得适宜的主动脉瓣瓣环大小，最后检查瓣叶对合情况（图31-3）。

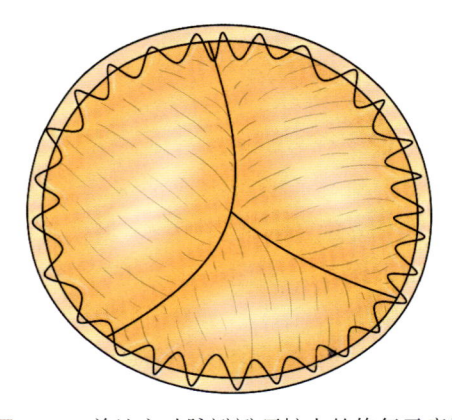

图31-3 单纯主动脉瓣瓣环扩大的修复示意图

（2）瓣叶穿孔：通常发生于感染性心内膜炎病例。如瓣叶整体结构尚完整，且瓣叶形态尚正常，仅有局限性的缺损时可以采用补片修补的方法。如瓣叶上有赘生物，在清除赘生物时可能有瓣叶缺损的情况发生，也可以采用这种方法进行修补：根据缺损的形状修剪合适的补片（通常采用戊二醛固定的自体心包片），额外留出2mm边缘用于缝合，应用5-0 Prolene线间断缝合，将补片缝合在缺损边缘，线结打在主动脉侧（图31-4）。如缺损较大也可采用连续缝合，但要采用较小的针距以避免瓣叶变形。

（3）瓣叶撕裂或撕脱：对于钝性创伤导致的瓣叶自瓣环撕脱或撕裂，多数情况下可以进行瓣叶重建。如无明显组织缺失可采用直接缝合法，如存在较大的组织缺失，需要使用戊二醛固定的心包补片修补撕裂的边缘。

2. Ⅱ型主动脉瓣反流　Ⅱ型主动脉瓣反流的修复取决于脱垂瓣叶的范围。如瓣叶脱垂的范围较为局限，仅累及单个瓣叶时，可以采用三角形切除的方法恢复瓣叶张力。但此种重建技术的要求是瓣膜交界仍然保持完整且功能良好。三角形切除的组织量是通过测量毗邻瓣叶相对瓣叶组织的一半的游离缘的长度来计算，并且还要预留出额外的 2mm 作为缝合边缘（图 31-5）。切除后的三角形两边应保留凸向弯曲，以恢复瓣叶体部合适的凸起外形。缝合后线结应打在瓣叶的主动脉侧以避免发生与邻近瓣叶的摩擦和（或）溶血。

图 31-4　瓣叶穿孔修复术示意图

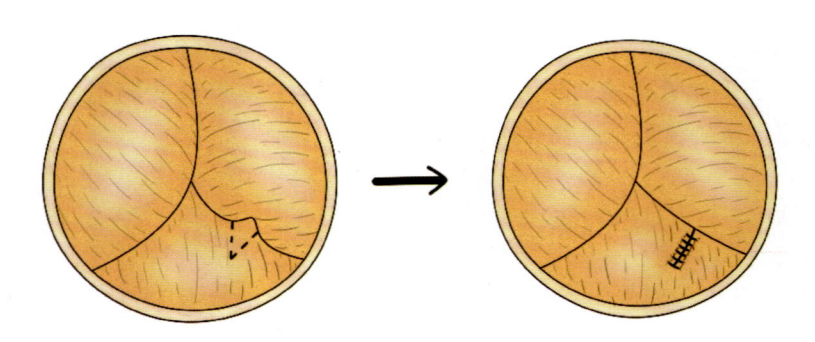

图 31-5　主动脉瓣瓣叶局限性脱垂修复示意图

3. Ⅲa 型主动脉瓣反流　可能是由风湿性瓣膜病、瓣膜硬化或伴交界融合的二瓣化畸形所致。只要瓣叶组织量足够且柔韧性尚好，就可以尝试应用交界分离术以松解瓣叶。在行交界分离术的时候需去除一块楔形纤维组织。

瓣叶延长：挛缩的瓣叶可以用戊二醛固定的自体心包片进行修补延长。当瓣叶游离缘保留良好时，在基部做一横向切口，附加一椭圆形的心包补片来延伸瓣叶。采用间断缝合或小针距避免瓣叶变形。当瓣叶的游离缘挛缩时，根据瓣叶的外形和尺寸，裁剪出 6～8mm 高的矩形补片，通过将此补片缝合于瓣叶游离缘，可以增加瓣叶的对合面。补片长度要根据交界间距取材，长度比窦管交界处主动脉周长的 1/3 增加 3～4mm。

4. Ⅲb 型主动脉瓣反流　对于单纯性窦管交接部扩张且瓣叶保留完好的病例，试行冠状动脉平面上方管道移植术通常可以矫正主动脉瓣反流。对于伴有广泛主动脉根部扩张的病例，采用 Yacoub 及 David 术式是较好的选择。

五、术后监测与处理

本术式术后监测与处理同主动脉瓣置换术后处理；对加用成型环成形的术后患者，术后抗凝治疗半年。未用成型环成形的术后患者不需抗凝治疗。

六、术后常见并发症的预防与处理

低心排血量综合征、主动脉瓣毗邻组织损伤的处理同主动脉瓣置换术。

七、临床效果评价

目前，AV成形术的临床随访大多是有经验的单中心报道，Khoury等的随访结果：术后10年生存率为73%±5%、免再手术率为86%±3%、免严重AI复发率为84%±3%、血栓栓塞率为1.10%/年、脑出血率为0.23%/年、心内膜炎发生率为0.19%/年；二叶式AV成形术后，5年生存率可达82%～100%、免再手术率为43%～100%。

Aicher等12年的随访结果也显示出AV成形术优于置换术，10年免于瓣膜相关并发症率（valve-related complications）为88%。David等关于David术式的随访结果：15年生存率为76.5%±18.0%、免再手术率为97.8%±5.3%。

多种因素包括缝线的撕裂、基底环的扩张、活动性心内膜炎、瓣叶缺失过多、单纯采用交界成形术、TypeIII病变等均可导致术后AI的复发。Yacoub术式及David术式的运用改善了AV成形术的预后。

AV成形术的预后应该最少不差于使用生物瓣置换术的结果，目前AV成形术后的早、中期随访结果大多优于传统置换术，但其术后的耐久性仍需长期随访来证实。

主动脉瓣及根部成形术已得到一定的认可，但仍面临诸多问题待解决，如瓣叶替换材料的选择处理，如何使成形术变得更有章可循，如何得到最好的AV空间几何形态，这都需要更多客观的临床及实验室数据。

二尖瓣成形术从开始的探索到如今成为Ⅰa类的术式，经历了近30年，可预见主动脉瓣成形术在通往成功的道路上必定充满艰辛，但意义重大。

（郭　超　陈　澍）

第三十二章 三尖瓣疾病

三尖瓣疾病是指各种原因引起的三尖结构和（或）功能异常。三尖瓣疾病分先天性和后天性两类，先天性三尖瓣疾病已在有关章节中论述，本章只论述后天性三尖瓣疾病。后天性三尖瓣疾病的病理改变表现为狭窄、关闭不全或两者并存。三尖瓣疾病可以单独存在，也可与其他心脏病变合并存在。三尖瓣狭窄在临床上少见，常由风湿性病变所致；三尖瓣关闭不全多见于风湿性心脏病左心瓣膜病变的继发性功能性改变，也可见于创伤、感染、肿瘤、退行性病变及右心室心肌梗死造成的器质性改变。三尖瓣病变无论是功能性改变还是器质性改变，绝大多数都可以施行成形术，只有成形失败或三尖瓣病变严重无法成形者，才考虑三尖瓣置换术。目前三尖瓣置换术经验尚有待完善，临床上尚无一种非常理想的人造瓣膜适合三尖瓣环。早年因考虑右心房压力低、血流慢，易致血栓形成，故常采用生物瓣置换；但对于年轻的患者应选用新型的双叶瓣置换，栓塞率明显低于侧倾碟瓣。一般有心房颤动和同时左心瓣膜置换机械瓣的患者，三尖瓣置换也选用机械瓣。近年来成年人选用中心血流的双叶机械瓣逐渐增加，且取得不错的效果。

第一节 三尖瓣成形术

一、适应证

三尖瓣病变常由风湿性病变所致，多与二尖瓣病变、二尖瓣和主动脉瓣联合病变并存。三尖瓣狭窄患者的自然病程通常取决于二尖瓣和（或）主动脉瓣病变的程度。三尖瓣狭窄导致的体静脉压力增高、肝大、水肿，会加重病情。对三尖瓣关闭不全的处理取决于患者的临床状况和瓣膜异常的病因。三尖瓣反流病程呈现逐渐加重的趋势，但容量过度负荷对右心室的损害作用比对左心室轻，如三尖瓣损伤的患者可以数月甚至数年耐受三尖瓣反流。三尖瓣心内膜炎可加重三尖瓣关闭不全的自然病程。风湿性心脏病左心瓣膜病变继发的功能性三尖瓣关闭不全，也有逐渐加重的趋势，部分患者即使左侧瓣膜适当治疗后也不会改变这种趋势。这种进展可能与肺动脉高压和右心室心肌病有关，所以左心瓣膜病变手术时都应同期处理三尖瓣病变。

1. 风湿性二尖瓣和(或)主动脉瓣病变,合并三尖瓣狭窄和(或)关闭不全,都应同期处理,否则会影响近期手术疗效和远期效果,多进行成形术。

2. 单纯严重三尖瓣关闭不全大量反流,NYHA 心功能Ⅱ～Ⅲ级,应手术治疗,首选瓣膜成形术。

3. 外伤性三尖瓣病变,如合并其他损伤,可在修复其他心脏损伤时,行三尖瓣成形术。

二、手术时机

1. 单纯三尖瓣关闭不全者,由于三尖瓣病变病程长,进展缓慢,可以多年没有症状或症状较轻,这种患者可定期随访,不需要手术。如随访心脏增大明显,出现心力衰竭症状,心功能Ⅱ～Ⅲ级,要及时手术,以免延误手术时机。心功能进一步恶化,再进行手术会增加手术风险。严重心力衰竭、心功能Ⅳ级,术前应认真准备,包括休息、加强营养、强心利尿,待心功能改善后限期手术。

2. 风湿性心脏病二尖瓣和(或)主动脉瓣病变合并三尖瓣病变,心功能Ⅱ～Ⅲ级,可择期手术,在左心瓣膜替换的同时进行三尖瓣成形术,多数效果满意,手术死亡率为 2%～5%。心功能Ⅳ级,三尖瓣严重关闭不全,体循环淤血导致心源性肝硬化,心脏恶病质,腹水,肝功能化验指标异常,白蛋白低下,凝血酶原时间延长,营养不良,体重低,心脏扩大,心肌组织变性、纤维化,各脏器功能损害普遍存在,肝、肺、肾、消化道、内分泌系统、血液系统功能不全。该类患者术前都应认真进行全身准备,包括改善心功能,强心利尿,改善营养状况,鼓励饮食,静脉输注高营养,应用生长激素,锻炼呼吸肌,改善呼吸功能,练习咳嗽、咳痰。待心功能及一般状态改善后限期手术。

三、禁忌证

1. 全身重要脏器严重损害。
2. 右心功能损害至不可逆程度。

四、术前准备

1. 强心、利尿,纠正右心衰竭,改善心功能。
2. 常规体外循环术前准备。

五、手术要点、难点及对策

升主动脉插管灌注,上下腔静脉插管引流,建立体外循环,经右上肺静脉建立左心引流。单纯三尖瓣关闭不全的患者可在主动脉阻断后进行三尖瓣手术,也可在心脏搏动并行体外循环下手术。联合瓣膜病变可以在完成左心瓣膜手术后,在心脏阻断下手术;也可以开放主动脉阻断钳,恢复冠状动脉供血,并进行复温,在心脏搏动下进行手术。前者优点为心脏静止,易于操作;后者优点为心肌有血液供应,心肌损伤小,可观察三尖瓣反流部位及程度,并根据情况进行成形术。

心房切口,一般采用纵切口或斜切口,尽量靠近三尖瓣瓣环,以利于显露。右心房巨大者,可部分切除房壁。

由于右心压力低、血流较慢,易导致血栓形成,故应争取进行成形术。三尖瓣成形术的目的是恢复生理功能,解除三尖瓣反流而又不造成狭窄。三尖瓣反流的病理改变,每一个病例都有自己的特点,不尽相同。术者首先要查清三尖瓣病变程度,针对不同病变,采取不同的修复方法。由于三尖瓣瓣叶在关闭状态时接触面积较少,当右心室扩张时,三尖瓣瓣环在前瓣和后瓣的附着部显著扩大,是发生功能性关闭不全的主要部位,而隔瓣的腱索和乳头肌,因为附着在右心室后壁和室间隔处,瓣环相对固定,扩张较小。因此,三尖瓣环缩术,应该环缩前瓣与后瓣的附着环。

1. 二瓣化成形术:功能性三尖瓣关闭不全,后瓣附着部瓣环扩大的程度最大,而且在右心室压力增高时,常在后瓣与隔瓣交界处受限出现反流,特别是严重三尖瓣功能性关闭不全时,由于后瓣附着的腱索与乳头肌的牵拉力量较小,是发生关闭不全的主要部位,并且后瓣面积小,功能远不如前瓣重要,使用连续缝合法或加垫片褥式缝合1~2针,闭合后瓣环,从而缩小瓣环,并可充分利用前瓣的功能,消除关闭不全。经典的二瓣叶成形(Kay's)可采用2-0编织缝线从前后瓣交界的前瓣侧进针,从隔后瓣交界的隔瓣侧出针,做"8"字缝合闭合后瓣,另再加一带垫片的褥式缝合加固。这种方法适用于瓣环显著扩大、引起严重关闭不全的患者(图32-1)。

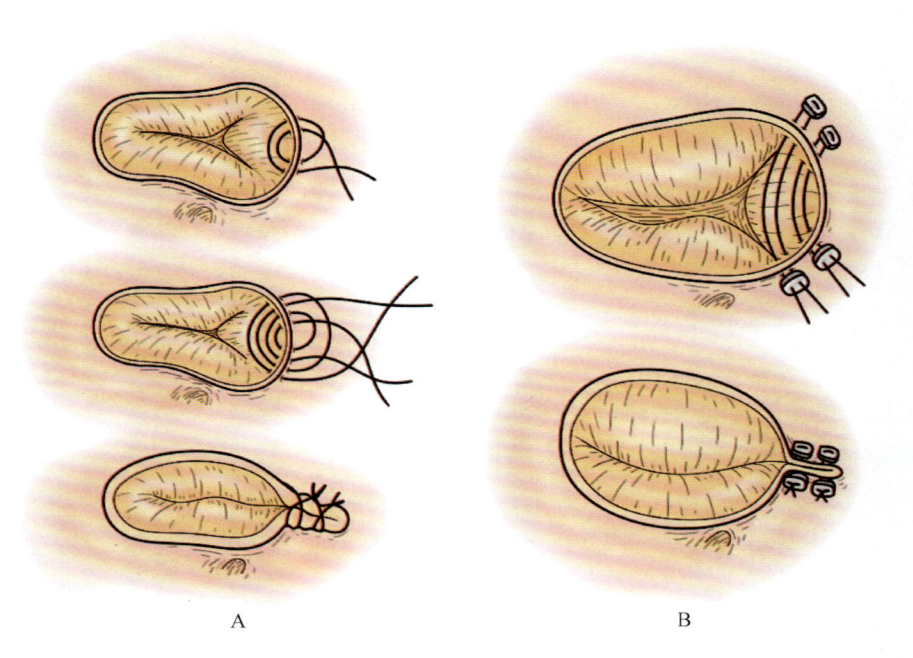

图32-1 二瓣化三尖瓣成形术

A.连续缝合法;B.垫片褥式缝合

2. De Vega 瓣环成形术：功能性三尖瓣关闭不全主要是前瓣和后瓣附着部瓣环扩大，隔瓣附着部瓣环因受室间隔的限制而扩张甚微。中等程度瓣环扩张的患者可采用 De Vega 成形术。该手术方法简单，和左心瓣膜手术同期进行时，不会延长太长的手术时间。切开右心房后，采用带垫片的双头针 3-0 聚丙烯缝线，第一道线始于前隔交界的瓣环处，顺时针方向沿瓣环缝合至后隔交界前方（冠状静脉窦开口后上方），每一针的深度为 3～5mm，应确切地缝入三尖瓣瓣环的纤维环内。第二道线应与第一道线平行，与第一道线相距 2～3mm，沿相同的方向缝至后隔交界，注意勿伤及右冠状动脉。两针缝线再穿过一小的 Gore-Tex 垫片加固，将缝线收紧，扩大的三尖瓣前后瓣环缩小，使瓣口容纳两指或两指半。也可在收紧缝线时，在瓣口处放置 26～30mm 的测量器。如果使用测瓣器，一般使用 27 号或 29 号测瓣器，体表面积小于 $1.7m^2$ 者，使用 25 号测瓣器。只要三尖瓣瓣环直径大于 25mm，就不易出现三尖瓣狭窄。收紧缝线后打结，用注射器向右心室内注入生理盐水，使右心室充盈后，观察三尖瓣对合情况。术中通过经食管超声心动图评价瓣膜功能，如仍有中到重度三尖瓣关闭不全，则应重新行三尖瓣成形术或改行三尖瓣置换（图 32-2）。

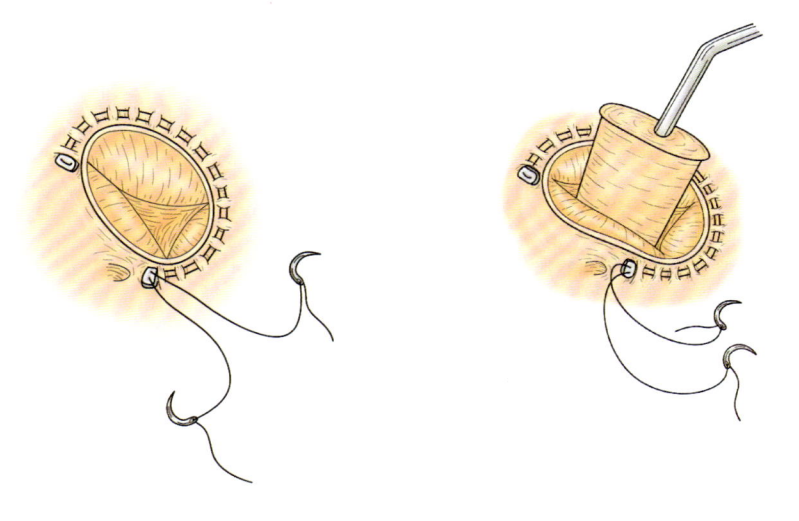

图 32-2 De Vega 瓣环成形术

在环缩过程中应注意以下事项：缝线一定要缝在瓣环上，不可缝得过浅或过深，缝在瓣叶上、房壁上及缝合过浅，都有缝线撕脱的危险。缝合过深则有损伤右冠状动脉的危险。

3. 节段性 De Vega 成形术：De Vega 成形术常可致前瓣皱缩，瓣叶面积减少，故如仅在前隔瓣侧和后隔瓣侧将瓣环折叠，则既可使瓣环缩小消除三尖瓣反流，也可尽可能地保留三尖瓣前瓣环的瓣叶面积（图 32-3）。

4. 人工瓣环置入三尖瓣成形术：瓣环成形以后，再加弹性环或软质环加固，或直接用人工瓣环来环缩扩张的瓣环，即三尖瓣瓣环上针距跨度大，人工瓣环上针距跨度小，起到环缩的作用，可以全周均匀环缩，也可以在前后交界或关闭不全最严重部位重点环缩，可以采用加垫片褥式缝合法，也可采用连续缝合法。这种方法较前述方法牢固可靠。术中通过特制的测瓣器测量前瓣叶的面积及隔瓣基底部的长度，测量时用神经拉钩牵拉前瓣靠两

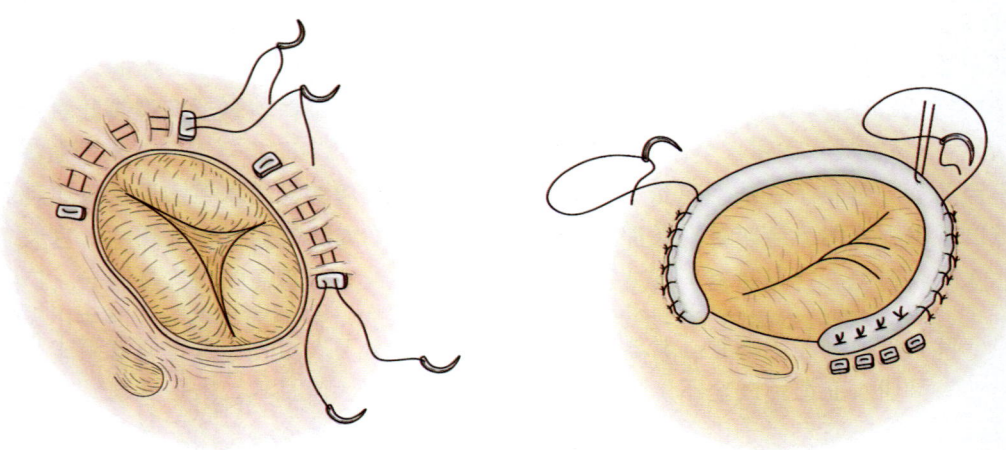

侧交界部位的腱索，轻轻拉向手术医师方向，以便测量准确，根据所测量的情况选择适当的人工瓣环。从前隔交界沿前瓣和后瓣至后隔交界，以 2-0 编织多元酯纤维缝线不带垫片双头针间断褥式缝合三尖瓣瓣环，前隔交界、前瓣、后瓣和后隔交界的瓣环处缝针均从心房面进针，心房面出针，缝针间距为 4mm。为避免损伤传导组织，隔瓣瓣环缝合时，先从心房面进针，进入心室面后于相距 2mm 处再从心室面进针，心房面出针。上述缝线等距离穿过人工瓣环，注意隔瓣缝线针距仍为 2mm，前瓣和后瓣缝线针距小于 2mm，缝线打结后，前后瓣瓣环就均匀地缩小并固定在人工瓣环上（图 32-4）。

图 32-3　节段性 De Vega 成形术　　　　图 32-4　人工环置入三尖瓣成形术

有些人工瓣环采用不包括隔瓣环区域的半环结构，这样可以避免牵拉或压迫房室结区域，防止术后传导阻滞的出现。应注意在三尖瓣瓣环的缝线宽度要比成型环宽，呈"梯形状"，这样可有效地折叠和固缩瓣环。由于三尖瓣瓣环较二尖瓣瓣环脆弱，过分缩小瓣环可能会导致人工瓣环裂开。

5. Minale 瓣环成形术：1990 年 Minale 等报道了改良的瓣环成形术。将前后瓣叶及前后联合沿瓣环切开，把切开的瓣环分为三等份，将其中 2/3 连续往返缝合，见三个瓣叶完全对合后，把剩余的 1/3 切开的瓣环与瓣叶连续缝合。这样的技术使关闭不全的三尖瓣可完成解剖与功能的重建，该学者报道 48 例，住院死亡率为 6.3%（3 例），术后经临床及超声随访检查：全部存活的病例心功能为 I 级或 II 级，平均压差为（1.4±0.6）mmHg，反流平均为（1.7±0.7）ml（图 32-5）。

6. Manipal 法三尖瓣瓣环成形术：是 1986 年由印度医师 Shatapathy 创立并应用于临床，长期随访（53±7）个月结果显示 Manipal 法对于瓣环扩张和（或）瓣叶本身病变所引起的三尖瓣关闭不全疗效显著。手术方法包括以下 4 个步骤：①采用带小垫片的双头针 3-0 聚丙烯缝线，于前隔交界心室面进针，平行缝于隔瓣基部，距前隔交界区 6～8mm 处出针，穿过另一小垫片结扎。以类似缝合方法，将距前隔交界 12～15mm 的前瓣环进行环缩，缝线穿过另一小垫片并结扎，假如前隔交界有粘连融合，则应先做直视交界切开术，然后再做瓣环成形术。②采用双头针 2-0 聚丙烯线分别穿过上述结扎的小垫片上以非对称的"U"形缝合，分别由前隔交界瓣环处出针，穿过另一小垫片结扎，这样使贴近交界处的两块垫

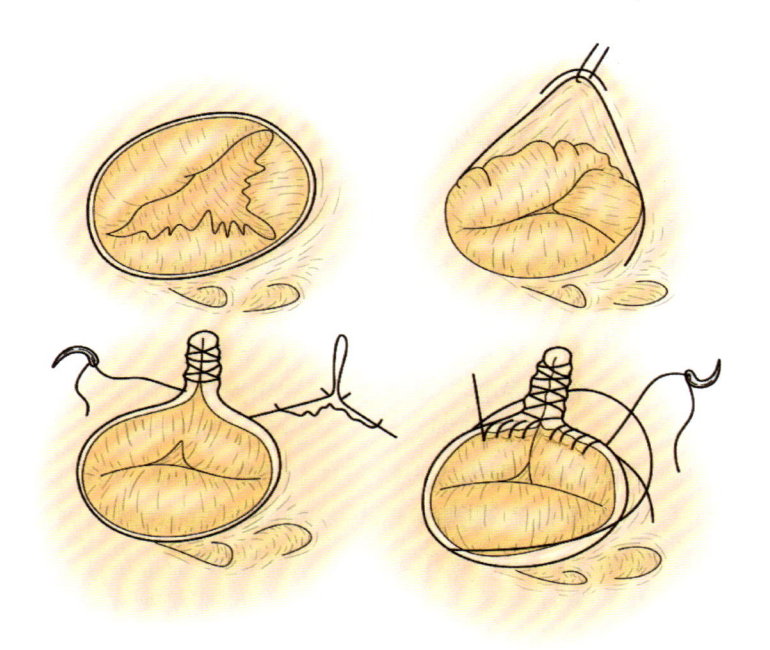

图 32-5 Minale 瓣环成形术

片靠拢，并将前隔交界处的前瓣和隔瓣部分压入右心室，加固前隔交界瓣叶的对合。③在前瓣中点至后隔交界区采用带小垫片的双头针 3-0 聚丙烯缝线行半 De Vega 环缩缝合，从前瓣环的 1 点钟位置开始，止于后隔交界的隔瓣环上，再穿过另一小垫片。④测瓣器置入瓣口，控制预计缩窄的瓣口面积，结扎后即可达到前内隔瓣满意对合（图 32-6）。

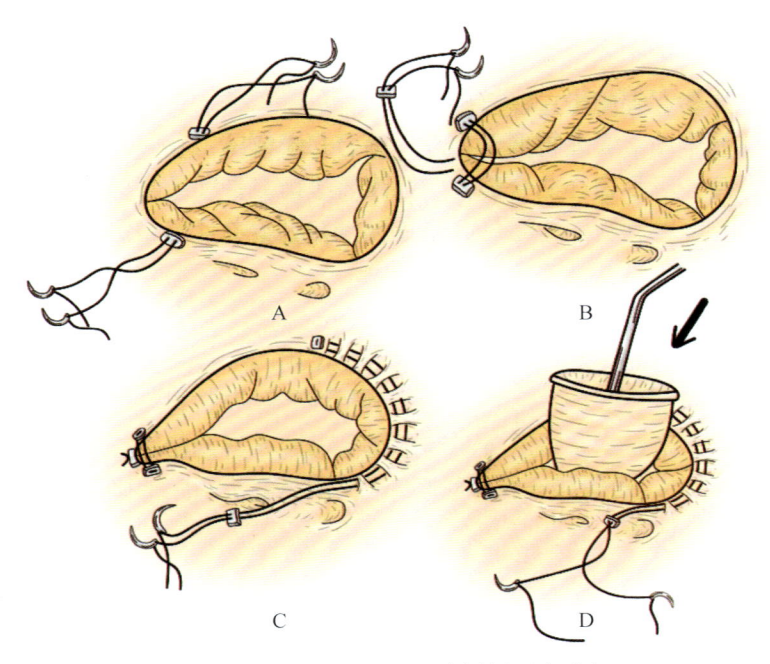

图 32-6 Manipal 法三尖瓣瓣环成形术

A. 前隔交界缝缩；B. 缝缩前隔交界，带垫片缝合加固；C. 从前瓣中点环缩至后瓣交界；D. 按测瓣器收缩并结扎缝合线

7. 三尖瓣狭窄切开与瓣环成形术：三尖瓣狭窄性病变少见，表现为前后交界融合，瓣口缩小，瓣环正常或扩大，一般较少做单纯融合交界切开，几乎都需要做交界切开和环缩术。首先用尖刀切开前瓣与隔瓣或后瓣与隔瓣融合的交界，如有融合较粗的腱索也要一同切开（这种情况极少，因为一般腱索都较细）。注意勿损伤相连的腱索，否则会加重三尖瓣反流。然后用前后交界分别环缩的方法做三尖瓣成形术（图32-7）。

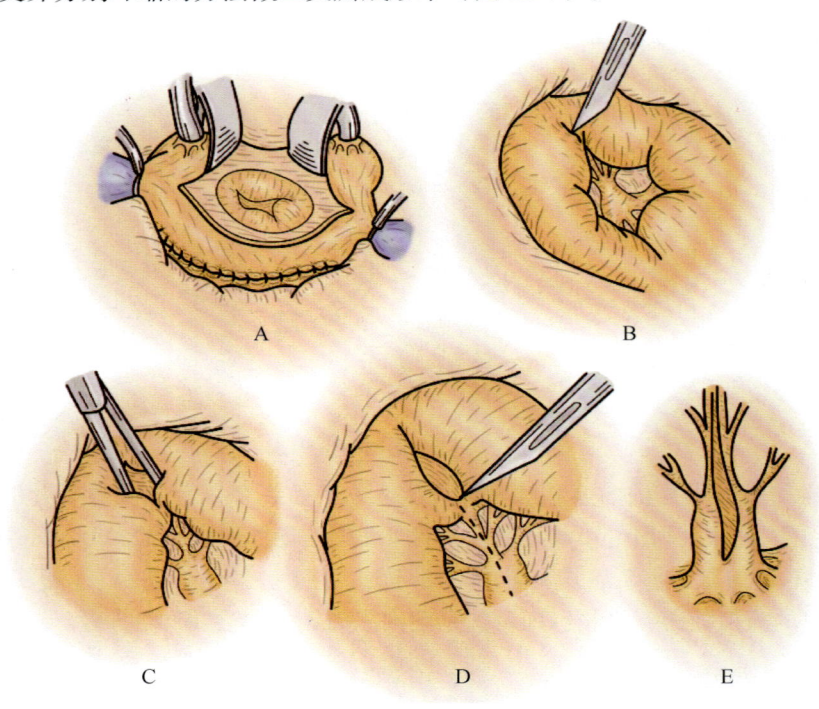

图32-7 三尖瓣狭窄交界切开与瓣环成形术

8. 器质性三尖瓣关闭不全常与三尖瓣狭窄并存，有些患者三尖瓣瓣环并不扩大，只是由于瓣叶增厚，活动受限，瓣叶对合障碍，造成三尖瓣关闭不全。在这些患者中，既要切开交界融合处，又需行切开处褥式带垫片加固。完成修补后，还应进行右心室内加压注水试验，如瓣膜游离缘仍有反流，可在前瓣根部沿瓣环切开并以自体心包片修补，加大前瓣面积，使其瓣叶良好对合。

在部分瓣膜游离缘有多处筛状孔隙时，也可应用5-0或6-0无损伤缝线加以外翻缝合，这可尽量不减少前瓣面积。

由腱索断裂引起三尖瓣脱垂的病例，如为外伤，可行人工腱索移植，一端埋入乳头肌中，另一端缝至瓣膜相应的游离缘。如为退行性变引起则可应用"V"形楔形切除将断裂腱索与相应瓣叶切除，两切缘间断对拢缝合，如为感染性心内膜炎引起的穿孔，存在赘生物或瓣缘缺损，可在清除病灶后，用自体心包片修补或切除病变后将两瓣叶间断缝合，瓣环切开处加垫片加固。上述病因引起的诸多瓣膜关闭不全，如修补失败或已不能修补成形者即行三尖瓣瓣膜置换术。

三尖瓣成形的效果如何，可用下述方法检验：有条件的医院应放入食管超声，术前和心脏复搏后做超声检查，了解手术前后反流情况，并做对比；在右心室内注水观察反流；心脏搏动下，直视观察反流量；心脏复搏后，用手在心房外侧触摸震颤，这种方法不可靠。如成形不满意，应重新成形或行瓣膜置换术。

六、术后监测与处理

三尖瓣成形术术后监测与处理同一般换瓣术。由于右心系统为低压区，易发生血栓栓塞，因此术后需常规抗凝治疗3～6个月。在三尖瓣病变的患者中，大多术前右心功能受损，有肝大、腹水且总胆红素测定均高出正常水平，术后常有黄疸出现或加重。因此，加强肝功能的保护十分重要，常给予氨基酸、葡醛内酯（肝泰乐）、甘草甜素（强力宁）等药物去除黄疸，保护肝功能。

七、术后常见并发症的预防与处理

1. 传导阻滞　三尖瓣成形术中，由于房室结及希氏束的特殊解剖位置，特别是在隔瓣及前隔交界部位易伤及传导束，引起三度房室传导阻滞。在二瓣化成形术过程中应注意缝线要远离冠状静脉窦口，防止术后出现传导阻滞，同时要确保前瓣与隔瓣对合良好且有足够大小的瓣口。

2. 血栓栓塞　由于右心处于心脏低压区，血流相对缓慢，易形成血栓栓塞，但只要较好地控制抗凝水平或加用抗血小板凝聚药物，这种并发症也可降至最低程度。

第二节　三尖瓣置换术

一、适应证

三尖瓣置换术，其适应证应严格掌握，只有瓣膜病变严重、瓣膜不能成形时才采用，如感染性心内膜炎、三尖瓣严重破坏不能修复；先天性Ebstein畸形、瓣叶发育不良；以及胸部钝器伤、多处腱索断裂和瓣膜撕裂等。根据三尖瓣血流特点，流速小于左心室，右心室压低于左心室压，三尖瓣跨瓣压差也小于二尖瓣口，加之机械瓣有抗凝相关并发症的发生（出血、血栓、栓塞），故早年常采用生物瓣置换，但对于年轻的患者应选用新型的双叶瓣置换，近年来，除高龄患者或不宜应用机械瓣的患者外，也大多应用中心血流的双叶机械瓣置换。三尖瓣置换一般采用29～31mm的人造瓣膜。

二、手术时机

1. 单纯三尖瓣关闭不全者，由于三尖瓣病变病程长，进展缓慢，可以多年没有症状或症状较轻，这种患者可定期随访，不需要手术。如随访心脏增大明显，出现心力衰竭症状，心功能Ⅱ～Ⅲ级，要及时手术，以免延误手术时机。心功能进一步恶化，再进行手术会增加手术风险。严重心力衰竭、心功能Ⅳ级者，术前应认真准备，包括休息、加强营养、强心利尿处理，待心功能改善后限期手术。

2. 风湿性心脏病二尖瓣和（或）主动脉瓣病变合并三尖瓣病变，心功能Ⅱ～Ⅲ级，可择期手术，在左心瓣膜替换的同时进行三尖瓣成形，多数效果满意，手术死亡率为2%～5%。心功能Ⅳ级，三尖瓣严重关闭不全，体循环淤血导致心源性肝硬化、心脏恶病质、腹水，肝功能化验指标异常，白蛋白低下，凝血酶原时间延长，营养不良，体重低，心脏扩大，心肌组织变性、纤维化，各脏器功能损害普遍存在，肝、肺、肾、消化道、内分泌系统、血液系统功能不全。该类患者术前都应认真进行全身准备，包括改善心功能，强心利尿处理，改善营养状况，鼓励饮食，静脉输注高营养，应用生长激素，锻炼呼吸肌，改善呼吸功能，练习咳嗽、咳痰。待心功能及一般状态改善后限期手术。

三、禁忌证

1. 全身重要脏器严重损害。
2. 右心功能损害至不可逆程度。

四、术前准备

1. 强心、利尿，纠正右心衰竭，改善心功能。
2. 常规体外循环术前准备。

五、手术要点、难点及对策

按常规胸部正中切口剖胸，也可选用右胸前侧切口从第4肋间进胸。建立体外循环后，平行右心房室间沟切开右心房。保留隔瓣叶，切除前后瓣叶及所有腱索和部分乳头肌。以2-0带垫片的双头针，行间断褥式缝合。先从隔瓣叶缝起，从心房面进针，紧靠隔瓣根部浅缝，出针后再缝至瓣膜叶游离缘，使隔瓣叶折叠，作为缝针的垫片，加固缝线，防止缝线撕脱及避免损伤瓣环深部传导束，依此缝合前瓣环及后瓣环，缝毕，按序缝至人造瓣膜环上。送瓣入瓣环后打结。缝合时组织环的每针缝合间距应稍大于人造瓣环的间距。这样，可使三尖瓣瓣环环缩，且人造瓣膜固定可靠。也可在缝合隔膜侧时绕冠状窦开口上，直至前隔瓣交界外，其余同上。此手术方法可避免传导束损伤（图32-8）。

1. 三尖瓣的探查　三尖瓣关闭不全虽然术前从临床表现及血流动力学的检查、超声检查可以诊断，手术时可依据右心房扩大的程度及右心房侧壁扪及的收缩期震颤判断三尖瓣反流的程度，但是术中直视探查必不可少，因为有时轻至中度三尖瓣关闭不全的患者，术前临床症状和体征常被左心病变掩盖。右心房直视和探查十分重要。不然，合并中度以上

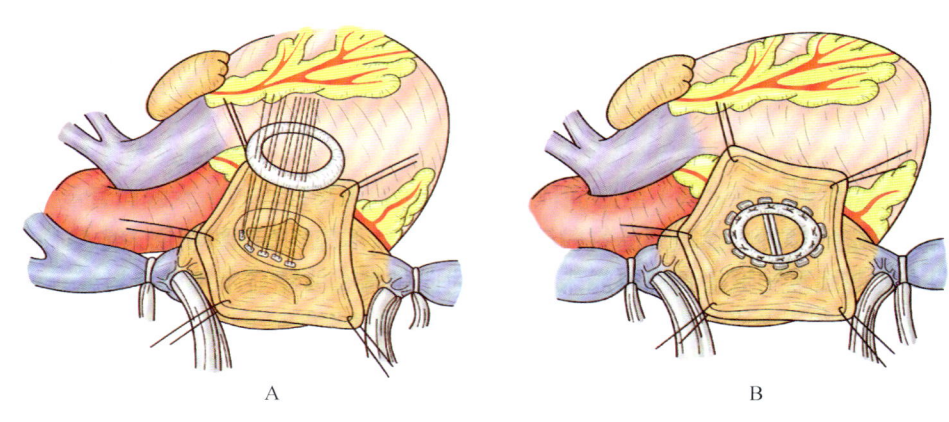

图 32-8 三尖瓣置换术

A. 缝合瓣膜；B. 置入瓣膜

的三尖瓣关闭不全不予手术，将影响术后早期恢复和远期疗效。

2. 三尖瓣手术方式的选择　三尖瓣功能性关闭不全，可应用瓣环成形术纠正，即使风湿性器质性病变也比二尖瓣损害为轻，瓣口仅有纤维化增厚、卷缩、钙化者极少。只要前瓣没有明显卷缩和严重增厚，均可切开交界融合，加做瓣环成形术。因此，三尖瓣关闭不全无论是功能性病变还是器质性病变，均主张行三尖瓣成形术。施行瓣膜置换者显著减少。三尖瓣狭窄性病变大多也可于交界融合处或乳头肌切开，再加瓣环成形，恢复三尖瓣闭合功能，只有瓣膜严重损害，成形术难以奏效时，才做三尖瓣置换术。

换瓣术后再次行三尖瓣手术时，主要注意防止分离粘连时出血，因此，在原切口开胸前应解剖好股动脉、股静脉，一旦心脏损伤大出血应立即插管开始体外循环，待心脏压力降低后再行粘连分离或出血处修补。劈开胸骨时可采用摆动锯，由胸骨前逐渐向下锯开胸骨，这样锯片在遇到软组织后损伤较小。还可采用右胸前外侧切口，避免原切口分离粘连出血，但暴露主动脉区稍困难。

关于人造瓣膜的选择，因为机械瓣膜在低压的三尖瓣区，瓣膜功能障碍和血栓形成的发生率比二尖瓣区或主动脉瓣区高，所以选用生物瓣膜为宜。虽然生物瓣膜耐久性比机械瓣短，但其在三尖瓣区，瓣叶上的上皮覆盖比左心瓣膜替换后更为完美，因而耐久性也较长。近年来除青少年患者多选用中心血流机械瓣外，成年患者选用机械瓣也有增加的趋势。

3. 预防房室结和希氏束损伤　房室结位于冠状静脉窦与三尖瓣隔瓣之间。希氏束经三尖瓣隔瓣环附着的膜部间隔下方移行于室间隔膜部的后下缘。因此，施行三尖瓣瓣环成形术时，切忌缝合隔瓣邻近前瓣交界的部位。施行三尖瓣瓣环成形术时，其开口应对向隔瓣。施行瓣膜置换术时隔瓣区缝针应从瓣环根部的心室面进针，从心房面出针，或采用浅缝隔瓣环的心房面，避免损伤传导束，引起完全性房室传导阻滞。也可采用在冠状静脉窦开口上方绕过危险区的间断带垫片的褥式缝合方法。

六、术后监测与处理

三尖瓣置换术后监测与处理同一般换瓣术。由于右心系统为低压区，换瓣术后易发生血栓栓塞。因此，抗凝的水平（PT）以维持在正常人的 2～2.5 倍为宜。在三尖瓣病变的患者中，大多术前右心功能受损，有肝大、腹水且总胆红素测定均高出正常水平，术后常有黄疸出现或加重。因此，加强肝功能的保护十分重要，常给予氨基酸、肝泰乐、强力宁等药物去除黄疸，保护肝功能。

七、术后常见并发症的预防与处理

1. 传导阻滞　三尖瓣置换术，由于房室结及希氏束的特殊解剖位置，在三尖瓣置换时，特别是在隔瓣及前隔交界部位易伤及传导束，引起三度房室传导阻滞。有文献报道其发生率为 2%～7%。因此，在该部位缝合时一是浅缝；二是从隔瓣环心室面进针，从心房面出针；三是当前不少单位采用缝合时绕过冠状静脉窦开口、避开 Koch 三角的三尖瓣置换术，在 Ebstein 畸形病例中，如有大的房间隔缺损存在，可用心包补片修补房间隔缺损，减少张力，避免完全性房室传导阻滞。

2. 血栓栓塞　由于右心处于心脏低压区，血流相对缓慢，而易形成血栓栓塞，但只要较好地控制抗凝水平或加用抗血小板凝聚药物，这种并发症也可减至最低程度。

3. 感染性心内膜炎　三尖瓣换瓣术后，可发生人造心脏瓣膜心内膜炎，特别是静脉内滥用毒品的患者，更易发生感染，引起心内膜炎。

八、临床效果评价

由于三尖瓣成形术或置换术很少作为单独手术进行，因而其临床效果受并存疾病的性质、严重程度及处理结果的影响很大。单纯的二尖瓣手术和二尖瓣并三尖瓣同时手术的危险性是不同的，后者手术危险性要比前者大。但是这个高危因素，不是因为附加手术，而是与心脏病变已属晚期有关。

三尖瓣置换术手术死亡率在 7%～40%，5 年生存率为 55%～80%；10 年、15 年生存率分别为 36%～50% 和 31%～37%。手术和晚期生存主要影响因素是心肌功能损害的程度，NYHA Ⅳ级为Ⅲ级的 2 倍以上，5 年生存率前者为后者的一半。三尖瓣置换术的血栓栓塞率为 4%～30%。碟瓣血栓栓塞多发生于早期，而球瓣好发于晚期，双叶瓣在机械瓣中栓塞率最低。

在 DeboRach 心肺中心，对 1961～1994 年的 659 例三尖瓣手术进行了回顾性分析。仅 5 例失访（0.8%），全部病例均为左侧瓣膜病变与三尖瓣病变并存。住院死亡 93 例（14%），换瓣术后 29 例（4.4%），修补术后 64 例（9.7%）；住院死亡原因：急性心力衰竭 44 例（约 47.3%），亚急性心力衰竭 17 例（约 18.3%），出血 12 例（约 13%），慢性心力衰竭 5 例

（约 5.4%），神经系统意外 5 例（约 5.4%），败血症 3 例（约 3.2%），心律失常 2 例（约 2.2%），心脏压塞 1 例（约 1.1%），肾衰竭 1 例（约 1.1%），瓣膜相关的栓塞 1 例（约 1.1%），亚急性细菌性心内膜炎 1 例（约 1.1%），不明原因死亡 1 例（约 1.1%）。晚期死亡：采用人寿保险统计分析，平均随访 82 个月（1～397 个月），12 个月生存率为 87.3%，60 个月为 69.5%，120 个月为 23.1%，240 个月为 12.9%。

晚期死亡的相关因素为术前心功能分级、手术史、高龄男性、搏动性肝大、腹水与静脉怒张、冠心病、冠状动脉旁路移植手术。

晚期死亡的随机分析显示，三尖瓣修补方式与晚期死亡无明显相关性，三尖瓣置换术与三尖瓣再手术的晚期生存率也没有区别。

总之，三尖瓣病变无论是功能性还是器质性，绝大多数都可以采用三尖瓣成形术取得满意疗效，只有极少数瓣膜病变严重者需要置换。一般认为在三尖瓣成形术中，人造瓣环置入成形术再发反流的概率较低，生物瓣产生功能障碍的概率较低，栓塞率低，无须终身抗凝，应作为选择瓣膜考虑的因素。当前大多选用中心血流的双叶机械瓣，也已取得不错的临床效果。

（柳　祎　张凯伦）

参 考 文 献

吴清玉，张怀军，2000. 三尖瓣置换术 55 例临床分析. 中华心血管病杂志，28(03): 210-212.

吴信，朱晓东，1991. 单纯三尖瓣关闭不全的外科治疗. 中国循环杂志，(6): 564-567.

肖学钧，张镜方，2000. 三尖瓣置换术后早期及晚期疗效. 中华胸心血管外科杂志，16(05): 272-274.

张宝仁，郝家骅，朱家麟，等，1999. 380 例风湿性二尖瓣主动脉瓣与三尖瓣联合病变的外科治疗. 中华胸心血管外科杂志，15(02): 68-71.

朱晓东，1996. 心脏瓣膜替换术围术期死亡及并发症相关因素的临床分析. 中国循环杂志，(3): 159-163.

Abe T, Tukamoto M, Yanagiya M, et al, 1989. De Vega's annuloplasty for acquired tricuspid disease: Early and late results in 110 patients. Annals of Thoracic Surgery, 48(5): 670-676.

Beyersdorf F, 1992. Evaluation and treatment of secondary tricuspid insufficiency. European journal of cardio-thoracic surgery: official journal of the European Association for Cardio-thoracic Surgery, 6(6): 288-296.

Boyd AD, Engelman RM, Isom OW, et al, 1974. Tricuspid annuloplasty. Five and one-half years' experience with 78 patients. Journal of Thoracic & Cardiovascular Surgery, 68(3): 344-351.

Cohn L, 2007. Cardiac Surgery in the Adult, 3rd Edition. New York: McGraw-Hill.

De PR, Bobbio M, Ottino G, et al, 1990. The De Vega tricuspid annuloplasty. Perioperative mortality and long term follow-up. Journal of Cardiovascular Surgery, 31(4): 512-517.

Kawachi Y, Tominaga R, Hisahara M, et al, 1992. Excellent durability of the Hancock porcine bioprosthesis in the tricuspid position. A sixteen-year follow-up study. Journal of Thoracic & Cardiovascular Surgery, 104(6): 1561-1566.

Mcgrath LB, Chao C, Bridget MBBSN, et al, 1992. Early and late phase events following bioprosthetic tricuspid valve replacement. Journal of Cardiac Surgery, 7(3): 245-253.

Minale C, Lambertz H, Nikol S, et al, 1990. Selective annuloplasty of the tricuspid valve. Two-year experience. Journal of Thoracic & Cardiovascular Surgery, 99(5): 846-851.

Porter A, Shapira Y, Wurzel M, et al, 1999. Tricuspid regurgitation late after mitral valve replacement: clinical and echocardiographic evaluation. Journal of Heart Valve Disease, 8(1): 57-62.

Ratnatunga CP, Edwards MB, Dore CJ, et al, 1998. Tricuspid valve replacement: UK Heart Valve Registry mid. Annals of Thoracic Surgery, 66(6): 1940-1947.

Rizzoli G, Vendramin I, Nesseris G, et al, 2004. Biological or mechanical prostheses in tricuspid position? A meta-analysis of intra-institutional results. Annals of Thoracic Surgery, 77(5): 1607-1614.

Scully HE, Armstrong CS, 1995. Tricuspid valve replacement. Fifteen years of experience with mechanical prostheses and bioprostheses. Journal of Thoracic & Cardiovascular Surgery, 109(6): 1035-1041.

Shatapathy P, Aggarwal BS, 2000. Tricuspid valve repair: a rational alternative. Journal of Heart Valve Disease, 9(2): 276-282.

Staab ME, Nishimura RA, Dearani JA, 1999. Isolated tricuspid valve surgery for severe tricuspid regurgitation following prior left heart valve surgery: analysis of outcome in 34 patients. Journal of Heart Valve Disease, 8(5): 567-574.

Tei C, Pilgrim JP, Shah PM, et al, 1982. The tricuspid valve annulus: study of size and motion in normal subjects and in patients with tricuspid regurgitation. Circulation, 66(3): 665-671.

Waller BF, Jane H, Stephen F, 1995. Pathology of tricuspid valve stenosis and pure tricuspid regurgitation-Part Ⅲ. Clinical Cardiology, 18(3): 167-174.

Zaibag MA, Duran CM, 1994. Valvular heart: Disease, New York: Marcel Dekker, 299-326.

第三十三章　感染性心内膜炎

感染性心内膜炎（infective endocarditis，IE）是由微生物引起的心内膜感染，伴赘生物形成。赘生物为大小不等、形状不一的血小板和纤维素团块，内含大量微生物和少量炎症细胞。典型临床表现为发热、心脏杂音、瘀点、贫血、栓塞现象及发展为心内膜赘生物，从而可能导致心瓣膜关闭不全或梗阻、心肌脓肿、瓣环旁脓肿、动脉瘤形成及心脏传导阻滞。根据病程分为急性和亚急性，表现可因年龄、易感性及有无其他合并症和致病菌的毒力而有差异。急性感染性心内膜炎特征：①中毒症状明显；②病程进展迅速，数天至数周引起瓣膜破坏；③感染迁移多见；④病原体主要为金黄色葡萄球菌。亚急性感染性心内膜炎特征：①中毒症状轻；②病程数周至数月；③感染迁移少见；④病原体以草绿色链球菌多见，其次为肠球菌。感染性心内膜炎又可分为自体瓣膜、人工瓣膜和静脉药瘾者的心内膜炎。

一、手术适应证

手术适应证：①充血性心力衰竭，常由严重的心瓣膜关闭不全引起；②难以控制的感染，抗生素及其他治疗疗效不明显；③致病菌如为金黄色葡萄球菌或真菌，一般抗菌治疗效果不佳；④人工瓣尤其是机械瓣置换术后的感染性心内膜炎；⑤有赘生物者；⑥有栓塞并发症且反复出现者；⑦心脏传导功能出现障碍如房室传导阻滞；⑧出现瓣环旁脓肿或动脉瘤形成者。

当明确存在手术指征后原则上不应推迟手术。如治疗中出现难以控制的心力衰竭、心律失常或栓塞，不应一味强调控制感染，最好在血流动力学指标恶化前行手术治疗，否则贻误手术时机。尽管此时手术死亡的可能性增大，但疗效仍优于单纯药物治疗。除非全身情况存在问题，若不矫正将使手术死亡率明显增高。

二、手术禁忌证

急性中枢神经系统损害，一般说来，在体外循环转流开始前已处于昏迷状态者手术后神经系统常不能恢复正常。术前有脑出血或昏迷的患者手术应延迟。

三、术前准备

感染性心内膜炎常可并发脑栓塞，中枢神经系统可因脑栓塞后脑室扩大而遭受损害。体外循环转流可使脑脊液量增多，因而应以导管进行脑室引流而防止颅内压增高。

心外感染的病灶常可同时存在。除口腔感染性牙病外，一般不需特殊的病灶处理。肝脓肿一般采用经皮引流。巨大的脾脓肿可能需做脾切除术。感染性肾栓塞也需抗生素治疗。口腔科会诊对于感染性心内膜炎患者是必不可少的。如有口腔内感染灶应在手术前处理，通常需拔除患牙，引流脓肿。

四、手术要点、难点及对策

1. 瓣膜置换术 对于药瘾者静脉注射所致的三尖瓣内膜炎应以切除三尖瓣为主。理由：如不存在肺动脉高压，患者一般均能承受三尖瓣切除后的血流动力学改变。由于未置入人工瓣膜，以后感染复发的概率将大为降低，尤其是药瘾者术后再次注射的发生率极高，如无人工瓣存在，其感染的概率可能降低。据统计三尖瓣切除的患者中约 1/3 以后需要三尖瓣置入。从长远来讲，心外科医师的职责不仅是治疗心内膜炎，更主要是消除最根本的原因即劝说患者在术后务必放弃注射。这是防止心内膜炎复发的关键，三尖瓣置换与否还是次要的问题。

在心内膜炎的治疗中机械瓣、生物瓣和同种瓣三种的选择也符合传统的标准。需考虑的因素包括年龄、有无肾病和甲状腺功能障碍、抗凝治疗的耐受性、患者的社会及家庭因素和个人意愿等。机械瓣和生物瓣在感染复发率方面的分歧依然存在。实际上术后感染是否再复发取决于感染是否局限于瓣叶，多数情况下在受累的瓣叶被切除后，人工瓣置于基本正常的组织上。此后暴露于血流中，有机会直接与体内的细胞、体液和防卫机制接触，也能直接接受外源性抗生素的作用。这与移植代用品处于软组织或骨组织中完全不同。当瓣旁组织受炎症浸润，人工瓣与瓣环间有炎性物质残留且不易与人体防卫机制和抗生素接触，此时采用何种类型人工瓣区别不大，不论是机械瓣还是生物瓣置入均有感染复发的概率。同种瓣及无支架生物瓣是否能使感染再发率降低也需临床观察，目前仍无明确证实的优点。

2. 瓣膜成形术 对于心瓣膜的心内膜炎，瓣膜修复手术应是合理的选择之一。对于三尖瓣和二尖瓣瓣膜修复有时可能是优先的选择，主动脉瓣心内膜炎近年来也有学者采用修复成形术，当然必须在感染已得到控制的情况下。修复手术的支持者认为既然没有形成赘生物的心内膜炎可能经抗生素治疗后愈合则修复后的瓣膜也能愈合。根据 W.M.Robert、Gammage 等的经验，在急性期进行的瓣膜修复手术术后未发生心内膜炎复发。

手术操作除了彻底清除感染灶外，手术方法与无心内膜炎的手术基本相同。

无论先天性还是后天性心脏病，一旦已有赘生物或炎性肉芽纤维增生均应彻底清除。但对于受累面积较广泛的从解剖及功能两方面均不能广泛切除的情况，如左右心房内腔壁、左心室内壁流出道等部位布满的细小赘生物，只能在直视下行电灼处理，随后以抗生素溶液及有机碘溶液反复冲洗。笔者曾为二尖瓣内膜炎患者做左心房内壁高频电刀电凝术，并曾为法洛四联症患者做右心室流出道内膜电凝肉眼可见的可疑的炎症物质，均未见复发。

如瓣膜病心内膜炎已累及瓣外组织，一般应在置入人工瓣前进行针对性处理。瓣环旁脓肿清除后留下的空隙一般不宜直接缝合，即使采用带垫褥式缝合也将因张力高而撕裂组织。其后果可能形成瓣周漏或局部主动脉瘤或室壁瘤。避免的方法为可以应用补片覆盖使缺损能在无张力的情况下得以与人工瓣环隔开。有些学者报道采用牛心包或自体心包经短暂戊二醛处理后盖住缺损或无效腔，以 5-0 Prolene 线固定于周围的正常组织，然后再置放人工瓣缝线，这是避免瓣旁漏或人工瓣松脱分离的关键措施。心包材料的选择：牛心包坚韧牢固柔软，固定后能紧贴表面并与宿主组织愈合。自体心包为自体组织，柔软且较坚固，但常因本身已有炎症或厚度及韧度差异较大，手术中有时选择余地不够，而限制了临床实用价值。至于编织材料一般不宜采用修补与心内膜炎有关的缺损。

另一需要特殊方式处理的是主动脉-左心室环因感染而致主动脉左心室分离。有学者主张采用同种血管跨越受损部，必要时冠状动脉口可作移植。有些学者则采用带瓣人工管道。文献报道中对这两类材料的优缺点尚无定论。在我国目前同种材料来源困难的情况下，人工带瓣管道仍应是合理的选择。主动脉/主动脉瓣内膜炎的缝线均必须带垫以免割裂水肿的组织。由于炎症较广泛，主动脉/主动脉瓣内膜炎常需从主动脉腔外进针再缝人工瓣缝合环。文献中有报道有广泛严重感染病例，部分缝线只能从肺总动脉腔内及右心室内室间隔上部缝合至主动脉内。

五、术后监测与处理及术后并发症的防治

术后处理重点为预防低心排血量综合征的发作。常规予以多巴胺、硝普钠、多巴酚丁胺等血管活性药物，维持水、电解质及酸碱的平衡，保护肾功能，维持生命体征稳定，适当补充血浆、白蛋白。心肌水肿严重，组织脆弱，术后应控制血压，减少瓣周漏的发生。肺动脉高压者延长辅助呼吸时间，增加氧浓度。

六、临床效果评价

文献报道感染性心内膜炎出现中度心力衰竭的死亡率为39%，重度者高达100%。而外科治疗的手术死亡率虽在15%～28%，但仍较单纯内科治疗为低。最近有报道对比主动脉瓣心内膜炎内科治疗和外科治疗的死亡率分别为58%和28%，人工瓣心内膜炎则分别为67%与38%。笔者连续60例各种类型的心内膜炎外科治疗无手术死亡也说明经积极内科治疗后尽早手术治疗其疗效令人鼓舞。因而内科及外科结合的治疗是最有效的方法。本组术后18～172个月随访未有心内膜炎复发。最近多伦多大学的资料显示，122例急性感染性心内膜炎的手术死亡率为7.4%。术后10年无感染性心内膜炎复发者为79%±9%。与晚期死亡有关的因素是术前Ⅳ级心功能及肾衰竭。

感染性心内膜炎如不治疗，必然致命。经过治疗其死亡率差异很大，主要取决于患者的年龄和全身情况、原有病变的严重程度、感染的部位、对抗生素的敏感性及并发症的出现。人工瓣手术后的链球菌心内膜炎如无重大并发症，及时积极的内科治疗死亡率可能在10%左右。真菌性心内膜炎则死亡率几乎为100%。及时的外科治疗如能矫正瓣膜关闭不全，彻底清除感染病灶和感染的异物则预后将会有明显改善，生存率可获得提高。心脏手术后早期出现的感染性心内膜炎一般死亡率高于较晚出现的感染性心内膜炎。左心的感染性心内膜炎也较右心的感染性心内膜炎有较高的死亡率。因此强调在心脏手术前应对慢性感染性病灶予以治疗，如龋齿、牙周炎、中耳炎及其他慢性炎症均应进行抗菌治疗以达到预防。一般希望感染性心内膜炎者的体温及全身毒血症症状得到控制后进行手术，以增高安全性。

（李华东　夏家红）

参 考 文 献

朱洪生, 姚培炎, 郑家豪, 1991. 感染性心内膜炎的外科治疗经验. 中华外科杂志, 29(7): 412-414.

朱洪生, 姚培炎, 郑家豪, 1999. 感染性心内膜炎的外科治疗60例. 中华胸心血管外科杂志, 15(2): 81.

Amsterdam EA, 1984. Value and limitations of echocardiography in endocarditis. Cardiology, 71(4): 229-231.

Bayes AS, Theofilopoulos AN, 1989. Immune complexes in infective endocarditis. Semin Immunopathol, 11: 457-469.

Bayer AS, Ward JI, Ginzton LE, et al, 1994. Evaluation of new clinical criteria for the diagnosis of infective endocarditis. Am J Med, 96: 211-219.

Carrel T, Nguyen T, Kipfer B, et al, 1998. Definitive cure of recurrent prosthetic endocarditis using silver-coate St. Jude Medical heart valves: a preliminary case report. J Heart Valve Disease, 7: 531-533.

Chambers HF, 1994. Transesophageal echocardiograph in endocarditis. Chest, 105: 333.

Cooley DA, 1989. Surgical consideration in infective endocarditis. Texas Heart Institute J, 16: 263.

Dodds GA, Sexton DJ, Durack DT, et al, 1996. Negative predictive value of the Duke criteria for infective endocarditis. Am J Cardiol, 77: 403-407.

Durack DT, Lukes AS, Bright DK, 1994. New criteria for diagnosis of infective endocarditis: untlization of specific echocardiographic findings. Duke Endocarditis Service. Am J Med, 96: 200-209.

Erbel K, Liu F, Ge J, et al, 1995. Identification of high-risk subgroups in infective endocarditis and the role of echocardiography. Eur heart J, 16: 588-602.

Jung JY, Soab SB, Almond CH, 1975. The case for early surgical treatment of left-sided primary infective endocarditis, collective endocarditis, collective review. J Thorac Cardiovasac Surg, 70: 509.

Klirklin JW, Barratt-Boyce BG, 1993. Cardiac Surgery. 2nd Edition Part Ⅰ, Chapter Ⅱ Mitral Valve Disease with or without Tricuspid Valve Disease. P466. New York: Churchill Livingstone.

Malquarti V, Saradarian W, Etienne J, et al, 1984. Prognosis of native valve infective endocarditis: a review of 253 cases. Eur Heart J, 5(suppl C): 11-20.

Mansur AJ, Grinberg M, Cardoso RH, et al, 1996. Determinants of prognosis in 300 episodes of infective endocarditis. Thorac Cardio vasc Surg, 44: 2-10.

Middlemost S, Wisenbarugh T, Meyerowitz C, et al, 1991. A case for early surgery in native left-sided endocarditis complicated by heart failure: results in 203 patients. J Am Coll Cardiol, 18: 663-667.

Mugge A, Daniel WG, Frank G, et al, 1989. Echocardiography in infective endocarditis: reavssessraent of prognostic implications of vegetation size determined by the transthoracic and the transesophageal approach. J Am Coll Cardiol, 14: 631-638.

Nast CC, Colodro IH, Cohen AH, 1986. Splenic immune deposits in bacterial endocarditis. Clin Immunol Immunopathol, 40: 209-213.

Neugarten J, Callo GR, Baldwin DS, 1984. Glomerulonephritis in bacterial endocarditis. Am J Kidney Dis, 3: 371-379.

O' Brien JT, Geiser EA, 1984. Infective endocardiograhy. Am Heart J, 108: 386.

Robbins MJ, Frater RW, Soeiro R, et al, 1986. Influence of vegetation size on clinical outcome of right-sided infective endocarditis. Am J Med, 80: 165-171.

Sanfilippo AJ, Picard MH, Newell JB, et al, 1991. Echocar-diographic assessment of patients with infectious endocarditis: prediction of risk for complications. J Am Coll Cardiol, 18: 1191-1199.

Sweeney MS, Reul GJ, Cooely DA, 1985. Comparison of bioprosthetic and mechanical valve replacement for active endocarditis. J Thorac Cardiovasc Surg, 90: 676.

Terpenning MS, Buggy BP, Kauffan CA, 1987. Infective endocarditis: clinical features in young and elderly patients. Am J Med, 83: 626-634.

Tunkel AR, Kaye D, 1993. Neurologic complications of infective endocarditis. Neurol Clin, 11: 419-440.

Varma MP, McCluskey DR, Khan MM, et al, 1986. Heart failure associated with infective endocarditis: a review of 40 cases. Br Heart J, 55: 191-197.

Venezio FR, Westenfelder GO, Cook FV, et al, 1982. Infective endocarditis in a community hospital. Arch Intern Med, 142: 789-792.

Vlessis AA, Hovaguimian H, Jaggers J, et al, 1996. Infective endocarditis: ten-year review of medical and surgical therapy. Ann Thorac Surg, 61: 1217-1222.

Werner GS, Schulz R, Fuchs JB, et al, 1996. Infective endocarditis in the elderly in the era of transesophageal echocardiography: clinical features and prognosis compared with younger patients. Am J Med, 100: 90-97.

Williams RCJ, Kilpartick K, 1985. Immunofluorescence studies of cardiac valves in infective endocarditis. Arch Intern Med, 145: 297-300.

Woo KS, Lam YM, Kwok HT, et al, 1989. Prognostic index in prediction of mortality form infective endocarditis. Int J Cardiol, 24: 47-54.

Zhu HS, Yao PY, Zheng JH, et al, 2002. Early surgical intervention for infective endocarditis. Asian Am Cardiovasc Thor Surg, 14(4): 298.

第三十四章 心房颤动

心房颤动（房颤）是最为常见的心律失常，总人群发病率为0.15%～1.0%，其中年龄超过60岁的占8%～17%，79%的患者伴有二尖瓣病变。对于房颤，满足以下三条即可诊断：①心电图（ECG）显示绝对R-R间期不等；② ECG上没有明显的P波，但在某些导联（最常见的是V_1导联）也可以看到相对规律的心房电活动；③心房两次电活动之间的间期通常是变化的，时限一般小于200ms。美国胸部外科医师协会循证医学研究部2007公布的"指南"中将房颤分为：①阵发性房颤（能自发中止的）；②持续性房颤（不能自发中止的）；③永久性房颤。其中①和②两类在Cox分类中均归为间歇性房颤；③被归为持续性房颤。

房颤是脑卒中的独立危险因素，具有较高的致残率及致死率；同时也是充血性心力衰竭发展过程中的一个重要促进因素。房颤带来的三种损害性后果：①无规律的不规则心搏，引起患者的不适感和焦虑；②房室同步收缩丧失，使血流动力学功能受损，导致不同程度的充血性心力衰竭；③左心房内血流淤滞，容易导致血栓形成。房颤的死亡率要比其他心血管疾病高1.5～2.0倍。目前，房颤的发生率在显著上升，而且，房颤增加了脑卒中的高危性及造成巨大的医疗资源消耗。虽然，大多数房颤患者采用药物治疗，药物可使房颤消失，控制心室率，改善血流力学功能或预防血栓栓塞并发症，但是药物不能使血流动力恢复到正常，药物或直流电除颤常不能根治房颤，尤其当房颤的病因未去除时，疗效不能持久。其他疗法，如为预防阵发性房颤，施双位点心房起搏和双房起搏、置入性心房除颤器等，常因操作复杂、费用高、疗效不稳定等因素而不能广泛开展。房颤的治疗是近20多年来的一个热点及难点。自20世纪80年代以来，外科界发明了多种手术方式治疗房颤，其中以Cox创立的迷宫手术最为有效，其是治疗心律失常历史上出现的疗效最佳的治疗方法。直到最近，在二尖瓣手术时，同期做治疗房颤的外科手术，仍被认为是最合理的手术安排之一。在评价其他新的消除房颤的治疗手段时，Cox迷宫Ⅲ型手术作为金标准，其他方法需与其对比。近些年来，陆续出现了许多研究，心脏外科在Cox迷宫手术线路的基础上，采用冷冻、激光、射频、微波、超声等能源做消融代替手术刀切开和缝合，以及微创手术治疗房颤，也取得了优于导管消融的疗效。

一、手术适应证

对于治疗房颤的手术，根据目前的情况可大致上分为以下几类，它们在手术适应证方面基本相似，但也确有不同之处。

1. 标准迷宫Ⅲ型手术　　即迷宫Ⅲ型手术，手术适应证如下。

（1）房颤：1年以上的持续性或阵发性房颤，药物治疗无效或不能耐受。

（2）血栓栓塞：发现左心房血栓或有暂时或永久性神经缺损史。

（3）原发病：有心脏病需要手术而又未失去时机，可同期做房颤手术。缩窄性心包炎不宜做通过切断缝合完成的房颤手术。

（4）再次手术：心脏病术后做迷宫手术，因粘连而难度增加，但也有学者报道再次心脏手术时行同期迷宫手术成功。

2. 消融房颤手术的适应证

（1）房颤：从已报道的文献看，手术时机一般是房颤病史6个月以上，但也有3个月的持续性或阵发性房颤，药物治疗无效或不能耐受者。

（2）器质性心脏病：目前消融手术多在房颤合并心脏瓣膜病或冠心病等器质性心脏病，这些器质性心脏病需要手术而又未失去时机时同期手术，也有报道与先天性心脏病同期手术；如为无原发病的单纯性（孤立性）房颤，则选择外科微创手术（见后）或经皮穿刺导管消融术。

（3）血栓栓塞：如有左心房血栓则应在体外循环下，心脏停搏中，首先去除血栓，在去除血栓之前，在心脏搏动中做心外膜消融当然是禁忌的，也因此，术前确定有无左心房血栓十分重要，如能在术前、术中进行经食管超声心动图检查，则更为可靠。

3. 微创房颤手术的适应证　　这里所称的微创手术，专指Wolf微创迷宫手术。Wolf手术组提出了如下有关适应证的具体内容。

适应证：①年龄18～80岁；②阵发性和孤立性房颤患者尤其适合；③有明显症状，同时无须手术治疗的严重的器质性心脏疾病；④抗心律失常药物治疗无效，或不能耐受；⑤心脏彩超检查左心室射血分数＞30%；⑥对华法林或阿司匹林等抗凝或抗血小板药物治疗存在禁忌；⑦既往有血栓栓塞史，如脑卒中或一过性脑缺血发作；⑧导管消融后房颤复发。

二、手术禁忌证

手术禁忌证：①合并严重的器质性心脏病和（或）心耳内有血栓形成；②既往有心脏手术；③左心房内径＞65mm；④有肺静脉狭窄。

三、术前准备

如准备在体外循环心内直视下手术，则按一般体外循环手术术前准备。继续强心、利尿及应用能量合剂，改善全身状态和保护心功能。术前4d停用华法林，必要时术前2d注射依诺肝素或达肝素钠，2次/天。术前7d停用阿司匹林，必要时可在手术当天才停用。微创手术需准备特殊器械。各种消融手术则选择性地准备各自有关的设备。

四、手术要点、难点及对策

1. 标准迷宫Ⅲ型手术的手术方法　标准迷宫Ⅲ型手术是其他各种房颤治疗手术的手术原理与手术线路的基础，也是手术效果对照的金标准，在手术技术熟练、手术时间不至于过长，并且有一定适应证下，做标准迷宫Ⅲ型手术可获得房颤手术中的最佳疗效。标准迷宫Ⅲ型手术常和二尖瓣手术同期进行。

标准迷宫Ⅲ型手术和同期瓣膜手术可进行如下安排，有利于减少主动脉阻断时间：主动脉阻断前完成右心房切割；主动脉阻断后完成房间隔和左心房切割及其切口缝合；根据需要可完成同期心脏瓣膜等手术；开放主动脉钳后完成右心房切口缝合，根据需要可完成三尖瓣成形术。

标准迷宫Ⅲ型手术的切割路线包括右心房、左心房及房间隔三个部位，在此后出现的右侧迷宫、左侧迷宫，就切割或消融的线路而言，标准迷宫Ⅲ型手术的右心房切口和左心房切口，分别是它们的原型。也就是说，右侧迷宫与左侧迷宫是从右心房切口与左心房切口派生出来的，或改良而成的，因此，熟悉标准迷宫Ⅲ型手术的操作，颇为有用。

标准迷宫Ⅲ型手术（Cox/maze Ⅲ procedure）的主要程式如下。

（1）切口：作胸部正中切口，纵向劈开胸骨，纵行切开心包膜。

（2）插管：全身肝素化后行主动脉插管。在上腔静脉与右心房连接处的上方约2cm处作荷包缝线，用直角管插入上腔静脉引流管。下腔静脉插管荷包缝线作在下腔静脉与右心房连接处的靠前侧，有利于以后在其下缘作进入下腔静脉的切口和缝合切口，一般也选用直角管作插管。

（3）右心房切口与"右侧迷宫"手术线路原型

1）右心耳切口：在距离上腔静脉前侧与右心房连接处至少2cm的右心耳部位，切除右心耳。

2）右心房游离壁切口：提起右心耳残端，在右心耳的上一切口中点开始切开右心房游离壁约2cm，这一切口与右房室沟平行。

3）心房后纵切口：右心房第三个切口。此切口应尽量靠后，以避免损伤窦房结，可在右心房游离壁与较厚实右心房后壁之间切开。下端达下腔静脉入口处下腔静脉，但宜立即缝合至下腔静脉插管上方1cm处，以防在以后的操作中撕裂。继续向上切开，上端达上腔静脉入口的上腔静脉侧后壁。由于前述的上腔静脉做了直角插管，方便了上端切开上腔静脉的入口和继续深入到上腔静脉后外侧壁。笔者即使在使用能源做消融时，也在腔静脉与右心房连接处保留用手术做切开的操作，以免直接影响窦房结。

4）右心房第四个切口：与右心房后纵切口垂直的切口。此切口在下腔静脉插管口上方约1cm，切开右心房游离壁，向前向上牵起游离壁即见此切口与三尖瓣之间的右心房心内膜，向三尖瓣瓣环延长此切口，全层切开后即见房室沟脂肪垫，为离断可能残留于脂肪垫表面的心房肌纤维，可使用小圆刀片或神经拉钩离断，由于在三尖瓣瓣环往往有右心房和右心室组织的相互折叠，为防止可能有纤维残留，传导电脉冲通过切口，可在切口的三尖瓣瓣环端施加冷冻，应用 3mm 冷冻探头，-60℃，2min 冷冻。用 4-0 Prolene 缝线自该切口顶端起缝合约 1/2 该切口。

5）右心房前壁切口：右心房第五个切口。此切口开始于右心耳切除后的前中基部，接着将右心房游离壁向上向前牵起，充分显露右心房前中部内表面的心内膜，其外大多与房室沟脂肪垫相邻，然后将此右心房前中部切口延长达三尖瓣平面，应用圆刀片或神经拉钩离断脂肪垫表面的心房肌纤维，同样，为了防止可能有纤维残留，传导电脉冲通过切口，而在切口的三尖瓣瓣环施加冷冻，应用 3mm 冷冻探头，-60℃，2min 冷冻。然后在三尖瓣瓣环切口顶端开始用 4-0 Prolene 线向心耳方向完全缝闭此右心房切口。至此，右心房切口已全部完成。

（4）左心房和房间隔切口与左侧迷宫手术线路原型

1）左心房右纵切口：如同二尖瓣手术的切口，此切口位于房间沟后侧。

2）房间隔切口：开始于房间隔的后上部上腔静脉开口下方 2~3cm 处，切断厚实的卵圆窝前缘，然后向冠状静脉窦方向切开卵圆窝组织本身，止于卵圆窝底部。

在做切开缝合的左侧迷宫时，行此房间隔切口，而在消融左侧迷宫术中，常不在房间隔操作。

3）隔离肺静脉开口的左心房切口：左心房右纵切口向下延续，在二尖瓣与肺下静脉开口之间切开左心房后游离壁，左心房右纵切口向上延续，绕过左肺上静脉开口左上缘，两者汇合完成隔离肺静脉开口的切口。

4）切除左心耳：将左心耳向内翻转，然后切除左心耳。缝合左心耳切口，并在左心耳切口下缘至隔离肺静脉切口之间，用 1.5cm 冷冻探头，-60℃，2min 冷冻。

5）左心房后下垂直切口：自二尖瓣后叶瓣环中点至隔离肺静脉切口，切开心房壁全层，用小圆刀片或神经拉钩离断残存的心肌纤维，切口下脂肪垫中有冠状静脉窦，切断其前侧的结缔组织，剥离冠状静脉窦后，用冷冻探头，-60℃，完成冠状窦冷冻线缝闭切口（图 34-1）。如需要二尖瓣手术，可接着进行手术，由于显露极佳，在成形或换瓣（往往做连续缝合固定瓣膜）时可明显缩短主动脉阻断时间。缝合左心房后下垂直切口及部分隔离肺静脉切口。在二尖瓣后叶瓣环中点及其邻近的冠状静脉窦处进行操作，Cox 曾著文，认为对心房扑动的治疗有针对性。

6）缝闭隔离肺静脉切口：先缝上下两边，再缝闭下边达房间隔平面，然后再缝闭上边，操作比较方便。

7）缝闭房间隔的切口：在完全缝闭隔离肺静脉切口的上边前，先缝闭房间隔切口，自卵圆窝底部开始，向右上缝闭卵圆窝和卵圆窝前缘切开处的后层（左侧），与隔离肺静脉开口切口的上边缝合汇合。至此，完成了左心房切口的全部缝合。

（5）缝闭右心房切口：完成左心房切口的缝闭后，接着开放主动脉钳，使心脏复搏。在开放主动脉后，如需做三尖瓣成形术，此时即可进行，然后完成尚未完全缝闭的右心房切口。至此完成了标准的 Cox 迷宫Ⅲ型手术的全过程（图 34-1）。

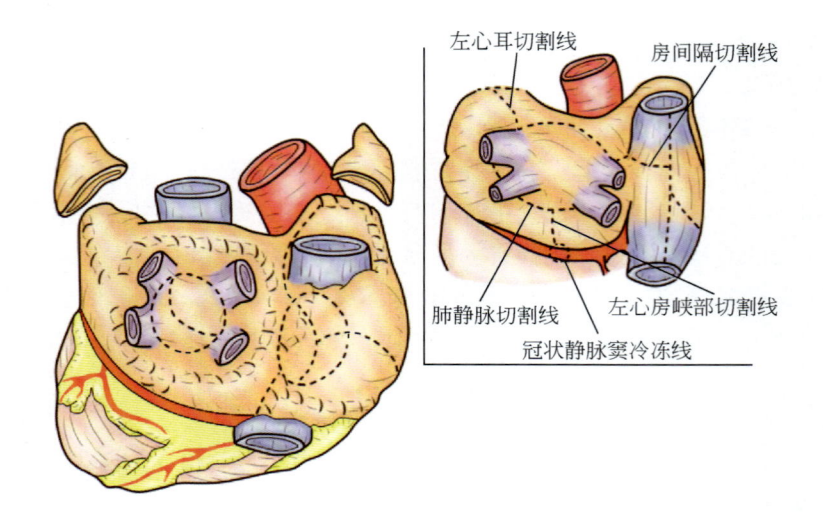

图 34-1 迷宫手术示意图

2. 改良 Cox 迷宫Ⅲ手术 迷宫Ⅲ手术的最大缺点是操作复杂、推广困难，如与瓣膜手术联合进行，迷宫Ⅲ手术需增加 40～50min，后续 Cox 本人及许多学者先后对迷宫手术进行了改进，使向微创及简化操作方向发展，主要围绕以下两个方面进行。

（1）简化切割路线，在经过大量临床实践及心电标测的基础上，Cox 提出了微创迷宫线路图（图 34-2），他认为，以下三条线路对绝大部分房颤的治疗最为重要：①左右肺静脉口隔离切线并相互沟通；②左心房峡部切线（即左右肺静脉隔离连线与二尖瓣后瓣环之间的切线）；③右心房峡部的连线。

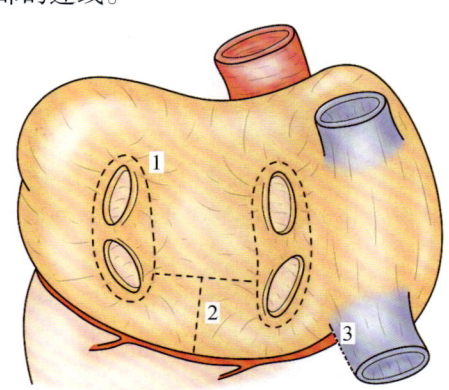

图 34-2 微创迷宫线路示意图
1. 肺静脉隔离线；2. 左心房峡部隔离线；3. 右心房峡部隔离线

（2）以线性消融替代"切割缝合"，可供选用的消融能源包括射频、微波、超声、冷冻及激光，目前应用最多的应属射频，按 mini-Maze 线路射频消融一般在 10～15min 完成，显著缩短了操作时间，减少了组织创伤。

3. 房颤消融手术的手术方法

（1）冷冻消融术：切割加不同范围的冷冻，在迷宫手术开展之初即已开始，有学者曾在 Cox 迷宫Ⅲ的线路上用冷冻消融代替手术刀切割。标准迷宫Ⅲ型手术大部分为切割，但有 5 个点也是用冷冻的。2000 年，Cox 等又报道了用冷冻探头做出 Cox 迷宫Ⅲ型手术的标准切口。

1）能源和消融原理：冷冻消融术应用液氮或氩（argon），经探头作用于局部组织，温度达 -60℃，探头施加组织上的时间为 2～3min。组织损伤后在前 24h 出现冷冻和溶解过程，48h 后表现为炎症和出血，约 12 周组织纤维化和瘢痕形成，阻止电传导。

2）消融线路：参考标准迷宫Ⅲ型手术左心房切口线路做左侧迷宫手术；参考右心房切口线路做右侧迷宫手术。

（2）射频消融术：射频在目前的消融房颤手术中用得最多。

1）能源和消融原理：射频消融术是应用分子振动产生的热能，作用于组织，在探头接触的局部，温度达到 50～60℃，接触时间为 90～120s，使局部组织发生凝固，细胞和胶原纤维破坏，数周后形成瘢痕，阻止电传导。

2）消融线路：目前射频消融的线路，大多选择以标准迷宫Ⅲ型手术中左心房切口为原型的左侧迷宫线路。其中有：①眼镜形线路，分别环绕两侧上下肺静脉开口处的心房壁（肺静脉袖），各做一椭圆形圈，再从其中一个圈做一单线连接到二尖瓣瓣环；②马蹄形线路，在上述线路基础上，再做一条单线，连接两个眼镜形线路。此外，还有在眼镜形线路基础上加多条单线，连接两侧眼镜形线路的多种做法。

如果做右侧迷宫，其线路则是参考标准迷宫Ⅲ型手术中的右心房切口，在实施中常用手术刀做右心房切口，如前述的右心房后纵切口等，再加射频消融做另一些部位的消融线。

实施射频消融，有从心外膜（外科，不停搏或停搏心脏）和从心内膜（外科，停搏心脏；内科，心导管）施加射频进行的。外科用的探头有单极描笔式和双极钳夹式两种，后者依次分别钳夹左侧或右侧上下肺静脉开口外的左心房壁，操作方便；单极探头划单线方便。双极探头常配备仪器以显示消融已透彻到位，单极主要靠术者用手感觉和时间控制来达到要求。有的学者想方设法用双极钳夹作一条消融单线，如从左心房切口线上开始，作连接肺静脉消融线与二尖瓣瓣环的连线。

（3）微波消融术

1）能源和消融原理：微波消融设备主要包括微波发射仪和治疗探头。微波发射仪发射 2.45GHz 电磁波，通过探头作用于组织，能量输出范围为 20～75W。消融术的能量为 40～45W，频率为 50～60Hz，温度为 50℃，作用时间为 20～30s，其导致局部组织烧伤，中心为坏死心肌，周围可有壁内出血，6 个月发现已呈现瘢痕现象。

2）消融线路：见射频消融术。

（4）超声消融术：2005 年 9 月，由多个中心的一批学者，包括 Cox 等，联合报道了应用超声波的消融术。

1）能量和消融原理：超声波与射频、微波同属于电磁波，但上述报道中认为，在做经心外膜途径的消融时，超声与射频、微波不同，也和冷冻不同，不会发生热减弱效应（heat-sink effect），能穿过心外膜脂肪传播。消融时为高强度聚焦超声（high-intensity focused ultrasound），3.8～6.4MHz 及 15～130W。

2）消融线路：在上述报道中，消融操作均在无体外循环、心脏搏动中及同期心脏手术之前进行，一套消融探头做环肺静脉开口的左心房袖处的消融，完成时间为 10min，另一消融探头以手握做二尖瓣瓣环和环肺静脉开口消融线之间的线状消融，完成时间为 1min。其线路为"左侧迷宫"概念，但不做左心耳切除。

4. Wolf 微创迷宫（Wolf mini-maze）手术（又称微创消融房颤手术） 2005 年 9 月 R.K.Wolf 等报道了这种微创手术，治疗无明显器质性心脏病的孤立性（或称单纯性）房颤。

该手术需双腔管气管内插管，在两侧胸壁各做 3 个肋间小切口，分别为：①手术操作入口，沿第 3 肋间，前端为腋前线，长约 5cm；②胸腔镜设备入口；③消融设备入口，约 1cm。运用特殊的手术器械、双极射频消融探头及其配套设备，根据左侧迷宫思路，做双侧肺静脉隔离（眼镜形线路，见前述）的消融，以及左心耳切除或闭合（钳闭）。

五、术后监测与处理

迷宫Ⅲ型手术心房切口多，有可能增加术后出血的概率，必要时应再次手术。在维持血流动力学稳定的基础上与其他常规体外手术后处理无特殊，术后发生房颤可给予胺碘酮治疗。术后早期发生的房颤多数有可能以药物治疗转复。

六、术后常见并发症的预防与处理

1. 心脏传导阻滞原因为窦房结或动脉损伤。Cox 报道随访 111 例患者 3 个月，2 例为术中窦房结损伤（2%），其余 31% 心脏起搏的病例术前即为病态窦房结综合征。Mc Carthy 报道病态窦房结综合征发生率为 14%。Kosakai 报道病态窦房结综合征发生率为 3.2%。由此可见，迷宫手术中病态窦房结综合征是一种难以避免的并发症。所以术中应采用保护窦房结功能的措施，禁忌直接压迫、冷冻或切割损伤窦房结或其供血动脉，右心房纵切口向上可延伸至上腔静脉后侧，以防止伤及窦房结。发生严重的房室传导阻滞时，可临时心脏起搏或安装永久性心脏起搏器。

2. 房颤复发的原因可能是折返环小得足以在缝合线之间形成，从而导致房颤的复发。Cox 报道迷宫手术后发生房性心律包括心房扑动和房颤，占 47%，Mc Cauthy 报道为 43%，Kasakai 报道为 43.5%。一旦发生房性心律失常，及时应用能延长心房不应期的抗心律失常药物，可以终止该心律失常。

3. 做心耳切除的房颤手术时，术后可能出现与心脏内分泌（心房钠尿肽）有关的体液潴留，用螺内酯可以预防或治疗。

4. 在做各种消融房颤手术后，3 个月内，甚至 6 个月如还出现房颤，常可选择盐酸胺碘酮进行控制性治疗，必要时选择直流电除颤后药物维持。微创消融房颤手术前停用华法林抗凝者，可在术前当晚恢复服用华法林。

七、临床效果评价

1. 几种主要术式的对比

（1）导管消融术（曾称内科迷宫）的疗效：对间歇性（阵发性和持续性）房颤成功率高；但对许多永久性房颤患者疗效不足，这些患者最好接受更广泛的线路，包括肺静脉隔离，加上一些其他线形消融，打断左心房中的大折返。未能被广泛采用的原因尚有入路问题、导管导引困难、手术时间长及成功率的不稳定等。

此外，文献中曾列出的并发症有肺静脉狭窄、穿孔出血、周围组织器官损伤（如食管穿孔、血栓栓塞、冠状动脉损伤及窦房结损伤）。这些并发症也可或多或少发生于其他房颤消融手术中。

（2）标准迷宫手术的疗效：15年随访，消除房颤率为80%～95%，孤立性房颤为94%，房颤伴二尖瓣疾病则高达97%，血栓栓塞并发症免除率为99.4%。但是，原创手术的复杂性，以及切断-缝合技术需要体外循环和心脏停搏，阻碍了其被广泛采用，即使用微创和冷冻改良，仍然由于创伤太大而妨碍大组病例应用。

此外，标准迷宫手术中如切断冠状动脉分支而未及时缝扎，可造成术后心包腔内出血并发症；由于切断-缝合本身需要时间，若在复杂的心脏手术同期进行或患者综合情况较差时，术后更易出现体外循环心脏直视后的一些并发症。

（3）房颤消融手术的疗效：标准迷宫手术耗费时间，可由消融代替切断-缝合而显著改观，Sie等报道射频消融行迷宫手术治疗房颤，完成射频消融的心脏停搏时间为10～15min，明显短于标准迷宫Ⅲ型手术。消融也为外科发展不停搏非体外循环技术，包括微创技术治疗房颤，用于选择性病例创造了条件。广泛采用各种能源做消融，已使外科手术治疗房颤明显增加，尤其是需要心脏手术时选择同期做房颤的消融手术，其中最常见的是二尖瓣手术，其次是主动脉瓣和（或）冠状动脉旁路移植术。

消融手术中射频和微波消融术应用于临床的时间较短，超声则更短，目前的报道多为近中期随访结果。各种消融手术的治愈率接近，为70%～85%，何种方法更为有效、简便和安全尚无定论。

房颤手术失败是指房颤手术后6个月以上仍存在永久性或阵发性房颤，对抗心律失常药物治疗无反应。房颤手术后发生短暂的房颤比较常见，但许多患者在术后3～6个月均能恢复为窦性心律，术后服用胺碘酮、β受体阻滞剂是控制房颤的有效方法。因此，如果术后的窦性心律需要靠药物维持或需用心脏起搏器，暂时不能认为是房颤手术的失败。

目前消融手术尚存在的问题如下。

1）术中消融的透壁性和连续性的评估：尤其是使用单极探头时，据说高强度聚焦超声在透壁性上有优势。非透壁的消融或隔离肺静脉的环形消融线路不连续，从肺静脉发出的电冲动就可逃逸出去，使房颤复发。

2）安全性：术中如为增加消融的透壁性而采取延长消融时间、加大输出功率或操作技术不当，可导致心房壁穿孔、食管损伤及冠状动脉损伤。采用消融手术应避免对周围组织特别是食管的损伤,在经心内膜消融时,应撤出食管超声探头。

(4)房颤微创手术的疗效:电视胸腔镜辅助双侧肺静脉隔离加左心耳切除治疗房颤手术(Wolf Mini-maze 手术)可避免产生胸骨劈开或开胸切口副作用。Wolf 等于 2005 年 9 月报道一组患者,共 27 例,平均术后随访 6 个月。23 例大于 3 个月,其中 21 例消除了房颤,消除率 91.3%。术后 3~6 个月的 12 例做磁共振血管造影,显示正常,无肺静脉狭窄。出手术室时全部拔除了气管插管,无围术期死亡,手术时间(178.4±55.9)min(93~299min),住院日(3.3±1.0)d(2~5d),无晚期死亡,术后 3 个月无需抗心律失常药物者 65.22%(15/23)。没有 1 例需置入心脏起搏器。3 例有并发症(右侧气胸、右前臂静脉炎、怀疑心包炎各 1 例)均很快治愈,另有 1 例术后 3 周发生心力衰竭与可能房颤,经抗心律失常药物和电击复率,术后 3.5 个月心力衰竭加剧为心房扑动(电生理研究为右心房扑动线),药物治疗(包括胺碘酮)有效。

2. 一些可能影响疗效的因素　一些学者认为左心房过大、房颤病史过长及原发心脏病种类,对房颤的治愈率有影响,但也有学者否定。如果二尖瓣为原发心脏病变,疗效较好,已被一些学者认同。窦房结功能对疗效影响较大,学者在术前通过 24h 动态心电图和手术中做房颤手术操作前电击除颤等评估,已证明有用,迷宫Ⅲ型手术线路已不影响窦房结血供,做右心房消融或右侧环肺静脉口消融时,影响窦房结的解剖概率较高,宜注意避开。左心耳切除,可能有助于消除血栓形成的一个重要部位,在标准迷宫和 Wolf 微创迷宫手术中都是实施的。对于房颤手术后出现心房扑动的问题,Cox 早已强调在标准迷宫Ⅲ型手术中,必须包括二尖瓣后叶瓣环中点部位的冠状静脉窦处的操作,否则就不是迷宫手术,近些年来,国外和国内的一些进行左侧迷宫(射频或微波消融)的报道或资料中,术后心房扑动发生率较高,可能与忽略了对冠状静脉窦的处理有关。至于自主神经节的消融及 Marshall 韧带的切断问题,更有待于探讨。

（柳　祎）

参 考 文 献

中华医学会电生理和起搏分会心房颤动治疗专家工作组, 2006. 心房颤动:目前认识和治疗建议(二). 中华心律失常学杂志, 10(3): 167.

Bahnson TD, Grant AO, 2004. To be or not to be in normal sinusrhythm: what do we really know? Ann Intern Med, 141: 727-729.

Bando K, Kasegawa H, Okada Y, et al, 2005. Impact of preoperative and postoperative atrial fibrillation on outcome after mitral valvuloplasty for nonischemic mitral regurgitation. J Thorac Cardiovasc Surg, 129: 1032-1040.

Fuster V, Ryden LE, Asinger RW, et al, 2006. ACC/AHA/ESC Guidelines for the management of patients with atrial fibrillation: executive summary a report of the American College of Cardiology/American Heart Association Task Force on Practice Guidelines and the European Society of Cardiology Committee. European Heart Journal, 27(16): 1979-2030.

Hohnloser SH, Kuck KH, Lilienthal J, 2000. Rhythm or rate control in atrial fibrillation-pharmacological intervention in atrial fibrillation (PIAF): a randomised trial. Lancet, 356: 1789-1794.

Levy S, Maarek M, Coumel P, et al, 1999. Characterization ofdifferent subsets of atrial fibrillation in general practice in France: the ALFA study. The College of French Cardiologist. Circulation, 99(23): 3028-3035.

van Gelder IC, Hagens VE. Bosker HA, et al, 2002. A comparison of rate control and rhythm control in patients with recurrent persistent atrial fibrillation. N Engl J Med, 347: 1834-1840.

Wyse DG, Waldo AL, DiMarco JP, et al, 2002. A comparison of rate control and rhythm control in patients with atrial fibrillation. N Engl J med, 347(23): 1825-1833.

第三十五章　冠状动脉旁路移植术

　　冠心病是中老年人中的一种多发常见病，在欧美国家已成为第一位致死原因。20世纪初Jonneso、Blumgant等就曾试过用交感神经切除及甲状腺部分切除术来治疗冠状动脉狭窄导致的心绞痛，但效果不肯定，未能推广。随后采用增加心肌侧支循环方法改善心肌缺血，如O'Suaghnessy以大网膜包裹心脏表面、Beck在心包内撒滑石粉、Cross等缩窄冠状静脉窦，以及Vineberg将带蒂内乳动脉埋入心肌内以改善心肌供血等手术，均因疗效不满意先后被淘汰。20世纪50年代末开展了直视冠状动脉内膜切除术，或在动脉内膜切除的基础上加补片成形术，由于远期阻塞率高，应用也受到限制。20世纪60年代初用大隐静脉进行升主动脉-冠状动脉旁路移植术的探索，直到1967年Favaloro在Cleveland医学中心应用大隐静脉进行升主动脉-冠状动脉旁路移植术，开始奠定了当今冠状动脉外科治疗的基础。几乎与此同时，Kolessov未采用体外循环也完成首例内乳动脉冠状动脉旁路移植术，后者主要在巴西、阿根廷等国家得到发展，是当今不用体外循环和心脏不停搏下进行冠状动脉旁路移植术（off-pump coronary artery bypass grafting）的开端。20世纪90年代进一步开展了通过胸壁小切口完成冠状动脉旁路移植的微创手术，并出现了机器人-胸腔镜辅助下的冠状动脉旁路移植术。机器人-胸腔镜辅助下冠状动脉旁路移植术目前尚处于萌芽阶段。在西方国家冠状动脉旁路移植术已成为一种非常普及的手术，全世界每年手术量已达80万例。在我国，1974年中国医学科学院阜外医院郭加强首先开展了冠状动脉旁路移植术。到2014年我国冠状动脉移植术年手术量大约有20 000例，华中科技大学同济医学院附属协和医院1983年开展冠状动脉旁路移植术，发展至今年手术量已达800余例。

第一节　体外循环辅助冠状动脉旁路移植术

一、适应证

　　1.稳定型心绞痛：心绞痛影响日常生活、工作，内科保守治疗无效，经冠状动脉造影发现冠状动脉主干或前降支/回旋支近端明显狭窄＞70%，冠状动脉三支病变者，尤其心功能左心室射血分数低者。

2. 不稳定型心绞痛：典型心绞痛影响日常生活、工作，内科保守治疗无效，经冠状动脉造影发现冠状动脉主干或前降支/回旋支近端明显狭窄＞70%。

3. 心肌梗死后：内科介入治疗失败者，患者症状持续，血流动力学不稳定，以及合并室壁瘤、二尖瓣关闭不全和室间隔缺损。

4. 冠状动脉造影证实主要冠状动脉局限性狭窄，管径狭窄达50%以上，狭窄远端通畅，口径＞1.5mm。冠状动脉三个主要分支（前降支、回旋支、右冠状动脉）有重度狭窄者（狭窄程度超过75%），不论症状轻重，均可考虑手术。

5. 冠心病导致的致命性室性心律失常，如由左主干或冠状动脉三支病变所致。

6. 经皮穿刺冠状动脉腔内成形术失败或再狭窄者；急性心肌梗死溶栓术后动脉仍有明显狭窄者。上述介入性治疗病例中若斑块剥脱堵塞远端管腔，心电图有持续缺血波形或心绞痛加重时，则应进行急诊手术。

7. 既往曾经接受过冠状动脉旁路移植术，出现症状，非外科治疗无效病例。

二、禁忌证

1. 冠状动脉弥漫性病变，病变远端血管腔＜1mm或已闭塞。
2. 慢性心力衰竭，严重肺功能不全。
3. 心室功能低下，左心室射血分数＜25%，或左心室舒张终末压＞20mmHg者。
4. 全身动脉粥样硬化伴高血压或合并糖尿病和肾功能不全等，药物不能控制者，为相对禁忌证。

三、术前准备

满意的冠状动脉造影和左心室造影是决定手术方案的先决条件。术前除按一般体外循环心脏直视手术常规准备外，尚需重点注意以下几点。

1. 认真阅读冠状动脉造影，明确梗阻部位、程度和范围，预计移植血管桥支数和确定手术方案。

2. 正确评估心肺功能，若左心室射血分数＜30%，左心室舒张终末压＞20mmHg或左心室舒张末期容积＞103ml/m^2，提示左心功能明显受损。对这类患者术前应先行药物治疗，尽量改善心肌供血及增加心功能储备。另外，对缺血性心脏病术前还应进行正电子发射心肌断层扫描检查，了解缺血区存活心肌情况，对手术、术后治疗和预后的判断有指导意义。

3. 注意检查颈动脉有无狭窄。对伴颈动脉狭窄者，应考虑同期或分期手术，以防止脑血管并发症。

4. 术前应停用阿司匹林、硫酸氢氯吡格雷等药物至少3d，若为急诊手术，则术前应预备好血小板和相关凝血因子，防止术后出血和渗血。

5. 若患者有高血压，则应同时应用钙离子拮抗剂和（或）血管紧张素转换酶（ACE）抑制剂；若合并心功能不全，则需运用洋地黄类药物、利尿剂、正性肌力药物，如多巴胺、多巴酚丁胺等。所有药物均需维持至手术当天。

6. 对术中所需的移植血管材料进行详细检查，了解双下肢静脉是否充盈良好，有无静脉曲张，必要时检查小隐静脉等。若需取桡动脉，则行 Allen 试验。

四、手术要点、难点及对策

1. 体位与切口　仰卧位，全身麻醉，气管内插管维持呼吸，消毒范围从下颌到耻骨联合，双侧到腋后线及上肢，双下肢皮肤也应充分消毒。

2. 血管桥的准备

（1）大隐静脉桥的准备：仰卧位，膝下置热枕，大腿外旋，从卵圆窝处沿大隐静脉行径做皮肤切口（图35-1）。切取大隐静脉的长度应根据需要而定，一侧整根大隐静脉，一般可做 3 或 4 支血管桥。锐性和钝性解剖大隐静脉，从近端向远端分离，也可从踝部开始向近端剥离，操作要轻柔，避免动作粗暴，忌用血管钳夹持血管以免损伤内膜。大隐静脉分支可钳夹后切断，距静脉主干 1mm 处用钛夹夹闭。过于贴近主干壁夹闭，容易造成管腔狭窄，应予以避免（图35-2）。

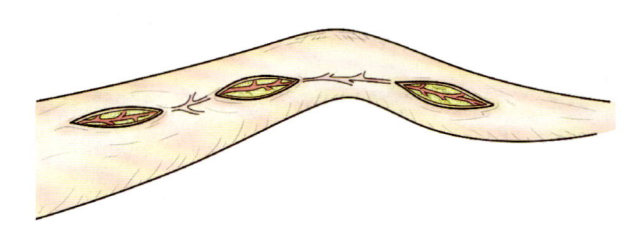

图 35-1　腿部分段切口

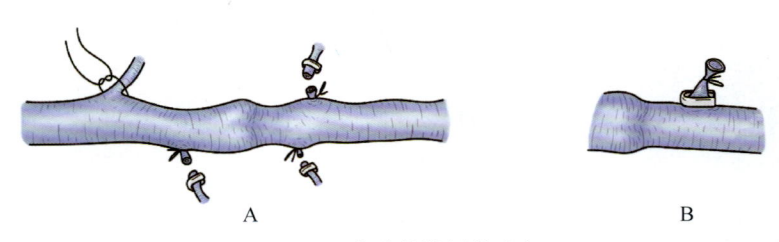

图 35-2　大隐静脉桥的准备
A. 结扎分支；B. 钛夹加固分支血管断端

大隐静脉取出后，在远端插入一个橄榄状钝性针头作为标志，并结扎固定，以防止方向弄错而造成血流受阻。向该段静脉内注入含肝素及罂粟碱的生理盐水或血液使之扩张，检查血管壁有无漏孔，但注入的压力不可过大，以免静脉内膜撕裂损伤（图35-3）。当分支钛夹滑脱时，需用 7-0 无损伤缝线与血管长轴平行缝合。对此类孔眼切勿再次钳夹结扎，否则也将造成管腔狭窄。静脉桥准备妥后，置于含罂粟碱生理盐水或盛氧合血的碗中备用。

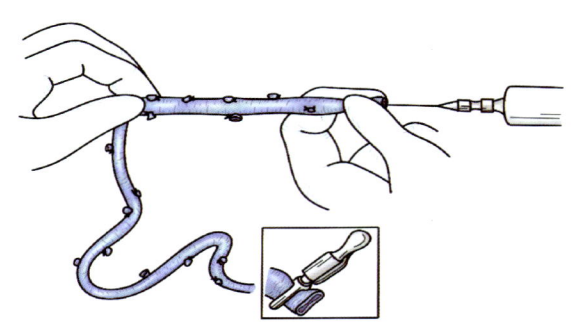

图 35-3　大隐静脉加压检查

（2）胸廓内动脉的准备：正中劈开胸骨后将一侧胸骨缘用 Favaloro 拉钩牵开，可以看到距胸骨缘 1.5～2cm 并与之并行的胸廓内动脉，为了更好地保护该血管，一般都将伴行静脉、胸内筋膜及其邻近组织做成一个带蒂血管桥。应用电刀于胸廓内动脉内侧 1cm 处切开胸内筋膜，切口应为该血管的全长，在第 3 及第 4 肋软骨平面钝性将该段血管蒂自胸壁分离（图 35-4）。细心处理和结扎其肋间分支，细小支可用电烙烧灼，较大分支用银夹夹闭（图 35-5、图 35-6）。胸廓内动脉血管蒂上缘要分离到左锁骨下动脉起源处，下缘直到第 6 肋间隙。分离到下胸壁时，为了更好地显露胸廓内动脉，有时要游离胸横肌。当血管蒂全长均被游离后，再用电烙将外侧相连的胸内筋膜切开，勿在全身肝素化之前切断远端，可应用生理盐水纱布包盖以保持湿润。

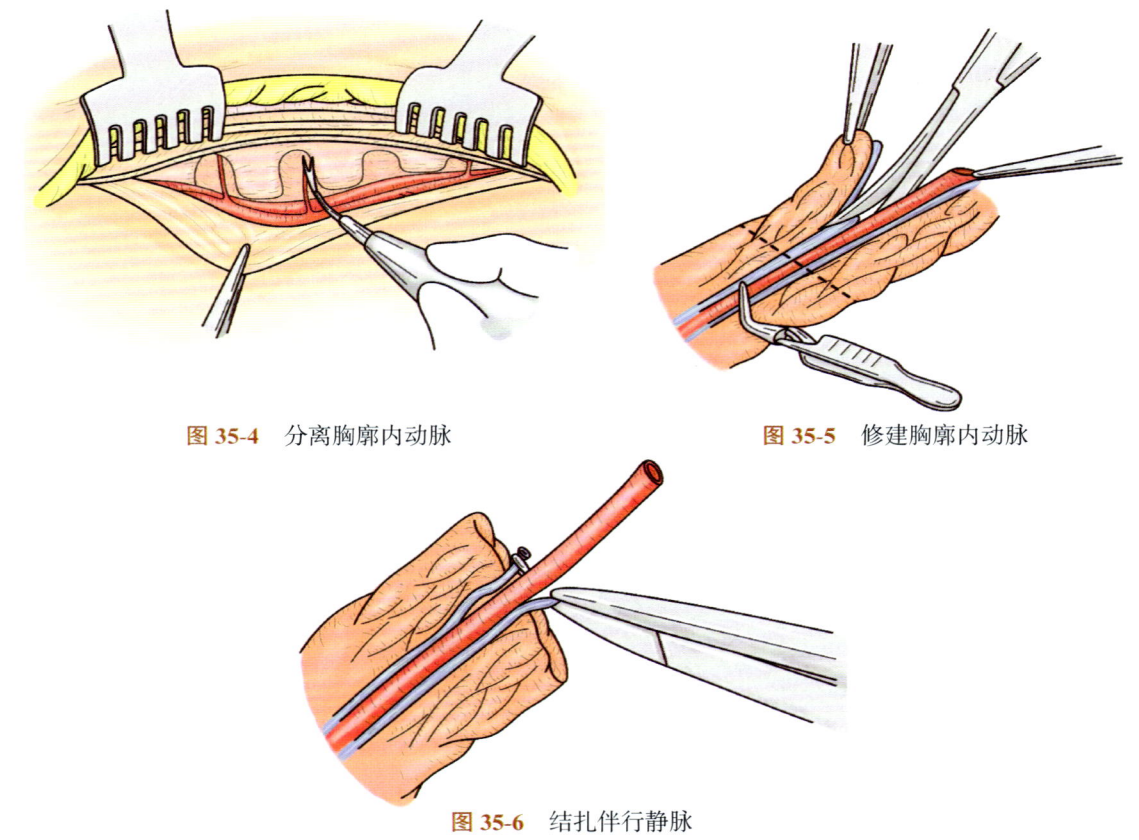

图 35-4　分离胸廓内动脉　　　　图 35-5　修建胸廓内动脉

图 35-6　结扎伴行静脉

在游离时，注意减少电灼伤，因电灼伤可导致胸骨的血运明显减少，对老年患者或糖尿病患者尤为重要。胸廓内动脉游离好以后喷洒罂粟碱溶液防止痉挛。可待心包切开，建立体外循环后再切断胸廓内动脉远端。吻合之前应再次检查胸廓内动脉血流是否充足，如血流不足，应果断弃用，并采取静脉来做旁路移植。

（3）桡动脉桥的准备：首先必须了解和判定尺桡动脉间侧支循环情况。上肢血管解剖异常及有外伤史者都是取桡动脉的禁忌证。极少数严重糖尿病患者，因可能产生桡动脉非梗阻性中层增厚，也不宜采用。

单侧桡动脉首选非优势侧桡动脉。取材时上肢呈直角外展旋后位，消毒铺巾后，切口自肘下 2cm 开始沿桡动脉行径偏内方向远端做皮肤切口，直达腕上 2cm（图 35-7）。分离皮下脂肪，肱桡肌在前臂近端 2/3 处覆盖于动脉浅面。在肱桡肌和桡侧腕屈肌的肌腹之间切开深筋膜，注意避免损伤前臂外侧皮神经。将该神经连同肱桡肌轻轻牵向外侧，这时自腕至肘窝的桡动脉、桡静脉全部显露。

切断桡动脉前再重复行改良 Allen 试验，观察其供血区有无缺血征象。试验若提示侧支循环良好，于桡动脉远端行双重钳夹，并在腕关节上 2cm 处切断，近端插入注射针头，用含罂粟碱的肝素溶液轻轻充盈桡动脉，至其节段性痉挛完全消失。切下桡动脉血管桥，记录血管桥内径、长度和取材时间，将其置入含罂粟碱的肝素生理盐水中备用。

桡动脉中段穿支较少，一般先游离此段，然后向腕和向肘两个方向将桡动脉伴行静脉及脂肪组织一起游离，游离过程中始终应用含罂粟碱溶液的纱布保护，操作应轻柔以防痉挛。桡动脉上段穿支粗大，下段穿支细而多，应认真结扎或用钛夹夹闭。桡神经浅支位于桡动脉桡侧，注意避开和防止过度牵引，一旦损伤可导致手背和拇指麻木。游离到肘窝时，注意避免损伤桡动脉第 1 分支——桡侧返动脉，一般以此作为游离到上部终点标志。游离至此，一切操作都应在肱二头肌腱膜的桡侧进行，以免不慎损伤位于正中的肱动脉、尺动脉及正中神经。桡动脉在腕横纹水平发出掌浅动脉，应防止损伤（图 35-8）。

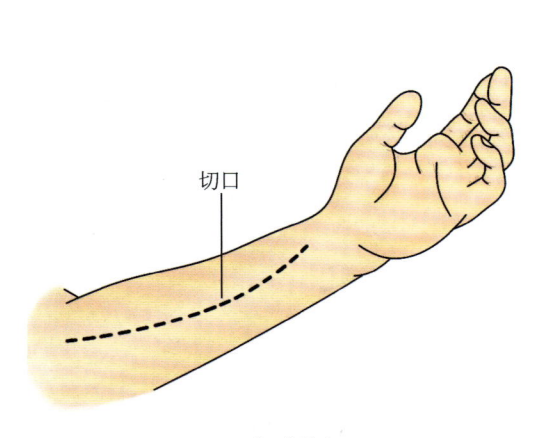

图 35-7 桡动脉切口

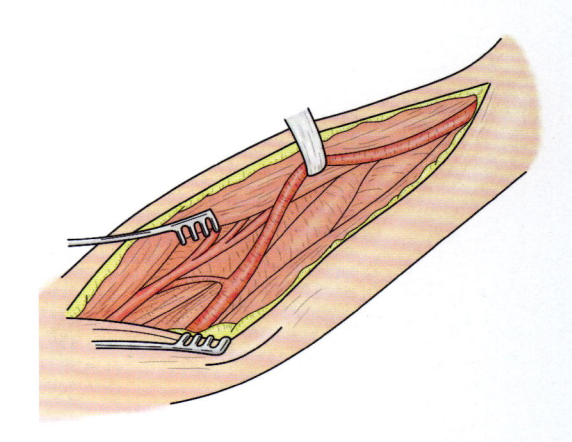

图 35-8 游离桡动脉

对手术切口认真止血，深筋膜切口保留开放以防止发生肌间隔分隔综合征（compartment syndrome），自浅筋膜开始逐层缝合，术毕将创腔内积血尽量挤出，然后用弹性绷带包扎上肢。

（4）胃网膜右动脉的准备：将胸部正中切口向腹白线延长5～6cm，或止于剑突和脐间中点，显露胃大弯，在胃大弯中部找出胃网膜右动脉，贴近胃壁逐一分离结扎至胃的分支，切忌把周围组织结扎到一起，以防止缩短血管蒂。用电刀分离网膜缘，结扎所有出血点。血管蒂应游离至足够长度，并待全身肝素化后再切断远端。近端至少应游离至胃十二指肠起始部，应注意保存胰十二指肠上动脉。血管蒂可从十二指肠前方，但更多的经胃后方从小网膜囊少血管区取切口，于肝左叶前方通过，邻近右房室沟切开腹肌顶2cm，由此进入心包腔，保持与右房室沟方向平行，准备与右冠状动脉后降支或回旋支吻合。

3. 体外循环和心肌保护　胸部正中切口，按常规建立体外循环。对复杂病例体温降到25℃左右。在完全心肺灌注期间，可不必套上下腔静脉阻闭带。主动脉灌注管应插入升主动脉远端，静脉引流管通常用腔房双极静脉插管（two-staged venous catheter）经右心耳插入，管尖置入下腔静脉，另一侧孔引流右心房内血液。

阻断升主动脉后，一般用4℃冷心脏停搏液经主动脉根部插管行冠状动脉顺行灌注，首次剂量为800～1000ml，每隔30min再灌注400～500ml，并于心肌表面加用冰屑降温。在冠状动脉旁路移植术中，常规采用的经主动脉根部行冠状动脉顺行灌注方法，对狭窄远端缺血心肌保护效果欠佳，特别近几年来随着手术适应证的逐渐扩大，有相当一部分病例存在严重的冠状动脉狭窄，完全闭塞病例也在增多，这样沿用已久的主动脉根部顺行灌注对缺血心肌保护不足的缺陷就变得更为明显，因而在改进缺血区心肌灌注技术后重新受到重视，改进的方法如下。

（1）冠状静脉窦逆行灌注：粥样硬化病变一般不累及冠状静脉系统，因而即使有广泛的冠状动脉严重病变，经冠状静脉窦逆行灌注冷心脏停搏液尚能均匀进入心肌，经冠状静脉窦逆行灌注和经主动脉根部顺行灌注相比，其优点首先是冷心脏停搏液分布均匀，即使左冠状动脉完全闭塞仍能分布到左心室壁全层；心肌降温效果满意，左右心室不存在温差；其次心功能和心肌氧分压恢复较快；并能有效缩小缺血心肌的梗死范围。实验室观察还证明逆行冠状静脉窦灌注时，冷心脏停搏液在左心室的分布优于右心室，心内膜下优于心外膜下，此正适合于心肌保护的重要原则，即加强对左心室和心内膜下的保护。

冠状静脉窦逆行灌注技术：一般采用尖端带气囊导管灌注。主动脉阻断后，于右心房前壁距房间沟1cm处做长2～3cm平行切口，直视下将导管头置入冠状静脉窦。逐渐注水使球囊张开，恰好堵塞冠状静脉窦口，防止冷心脏停搏液反流入右心房。导管勿插入过深，以免阻塞心脏小静脉开口而影响灌注效果。灌注流量和方法同冠状动脉灌注法，压力应低于40mmHg。也有人主张以15～30mmHg的持续低压灌注。持续灌注有利于维持低温和及时冲洗酸性代谢产物。进行冠状静脉窦逆行灌注时主动脉根部需插管引流心脏停搏液。

冠状静脉窦逆行灌注的缺点是右冠状动脉血大部分经心前静脉直接回流入右心房，对右心室游离壁的灌注效果较差。

（2）应用大隐静脉桥灌注：适用于多支病变的旁路移植手术。已制成专为经大隐静脉桥灌注冷心脏停搏液的多个分支导管，此种导管有1个分支接头用于主动脉根灌注，每做完1个冠状动脉吻合口，即可将血管桥近端分别连接于该导管的分支接头上，故当进行冠状动脉顺行灌注或逆行灌注时，冷心脏停搏液可同时经分支导管灌注到已做好吻合的狭窄远端缺血心肌，从而进一步加强对缺血心肌的保护效果。

（3）其他：Lichtenstein 提出了温心手术（warm heart surgery），即常温下心脏直视手术和灌注含氧心脏停搏液。这种手术是指体外循环在常温下进行，心脏排空但仍在搏动时阻闭升主动脉，经主动脉根部插管注入加温至37℃的含高钾血心脏停搏液（由含钾 100mmol/L 的晶体液以 1 : 4 与氧合血混合而成）300ml/min，灌注 2min 后心脏可在舒张状态下停搏，共灌注 1500ml 后改用 37℃ 含低钾血心脏停搏液[由含钾 30mmol/L 的晶体液以 1 :（4～5）氧合血混合而成]，持续灌注（50～150ml/min），保持心脏处于完全静止状态。切开冠状动脉切口溢出的血液用 CO_2 吹去，以利于吻合口显露。每做完一支血管桥远端吻合，则近端连接到灌注导管的分支接头上，持续灌注低钾温血心脏停搏液。近端吻合时需停止主动脉根部的温血灌注以保持手术野清晰。

温血灌注有氧停搏液的优点是不仅可以防止低温缺血和再灌注损伤，还可使处于完全静息状态的心肌获得各种基质及氧供，以达到某种程度细胞修复的目的。常温下持续温血灌注的缺点是影响手术野的显露，而且要求人工心肺机性能十分可靠，操作技术熟练，因为处理意外事件，没有低温作保障不安全，所以未能得到推广。

另外，诱导心室颤动进行冠状动脉旁路移植术，其优点是冠状动脉仍然有灌注，而且显露及进行血管桥吻合都比较方便和精确，手术时间短有一定优越性，若心室颤动时间长，仍会造成心肌缺血性损伤，所以也未能得到广泛应用。

4. 冠状动脉吻合口的选择和切开　这是冠状动脉手术中重要环节。冠状动脉一般位于心外膜下，容易见到。手术者可根据冠状动脉造影显示的病变部位在术中进一步确定。要靠近狭窄或阻塞远端正常管壁吻合，因为越靠近端管腔越大，进行吻合越方便。假如该区域血管有明显粥样硬化病变，则应向远端寻找，选择病变较轻又适合吻合的部位。

行冠状动脉切口时一般应在心脏停搏下进行，管腔保持充盈，以防切前壁时误伤后壁。首先切开覆盖血管的心外膜，当管壁显露后，再行冠状动脉切口。应用小刀片尖对着血管前壁中央纵行切割，切开管腔后再用小成角剪刀向远端、近端将切口扩大。若发现切口偏一侧，向两端扩大切口时应注意矫正到中央，然后应用冠状动脉探子经切口测量远端和近端口径。

冠状动脉吻合口的长度一般为该血管直径的 2～3 倍，应长于移植物的管径。冠状动脉左前降支的近端和右冠状动脉远端有时埋藏于心肌或脂肪层内，寻找方法：①沿着该血管走向追踪，加用指诊方法，特别该段有动脉硬化改变时，指诊更有帮助；②从该段血管远侧或分支逆行寻找；③伴行静脉往往在动脉的浅层，有时也可作为一个标志。

5. 血管桥远端吻合技术　冠状动脉口径小，远端吻合技术必须十分精细，它将直接影响到吻合口远期的通畅率。常规借助 4 倍双目放大镜。除了要求有一套微血管器械和技术训练外，缝线的选择也很重要，6-0 缝线一般用于吻合直径 2mm 以上的血管，7-0 缝线用于吻合 2mm 以下的血管。手术必须在静止的心脏和无血的手术野中进行，即使有微量血液经切口反流到手术野，也会影响操作的精确进行。在这种情况下可用 CO_2 吹气装置间断地冲去吻合口血液，或用冠状动脉吸引头吸净手术野血液，以帮助显露。

血管桥应剪成斜面，一般应用连续缝合方法，以节省时间，对 2mm 以下小血管也有选用间断缝合方法者。无论哪一种吻合方法，内膜必须对齐。且在缝合血管桥时一般由外向内进针，缝合冠状动脉侧时，由内向外出针，一定要缝上内膜，出针处可穿过心外膜脂肪，离切缘 2～3mm，再收紧缝线，有利于防止针眼漏血。

以下分别介绍左前降支、左回旋支和缘支、右冠状动脉远端及后降支等 4 个基本部位的冠状动脉显露和吻合方法，掌握了这 4 个基本部位的显露方法，可以进行心脏不同部位血管桥的吻合。这 4 个部分的显露和吻合技术各有特点，但一旦标准化后，也有助于手术组成员识别其解剖关系和达到默契配合。

（1）左前降支的显露和吻合：左前降支和对角支均位于左心室前侧壁，心脏停搏萎陷后，在左心耳处塞入冰盐水纱布垫将心脏抬起，并略向右转。病变远端的吻合口选好并切开后，将备用的大隐静脉近端剥离吻合区血管外衣，修剪成 45°断面，用 7-0 聚丙烯缝线从大隐静脉断面"足跟"部缝合一针，缝针并穿过左前降支切口的近端对应部位，单纯连续缝合 3 针或 4 针后收紧缝线，使大隐静脉与冠状动脉切口近端对合，继续用连续缝合，缝至"足尖"时，可应用冠状动脉探子由吻合口送入远侧冠状动脉管腔内，防止做"足尖"部位吻合时缝线挂上血管后壁。缝到对侧吻合口中部时，再用"足跟"部缝线做连续缝合，两端缝线汇合时进行结扎。吻合完毕，从大隐静脉桥另一端加压注入生理盐水检查有无吻合口漏，必要时可加针缝合。假如吻合处冠状动脉口径较小，则冠状动脉近侧切缘做连续缝合，远侧切缘可做多个间断缝合（图 35-9）。

（2）左回旋支和缘支的显露与吻合：显露左回旋支和缘支，可将心尖抬起，心脏转向右方，助手以干纱布帮助可完成这一操作。若要良好地显露回旋支主干，可在沿肺静脉的心包反折处置牵引缝线。对左回旋支的吻合一般都选择在粗大的缘支上，通常是钝缘支。选好和切开吻合口后，应用 7-0 聚丙烯双针缝线在大隐静脉血管桥"足跟"部一侧开始缝合，并穿过冠状动脉切口的近侧端对应部位，连续缝合 3 针或 4 针后送下血管桥并收紧缝线。两端缝线分别继续进行连续缝合，缝合"足尖"部时也可将一冠状动脉探子经吻合口送入远侧冠状动脉管腔内，防止缝线挂上血管后壁，两连续缝线在一侧汇合后，予以结扎，完成吻合（图 35-10）。

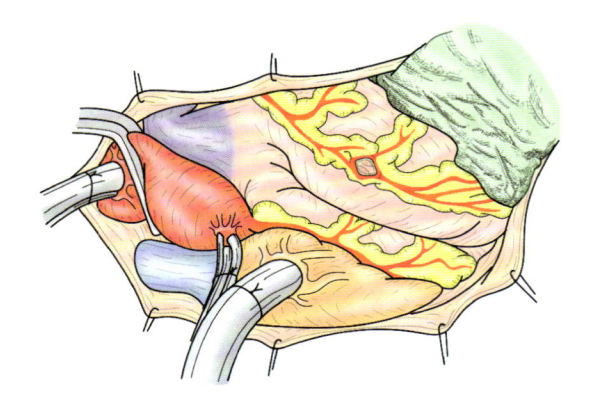

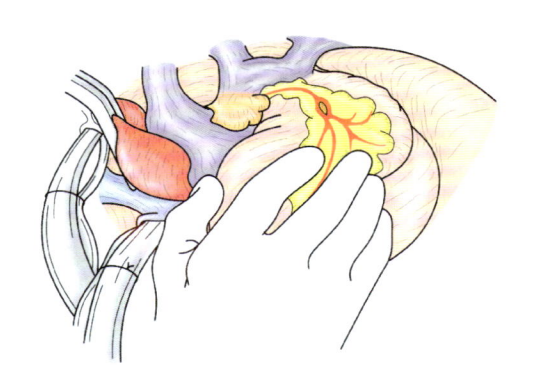

图 35-9　左前降支显露　　　　　　　　　　图 35-10　左回旋支和缘支的显露

（3）右冠状动脉远端的显露和吻合：在右冠状动脉远端做吻合时，首先应将心脏锐缘的近侧端心壁抬高，心尖仍保持向左，这样可使右冠状动脉远端及其分支近端部分得到良好显露。右冠状动脉的吻合口应选择在右冠状动脉远端十字交叉处或后降支上。发出后降支的右冠状动脉远端的管腔通常都保持通畅，或有足够口径。但是在切开右冠状动脉远端后必须探查其后降支，以确保后降支无病变（图35-11）。

做这个部位的吻合时，最好从血管桥的"足尖"部开始，应用单纯连续缝合，一侧缝线绕过"足跟"部到对侧中点，与另一缝线相汇合，予以结扎。

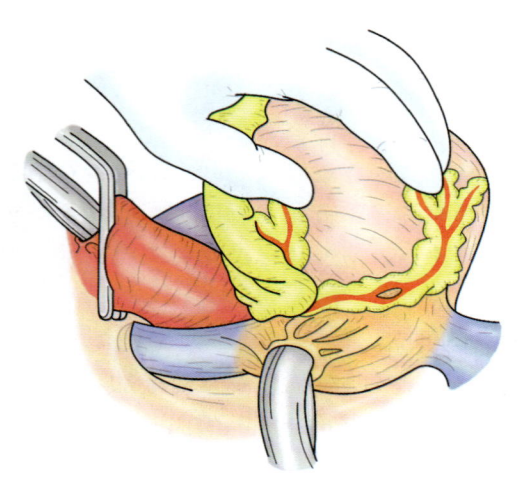

图35-11　右冠状动脉远端的显露

（4）后降支的显露和吻合：在后降支或心脏膈面的左右冠状动脉分支做吻合时，可令助手用一手将心尖向头端牵引，右冠状动脉后降支近端吻合口切开后，大隐静脉桥放于心包腔内（图35-12），应用7-0聚丙烯缝线于大隐静脉桥的"足跟"部与后降支吻合口近端开始缝合，缝合方法同前述。

如右冠状动脉主干远端有狭窄，后降支近端也有局限性狭窄，可在右冠状动脉远端做切口并通过后降支狭窄斑块区向远端延伸，做一个跨分支吻合，这样可以保证血管桥的血流分布到近端的右冠状动脉及其远端两个主要分支。

6.序贯式吻合　应用一支血管桥分别与两支或多支冠状动脉进行吻合，称为序贯式吻合。优点是需要的血管桥和吻合口少，因为手术时间短，手术操作也较简单。由于大隐静脉口径均比冠状动脉主干粗，因而能充分供血，其通畅率与分别做多个旁路术者相似。常用的部位是从前降支到对角支，回旋支的缘支间，右冠状动脉的左后分支到后降支，有多种吻合方法可供选择。

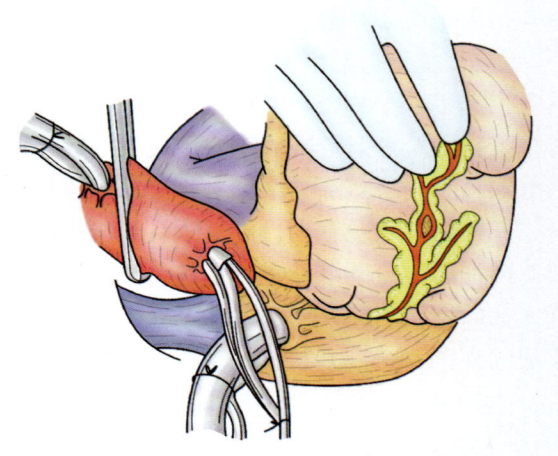

图35-12　后降支的显露

（1）端-侧吻合：基本上和单个吻合一样，但应选择在主要血管上，"足尖"应对着冠状动脉切口一侧的中点，以免吻合后"足跟"部发生扭曲。

（2）侧-侧吻合的菱形缝合法：在血管桥和冠状动脉上均做纵行切口，两个切口必须等长，不能超过血管桥的直径，并彼此垂直排列，做成该类吻合口的方法称为菱形吻合法。先于大隐静脉切口一侧中点和冠状动脉切口顶点做一单纯缝合，从管腔内一侧连续缝合一半，将缝线穿出管壁，再分别继续缝合，到达动脉切口另一端再结扎。

（3）侧-侧吻合的平行缝合法：血管桥与病变冠状动脉平行排列，先从管腔内做后壁连续缝合，转角后再用连续缝合法完成前壁吻合口的缝合。

序贯式吻合以菱形吻合法应用较多，因其可取得较好的血流动力学效应。值得注意的是做序贯式吻合时，桥血管上的两个吻合口之间不宜过近，最好相距2cm以上，以免桥体扭曲。另外，近侧吻合口必须比远侧者小，否则将产生窃血综合征，从而夺去远侧动脉的血流，导致吻合口血栓形成。

7. 胸廓内动脉-左前降支吻合　用纱布垫将左心尖稍垫高以显露左前降支，冠状动脉上切口应比与大隐静脉吻合者小。一般5～6mm足够。把带蒂的胸廓内动脉血管桥移入手术野，断端剪成45°斜面，应用8-0聚丙烯缝线，先从胸廓内动脉"足跟"部由外向内进针，再从冠状动脉切口近端由内向外出针。连续缝合3～4针后，收紧缝线，使胸廓内动脉远端与前降支切口对合。在两侧继续做连续缝合，到"足尖"部将多余胸廓内动脉壁剪去，剩余部分可连续缝合或做5～6针间断缝合来完成全部吻合。在结扎最后一针缝线之前，排尽血管桥和冠状动脉系统内积气，可先压迫前降支近端，使远端回血逆向充盈，松开近端压迫和胸廓内动脉上端血管夹，待积气排尽后结扎。检查无漏血，可用2针缝线将血管桥附近胸内筋膜固定于心外膜上，以减少吻合口张力和防止撕裂吻合口。

8. 胃网膜右动脉与右冠状动脉吻合　右冠状动脉吻合口切开后，将胃网膜右动脉剪裁至适当长度。断端呈45°斜面，用8-0聚丙烯缝线于血管桥的"足跟"和"足尖"部各缝一线，并分别穿过右冠状动脉切口的远端和近端血管壁。对齐吻合口，两侧继续做间断或连续吻合。若拟与钝缘支吻合，必须切断肝三角韧带，并于邻近钝缘支的膈肌上开口，将血管蒂经此开口引进心包腔。为了防止血管蒂扭曲，在送入胸腔前可应用细丝线在血管蒂的一侧做标记，这一点甚为重要。

9. 主动脉端血管桥的吻合　冠状动脉端吻合口完成后，开放升主动脉阻闭钳，诱导心脏复搏，进行升主动脉端血管桥吻合。这时可根据血管桥根数设计主动脉吻合口的部位。由于部分心肺灌注，升主动脉壁张力小，应用无损伤侧壁血管钳钳夹部分升主动脉管壁也较方便。上侧壁钳之前，需排除主动脉钙化等情况。

单支或双支血管桥的主动脉切口，可以分别安排于升主动脉两侧前壁；3支以上血管桥的吻合口位置则应分别安排于升主动脉左前和右前方。先将升主动脉拟做吻合口部位的血管外衣剪去，钳夹升主动脉前侧壁，然后用特制主动脉打孔器打孔。先在剪去外衣的主动脉壁用尖刀做一小切口，将打孔器头端的滑动轴头端经此切口插入主动脉腔，向外收紧滑动轴，其上方圆形刀即将一块动脉壁切下。切下组织的直径为5～7mm，即主动脉吻合口口径。

移植大隐静脉血管桥在冠状动脉端的顺序一般是由心室后面的血管桥开始依次往前进行，在升主动脉端吻合则是从上而下排列，这样可以防止血管桥间的交叉受压。先将静脉桥远端的小狗头钳松下，从冠状动脉来的血液会立即将血管桥逆向充盈伸直。若回血少，也可通过插入血管桥近端的接头注射生理盐水将血管桥充盈伸直，将血管桥剪裁至适当长度，然后再在血管桥近端夹上狗头钳，将剪成45°斜面血管桥近端的"足跟"部应用6-0

缝线做一单纯缝合，穿过主动脉切口相应部位，不做结扎，先于一侧做连续缝合，到达主动脉切口中部后，再用另一侧缝线继续做连续缝合，两端缝线在"足尖"相遇，将近端小狗头钳松开，排尽血管桥和主动脉隔离腔内积气。最后收紧和结扎缝线，完成吻合。

做多支血管桥吻合，包括应用桡动脉血管桥时，方法同上。待血管桥全部吻合完毕，缓慢松开部分阻闭升主动脉的侧壁钳，以免撕裂或损伤吻合口，每个做好的吻合口都应做好标记。开放循环后的血管桥长短应适宜，行径自然，切忌扭曲或成角。

10. 体外循环辅助灌注和停机　顺利脱机是手术成功的一个重要环节，心肌从停搏和（或）机械性损伤至恢复正常收缩功能需要一定时间，在此期间辅助灌注有利于心功能恢复。灌注流量可逐渐减少，待心肌收缩有力、循环稳定后再逐渐停机。若经较长时间辅助循环支持，心肌收缩力仍差，则应静脉滴注低浓度正性肌力药物如多巴胺、肾上腺素或异丙肾上腺素。对术中或停机后高血压状态，则应加用硝酸甘油或硝普钠类药物治疗。用药后仍无法停机者，应及时做主动脉内球囊反搏支持。

11. 术中注意事项

（1）误伤伴行静脉：冠状静脉壁很薄，一旦切错容易识别，鉴别困难时可插入探针探查，有助于将其与靶血管区别。处理方法为可应用 7-0 线立即缝合，不致造成不良后果。

（2）切穿冠状动脉后壁：应以预防为主，在靶血管充盈状态下切开管腔比较稳妥，一旦误伤后壁，可应用 7-0 缝线修复，在管腔内做连续缝合，缝线两端应穿出后壁，线结打在血管壁外方。

（3）冠状动脉切口下方遇局限性斑块：可将切口往下延伸，并做跨斑块的血管桥吻合，保障斑块近端及远端血流通畅。

（4）主动脉前壁钙化：应选用胸廓内动脉或胃网膜右动脉移植，或避开钙化部位。当移植几个静脉桥受限时，可做 1 个或 2 个静脉桥间的端-侧吻合。此方法也可在切取静脉桥不够长时应用。若钙化比较局限也可做部分升主动脉壁切除和应用补片修补，大隐静脉桥可吻合于补片上。

（5）血管桥太长或太短：都会导致血管桥成角或扭曲，影响血流的通畅性。过长者可适当调整血管桥行径，若不成，则需切除一段再吻合；过短者可将血管桥近端吻合于另一血管桥上或在断端之间加接一段。

（6）血管桥扭曲：180°以上的扭曲会导致血管桥阻塞，纠正方法是应用两把狗头钳将扭曲的血管桥两端夹住并切断，展直后将断端在相对的两侧壁上各做一小切口，以扩大吻合口并做连续缝合。

（7）移植血管桥血流不畅或无血流通过：首先要检查两端吻合口，并用手指将静脉血管桥内血液挤空，再根据充盈情况寻找是哪一端的问题。问题找出后需要拆除再缝合者，立即拆除重新缝合。

（8）吻合口出血：未复搏前出血应找准出血部位加以缝合，复搏后出血，先予以压迫，经压迫出血不止或有明显出血，应考虑再次诱导心脏停搏，在停搏下缝合止血，或拆除吻合口重新吻合。

五、临床效果评价

冠状动脉旁路移植术已有几十年历史，有数十万例手术经验。手术效果在不断提高，手术能有效解除心绞痛，改善生活质量，恢复工作能力，延长寿命。

1. 手术存活率　影响术后存活率的因素：①心肌再血管化程度，再血管化越完善则效果越好；②左心室收缩功能，Kouchoukos等报道术前射血分数低于33%，左心室舒张末压＞18mmHg，手术病死率较高；③病变严重程度，3支病变手术死亡约为2支病变的2倍，最近有报道随着手术适应证的扩大，老年和重症复杂手术患者增多，手术可治疗更多患者，但术后并发症和手术病死率也有上升趋势。

2. 血管桥通畅率　据报道静脉血管桥约有10%可在术后几周内闭塞，严重的内皮细胞损伤带来的血小板沉积和血栓形成是大隐静脉桥术后1个月内闭塞的主要原因。移植1年后的静脉桥有的出现弥漫性内膜增生，3～5年后移植物中可出现明显的粥样硬化灶。按每年5%的闭塞率计算，移植10年血管桥的通畅率为50%～60%。胸廓内动脉旁路移植术的通畅率明显高于大隐静脉者。有报道胸廓内动脉移植10年的通畅率可高达90%。关于胃网膜右动脉、桡动脉被用作血管桥的长期通畅率如何，尚有待观察。

3. 症状缓解率　若心肌再血管化完善，缓解症状的效果通常很显著，80%～95%心绞痛可得到缓解，60%～70%完全消失。心绞痛复发是术后心肌缺血的最常见征象，一般于手术后5年开始上升。早期心绞痛复发通常是由于心肌再血管化不完善和早期血管桥狭窄或闭塞，或自身冠状动脉病变的进展结果，或两者均存在。

4. 心电图改善率　可复性心肌缺血的程度可通过运动试验用心电图记录下来，冠状动脉旁路移植术后64%～86%的患者心电图运动试验可得到改善，这是手术取得疗效的客观指标。术后6周至半年，运动试验对早期血管桥闭塞的诊断很有价值。特别是运动试验原为阴性而转成阳性者，常可视作血管桥闭塞或自身冠状动脉病变进展而导致心肌缺血的可靠征象。

第二节　非体外循环辅助冠状动脉旁路移植术

传统上，冠状动脉旁路移植术有赖于体外循环的帮助以获得一个无血和静止的手术野。然而，尽管在体外循环领域已获得了许多进展，但体外循环下输血和微栓的严重后果仍然不可低估，特别是血液与人工心肺机管道接触致血液成分的机械损伤，激活补体后白细胞产生全身炎症反应和造成的液体潴留等，都会给患者带来不良后果；另外还存在人工心肺机设备的费用、术后护理、住院时间延长等问题。非体外循环辅助冠状动脉旁路移植术（off-pump CABG）能减少输血需要，是有脑血管疾病或主动脉钙化疾病患者的首选治疗方案。

一、适应证

当前手术病例的选择在很大程度上还取决于外科医师和麻醉师对此项技术掌握的程度，以及是否具有特殊的牵开器、固定器等条件。特殊牵开器和固定器问世之前，非体外循环辅助冠状动脉旁路移植术主要适用于左前降支和（或）右冠状动脉病变患者。随着固定器的改进和经验的积累，非体外循环冠状动脉旁路移植术可适用于3支血管病变的所有靶血管。

二、禁忌证

以下4种情况，不宜采用此种手术方法。
1. 弥漫性冠状动脉病变且血管口径小、有钙化或需要做内膜剥脱者。
2. 靶血管行走于心肌内不易解剖者。
3. 搬动心脏显露待吻合的血管时，造成不可逆转的血压下降和严重的心律失常者。
4. 合并瓣膜病或心内病变需要切开心脏矫治者。

三、术前准备

非体外循环辅助冠状动脉旁路移植术的术前准备同体外循环辅助冠状动脉旁路移植术。

四、手术要点、难点及对策

全身麻醉，常规气管内插管，取正中劈开胸骨切口，备用人工心肺机但不预充。游离胸廓内动脉，使用小剂量肝素（1mg/kg），维持激活全血凝固时间（ACT）300s，血管桥准备按常规方法进行。通过控制麻醉深度或给予β受体阻滞剂调整心率在60次/分左右。用特殊胸骨牵开器撑开胸骨。纵行切开心包，平行于左膈神经做2根或3根心包牵引线，于近心尖处缝另一心包牵引线，将心脏托起；也可应用吸盘牵引器吸住心尖，分别显露前降支、回旋支及后降支冠状动脉。应用吸盘牵引器对血流动力学影响小，在显露右冠状动脉、钝缘支和后降支时具有突出优点。

有几种在非体外循环术中用来固定局部目标冠状动脉的装置。Acrobat系统既通过吸引又施加向下的压力来稳定目标血管。Octopus系统通过多个吸引杯，对周围组织施加高压吸引来获得稳定作用。还有一种Estech Synergy装置，结合了施压和吸引两种技术以稳定目标血管。采用任意一种稳定器，将准备做吻合的冠状动脉局部固定、降低心脏搏动幅度，以便于手术操作。

一般情况下先做左胸廓内动脉-前降支动脉吻合，再做其他靶血管吻合。切开冠状动脉，吻合口回血多时可经切口向冠状动脉内送入哑铃状空心血管阻断器（shunt）；或用带钝头针橡皮筋环绕预作吻合的冠状动脉近端、远端和暂时阻闭管腔，以提供一个无血的吻合口视野，用常规吻合方法先做血管桥远端吻合。再在升主动脉前壁上侧壁钳并打孔，做血管桥近端吻合。手术过程中持续监测患者的心电图、血压、心率和血氧饱和度，有条件者可放置 Swan-Ganz 漂浮导管持续监测肺动脉和肺小动脉楔压。

非体外循环辅助冠状动脉旁路移植术也可采用以下小切口进行。

1. 部分低位胸骨切开径路　术前准备和非体外循环辅助冠状动脉旁路移植术相同，在前胸正中做长约 15cm 皮肤切口，从胸骨柄下方到剑突，切除剑突，将胸骨纵行锯开至第 3 肋软骨，于第 2 肋间横断胸骨使呈"T"形切口，将胸骨柄完整保留。这个切口可以直接游离两侧胸廓内动脉。按常规应用盐水纱布包绕和保护游离的胸廓内动脉并置于两旁，然后纵行切开心包。切口向靶血管方向左右伸展。在遇上心肌缺血或血流动力学恶化需要体外循环完成手术时，这个切口可立即做右心房和升主动脉近端插管，但无法钳闭升主动脉。冠状动脉血管桥吻合可应用药物控制心率，在心脏搏动下进行。

2. 剑突下胃网膜动脉移植术　手术野准备范围上至胸骨剑突，下抵耻骨联合。术前下胃管排空胃内容。胸腹正中切口上自胸骨下端，下至脐上，切除剑突，分离胸骨下心包前结缔组织，不必向上分离前纵隔组织，将胸骨下端向上牵引，心包内右心室和纵隔有粘连也不必分离，这类粘连可将手术野抬高更有助于显露。在心脏和膈肌之间分离出一个间隙，游离膈肌显露后降支动脉。这个部位心脏往往粘连不严重，可寻找出病变靶血管和标记吻合部位。从胃大弯找到胃网膜右动脉，按常规方法游离该血管桥。在切断血管桥前静脉给予肝素 100mg，将带蒂血管桥远端于胃前和肝左叶间提向心包腔。

胃网膜右动脉中层有平滑肌，和胸廓内动脉不同，容易痉挛，切断血管桥远端后应向管腔内注射罂粟碱和维拉帕米，测量血管蒂长度，而且移植血管口径最好 > 2mm，若断端管径不足 2mm，有学者建议最好连接一段桡动脉，组成复合移植物，再做移植。

将血管蒂远端通过膈肌切口与后降支做顺行吻合。血管蒂可用一针缝线固定到心包上，避免闭合切口时扭曲，安置的引流管应远离血管蒂，术后应用硝普钠 1 个月，以减轻血管桥痉挛。

五、临床效果评价

非体外循环辅助冠状动脉旁路移植术因不用体外循环，简化了操作，减少了体外循环带来的创伤。该术式因用血量少或不用输血、费用低、患者恢复快而安全，很快得到推广。1991 年阿根廷的 Benetti 等报道了 1978～1990 年完成 700 例非体外循环辅助冠状动脉旁路移植术，平均搭桥数为 2.2 根，病死率为 1%，7 年生存率为 90%。巴西的 Buffolo 在 1996 年报道完成不停搏冠状动脉旁路移植术 1761 例，病死率为 2.3%，并发症的发生率明显低于该中心的经典冠状动脉旁路移植术病例，疗效与通畅率和经典技术无明显差别。对于多支病变，特别是回旋支在心脏搏动下手术，因暴露差，是否会影响吻合口精确度和长期通畅率，尚有不同意见。另外也有报道非体外循环辅助冠状动脉旁路移植术术中变更应用体外循环者高达 11.2%～29.6%，但在正中切口下建立体外循环比较方便，因此不影响预后。

第三节 微创冠状动脉旁路移植术

20世纪90年代后期兴起小切口不采用或采用体外循环进行冠状动脉旁路移植手术，统称为微创冠状动脉旁路移植术（minimal invasive CABG，MI-CABG）。MI-CABG开始时是应用胸腔镜游离左胸廓内动脉，在非体外循环心脏不停搏下经左前胸小切口进行胸廓内动脉-冠状动脉前降支旁路移植术，又称左前胸小切口开胸术（left anterior small thoracotomy，LAST）。随后发展为不开胸（经股动脉、股静脉插管）建立体外循环，经胸壁小切口进行冠状动脉旁路移植术，后者又称心脏窗口径路（heart port access）技术。微创冠状动脉旁路移植术中还衍生出了各种胸壁小切口（＜10cm），包括左胸骨旁、左（右）前外开胸小切口和胸骨下段切口等；包括应用或不应用胸腔镜辅助技术。以上有关冠状动脉旁路移植术术式的出现，展示了人们对冠状动脉外科微创手术的探索。

一、适应证

本术式主要应用于单支前降支或合并对角支病例。

二、手术要点、难点及对策

（一）左前胸小切口冠状动脉旁路移植术

这类手术不能观察心脏情况，术中应用经食管超声心动图监测室壁运动，对重症病例应选择性应用，另外体外除颤电极也应事先安置和连接好。

根据切口的需要，患者选平卧或左侧垫高20°～30°卧位，对前胸直到上腹部消毒铺单。全身麻醉，常温，一般选双腔气管内插管，单侧通气。若靶血管为左冠状动脉前降支，切口部位选择在左胸前外第4肋间或左侧胸骨旁第3及第4肋间，长约10cm。显露胸廓内动脉，从外侧进行游离。早期经验不足时可切除第4肋软骨以帮助显露。若应用胸腔镜游离胸廓内动脉，再分别在腋中线第3肋间和第5肋间另做2个操作孔，放入特制电烙器、镊子等手术器械，在电视胸腔镜监测下游离胸廓内动脉。胸廓内动脉游离范围上至第1肋，下达第5肋或第6肋水平。垂直切开心包，应用牵引线悬吊起心包切缘显露左前降支。观察游离的胸廓内动脉到达左前降支拟行吻合区有无张力。必要时进一步游离。在做冠状动脉吻合口前，先静脉给予β受体阻滞剂艾司洛尔或钙通道阻滞剂硫氮䓬酮以减慢心率和心脏搏动幅度，硫氮䓬酮还有防止动脉痉挛的作用。给予肝素100mg和硝酸甘油有利于减轻心肌缺血性损伤。有时可于心脏表面冠状动脉切口上下方安置一马蹄形稳定器，给予一定压力限制心脏局部活动，然后直视下切开冠状动脉。用8-0聚丙烯线做胸廓内动脉的远端与左冠状动脉吻合。吻合时若切口回血多，可于切口上下端各缝一橡皮筋临时阻闭该段冠状动脉。也可使用冠状动脉分流栓，保持手术野清晰，以便更精确吻合。吻合口完成后，移去胸廓内动脉上狗头钳，观察移植物血流通畅情况和止血是否确实。停用艾司洛尔使心率恢复，并应用鱼精蛋白中和肝素，按常规关胸。

（二）窗口径路冠状动脉旁路移植术

窗口径路冠状动脉旁路移植术是指不开胸建立体外循环技术，又称血管内体外循环下经胸壁小切口进行冠脉旁路移植术（endo CPBG），它是通过一套导管系统经股动脉、股静脉插管建立体外循环，并实现升主动脉阻断、灌注心脏停搏液及心内引流。只需根据心脏手术的需要在胸壁做一小切口（port）来完成切开心脏或不切开心脏手术，该技术于1995年首先由美国斯坦福大学医学院应用于临床。由于它能弥补非体外循环辅助冠状动脉旁路移植术技术的不足，可在静止的心脏上对任何靶血管病变及合并心内病变如瓣膜病变等进行操作。

手术在全身麻醉下进行。平卧位，常规气管内插管，做股动脉、股静脉切开或经皮穿刺分别置入动脉灌注管和静脉引流管，静脉引流管的尖端通常应置入右心房中部，经股动脉灌注管的"Y"形管口向动脉内放置一带气囊的小导管，在X线透视或经食管超声心动图的监测下将此导管带气囊部分置入升主动脉，以备将气囊充气，进而阻闭升主动脉，并经导管尖端孔灌注心脏停搏液，再经颈静脉分别置入一导管至主肺动脉做测压和心内引流口，另一带气囊的导管置入冠状静脉窦，可作逆行灌注用。体外循环建立后经胸部小切口直视下或胸腔镜辅助下游离胸廓内动脉，在心脏停搏下通过小切口进行冠状动脉桥的直接吻合，吻合方法同前述。

三、临床效果评价

与常规冠状动脉旁路移植术相比，本术式优点是输血量小，住院时间缩短，感染率低，但再次开胸止血发生率较高。由于窗口径路冠状动脉旁路移植术所需的导管系统费用高，住院费用也高于常规冠状动脉旁路移植术且操作复杂，因此限制了这一技术的发展。

第四节　机器人辅助下冠状动脉旁路移植术

传统的手术器械是无法在胸腔镜辅助下进行冠状动脉旁路移植术的。为此机械手或机器人系统应运而生，它增加了手术的灵活性和精确性。1988年6月Broussaia成功进行了此手术，后来Didier等又在窗口径路（port-access）和体外循环下应用机器人和胸腔镜辅助完成冠状动脉旁路移植术。

手术机器人系统由3个主要部分组成：①手术医师操作装置（控制台），包括1台电视监测仪和 2 个器械柄；②电脑控制系统；③ 2 个或 3 个机械手（臂）。

手术医师操纵器械柄、电脑控制系统可将手术者的动作数字化，并实时将信息转导到机械手。机械手均由手术台旁机械臂伸向手术野，精确操纵位于手术野的器械；第 3 个声控机械装置是用来操作内镜的。机器人还配有显微手术系统（Zeus robotic microsurgical system），其可将手术野图像放大 2～10 倍，通常用 2.5 倍。

一、适应证

本术式现仅用于左胸廓内动脉与左前降支或对角支吻合。

二、手术要点、难点及对策

手术可在或不在体外循环下进行。患者仰卧于手术台上，全身麻醉。安置动脉测压及静脉输液管，消毒铺单后，将已灭菌的机器人 3 个机械臂安插于手术台旁。先经胸壁 3 个小切口应用胸腔镜获取左胸廓内动脉。使用低能量电刀，自锁骨下动脉分离至第 6 肋间，分支以低能量灼烧止血，剥去远端软组织，肝素化后暂时夹闭胸廓内动脉备用。这 3 个切口随后可用于胸腔镜下冠状动脉旁路吻合路径，左侧器械（5mm）位于正中线剑突下方，中间小切口为胸腔镜-摄影机导管进入口（10mm），位于中线外大约 7cm 的第 5 肋或第 6 肋间隙，视左前降支部位而定；右侧器械口（5mm）位于胸腔镜插管口外侧 7cm，腋前线的第 4 肋间或第 6 肋间。将胸腔镜接电视摄影机和光源，通过声控装置操纵胸腔镜。在手术者操作部位和手术台头侧两处均有电视屏显示手术野图像，特制手术器械尖端从器械切口送入手术野，按照胸腔镜所提供的图像进行操作。

内镜下切开心包，在心脏停搏前识别靶血管。心包不悬吊，心脏在原位上，停搏后，于左冠状动脉前降支狭窄远侧管壁上做切口。摄影机头采集手术野的图像非常清晰，在机器人和胸腔镜辅助下应用连续缝合法进行胸廓内动脉前降支（IMA-LAD）端-侧吻合，首先缝合胸廓内动脉切口的"足跟"部，收紧缝线，再进行"足尖"部吻合，内镜下打结，一般不必补针，松开左胸廓内动脉钳夹，开放升主动脉，复温复搏后逐步停止体外循环，然后按常规关胸。

以上结果提示计算机介导系统能操纵手术器械和胸腔镜摄影机头，特别是机械臂能伸向多靶点血管上，并通过手术野图像放大，让手术者在有限的空间内能更精确和灵巧地操作，改善了缝合的精确度。机器人系统增加了一个声控臂控制胸腔镜，等于给了手术者第 3 个手臂，增加 1 只手，并改善了图像的稳定性，缩短了手术时间，但也存在很大挑战：①心脏不能收缩，特别是搏动下空间有限，显露和准确对冠状动脉病变定位很困难；②由于缺乏触觉反馈，给选择吻合口带来困难；③靶血管钙化和出血时吻合难度更大；④机械臂打结缺乏适度松紧反馈感。

三、临床效果评价

Damiano 报道在机器人和胸腔镜辅助下完成冠状动脉旁路移植术 10 例，8 例吻合口通畅，2 例吻合口不够通畅，主要是由外科技术不熟练引起，随即改在经典体外循环下重新吻合，未造成不良后果。机器人和胸腔镜辅助下完成冠状动脉旁路移植术患者 8 例，术后随访 2 个月，经冠状动脉造影吻合口 100%（8/8）通畅。2000 年 Falk 报道通过 3～4 个孔洞在体外循环下完成胸廓内动脉－前降支移植术 22 例，手术用时 3.5～8h，随诊 3 个月造影，1 例血管桥闭塞，通畅率 95.4%，提示了这类手术的可行性。但目前仅是一个开端，一般仅能完成左胸廓内动脉－左前降支吻合口，少部分国外同行已报道完成了左胸廓内动脉－对角支的吻合。在胸腔镜下进行多支血管桥的吻合尚是一个挑战。另外，这类设备昂贵，也是一个尚待解决的问题。

第五节 杂交手术

冠状动脉旁路移植术（CABG）是治疗冠心病的有效方法，大量循证医学证据表明，左胸廓内动脉－左前降支桥 10 年通畅率超过 95%，与目前介入治疗使用的药物洗脱支架（DES）相比具有绝对优势，是患者获得远期生存的有力保障，因此左胸廓内动脉－左前降支旁路移植至今仍被视为冠心病再血管化的"金标准"，但非前降支病变大多采用静脉旁路移植，大量研究表明，静脉桥的 1 年通畅率为 70%～93%（平均为 80%），且随时间推移，静脉桥闭塞率逐渐增加，与新一代的药物洗脱支架相比不具有任何优势。所以左胸廓内动脉－左前降支旁路移植，其他冠状动脉病变血管行经皮冠状动脉介入（PCI）的杂交手术技术成为近年来许多专家研究的焦点。

传统概念的"杂交"式心脏外科手术是 1996 年由英国学者 Angelini 提出的。Angelini 等对 6 例多支病变的冠心病患者先实施经皮的支架置入治疗，然后使用微创切口对左前降支病变实施非体外循环下旁路移植，对一些不能耐受体外循环或高风险的多支冠状动脉病变患者取得了较好的疗效。中国医学科学院阜外医院的胡盛寿等于 1999 年率先在国内开展冠状动脉多支病变的杂交手术治疗，也取得了较好的结果。MI-CABG 因切口较小，且不需要体外循环，可以有效避免传统冠状动脉旁路移植术的许多缺点，但此术式仅局限于前降支或对角支的血运重建，对存在于右冠状动脉和旋支的病变难以达到手术要求。近些年来随着药物洗脱支架的广泛应用，药物洗脱支架置入术对右冠状动脉和旋支的血运重建远期预后优于单纯用静脉桥血管的冠状动脉旁路移植术。因此药物洗脱支架成为 MI-CABG 治疗冠状动脉三支病变的有益补充。杂交手术正是将两者有机结合，以最小的创伤获得最佳的治疗效果。

最新的"一站式"杂交手术技术则使复合技术的优势最大化，同时显著降低了相应的风险，使杂交手术更为简便和安全。"一站式"杂交手术不但减少了患者在导管室和手术室之间的转运，而且在一次性麻醉状态下完成 MI-CABG 和 PCI，降低了手术风险，降低了患者围术期并发症的发生率，缩短了住院时间。对于合并的房间隔缺损等先天性心脏病，也可同期通过介入的方法进行治疗。"一站式"杂交手术技术还可使 MI-CABG 和 PCI 之间的先后顺序更易解决，MI-CABG 后可以即刻行冠状动脉造影观察左胸廓内动脉旁路和左胸廓内动脉－左前降支吻合口情况，如有吻合口狭窄、旁路血管扭转等情况可以立即进行矫正；而介入治疗过程中，外科医师可以即刻处理多种介入并发症。

一、适应证

《2011 ACCF/AHA 冠状动脉旁路移植术指南》中提到，杂交手术主要适合于：①合并左前降支严重病变无法接受 PCI 治疗而右冠状动脉和（或）左回旋支等非左前降支病变可以进行 PCI 治疗的冠状动脉粥样硬化两支或多支病变者；②左主干病变不适宜 PCI，合并或不合并非前降支病变者；③传统冠状动脉旁路移植术受限制（主动脉重度钙化或目标血管质量差）；④部分不能耐受传统开胸冠状动脉旁路移植术患者，尤其是老年患者及合并其他危险因素如慢性阻塞性肺疾病、升主动脉或二尖瓣瓣环钙化等严重疾病的患者，以及因动脉粥样硬化继续进展以后可能需要再次手术的年轻冠心病患者、PCI 后再狭窄和再次手术的患者。

二、禁忌证

冠状动脉肌桥、弥漫的动脉粥样硬化病变、心功能严重失代偿、严重心律失常等不适合进行 MI-CABG 者，以及对放射剂过敏、血流动力学不稳定等不适合行 PCI 者。

三、手术要点、难点及对策

杂交手术不能观察心脏情况，术中应用经食管超声心动图监测室壁运动，另外体外除颤电极也应事先安置和连接好。

根据切口的需要，患者选平卧或左侧垫高 20°～30° 卧位，对前胸直到上腹部消毒铺单。全身麻醉，常温，一般选双腔气管内插管，单侧通气。切口部位选择在左胸前外第 4 肋间或左侧胸骨旁第 3 肋间或第 4 肋间，长约 8cm。显露胸廓内动脉，从外侧进行游离。早期经验不足时可切断第 4 肋软骨以帮助显露。若应用胸腔镜游离胸廓内动脉，再分别在腋中线第 3 肋间和第 5 肋间另做 2 个操作孔，放入特制电烙器、镊子等手术器械，在电视胸腔镜监测下游离胸廓内动脉。胸廓内动脉游离范围上至第 1 肋，下达第 5 肋或第 6 肋水平。垂直切开心包，应用牵引线悬吊起心包切缘显露左前降支。观察游离的胸廓内动脉到达左前降支拟行吻合区有无张力。必要时进一步游离。在做冠状动脉吻合口前，先静脉给予 β 受体阻滞剂艾司洛尔或钙通道阻滞剂硫氮䓬酮以减慢心率和心脏搏动幅度，硫氮䓬酮还有防止动脉痉挛作用。给予肝素 100mg 和硝酸甘油有利于减轻心肌缺血性损伤。有时可于心脏表面冠状动脉切口上下方安置一马蹄形稳定器，给予一定压力以限制心脏局部活动，然后在直视下切开冠状动脉。用 8-0 聚丙烯线做胸廓内动脉的远端与左冠状动脉吻合。吻合时若切口回血多，可于切口上下端各缝一橡皮筋临时阻闭该段冠状动脉。也可使用冠状动脉分流栓，保持手术野清晰，以便更精确吻合。吻合口完成后，移去胸廓内动脉上狗头钳，观察移植物血流通畅情况和止血是否确实。停用艾司洛尔使心率恢复，并应用鱼精蛋白中和肝素，按常规关胸。

杂交手术中的经皮腔内冠状动脉成形术（PTCA）可按内科常规进行，但在安排左前胸小切口冠状动脉旁路移植术和 PTCA 时有先后顺序的选择问题：①先行左前胸小切口冠状动脉旁路移植术，后做 PTCA，因左前降支血流恢复后可以为 PTCA 提供保障。对 3 支血管病变，尤其是伴回旋支和右冠状动脉近端严重狭窄病例，先行外科手术，围术期又有一定风险。②先行 PTCA 再行外科手术，由于 PTCA 及支架置入术后需要抗凝治疗，这种情况下若过早进行外科手术则容易导致出血并发症。③在特殊设计的造影手术台上同时进行，多数认为一般情况下先做外科手术，待术后病情略稳定再行介入性治疗较为合适。

四、临床效果评价

杂交手术最早在 1996 年提出，并应用于冠心病患者的治疗，在一些不能耐受体外循环或高风险的多支冠状动脉病变患者中取得了较好的疗效。中国医学科学院阜外医院的胡盛寿等于 1999 年率先在国内开展冠状动脉多支病变的杂交手术治疗，在 2010 年报道了 35 例"一站式"杂交手术病例，无院内神经系统并发症、围术期心肌梗死、急性肾衰竭或死亡等发生，近期随访也无不良事件发生，显示出"一站式"复合技术治疗冠状动脉多支病变的临床效果良好。2011 年 M.E.Halkos 根据回顾性分析发现杂交手术再血管化率高于体外循环辅助冠状动脉旁路移植术。2013 年 A.Repossini 报道了基于单中心的杂交手术，效果满意，但同时需注意患者的选择和手术的时机。2013 年中国医学科学院阜外医院也报道了对于高危患者术后心脑血管事件的发生率，"一站式"杂交手术组要低于冠状动脉旁路移植术组和 PCI 组。统计国内外多家医疗机构的报道发现，对于合适病例，采用 MI-CABG-PCI 的模式，围术期执行严格双抗治疗，明显减小了手术创伤，缩短了住院时间，围术期并发症发生率低，而且可以明显改善预后，安全可行，近期临床效果满意。

但是，杂交手术仍处于起步期，还存在很多不完善的地方。杂交手术技术对心脏外科医师提出了更高的要求，需要他们学习更多的影像学知识，与工程师沟通，设计更好的术中专用介入设备。作为多学科融合的产物，杂交手术也需要更多经验的积累，并且远期疗效还需进一步随访观察。

（董念国　刘隽炜）

参 考 文 献

郭加强, 朱晓东, 曹加湘, 等, 1998. 缺血性心脏病外科治疗的初步经验. 中华外科杂志, 28: 580.

胡盛寿, 郑哲, 周玉燕, 2000. 常规与非体外循环冠状动脉旁路移植术治疗冠状动脉病变的对比分析. 中国胸心血管外科临床杂志, 7(4): 221.

刘维永, 鞠名达, 张新来, 等, 1998. 冠状动脉旁路术的病例选择及围术期处理. 中华外科杂志, 26: 583.

Alexander JH, Hafley G, Harrington RA, et al, 2005. Efficacy and safety of edifoligide, an E2F transcription factor decoy, for prevention of vein graft failure following coronary artery bypass graft surgery: PREVENT IV: a randomized controlled trial. JAMA, 294(19): 2446-2454.

Arom KV, Flavin TF, Emery RW, et al, 2000. Safety and efficacy of off-pump coronary artery bypass grafting. Ann Thorac Surg, 69(3): 704.

Balacumaraswami L, Taggart DP, 2007. Intraoperative imaging techniques to assess coronary artery bypass graft patency. Ann Thorac Surg, 83(6): 2251-2257.

Benetti FJ, Naselli G, Wood M, et al, 1991. Direct myocardial revascularization without extracorporeal circulation: Experience in 700 patients. Chest, 100(2): 312.

Buffolo E, de Andrade CS, Branco JN, et al, 1996. Coronary artery bypass grafting without cardiopulmonary bypass. Ann Thorac Surg, 61(1): 63.

Buxton B, Frazier OH, Westaby S, 1999. Ischemic Heart Disease. Surgical Treatment. London: Mosby, 63-250.

Edmunds LHJ, 1997. Cardiac Surgery in the Adult. NewYork: Mcgraw-Hill Health Professions Division, 441-596.

Falk V, Diegeler A, Walther T, et al, 2000. Total endoscopic coronary artery bypass grafting. Eur J Cardiothorac Surg, 17: 38-45.

Gallotti R, Mamolo G, Casucci R, et al, 1991. Reoperationformyocardial revascularization using internal mammary artery. J Cardiovasc Surg, 32: 8.

Galvin IF, 1991. Mammary artery graft: A new notouch technique for anastomosis. Ann Thorac Surg, 51: 500.

Gundry SR, Kirsh MM, 1984. A comparison of retrograde cardioplegia versus antegrade in the presence of coronary artery obstruction. Ann Thorac Surg, 38: 124.

Halkos ME, Vassiliades TA, Douglas JS, et al, 2011. Hybrid coronary revascularization versus off-pump coronary artery bypass grafting for the treatment of multivessel coronary artery disease. Ann Thorac Surg, 92(5): 1695-1701.

Mills NL, Everson CT, 1989. Rightgastroepiploicartery, a third arterial conduit for coronary artery bypass. Ann Thorac Surg, 47: 706.

Okada M, Shimizu K, Ikuta H, et al, 1991. A new method of myocardial revascularization by laser. Thorac Cardiovasc surgeon, 39: 1.

Puskas JD, Williams WH, Mahoney EM, et al, 2004. Off-pump vs conventional coronary artery bypass grafting: early and 1-year graft patency, cost, and quality-of-life outcomes: a randomized trial. JAMA, 291(15): 1841-1849.

Reddy VS, Chen AC, Johnson HK, et al, 2002. Cardiac surgery after renal transplantation. Amer Surg, 68(2): 154.

Repossini A, Tespili M, Saino A, et al, 2013. Hybrid revascularization in multivessel coronary artery disease. Eur J Cardiothorac Surg, 44(2): 288-293.

Suma H, Takeuchi A, Hirtoa Y, 1989. Myocardial revascularization with combined arterial grafts utilizing the internal mammary and the gastroepiploicarteries. Ann Thorac Surg, 47: 712.

Urschel HC, Razzuk MA, Miller E, et al, 1990. Operative transluminal balloon angioplasty. J Thoraccardiovasc Surg, 99: 581.

Wrigley BJ, Dubey G, Spyt T, et al, 2013. Hybrid revascularisation in multivessel coronary artery disease: could a combination of CABG and PCI be the best option in selected patients? Euro Intervention, 8(11): 1335-1341.

第三十六章　心肌梗死并发症

第一节　室　壁　瘤

室壁瘤是冠心病患者大面积心肌梗死后梗死区域出现室壁扩张、变薄及心肌全层坏死的结果。坏死心肌逐渐被纤维瘢痕组织所替代，病变区薄层的心室壁向外膨出，心脏收缩时丧失活动能力或呈现反常运动，称为室壁瘤。室壁瘤可分为真性室壁瘤和假性室壁瘤。真性室壁瘤是指心肌全层病变而形成的室壁瘤；假性室壁瘤是指左心室缓慢破裂后由周围心包组织包裹形成的瘤样结构。两者都是心肌梗死的严重并发症。功能性室壁瘤属于真性室壁瘤，又可细分为失功能性室壁瘤和功能障碍性室壁瘤，这一类由于尚有部分存活心肌，以收缩期的矛盾运动为主要表现。室壁瘤常发生于左心室，其可严重影响心功能，如不积极治疗，患者最终会因心力衰竭等导致死亡。

通过外科手术切除室壁瘤是最积极有效的治疗措施，但手术难度大、风险高、死亡率和并发症发生率高。切除室壁瘤的时机选择至关重要，首先需要判断室壁瘤的大小。无症状的小室壁瘤（2cm以内）可保守治疗，以动态观察为主，不必手术；对于有症状的患者，应积极手术治疗；对于合并附壁血栓，或反复发生血栓的患者需积极手术治疗。另外，对于无症状的大型室壁瘤和有不断扩张趋势的室壁瘤是否行手术治疗尚有争议，但更多的学者倾向于积极的手术干预。

一、手术适应证

室壁瘤出现症状应及时进行手术治疗，无症状的室壁瘤不需要手术。外科手术适应证如下。

1. 心绞痛　是切除室壁瘤的常见指征。室壁瘤切除后，心腔容积缩小，心室壁张力和氧需下降，使心绞痛得到有效缓解。

2. 充血性心力衰竭　切除无收缩功能或反常搏动的室壁瘤可降低心腔容积和舒张终末压，提高剩余心肌的收缩效应，从而改善心功能。

3. 反复发作的室性心律失常　室壁瘤切除有一定的治疗作用，特别是电生理标测技术临床应用后，手术病例明显增加，疗效也有明显增强。

4. 室壁瘤血栓形成　据统计一半的室壁瘤病例有血栓形成，虽然体循环栓塞率发生不高，但仍是手术治疗的指征。若附壁血栓发生了感染性心内膜炎，手术可移去感染源，可以积极进行手术干预。

5. 大型室壁瘤　对于大于 2cm 有症状的室壁瘤或室壁瘤存在不断扩张趋势者，建议积极手术干预。无症状室壁瘤处理方式不应太激进。

6. 假性室壁瘤　心脏破裂可能性大，必须尽早手术切除。

室壁瘤手术应在心肌梗死 3 个月后进行，3 个月内手术病死率较高。此外，在等待过程中其可出现缺血的室壁心肌功能改善和梗死心肌瘢痕形成。瘢痕可帮助确定室壁瘤边界，并提供更好的缝合条件。然而在很多情况下，室壁瘤的手术常被迫在心肌梗死后 3 个月内进行，但应尽量避免在心肌梗死急性期行手术切除室壁瘤。

大约 25% 的病例可行单纯室壁瘤切除，其余病例通常需同期行旁路移植手术。发生心尖部室壁瘤时，前降支处理意义不大，但当其有间隔支发出，供应室间隔时，建议行旁路移植手术改善区域血供，可以保证室间隔的血运并改善其功能。

二、手术禁忌证

有以下情况者，建议暂不行手术：①室壁瘤合并扩张型心肌病患者；②室壁瘤占左心室游离壁超过 50%，以致于切除后影响左心收缩功能；③功能性室壁瘤，尚有活性心肌，不应手术切除；④体质太差不能耐受手术或合并其他严重系统性疾病者不宜手术。

三、术前准备

术前按照体外循环手术行常规术前准备，除此之外，仍需注意以下几点。

1. 术前应仔细观察心脏彩超、冠状动脉造影、左心室造影等结果，明确冠状动脉血管堵塞情况，是否需要旁路移植，旁路移植方式、支数及顺序。

2. 仔细评估手术风险，室壁瘤具体是否需要处理及处理方式。是否存在需同期处理的二尖瓣问题。

3. 准确评估心肺功能，射血分数过低（低于 30%）时应谨慎，建议先行药物治疗，改善心肌功能后，再行手术治疗。

4. 术前应充分与患者沟通，防止突然心肌梗死导致功亏一篑，必要时应提前使用冠状动脉扩张药物，一直用至术前。

四、手术要点、难点及对策

1. 首先常规行正中开胸，建立体外循环　部分病例左心室壁可能有附壁血栓，在升主动脉阻断后，再行处理，以免血栓脱落。同理，阻断后再处理室壁瘤与心包粘连等问题。如果粘连紧密，难以分离，可直接剪开室壁。如为假性室壁瘤，可一同将心包切除。

2.确定室壁瘤范围　简单的室壁瘤较易探查,可用右手直接探查心脏表面,发现大而薄、反常运动的室壁即为室壁瘤。体外循环开始后,左心室塌陷者即为室壁瘤。当确定边界不清时,可从心腔内来确定室壁瘤范围。室壁瘤应为瘢痕组织,无血液供应。当有血液供应或存在肌小梁时,则不是室壁瘤组织。

3.切除瘤体并清除附壁血栓　如室壁瘤很小且无附壁血栓,可使用缝线直接双层间断褥式缝合瘤颈,并用毡片加固。此方法不切除瘤体,无法处理附壁血栓,故存在一定风险。当明确瘤体范围后,切开瘤壁,使用一块纱布堵住二尖瓣与主动脉瓣口,开始彻底清理附壁血栓。尽量将血栓完整剥离。如室壁瘤与心包完全无法分离,则在室壁瘤与左心室壁2cm处做切口,进入左心,沿室壁瘤边缘将心包与瘤体组织一起剪下。若室壁瘤部分位于前乳头肌基底部,则于室壁瘤切除后,用带垫片 Prolene 线将切下乳头或移位乳头固定于左心室壁上。对于切除的瘢痕组织,应注意保留左前降支,同期行冠状动脉旁路移植术改善心肌供血,应避免伤及左前降支。尤其当前降支发出穿膈支时,更应注意改善其血供。切除范围不应超过 40%,太大的切除范围会导致更高的死亡率。室壁瘤周围心内膜可考虑一同切除,因其可导致室性心律失常,应术后警惕。

4.缝合室壁瘤　上述操作结束后,再将纱布取出,并反复冲洗整个心腔。冲洗完成后,可剪除多余瘤壁,留下 1cm 左右瘤壁供缝合即可。具体缝合方式有以下几种:①涤纶补片修补法,适用于大面积心肌梗死形成的室壁瘤。将室壁瘤切除后,使用 2-0 Prolene 线做一圆环形缝合,并注意应缝合足够深度,避免撕脱。在补片心室腔内面加用心包有助于防止人工材料渗血。可先用 2-0 Prolene 线行褥式缝合,第二层再使用单纯连续缝合加固。②直接缝合法,适用于小于 3cm 的室壁瘤,可使用两长条毡片单纯对合往返缝合。也可第一层褥式缝合,第二层单纯连续缝合,起到加固作用。③心室内补片修复术,适用于累及室间隔的室壁瘤。使用小补片抑制室间隔的反常运动,尽可能将病变室间隔隔离于左心之外。④心尖室壁瘤切除修复,切除室壁瘤按照常规处理,尽量使左心室腔恢复到正常左心室大小。再用涤纶补片,内衬心包,做左心室成形。⑤后壁室壁瘤切除,后壁多见于假性室壁瘤破裂等急诊情况,切除室壁瘤后,应尽量使用三角形补片修复室壁缺损。可缝合于二尖瓣瓣环、心室侧壁或健康室间隔上。如乳头肌缺血受累,也可将其加固,以恢复其形态和功能。

另外可常规对室壁瘤附近 1cm 的区域内膜行射频消融,以消除室性心律失常。

五、术后监测与处理

术后行常规 ICU 监护护理,密切监测术后心率、血压、血氧饱和度、中心静脉压、心电图、血气等,积极预防室性心律失常发生。

六、术后常见并发症的预防与处理

1.保护心功能,预防术后低心排血量综合征的发生。
2.术后由于手术损伤、再灌注损伤及心肌梗死范围较大,易出现快速心房颤动、频发室性期前收缩等心律失常，可以应用临时起搏器。

3. 注意监测术后肝功能、肾功能。

4. 术后病情平稳后仍需要常规给予强心、利尿、抗凝等治疗，并定期复查，及时调整药物剂量。

5. 术后严重并发症处理：如左心室游离壁梗死后破裂、透壁性心肌梗死合并急性心室破裂，此类并发症破裂口一般较大，失血迅速而造成死亡。通常小的内膜撕裂，可能形成室壁内血肿，最终慢慢穿过坏死区，引起心脏压塞，最终导致突然死亡。如发现心室破裂，应立即行急诊手术，经胸部正中切口，打开心包，切除破裂处坏死心肌，使用涤纶织物等加固闭合心室破裂口。如有冠状动脉损伤情况，再行冠状动脉旁路移植术。

七、临床效果评价

术前左心室功能是评价手术疗效的重要指标，心力衰竭患者远期死亡率远大于无心力衰竭患者。射血分数小于 30% 的患者内科治疗和外科治疗预后都极差，死亡率均较高。对于瘤体不大、射血分数不低、剩余心肌收缩功能好且有可旁路移植血管者，术后效果较优。室壁瘤同时应尽量行冠状动脉旁路移植术，现在被认为是有益的，且不增加患者死亡率。室壁瘤切除同时行冠状动脉旁路移植术逐年上升，现已达 90% 以上。

室壁瘤行手术治疗长期存活率明显优于不行手术内科治疗组。室壁瘤切除后绝大多数患者症状可以得到改善，同时合并心绞痛患者长期存活率较充血性心力衰竭患者高，另外，同期行冠状动脉旁路移植术，再血管化完善者术后长期存活率也较高。

第二节　室间隔穿孔

心肌梗死后室间隔穿孔是急性心肌梗死后室间隔发生缺血并出现破裂导致的继发性室间隔缺损，其与先天性室间隔缺损在形成机制、病理生理、手术方法与手术时机的选择上有很大的区别。此病发病率占心肌梗死的 1%～2%，多数发生于急性心肌梗死后 4d 内，一般在 2 周内出现，位置多见于室间隔心尖部，约占 65%，室间隔后部约为 17%，中部较少，约为 14%，下部少见，约为 4%，男性较女性多发。

一、手术适应证

对于室间隔穿孔手术修补是唯一有效的治疗方法。手术时机的选择至关重要，有人认为这类患者常于 1 周内死亡，故主张早期手术；也有人认为早期病变区心肌组织脆弱，不易缝合，建议延期手术。一般专家认为心力衰竭不能控制者，以早期手术为宜，心力衰竭能控制者，争取 2 周后，等缺损周围有瘢痕形成时修复则比较可靠。但也有人指出，心肌梗死后室间隔穿孔患者除非病情绝对稳定，否则均应进行急症手术治疗，纠正室间隔穿孔引起的左向右分流，减轻心力衰竭的症状，并强调在多脏器功能衰竭发生之前进行早期急症手术的重要性。据统计，室间隔穿孔后病情稳定的不到5%，所以绝大多数患者应立即行外科手术治疗。尽管此类患者的手术死亡率较高，但如不行手术，很多人将无法存活。

二、手术禁忌证

后间隔穿孔伴严重心功能不全者，或伴有左心室壁广泛的缺血性病变者，严重基础病变不能耐受手术者，不宜手术治疗。

三、术前准备

术前准备：①降低体循环阻力，从而减少左向右分流。②维持心排血量和动脉压，以保证重要脏器的灌注。③维持和改善冠状动脉灌注。手术前进行二维超声心动图和心导管检查，对明确室间隔穿孔部位及心室功能受损程度是重要的。冠状动脉造影也应同时进行，以明确冠状动脉病变情况及有无室壁瘤，以及是否需要同时进行冠状动脉旁路移植术和室壁瘤切除等。

对于此类患者，应注意强心、利尿治疗，必要时可在麻醉插管前做血流动力学监护，应用正性肌力药物和血管扩张药。但同时应密切监测冠状动脉灌注压，血压勿降至太低。主动脉内球囊反搏（IABP）可选择性降低肺循环与体循环血流量比值，增加冠状动脉灌注，而不降低平均动脉压，术前可应用IABP支持。增强心肌收缩力，可以增加左向右的分流，维持血压。药物治疗只可作为术前的辅助，并不可长期维持，没有手术禁忌证的前提下，应尽早手术。

四、手术要点、难点及对策

修复心肌梗死后的室间隔穿孔需要遵循以下原则：①迅速建立体外循环，加强心肌保护；②在心肌梗死部位做左心室切口，充分显露室间隔缺损；③切除梗死区坏死组织，包括室间隔和室壁瘤边缘，直达有活力的心肌，防止缝合口延迟性破裂；④左心室边缘切除要适当；⑤注意检查乳头肌，假如乳头肌完全断裂，应同时置换二尖瓣；⑥闭合室间隔缺损时应无张力，绝大多数病例应使用补片修复；⑦应用织物缝合梗死区切口时，应无张力，并用垫片加固，防止脆弱的心内膜和心肌组织被割裂。

1.室间隔缺损修复技术　具体的修复技术是在上述总的基础原则上，根据室间隔穿孔部位是前尖部还是后方缺损，分别选用不同的切口来显露室间隔缺损，并根据穿孔大小选择不同方式进行修复手术。

（1）前尖部室间隔穿孔：经左心室心肌梗死区做切口，暴露室间隔，此切口可以避免损伤有活力的心肌。心尖较小的室间隔穿孔，可在切除室壁瘤后直接缝合到左心室壁上，将心室前壁切口连同室间隔穿孔缘缝闭并做双层缝合，头层间断褥式缝合，并加用长条毡片再做结扎，次层应用单纯连续缝合以加固缝合并止血（图36-1，图36-2）。

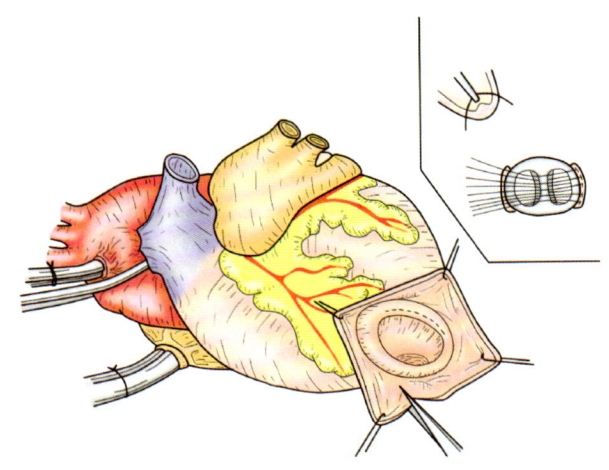

图 36-1　切开左心室心尖部室壁瘤，暴露左心室，显露室间隔破口，右上插图为具体缝合示意图

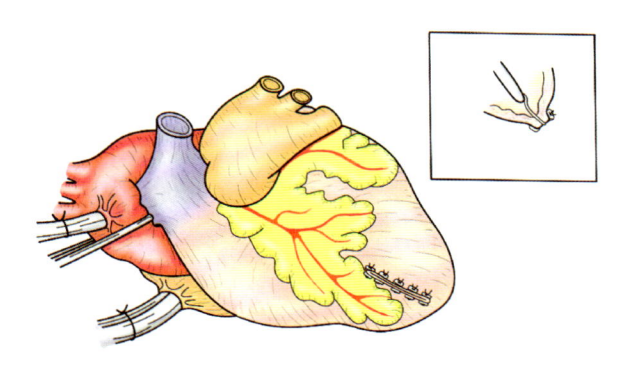

图 36-2　室间隔缺口与左心室壁切口已关闭，外层采取单层连续缝合加固，右上插图为切面示意图

若室间隔穿孔较大，则使用涤纶补片修补室间隔穿孔，使用带垫片缝线从室间隔右侧穿向左侧，全部缝完后，予以结扎固定，补片置于室间隔左侧（图36-3）。若应用两块

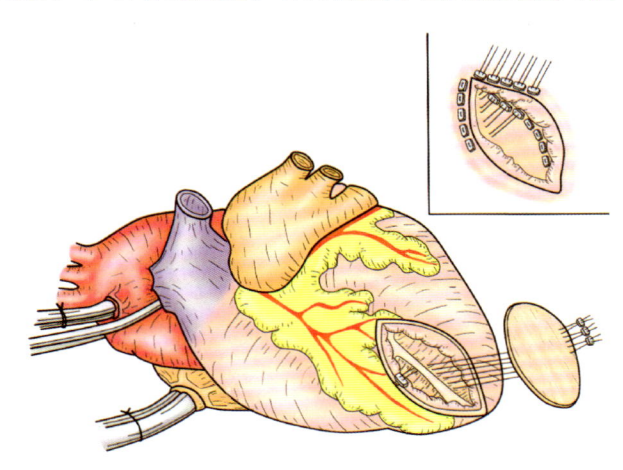

图 36-3　经左心室切口补片修补室间隔破口，右上插图为补片另一侧与左心室切口左右缘缝合示意图

补片修补，则先将一块补片缝于室间隔穿孔缘左心室面，并行带小垫片间断褥式缝合，将室间隔补片游离侧与室壁切口两侧缘一并缝合，第二层应用单纯连续缝合加固。

（2）后下间隔穿孔：这类患者通常合并后壁心肌梗死，因此在显露和修复技术上都比较困难，且有其特殊性。早年在手术修复这类病变后，室间隔穿孔再通的发生率很高，这主要是由缝线割裂脆弱的心肌所引起。总结既往经验，改用以下方法修复，手术存活率有了明显改善。

可将心尖向头侧牵引，显露心肌膈面和后降支，在阻断前确定心肌梗死范围。切除左心室后壁的梗死灶，从左心室面暴露室间隔穿孔（图36-4）。同时检查二尖瓣及乳头肌，如有乳头肌断裂，则同期置换二尖瓣。此情况多使用两块补片行修复，修复室间隔穿孔及切除室壁的梗死区。

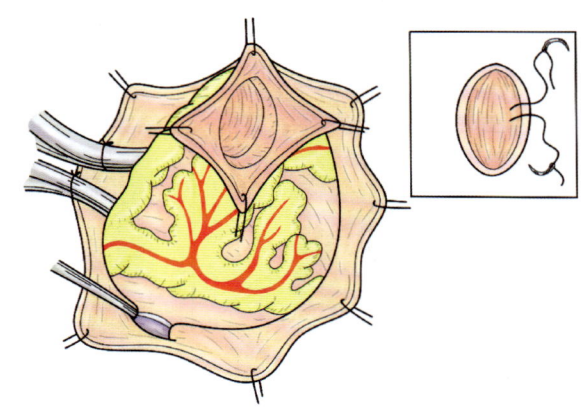

图 36-4 心尖朝上，通过室壁瘤梗死区进入左心室，显露室间隔穿孔，右上插图为补片缝合示意图

2. 旷置梗死心肌和室间隔缺损

（1）旷置前间隔缺损修复法：于左心室梗死区纵行切开，暴露室间隔，确认梗死范围和破口，剪裁牛心包片，其比梗死区范围大1~2cm，应用3-0 Prolene线将心包补片用连续缝合法缝于室间隔正常心肌上。在室间隔和左心室前壁交接处，做间断褥式缝合。若梗死范围未累及乳头肌基部，可应用3-0 Prolene线连续缝于左心室侧心肌上，若病变累及乳头肌基部，则应改为间断褥式缝合，缝线穿过全层侧室壁及涤纶补片，固定于心室外壁上。

心内补片缝合完毕，修整室壁切口，多用两长条毡片褥式缝合室壁切口，由此室间隔穿孔处及大部分梗死心肌均被旷置于左心室腔之外。

（2）旷置后间隔缺损修复法：后间隔破裂处常位于室间隔后部近端。于左心室后壁梗死心壁上做纵切口，进入左心室，注意保护后乳头肌，向近端延伸到冠状窦距二尖瓣瓣环1~2cm处。吊线将瘤壁悬吊牵引，探查心内病变，多将补片剪成三角形，三角形底部连续缝于二尖瓣瓣环上，心包补片内侧缘向内转向室间隔，并缝于室间隔缺损前方正常内膜心肌上；补片外侧缘缝于左心室梗死区边缘有活力室壁上，缝线应穿过全层室壁和心外膜垫片。将室间隔梗死区和室间隔缺损隔于左心室腔外。修剪剩余瘤壁，做间断褥式缝合以闭合室壁瘤切口，使其紧贴于室间隔缺损和心内补片之上。

3. 术中注意事项

（1）手术时必须注意寻找多发性室间隔穿孔，以免漏诊。

（2）在切除室壁和室间隔梗死区时必须彻底修剪至有活力的心肌组织，避免迟发性室间隔穿孔或室壁破裂的发生。

（3）无论何种室间隔穿孔，尽管修复方式不同，最终目的都是消除左向右分流和梗死心肌区的矛盾运动。

（4）严密监测血流动力学情况，如情况需要，应及时应用 IABP 支持。

五、术后监测与处理

术后行常规 ICU 监护护理，密切监测术后心率、血压、氧饱和度、中心静脉压、心电图、血气等，积极预防室性心律失常发生。

六、常见并发症的预防与处理

1. 心源性休克和多脏器功能不全　在这种情况下首先要积极处理心源性休克，尽早使用 IABP，以帮助度过术后早期低排危险期，维持循环稳定，这也是多脏器功能不全的重要预防措施。

2. 室间隔穿孔再通　警惕室间隔穿孔再通，如肺循环与体循环血流量比值达到 2.0、血流动力学不稳定，则应考虑行再次手术修复。

3. 室性失律失常　应积极应用抗心律失常药物，必要时应用心脏起搏器。

七、临床效果评价

室间隔穿孔是心肌梗死后最严重并发症之一，约 50% 患者于 1 周内死亡，90% 以上患者于 1 年内死亡，余下患者因室间隔穿孔小、分流少可侥幸存活。美国麻省总医院经验显示：室间隔穿孔手术总死亡率为 25%，前间隔为 15%，后间隔破裂修复术后死亡率约为 34%。近年来手术死亡率呈下降趋势，主要有以下几点原因：早期手术时机的掌握，围术期 IABP 的应用，心肌保护技术的改进，经梗死区修补入路，注意使用心包或人工材料修复室间隔穿孔。

第三节　缺血性二尖瓣关闭不全

缺血性二尖瓣关闭不全是指与心肌缺血或心肌梗死直接相关的中至重度二尖瓣关闭不全，风湿性与退行性病变的二尖瓣疾病不包含在内。急性心肌梗死导致乳头肌延长或断裂，或由心室扩张和室壁瘤形成造成的心室空间改变、乳头肌移位，都会引起二尖瓣关闭不全。乳头肌的血流灌注路径较长且较微弱，乳头肌断裂通常发生于急性心肌梗死后数天内，是急性心肌梗死少见但致命的并发症。

缺血性二尖瓣关闭不全累及乳头肌者并不少见，后乳头肌受累较前乳头肌多见。后乳头肌的血供主要来自右冠状动脉，前乳头肌由前降支和回旋支动脉供血，侧支循环更加丰富。由于前外乳头肌粗而短，少见因缺血而断裂者。一旦乳头肌总干断裂，患者可因肺水肿或左心衰竭于数小时或数天内死亡。若二尖瓣功能失调或部分乳头肌断裂，则症状轻且出现较晚。内科治疗无法控制症状者，应考虑手术治疗。

一、手术适应证

缺血性二尖瓣关闭不全的手术治疗适应证：急性心肌梗死患者突然出现二尖瓣关闭不全，如病情不稳定，血流动力学状态不佳，则应尽早手术治疗；如血流动力学状态尚好，可延长2～8周进行手术。缺血导致的慢性二尖瓣关闭不全适应证难以明确区分，一般来说，乳头肌部分断裂者，根据临床症状，按常规二尖瓣关闭不全一般手术适应证处理。

目前，行二尖瓣修复或换瓣的指征如下：①乳头肌断裂造成重度二尖瓣关闭不全；②缺血梗死后致慢性进行性二尖瓣关闭不全；③二尖瓣关闭不全时轻时重，可随心肌缺血程度加重而不断恶化者。瓣膜成形或瓣膜置换可视普通乳头肌、腱索断裂具体情况选择，一般来说，优先行瓣膜成形，当成形困难需要换瓣时，应毫不犹豫地进行瓣膜置换。

二、手术禁忌证

存在严重基础病变不能耐受手术者，严重肝肾损害、内环境紊乱难以纠正者，神经系统严重损害术后预后不良者，不宜手术治疗。

三、术前准备

对于严重二尖瓣关闭不全者，往往存在严重的血流动力学障碍，尽早使用IABP直到术前。

术前请富有经验的医师对患者行心脏彩超以决定术中应首选瓣膜成形抑或直接瓣膜置换。

四、手术要点、难点及对策

采用左心房切口或右心房房间隔切口显露二尖瓣，术中进一步探查后，再决定手术方式。

1. 二尖瓣瓣环成形术　心肌梗死后产生的慢性中至重度二尖瓣关闭不全，若瓣环扩大而瓣膜外观正常，无瓣叶脱垂者，应用成形术并置入瓣环多能取得良好效果，具体手术方式同二尖瓣成形术。

2. 二尖瓣瓣环和断裂乳头肌修复术　由乳头肌延长导致的二尖瓣关闭不全，特别是后乳头肌断裂时，一般经左心室后壁心肌梗死区做入路切口。提起心脏后，于后降支 2cm 处切开左心室壁，暴露二尖瓣。然后根据术中所见具体情况，将病变乳头肌带小垫片褥式缝合固定于邻近正常乳头肌上或左心室后壁上。若伴有二尖瓣瓣环扩大，可同时进行二尖瓣瓣环交界环缩术，并置入人工瓣环。

3. 二尖瓣置换术　普通二尖瓣置换请参考第三十章第二节，本章重点为经室壁瘤切口进行二尖瓣置换手术。

严重二尖瓣关闭不全合并前外侧或下壁室壁瘤时，经室壁瘤切口，可将累及乳头肌和室壁瘤一同切除，同期置换二尖瓣。有可能时尽量保存部分瓣下结构。

首先间断缝合人工二尖瓣于二尖瓣瓣环上，然后行室壁瘤修补，参见有关室壁瘤切除部分。

4. 手术要点、难点　此类患者病变时间短，二尖瓣及瓣环组织比正常脆弱，注意进针深度，应缝瓣环全层，不可过度牵拉以防组织割裂。如需同期旁路移植，旁路移植操作必须先于换瓣，因换瓣后搬动和牵拉心脏会增加左心室破裂风险。

五、术后监测与处理

本病术后监测与处理参考第三十章第二节。

六、术后常见并发症的预防与处理

此类患者术后易出现低心排血量综合征，有时术后仍需应用 IABP 继续支持。如出现其他术后相关并发症，如心律失常、循环紊乱等，则应放置临时起搏器，积极对症支持处理。

七、临床效果评价

目前心肌梗死导致的二尖瓣关闭不全早期手术死亡率仍较高，急性期为 15%～56%，慢性期为 10%～23%。其可能与术前心功能、心肌缺血严重程度有关。美国麻省总医院相关数据显示：射血分数大于 35% 行二尖瓣置换并冠状动脉旁路移植术者，死亡率约为 28%，而射血分数低于或等于 35% 者，死亡率达 40%。如同期需做室壁瘤切除，则死亡率达 56% 左右。尽管手术风险极高，但是对于急症患者的症状缓解是有明显效果的。在严格把握手术指征的前提下，尽管风险巨大，但积极手术有时的确是外科医师处理此症的唯一选择。

（刘金平　李　庚）

参 考 文 献

汪曾伟, 刘维永, 张宝仁, 2005. 心血管外科手术学. 2 版. 北京: 人民军医出版社.
杨辰垣, 2004. 今日心脏外科学. 武汉: 湖北科学技术出版社.
刘维永, 蔡振杰, 杨景学, 1994. 冠状动脉旁路移植术及室壁瘤切除术. 中国胸心血管外科临床杂志, (1): 2-4.

第三十七章　主动脉根部病变及升主动脉瘤

主动脉根部病变及升主动脉瘤常伴有主动脉瓣病变（主动脉瓣二瓣化畸形、狭窄或关闭不全）、主动脉夹层等。升主动脉瘤通常累及窦管交界至右头臂干开口近端之间的主动脉。定量标准：动脉管径扩张或膨出，≥其正常动脉管径的1.5倍。升主动脉瘤手术方法的选择依赖于升主动脉瘤的范围、主动脉根部和主动脉瓣情况，并结合病因、病理和生命预期。升主动脉替换术适用于单独升主动脉瘤、无主动脉瓣病变的病例。1968年Bentall提出的带瓣人工血管替换升主动脉和主动脉瓣，并同时移植左右冠状动脉，早期由于手术的高死亡率使其无法获得广泛应用。近十年以来随着预凝人工血管的出现和手术技术的改进，Bentall手术已成为马方综合征根部动脉瘤的首选治疗方法。Cabrol手术是Bentall手术的改良方法，即用8mm或10mm人工血管两端分别与左右冠状动脉开口行端-端吻合，再与带瓣管道侧-侧吻合，Cabrol手术适用于马方综合征巨大根部动脉瘤和再次手术的患者。Wheat手术，即主动脉瓣替换＋升主动脉替换术，保留主动脉窦部，适用于升主动脉瘤合并主动脉瓣病变，非马方综合征患者，常见动脉粥样硬化或主动脉二瓣化所致的升主动脉梭形动脉瘤，主动脉窦部无明显扩张，左右冠状动脉开口无明显上移。保留主动脉瓣的根部替换术，即David手术，大体分为两类：成形法（remodeling）和再植法（reimplantation）。David手术以其较好的手术结果和较高的术后生活质量，逐渐被外科医师所接受并推广。世界各地的医师一方面不断改进David手术方法，提出了多种改进术式；另一方面加强术后的随访工作和临床研究，以确定手术适应证和最佳的手术方法。总之，升主动脉瘤和主动脉根部动脉瘤的外科治疗已取得较好的成绩，但由于病因不同，术后远期效果还有差异，对动脉瘤手术患者应长期随访，特别是马方综合征患者的再次手术问题应引起重视。

第一节　升主动脉置换

一、适应证及手术时机

1. 升主动脉瘤直径＞5.0cm，不论有无症状，均应手术治疗。
2. 升主动脉直径不断扩大，每年增长＞1cm的患者应手术治疗。

3. 升主动脉夹层，不论瘤体大小，均应手术治疗。

4. 马方综合征或有遗传家族史（猝死或主动脉夹层）患者，升主动脉瘤直径＞4.5cm，应手术治疗。

5. 主动脉瓣病变需行瓣膜替换时，Michel报道主动脉根部直径＞4.0cm未处理，术后有25%的患者因根部扩大需再次手术。Prenger等报道主动脉根部直径＞5.0cm，如单纯换瓣，术后有27%的患者并发升主动脉夹层，因此目前多数学者主张升主动脉直径＞4.5cm时，应替换升主动脉。

6. 假性动脉瘤一经诊断，无论有无症状，均应手术治疗。

二、禁忌证

1. 高龄伴有重要脏器（肝、肾）功能不全，不能耐受体外循环者。
2. 恶病质、痴呆患者。
3. 不可逆性脑损害患者。

三、术前准备

1. **心理准备** 所有动脉瘤手术患者术前都有不同程度的忧虑、紧张、恐惧等心理问题，以致不能很好地休息和配合治疗。因此，医护人员必须重视术前对患者的心理教育。术前与患者及其家属交谈，了解他们的心理状态和要求，耐心细致地介绍和解释动脉瘤疾病的治疗方法、手术的必要性和危险性、术后良好的效果及术前、术后（特别是在监护室）的注意事项。鼓励患者与术后康复患者进行交流，增加患者接受手术的信心和决心，取得患者对医师的高度信任。

2. **心功能** 必须了解劳累性呼吸困难和心绞痛及运动耐量情况，术前进行全面的心电图检查。40岁以上患者或有心绞痛和心电图异常者，应行冠状动脉CTA检查，如不正常，需行冠状动脉造影了解冠状动脉情况。Crawford报道升主动脉瘤有25%合并冠心病。存在严重冠状动脉病变者，可先行介入治疗，或同期进行冠状动脉旁路移植术和动脉瘤手术。超声心动图可了解是否有瓣膜功能异常和心脏的收缩舒张功能情况。

3. **呼吸系统评价** 大动脉手术和体外循环对肺功能损伤较大，术前进行呼吸功能测定，了解患者对手术的耐受性，对术中、术后疗效的评价和呼吸功能的维护均有重要作用。

（1）肺功能测定：测定肺活量、第一秒用力呼气量（FEV_1）、肺阻力、弥散功能等，PO_2＜55mmHg、PCO_2＞45mmHg、FEV_1＜1.2L为高危因素。

（2）动脉血气分析：健康人动脉血氧分压随年龄增长逐渐降低，且受体位等影响。坐位PaO_2=104.2-0.27×年龄，卧位PaO_2=103.5-0.42×年龄。

（3）术前戒烟：吸烟者术后肺部并发症约为非吸烟者6倍，因此术前要绝对戒烟。

4. **控制感染** 消灭感染灶，并清除亚临床感染。若是感染性动脉瘤，术前必须积极控制感染，做血培养，争取确定病原菌，待感染控制后再行手术。如有动脉瘤破裂征象，也可急诊手术，术中取瘤壁做细菌培养和涂片检查，以便指导术后抗感染治疗。

5. **高血压、高血脂、糖尿病** 在择期手术期间应调控好血压、血脂、血糖等各项指标。

四、手术要点、难点及对策

1. 全身麻醉，胸部正中切口（也可采用胸骨上段小切口），中度低温（鼻咽温为28～30℃），体外循环，经股动脉或右腋动脉、右心房及右上肺静脉分别插管建立体外循环，靠近头臂干阻断升主动脉，纵行切开动脉瘤，经左右冠状动脉开口灌注心脏停搏液，同时于心脏表面置冰屑局部降温。

2. 升主动脉替换术适用于单独升主动脉瘤、无主动脉瓣病变的病例。手术要点：建立体外循环方法同上，并行循环，降温时游离升主动脉，降温至30℃左右，阻断升主动脉，灌注心脏停搏液，心脏停搏（图37-1），切开动脉瘤（图37-2），在冠状动脉开口上方约1cm处横断升主动脉，切除瘤壁，选相应口径的人工血管用3-0或4-0 Prolene线连续缝合，行端-端吻合，先吻合近心端（图37-3），后吻合远心端（图37-4），如动脉壁薄弱或有夹层，可在腔内垫一周人造毡片加固，吻合时先缝毡片，再缝动脉壁，最后缝人工血管，可有效防止出血。吻合远端时开始复温，吻合接近完成时停左心引流，远端吻合口打结前排气，也可于人工血管上扎粗针头排气，开放主动脉阻断钳，心脏多自动复搏。此时，吻合口若有活动性出血，可用4-0 Prolene线带毡片褥式缝合止血。如有针眼渗血，可在停止体外循环，注射鱼精蛋白中和肝素后，应用热盐水纱布压迫止血，多数可止血，也可应用纤维蛋白原、凝血酶原复合物、血小板等止血药，但不建议应用生物蛋白胶止血，止血后，安置心包、纵隔引流管各一根，常规逐层关胸，完成手术。

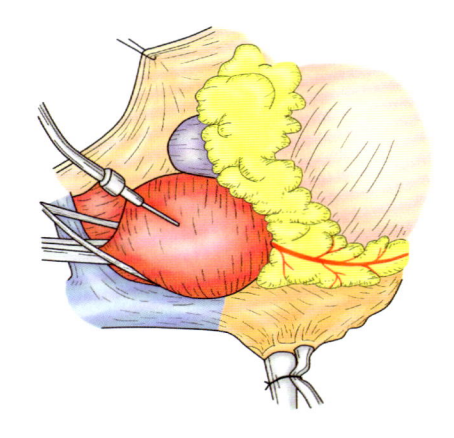

图 37-1 阻断升主动脉　　　　　图 37-2 切开升主动脉

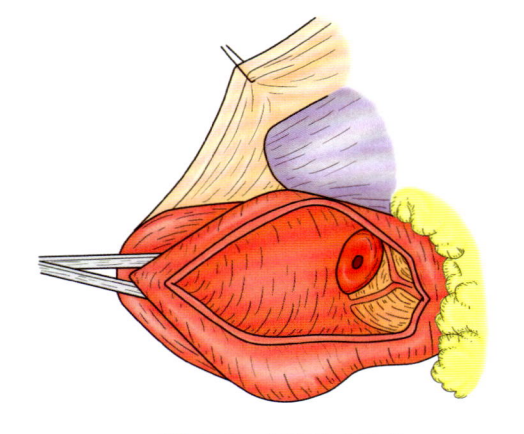

图 37-3　近心端吻合

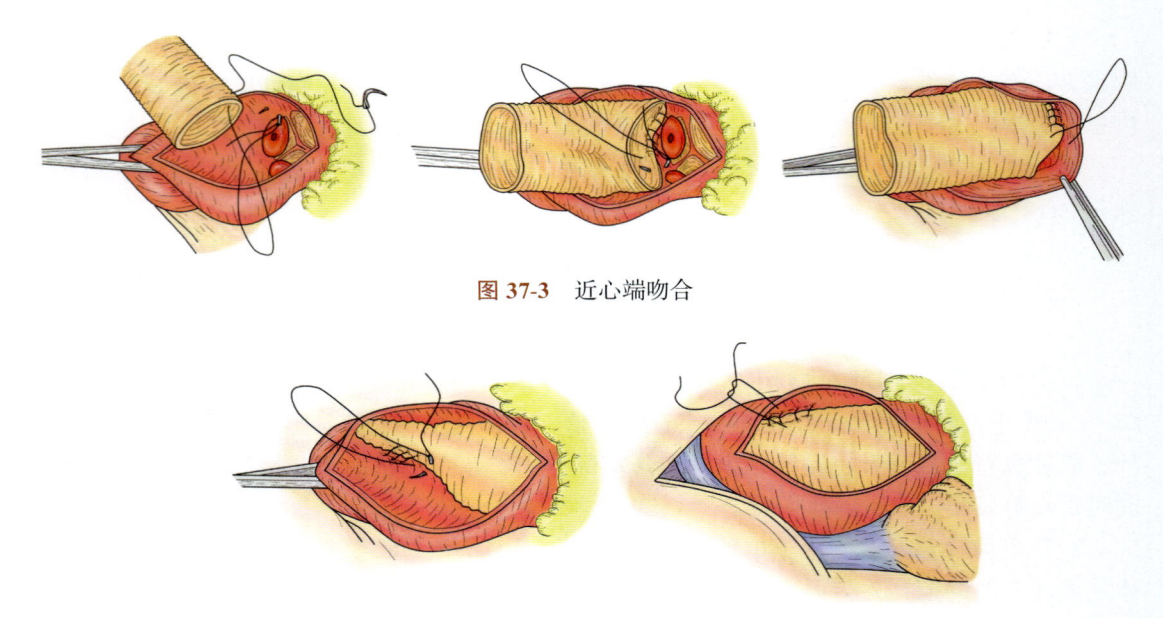

图 37-4　远心端吻合

五、术后监测与处理

术后早期应注意控制并监测动脉血压，降低因吻合口张力过高而造成的大出血风险。根据术前检查发现有严重外周动脉粥样硬化的患者，如动脉血压过低会引起脑和肾脏供血不足，造成不同程度的靶器官功能障碍。一般成人收缩压术后控制在 100～110mmHg。另外，动脉瘤患者多数不合并器质性心脏病，如无同期心内手术，心功能多在正常范围，要保证机体的有效灌注，必须维持充足的心脏前负荷，不可过分利尿。主动脉手术后各种并发症总体发生率仍然较高，应全面和仔细监测，早发现和早治疗并发症对降低围术期死亡率、提高患者远期生存率尤为重要。

六、术后常见并发症的预防与处理

术后并发症与动脉瘤的部位、采用的术式和操作的熟练程度等有密切关系。

1. **大出血**　目前广泛应用的成品预凝人工血管已大大降低了术后人工血管壁大量渗血的风险；术后及时进行全面的凝血机制方面的化验可以发现由血小板和凝血因子缺乏造成的术后渗血，相应的血液制品和抗凝药物能够有效地改善凝血功能；吻合口和针眼出血仍是目前大出血的最主要原因，如果无法缝合止血，用瘤壁或心包包裹出血部位并进行右心房分流往往可以挽救生命。

2. **神经系统损伤**　可由许多原因造成，低温停循环时血栓性或粥样硬化性栓塞导致脑局灶性损伤和定位体征，气体、纤维蛋白和血小板凝集物及其他血液成分造成的微栓，往往导致脑部广泛损伤。胸主动脉瘤手术的最重要并发症是截瘫，其基本原因是脊髓供血受影响。由于脊髓血供是阶段性的，手术范围越广，发生脊髓缺血的概率越大。

3. 肺损伤　体外循环导致的非心源性肺水肿和生理性分流增加，常导致肺功能不全。

4. 肾功能不全　手术中如需要阻断胸主动脉，有发生急性肾小管坏死的危险，术后血容量不足和血压过低，均可导致少尿。

七、临床效果评价

近年来随着血管外科（包括预凝人工血管的临床应用、缝线质量的改进）、麻醉、体外循环技术的进步，胸主动脉瘤的手术死亡率明显下降，由过去的 10%～15% 下降为近年的 2%～9%。升主动脉瘤和主动脉根部动脉瘤的手术效果更好。Prifti 等报道 212 例主动脉根部动脉瘤的治疗和随访，手术死亡率为 7.5%，肾衰竭和低心排血量综合征是术后主要的死亡原因。高龄（大于 70 岁）、主动脉夹层、心功能分级 ≥ Ⅲ级、左心室射血分数 < 35%、急诊手术、再次手术和伴有冠心病是手术的高危因素。术后患者心功能明显改善，1 年、3 年和 5 年的生存率分别为 91.8%、88.6% 和 81.5%。Gott 总结 10 个心脏外科中心 675 例马方综合征的手术结果：手术死亡率为 3.3%，择期手术为 1.5%，急诊手术为 12%，1 年、5 年、10 年和 20 年生存率分别为 90%、84%、75% 和 59%，手术效果良好。

第二节　Bentall 手术

一、适应证及手术时机

1. 主动脉根部动脉瘤　适应证：非马方综合征和无动脉瘤家族史病例；马方综合征或有动脉瘤家族史病例，主动脉根部直径分别 > 5.5cm 和 5.0cm 者。对于有主动脉瘤相关症状的患者，如出现疼痛或压迫症状，无论瘤体的直径大小均应限期手术。

2. A 型主动脉夹层　夹层严重损害主动脉瓣叶、瓣交界或瓣环；在主动脉根部动脉瘤基础上出现的主动脉夹层。

3. 主动脉炎性病变　大动脉炎或白塞病因主动脉关闭不全需行主动脉瓣替换术的病例。

二、禁忌证

1. 高龄伴有重要脏器（肝、肾）功能不全，不能耐受体外循环者。
2. 恶病质、痴呆患者。
3. 不可逆性脑损害患者。

三、术前准备

1. 心理准备　详见第三十七章第一节。
2. 心功能　术前行超声心动图检查以了解心脏收缩、舒张及瓣膜功能。进行全面的心电图检查。40 岁以上患者或有心绞痛和心电图异常者，应行冠状动脉 CTA 检查，如不正常，需行冠状动脉造影了解冠状动脉情况。Crawford 报道升主动脉瘤有 25% 合并冠心病。存在严重冠状动脉病变者，可先行介入治疗，或同期进行冠状动脉旁路移植术和动脉瘤手术。
3. 呼吸系统评价　详见第三十七章第一节。
4. 其他术前准备　详见第三十七章第一节。

四、手术要点、难点及对策

1. 显露主动脉根部和主动脉瓣　"工"字形切开升主动脉，显露左右冠状动脉开口，直视顺行灌注停搏液，于心脏表面放置冰屑降温。切开升主动脉时切勿损伤右冠状动脉开口，尤其注意巨大根部动脉瘤冠状动脉开口移位较多。清除瘤体内血栓或夹层。仔细探查内膜破口位置，主动脉夹层累及范围及与冠状动脉开口的关系，彻底剪除剥脱内膜片。如行纽扣法冠状动脉吻合，游离出左右冠状动脉开口，使之呈"纽扣"状。
2. 切除主动脉瓣　注意保留 2～3mm 的瓣叶根部，以利于缝合。
3. 近端吻合　以带瓣管道或人工瓣膜和人工血管制成的人工组件行根部替换，近心端固定于主动脉瓣瓣环上，采用 2-0 编织线双头针带垫片褥式缝法，每个瓣窦缝 5～6 对褥式缝合，垫片可置于升主动脉侧，注意各交界部缝合严密，防止出血。有学者认为冠状动脉移位 2cm 以上，可以将垫片置于主动脉侧；如果冠状动脉移位不明显，应将垫片置于左心室面。如瓣环组织较牢固，可用连续缝合法，用 3 根 3-0 Prolene 线分别缝 3 个窦。主动脉瓣瓣环与带瓣管道的缝合顺序一般如下：先缝左冠窦（左冠窦、右冠窦交界到左冠窦、无冠窦交界），再缝右冠窦（左冠窦、右冠窦交界到右冠窦、无冠窦交界），最后缝无冠窦（右冠窦、无冠窦交界到左冠窦、无冠窦交界）。推入人工组件，注意拉紧缝线并打结，勿撕脱组织环造成出血。
4. 吻合冠状动脉　吻合方法包括直接吻合、纽扣法吻合和 Cabrol 法吻合。在与冠状动脉开口相对部位的人工血管侧壁上各切开 0.8～1.0cm 小孔，直接法用 5-0 Prolene 线连续缝合法与冠状动脉开口吻合，先吻合左冠状动脉，后吻合右冠状动脉。也有学者完成吻合左冠状动脉后，缝合主动脉远端吻合口，之后再吻合右冠状动脉，认为这样可以避免由人工血管长度不合适导致的右冠状动脉扭曲狭窄。如瘤壁组织薄弱，或已形成夹层，则保留瘤壁，不要游离冠状动脉开口，直接与人工血管相吻合。纽扣法是将左右冠状动脉开口自主动脉壁游离下来，修剪成纽扣状，再与人工血管对应位置吻合。Cabrol 法是用 8mm 或 10mm 人工血管两端分别与左右冠状动脉开口做端-端吻合，再与带瓣管道做侧-侧吻合。缝合过程中注意避免人工血管和冠状动脉扭曲。

5. 吻合升主动脉远端　最后将人工血管远端与升主动脉近端行端-端吻合，用4-0或3-0 Prolene线连续缝合，如动脉壁薄弱可用垫片。吻合前最好将远端主动脉完全游离，以方便止血。

6. 主动脉根部-右心房分流　目前，应用瘤壁包裹人工血管并于右心房分流的方法仍存在争议。正确的分流方法可以缩短手术时间，减少出血和输血，尤其适用于急性A型主动脉夹层的病例。在根部替换完成后，等待体外循环复温的过程中进行分流手术关闭主动脉根部与心包横窦腔隙的操作。切开瘤壁时近端向左冠窦、无冠窦交界方向至主动脉瓣瓣环上方5mm，用4-0 Prolene线双头针带垫片将切开的瘤壁与上腔静脉根部和右心房呈"V"形缝合。停机前即已完成心包片的缝合覆盖，体外循环停机后扩大右心房插管的切口，拔除心房插管的同时行心包与右心耳切口的端-侧吻合，完成主动脉根部-右心房分流。

7. 开放复搏　排气，开放主动脉阻断钳，心脏多可自动复搏，如不能自动复搏，可电击除颤，如再不复搏，可用温血停搏液灌注后再开放主动脉。常规停体外循环，控制血压在正常水平。止血、安置心包及纵隔引流管，钢丝固定胸骨，逐层缝合切口。

五、术后监测与处理

术后早期应严格控制血压，可以降低吻合口张力过高造成的大出血的风险。但对于严重动脉硬化的患者，血压过低会导致脑和肾脏供血不足现象。一般成人收缩压术后控制在100～110mmHg。另外，动脉瘤患者多数不合并器质性心脏病，如无同期心内手术，心功能多在正常范围内，要保证机体的有效灌注，必须维持充足的心脏前负荷，不可过分利尿。主动脉手术后总的并发症发生率仍然较高，所以术后进行全面和仔细监测、及早发现和治疗并发症很重要。

六、术后常见并发症的预防与处理

1. 大出血　目前广泛应用的成品预凝人工血管已大大降低了术后人工血管壁大量渗血的风险；术后及时进行全面的凝血机制方面的化验可以发现由血小板和凝血因子缺乏造成的术后渗血，相应的血液制品和抗凝药物能够有效改善凝血功能；吻合口和针眼出血仍是目前大出血的最主要原因，如果无法缝合止血，用瘤壁或心包包裹出血部位并进行右心房分流往往可以挽救生命。

2. 神经系统损伤　可由许多原因造成，低温停循环时血栓性或粥样硬化性栓塞导致脑局灶性损伤和定位体征，气体、纤维蛋白和血小板凝集物及其他血液成分造成的微栓，往往导致脑部广泛损伤。胸主动脉瘤手术的最重要并发症是截瘫，其基本原因是脊髓供血受影响。由于脊髓血供是阶段性的，手术范围越广，发生脊髓缺血的概率越大。

3. 肺损伤　体外循环导致的非心源性肺水肿和生理性分流增加，常导致肺功能不全。

4. 冠状动脉供血不足　进行根部替换时，多种原因有导致心肌缺血的风险，包括冠状动脉张力过大、吻合口扭曲和血肿压迫等。

5. 肾功能不全 手术中如需要阻断胸主动脉，有发生急性肾小管坏死的危险，术后血容量不足和血压过低，均可导致少尿。

七、临床效果评价

Bentall 手术彻底改变了主动脉根部动脉瘤，特别是马方综合征患者的"悲惨"命运。一项荟萃分析报道马方综合征患者择期行主动脉根部替换术的死亡率为 1.5%，限期手术死亡率为 2.6%（确诊到手术间隔少于 7d），而急诊手术的死亡率为 11.7%。术后早中期死亡的危险因素包括心功能不全（Ⅲ级和Ⅳ级）、术前出现主动脉夹层、马方综合征、男性。感染性心内膜炎和抗凝不足或过度是 Bentall 术后的常见并发症。

第三节 Carbrol 手术

一、适应证

1. 马方综合征巨大根部动脉瘤和再次手术的患者。
2. 主动脉严重粥样硬化或钙化者。
3. 冠状动脉开口移位少（距离瓣环＜1.5cm），直接吻合困难或张力过大者。

二、禁忌证

1. 高龄伴有重要脏器（肝、肾）功能不全，不能耐受体外循环者。
2. 恶病质、痴呆患者。
3. 不可逆性脑损害患者。

三、术前准备

除一般手术的常规准备外，术前应了解心功能和呼吸功能，控制血压，降低血脂。糖尿病患者应控制血糖接近正常水平。基本同第三十七章第二节。

四、手术要点、难点及对策

1. 基本方法同 Bentall 手术，与之不同的是将左右冠状动脉开口先与直径 0.8～1cm 的人工血管行端-端吻合，然后再将此血管与带瓣人工血管侧壁做椭圆形侧-侧吻合，吻合口直径以 1.5cm 为宜。其优点是有利于冠状动脉吻合口缝合，减少了吻合口张力，存在的问题是较细而长的移植人工血管内血流流通不理想，涡流多，有潜在血栓形成的危险；也存在扭曲或形成折角的危险，从而影响血流。

2. Carbrol 手术的优点是各吻合口出血容易被发现和处理；冠状动脉吻合口无张力，避免假性动脉瘤形成。缺点是小口径人工血管易扭曲或血栓形成。

3. 术中出血的处理：出血是主动脉手术的灾难性并发症。主动脉手术死亡的主要原因为出血和冠状动脉缺血。出血原因包括人工血管渗血和各吻合口出血。术中防止出血的关键：手术视野显露清晰，体外循环方法正确，吻合技术准确和操作精巧。主动脉远端吻合口出血处理相对简单，可将吻合口远端的主动脉适当游离，充分显露和缝合出血点。必要时在体外循环低流量下完成。如为吻合口渗血，可用剩余人工血管或自体心包片包裹吻合口。近端和冠状动脉吻合口出血处理比较棘手，选择匹配的人工瓣环型号是预防出血的关键。冠状动脉吻合防止出血的原则是缝线均匀，不可过密，主动脉壁全层缝合，拉线力度适当，避免损伤内膜。主动脉根部-右心房分流是非常有效的方法。随着技术的进步，人工血管渗血逐渐减少，排气时的针眼出血有时需要处理。可用 5-0 Prolene 线浅缝或瘤壁包裹分流。

五、术后监测与处理

术后早期应严格控制血压，可以降低吻合口张力过高造成的大出血风险。但对于严重动脉硬化的患者，血压过低会导致脑和肾脏供血不足现象。一般成人收缩压术后控制在 100～110mmHg。另外，动脉瘤患者多数不合并器质性心脏病，如无同期心内手术，心功能多在正常范围内，要保证机体的有效灌注，必须维持充足的心脏前负荷，不可过分利尿。主动脉手术后总的并发症发生率仍然较高，所以术后进行全面和仔细监测、及早发现和治疗并发症很重要。

六、术后常见并发症的预防与处理

1. 大出血　目前广泛应用的成品预凝人工血管已大大降低了术后人工血管壁大量渗血的风险；术后及时进行全面的凝血机制方面的化验可以发现由血小板和凝血因子缺乏造成的术后渗血，相应的血液制品和抗凝药物能够有效改善凝血功能；吻合口和针眼出血仍是目前大出血的最主要原因，如果无法缝合止血，用瘤壁或心包包裹出血部位并进行右心房分流往往可以挽救生命。

2. 神经系统损伤　可由许多原因造成，低温停循环时血栓性或粥样硬化性栓塞导致脑局灶性损伤和定位体征，气体、纤维蛋白和血小板凝集物及其他血液成分造成的微栓，往往可导致脑部广泛损伤。胸主动脉瘤手术的最重要并发症是截瘫，其基本原因是脊髓供血受影响。由于脊髓血供是阶段性的，手术范围越广，发生脊髓缺血的概率越大。

3. 肺损伤　体外循环导致的非心源性肺水肿和生理性分流增加，常导致肺功能不全。

4. 冠状动脉供血不足　进行根部替换时，多种原因有导致心肌缺血的风险，包括冠状动脉张力过大、吻合口扭曲和血肿压迫等。

5. 肾功能不全　手术中如需要阻断胸主动脉，有发生急性肾小管坏死的危险，术后血容量不足和血压过低，均可导致少尿。

七、临床效果评价

国内孙立忠报道 231 例主动脉根部动脉瘤的治疗，手术死亡率为 3.03%。郑斯宏报道 84 例马方综合征根部动脉瘤的治疗，手术死亡率为 3.57%（3 例），其中 2 例急性 I 型主动脉夹层做急诊手术，术后死于低心排血量综合征，择期手术死亡 1 例。随访 3～117 个月［平均（55±31）个月］，大部分患者心功能恢复至 I～II 级（NYHA），有 2 例心功能 III 级需内科药物治疗。随访期间再次手术 3 例，1 例因腹主动脉瘤而手术，2 例因重度二尖瓣关闭不全行二尖瓣替换术。

第四节　Wheat 手术

一、适应证及手术时机

Wheat 手术适用于升主动脉瘤合并主动脉瓣病变、非马方综合征患者，常见动脉粥样硬化或主动脉瓣二瓣化所致的升主动脉梭形动脉瘤，主动脉窦部无明显扩张，左右冠状动脉开口无明显上移。

1964 年 Wheat 提出全升主动脉人工血管替换和主动脉瓣替换术，即 Wheat 手术，但此术式存在两大问题：一是人工血管与菲薄而脆弱的主动脉壁吻合，极易出血，特别是近心端出血难以控制；第二个问题是遗留了有病变冠状动脉开口水平以下的已扩张的动脉壁，此处仍可继续扩张形成动脉瘤甚至破裂，或人工瓣脱位、瓣周漏或心内膜炎导致死亡。为此现在手术时，仅保留了左右冠状动脉开口处动脉片，切除其余窦壁，即改良 Wheat 手术。改良 Wheat 手术避免了冠状动脉开口重建，技术上相对简便。

二、禁忌证

1. 主动脉根部动脉瘤：非马方综合征和无动脉瘤家族史病例；马方综合征或有动脉瘤家族史病例，主动脉根部直径分别＞5.5cm 和＞5.0cm。

2. A 型主动脉夹层：夹层严重损害主动脉瓣叶、瓣交界或瓣环；主动脉根部动脉瘤基础上出现的主动脉夹层。

3. 高龄伴有重要脏器（肝、肾）功能不全，不能耐受体外循环者。

4. 恶病质、痴呆患者。

5. 不可逆性脑损害患者。

三、术前准备

本术式术前准备基本同第三十七章第一节。

四、手术要点、难点及对策

全身麻醉，胸部正中切口，中度低温（鼻咽温为 28～30℃），经股动脉或右腋动脉、右心房及右上肺静脉分别插管建立体外循环，靠近头臂干阻断升主动脉，纵行切开动脉瘤，经左右冠状动脉开口灌注心脏停搏液，同时于心脏表面置冰屑局部降温。待心脏停搏液灌注完毕后切除主动脉瓣，保留左右冠状动脉开口周围的半圆形窦壁，切除其余动脉壁，以机械瓣或生物瓣替换主动脉瓣，将相应大小的人工血管近心端修剪成对应的波浪状，做近心端吻合，然后再做远端人工血管端-端吻合（人工血管吻合方式同升主动脉置换手术），完成手术。

五、术后监测与处理

术后早期应严格控制血压，可以降低吻合口张力过高造成的大出血风险。但对于严重动脉硬化的患者，血压过低会导致脑和肾脏供血不足现象。一般成人收缩压术后控制在 100～110mmHg。另外，动脉瘤患者多数不合并器质性心脏病，如无同期心内手术，心功能多在正常范围内，要保证机体的有效灌注，必须维持充足的心脏前负荷，不可过分利尿。主动脉手术后总的并发症发生率仍然较高，所以术后进行全面和仔细监测、及早发现和治疗并发症具有很重要的地位。

六、术后常见并发症的预防与处理

1. 大出血　目前广泛应用的成品预凝人工血管已大大降低了术后人工血管壁大量渗血的风险；术后及时进行全面的凝血机制方面的化验可以发现由血小板和凝血因子缺乏造成的术后渗血，相应的血液制品和抗凝药物能够有效改善凝血功能；吻合口和针眼出血仍是目前大出血的最主要原因，如果无法缝合止血，用瘤壁或心包包裹出血部位并进行右心房分流往往可以挽救生命。

2. 神经系统损伤　可由许多原因造成，低温停循环时血栓性或粥样硬化性栓塞导致脑局灶性损伤和定位体征，气体、纤维蛋白和血小板凝集物及其他血液成分造成的微栓，往往导致脑部广泛损伤。胸主动脉瘤手术的最重要并发症是截瘫，其基本原因是脊髓供血受影响。由于脊髓血供是阶段性的，手术范围越广，发生脊髓缺血的概率越大。

3. 肺损伤　体外循环导致的非心源性肺水肿和生理性分流增加，常导致肺功能不全。

4. 肾功能不全　手术中如需要阻断胸主动脉，有发生急性肾小管坏死的危险，术后血容量不足和血压过低，均可导致少尿。

七、临床效果评价

1996～2002年中国医学科学院阜外心血管病医院共行32例Wheat手术，患者中男性25例，女性7例。平均年龄为（48.6±8.9）岁。主动脉病变主要是先天性二瓣化畸形。升主动脉内径为45～60mm，平均为（52.2±4.5）mm。患者均在体外循环下行主动脉瓣和升主动脉置换，无手术和住院死亡，心功能恢复至Ⅰ～Ⅱ级。平均随访22个月，无死亡，无远期假性动脉瘤发生。总体上讲，升主动脉和主动脉弓部的动脉瘤外科治疗效果好，而胸主动脉瘤患者的住院死亡率仍较高。

第五节　David 手术

一、适应证及手术时机

1. 主动脉瓣瓣叶柔软、无增厚和明显脱垂的马方综合征患者。

2. 马方综合征的急性A型主动脉夹层病例行David手术的指征尚存在很多争议。英国牛津大学的Stephen Westaby及其同事认为，急诊A型主动脉夹层手术应采用最简单的术式降低手术死亡率，马方综合征应行Bentall手术。Kallenbach等报道了257例急性A型主动脉夹层患者，其中行升主动脉替换145例，Bentall手术64例，David手术48例（马方综合征3例）。David手术组的手术时间、体外循环时间和阻断时间均明显长于其他两组，而手术死亡率、并发症发生率和生存率并无显著性差异。再手术率在升主动脉替换组为22%，明显高于Bentall手术组和David手术组的6%。他们认为急性A型主动脉夹层行David手术可以获得与其他方法相似的近期效果，还可以降低再次手术的可能，避免抗凝和降低机械瓣相关并发症的发生率。Karck等行David手术45例，其中3例急性A型主动脉夹层，1例慢性A型主动脉夹层。他们认为马方综合征行David手术后的早中期死亡率和再手术率与Bentall手术比较无显著性差异。美国亚特兰大Emory大学医学院心胸外科的Kerendi及其同事对于高危人群（如急性A型主动脉夹层、严重主动脉瓣反流、再次手术病例）应用保留主动脉瓣的根部替换术，并与Bentall手术比较围术期结果。笔者认为保留主动脉瓣的根部替换术可以应用于主动脉夹层、严重主动脉瓣反流和再次手术的病例，早期结果令人满意。对于高危病例能否应用，仍需要长期随访。

二、禁忌证

1. 主动脉瘤或夹层合并主动脉瓣病变（主动脉瓣二瓣化畸形，主动脉瓣钙化、狭窄或重度关闭不全）。
2. 高龄伴有重要脏器（肝、肾）功能不全，不能耐受体外循环者。
3. 恶病质、痴呆患者。
4. 不可逆性脑损害患者。

三、术前准备

本术式术前准备基本同第三十七章第二节。

四、手术要点、难点及对策

1. 游离主动脉根部　切开升主动脉后，仔细检查主动脉瓣瓣叶的结构和功能，确定可以行 David 手术后，再切除病变主动脉壁，保留主动脉瓣和瓣交界。平行于主动脉瓣瓣环上方 3～5mm，波浪形剪除扩张的主动脉窦壁，游离左右冠状动脉开口为纽扣状。游离的深度一般为无冠窦至瓣叶附着的最低点，左右冠窦至右心室流出道的水平。游离过深有右心室穿孔的危险。操作时仔细电凝止血，特别是周围组织中的小静脉，防止术后出血。同时避免损伤冠状动脉开口旁的主肺动脉。游离完成后，再次检查主动脉瓣瓣叶和瓣交界的结构是否适于 David 手术。

2. 再植法的 David 手术　主动脉根部游离完成后，沿瓣环纤维组织下方，自内向外预置间断褥式缝线 1 周，穿过口径合适的人工血管打结，将人工血管固定于主动脉瓣下心脏的纤维支架上，起到主动脉瓣瓣环成形的作用。三个主动脉交界被悬吊并固定在人工血管内，悬吊高度是从主动脉窦的最低点到交界的距离。用 4-0 Prolene 线将主动脉瓣瓣环上方的瘤壁残端连续缝合在人工血管的内壁上。缝合时要注意保持主动脉瓣瓣叶形态，并避免损伤瓣叶。可以从左冠窦的最低点向上缝合，随后吻合无冠窦和右冠窦。缝合完成后，在人工血管内部观察主动脉瓣瓣叶的对合状况，如无异常，可继续完成冠状动脉与人工血管及人工血管远端与主动脉的吻合。

3. 成形法的 David 手术　主动脉根部的游离与再植法相同。将人工血管的一端修剪为波浪形，弧度与主动脉瓣瓣环的形态和瓣交界高度一致。用 4-0 Prolene 线将主动脉瓣瓣环上方的瘤壁残端与人工血管连续缝合。此后步骤与再植法相同，完成冠状动脉开口和人工血管的吻合。成形法可以重建主动脉窦，防止主动脉瓣瓣叶与血管壁撞击；但是主动脉瓣瓣环未得到加强，术后可能出现扩张导致关闭不全。

4. 手术方式的选择　如前所述，David 手术的成形法和再植法各有优缺点，如何选择是目前国际上争论的焦点。以 David 为首的医师主张再植法。他们认为此方法可以防止远期主动脉瓣瓣环扩张，避免再次手术纠正关闭不全，术后的持久性更好。David 最近报道了 220 例手术结果，手术死亡率为 1%，再植法术后 10 年严重主动脉瓣关闭不全的免除率为 94%±4%，而成形法为 75%±10%（P=0.04），再次主动脉瓣替换术为 5 例。David 和其他医师提出了多种改进方法，即在固定主动脉瓣瓣环的基础上，用更粗的人工血管再造主动脉窦，并取得了较好的结果。由于这些方法较复杂，限制了推广应用。有人认为，成形法术后主动脉窦可以随压力变化伸缩，更符合生理情况。有些术者认为应根据具体的病理特点选择手术方式。主动脉根部动脉瘤和（或）马方综合征患者主动脉瓣瓣环直径决定长期预后，采用再植法矫正扩大的瓣环可以取得更好的结果。主动脉根部扩张不显著的病例，选择成形法更有利于血流动力学恢复。

5. 人工血管直径的确定　人工血管直径应依据手术方式和主动脉瓣瓣环大小来确定。再植法应选用直径较粗的血管，以保证瓣叶完全对合，成形法应选较细的人工血管，以防止术后出现瓣环扩张。David 本人进行再植法手术时，一般依据主动脉瓣瓣叶的情况和瓣环的直径，选用较粗的人工血管（30～34mm）。他认为测量主动脉根部的各个部位选择血管较复杂，而且不可靠。如果瓣叶完全正常，可以牵拉瓣交界至正常位置，使瓣叶完全对合，此时窦管交界的直径与主动脉瓣瓣环的直径相近。对于瓣环扩张、瓣叶稍延长的根部动脉瘤患者，要测量主动脉瓣的高度和游离缘的长度。主动脉瓣瓣环的直径是主动脉瓣高度的 1.5～1.6 倍，游离缘的 0.8～0.9 倍。根据主动脉瓣瓣环直径选择人工血管后，可以在窦管交界做适当环缩。成形法 David 手术中，主动脉根部游离完成后，用 Hegar 扩张器测量主动脉-心室交界。在瓣交界的最高点水平褥式缝合 3 针，拉起缝线至窦管交界水平使得瓣叶对合，测量窦管交界的直径，其应与瓣环的直径相近。通常选择比窦管交界直径小 15% 的人工血管。如果半月瓣对合欠佳，可以选择小一型号的人工血管。理论上，再植法是基于主动脉的外径（内径＋主动脉壁的厚度），而成形法以主动脉内径为依据。

五、术后监测与处理

术后早期严格控制血压，可以降低吻合口张力过高造成的大出血风险。但对于严重动脉硬化的患者，血压过低会导致脑和肾脏供血不足现象。一般成人收缩压术后控制在 100～110mmHg。另外，动脉瘤患者多数不合并器质性心脏病，如无同期心内手术，心功能多在正常范围内，要保证机体的有效灌注，必须维持充足的心脏前负荷，不可过分利尿。主动脉手术后总的并发症发生率仍然较高，所以术后进行全面和仔细监测、及早发现和治疗并发症具有很重要的地位。

六、术后常见并发症的预防与处理

1. 出血　David 手术操作复杂，需要完全游离主动脉根部和冠状动脉，操作中易导致副损伤，并且吻合口多且缝合距离长，冠状动脉开口为纽扣法吻合，无法行分流术等多种因素致出血。有学者认为成形法的术后二次开胸止血发生率更高（成形法 4/22，再植法

1/39，*P*=0.01）。良好的术野显露、确切的缝合技术是防止出血的重要手段。

2. 冠状动脉供血不足　David 手术术后冠状动脉张力过大、吻合口扭曲和血肿压迫等均可导致冠状动脉供血不足。心脏复搏困难、循环不易维持和复搏后出现心电图变化提示有冠状动脉供血障碍的可能。冠状动脉吻合时充分显露、良好的吻合技术十分重要。早发现、早处理是治疗冠状动脉供血不足的关键。

3. 主动脉瓣关闭不全　David 手术后出现主动脉瓣关闭不全有两种情况，一为术后短期即出现；二为术后随访中出现瓣膜关闭不全。前者多与外科技术有关；对主动脉根部结构和功能的深刻理解、精湛的外科缝合技术及术中影像学的支持是预防的关键。后者与术式选择，主动脉瓣叶的病变发展有关。如前所述，有学者认为再植法术后出现瓣膜关闭不全的发生率低于成形法。

七、临床效果评价

中国医学科学院阜外医院自 1998～2004 年对 29 例患者行 David 手术，其中男性 20 例，女性 9 例；年龄 10～64 岁，平均年龄为（39±17）岁；术前心功能 I 级 10 例，II 级 15 例，III 级 4 例；术前主动脉瓣反流轻度 15 例，中度 9 例，重度 5 例；David I 型手术 1 例，David II 型 15 例，改良 David 手术 3 例。患者无手术死亡及近期死亡。术后随访时间为（29±15）个月（5～74 个月），术后所有患者心功能 I 级。术后主动脉瓣无反流 11 例，轻度反流 8 例，中度反流 2 例。无患者需二次手术治疗。总体上看，特别是从长远效果看，手术是很有价值的治疗手段。随着手术技术及各种诊疗方法的不断进步，主动脉瘤外科治疗的效果必将更加理想。

（孙图成　李华东）

参 考 文 献

李巅远，孙立忠，田良鑫，等，2005. David 手术治疗主动脉根部疾患. 中华医学杂志，85(42)：2985-2987.

孙立忠，刘宁宁，常谦，等，2006. 主动脉手术并同期冠状动脉旁路移植术的临床总结. 中华外科杂志，44(2)：76-79.

朱晓东，2002. 心脏外科基础图解. 2 版. 北京：中国协和医科大学出版社，103-105.

Byrne JG, Gudbjartsson T, Karavas AN, et al, 2003. Biological vs. mechanical aortic root replacement. Eur J Cardiothorac Surg, 23(3): 305-310.

David TE, 1997, Aortic root aneurysms: remodeling or composite replacement? Ann Thorac Surg, 64(5): 1564-1568.

David TE, Feindel CM, Bos J, 1995. Repair of the aortic valve in patients with aortic insufficiency and aortic root aneurysm. J Thorac Cardiovasc Surg, 109(2): 345-352.

Ehrlich MP, Ergin MA, Mc Cullough JN, et al, 2001. Favourable outcome after composite valve graft replacement in patients older than 65 years. Ann Thorac Surg, 71(5): 1454-1459.

Erasmi AW, Sievers HH, Bechtel JF, et al, 2007. Remodeling or reimplantation for valve-sparing aortic root surgery? Ann Thorac Surg, 83(2): S752-756.

Fleck TM, Koinig H, Czerny M, et al, 2004. Impact of surgical era on outcomes of patients undergoing elective atherosclerotic ascending aortic aneurysm operations. Eur J Cardiothorac Surg, 26(2): 342-347.

Furukawa K, Ohteki H, Cao ZL, et al, 2004. Evaluation of native valve-sparing aortic root reconstruction with direct imaging-reimplantation or remodeling? Ann Thorac Surg, 77(5): 1636-1641.

Gelsomino S, Frassani R, Da Col P, et al, 2003. A long-term experience with the Cabrol root replacement technique for the management of ascending aortic aneurysms and dissections. Ann Thorac Surg, 75(1): 126-131.

Gott VT, Cameron DE, Alejo DE, et al, 2002. Aortic root replacement in 271 Marfan patients: a 24-year experience. Ann Thorac Surg, 73(2): 438-443.

Hopkins RA, 2003. Aortic valve leaflet sparing and salvage surgery: evolution of technique for aortic root reconstruction. Eur J Cardiothorac Surg, 24(6): 886-897.

Kallenbach K, Oelze T, Salcher R, et al, 2004. Evolving strategies for treatment of acute aortic dissection type A. Circulation, 110(11 suppl 1): II 243-249.

Karck M, Kallenbach K, Hagl C, et al, 2004. Aortic root surgery in Marfan syndrome: comparison of aortic valve-sparing reimplantation versus composite grafting. J Thorac Cardiovasc Surg, 127(2): 391-398.

Kerendi F, Guyton RA, Vega JD, et al, 2010. Early results of valve-sparing aortic root replacement in high-risk clinical scenatios. Ann Thorac Surg, 89(2): 471-478.

Lansac E, Di Centa I, Bonnet N, et al, 2006. Aortic prosthetic ring annuloplasty: a useful adjunct to a standardized aortic valve-sparing procedure? Eur J Cardiothorac Surg, 29(4): 537-544.

Matalanis G, 2004. Valve sparing aortic root repairs-an anatomical approach. Heart Lung Circ, 13(Supply 3): S13-18.

Motallebzadeh R, Batas D, Valenci O, et al, 2004. The role of coronary angiography in acute type A aortic dissection. Euro J Cardiothorac Surg, 25(2): 231-235.

Urbanski P, 2005. Valve-sparing aortic root repair with patch technique. Ann Thorac Surg, 80(3): 839-844.

第三十八章　弓部动脉瘤

各种原因导致的主动脉局部向外不可逆的扩张或膨出，形成"瘤样"包块，称为动脉瘤，若位于主动脉弓部则称为弓部动脉瘤，常累及头臂血管。多为升主动脉瘤累及右半弓或全弓；部分动脉硬化性胸主动脉瘤可累及左半弓；少数为孤立性弓部动脉瘤。

未经治疗的弓部动脉瘤预后很差，可能是由于动脉瘤破裂、主动脉夹层、压迫气管出现肺炎等并发症，并导致死亡。

弓部动脉瘤外科治疗是一种比较复杂的手术，手术危险性大、死亡率较高。经不断的改进，应用深低温停循环，并经头臂干和左颈总动脉灌注行脑保护，有效延长了停循环时间，已成为目前常用的方法之一。

第一节　全弓/次全弓置换手术

一、适应证

1. Ⅰ型和Ⅱ型主动脉夹层。
2. 有症状的弓部动脉瘤。
3. 弓部动脉瘤直径＞6cm。
4. 易破的弓部假性动脉瘤、囊状弓部动脉瘤。
5. 并发主动脉瓣病变、升主动脉瘤或降主动脉瘤，需手术者。

二、禁忌证

高龄伴有重要脏器（心、肺、肝、脑、肾等）功能损害，不能耐受体外循环者。

三、术前准备

1. 行主动脉造影以明确病变部位及范围，有利于制订合适可行的手术方案。

2. 控制、稳定血压在正常范围的低限。

3. 心功能：心脏超声检查了解心室及瓣膜功能。超过50岁的患者，常规行冠状动脉造影检查。小于50岁的患者，若有冠心病的危险因素，也需行冠状动脉造影。

4. 中枢神经系统：50岁以上者常规行头颅CT和颈动脉超声检查。

四、手术要点、难点及对策

1. 手术要点

（1）显露：锯开胸骨后，分离胸骨后组织，游离头臂静脉，分离头臂干、左颈总动脉和左锁骨下动脉分支近端，进一步游离远端弓部动脉瘤的上下缘，同时防止损伤左迷走神经和喉返神经。若瘤体较大，可在并行循环时游离。

（2）建立体外循环和心肌保护：行右侧腋动脉和（或）股动脉插管及上下腔静脉分别插管。建立体外循环，经右上肺静脉放置左心减压管。经主动脉根部或左右冠状动脉口直接灌注心脏停搏液。

（3）脑保护：弓动脉部瘤手术成功的关键因素之一是有效的脑保护。目前临床上常用的方法为深低温停循环选择性脑灌注技术，笔者所在单位采用在停循环期间仅灌注头臂干的方法，血流通过Willis环而保护左侧大脑，临床上取得较好的效果。

操作方法：右侧腋动脉和（或）股动脉插管及上下腔静脉插管建立体外循环，如需同时行心内手术或主动脉近端手术，则可在并行循环降温至肛温28～30℃时，阻断升主动脉，在主动脉根部或冠状动脉开口直接灌注心脏停搏液，心脏停搏后继续降温时行上述操作。

降温至肛温20～22℃时，停循环，阻断头臂干，经腋动脉插管灌注提供脑部血流。流量为8ml/（kg·min）。分别阻断左颈总动脉和左锁骨下动脉，然后停循环，松开主动脉阻断钳，切开瘤体，检查弓部和降主动脉近端病变情况，行半弓或全弓置换，或"象鼻"手术等。远端吻合完毕后，钳夹人工血管近心端，缓慢恢复股动脉灌注并充分排气，可先吻合左颈总动脉，开放左颈总动脉，恢复左侧脑灌注并逐渐升温。

（4）半弓置换术

1）右半弓置换：主要适用于升主动脉瘤并发动脉弓近心端（右半弓）受累者。

手术方法：正中开胸，如前述方法建立体外循环，心脏停搏后继续降温同时行心内手术或主动脉近端手术。于深低温停循环时，阻断右头臂干、左颈总动脉和左锁骨下动脉，经右腋动脉行选择性脑灌注。开放升主动脉阻断钳，将动脉瘤远端由右上向左下做斜切口，切除动脉瘤，保留头臂干。人工血管远端剪成与动脉切口相适应的斜面，3-0聚丙烯线连续对端吻合，打结前，于弓部充分排气，缓慢恢复股动脉灌注，并逐渐升温。

2）左半弓置换：主要适用于动脉弓远心端受累及合并降主动脉瘤者。

手术方法：患者右侧卧位，于左侧第4肋间或肋床进胸，显露病变部位。选用股动脉-股静脉转流，通过左心耳或左心室尖插管行左心室减压。降温至肛温20～22℃时，于左颈总动脉与左锁骨下动脉之间阻断，单独阻断左锁骨下动脉，同时行降主动脉瘤远端阻断。

停循环，切开降主动脉瘤和左弓部，缝扎瘤壁内肋间动脉，切除左弓部动脉瘤。将带分支的人工血管剪成相适应的斜面，行左半弓置换，用3-0聚丙烯线连续吻合。期间注意保护迷走神经和膈神经。主动脉弓部排气，将阻断钳移至分支血管远端阻断人工血管，并经分支插入另一动脉灌注管，恢复头部和心脏的灌注，再行降主动脉远端吻合。主动脉排气后打结，恢复循环，复温，完成手术。

（5）全弓置换术：适用于Ⅰ型或Ⅱ型主动脉夹层，也适用于单纯的弓部动脉瘤（图38-1）。

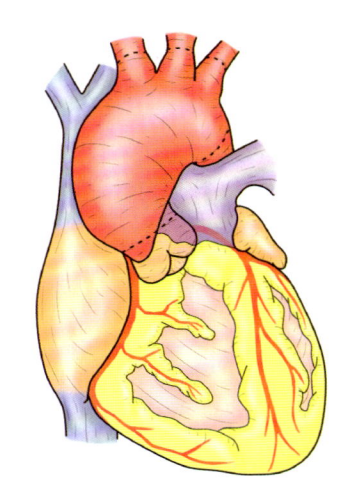

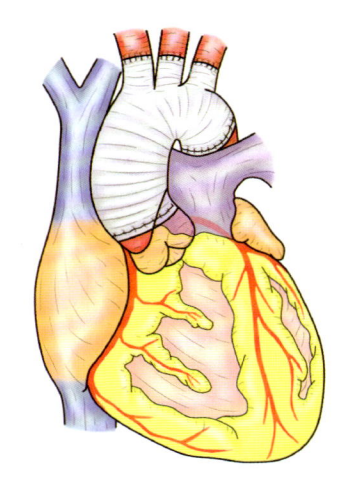

图38-1 全弓置换术

手术方法：若患者体重较大，除在右腋动脉插管外，还可加插股动脉灌注管，以满足全身灌注的流量。游离好头臂静脉、右头臂干、左颈总动脉和左锁骨下动脉后再行肝素化，转流降温。若需行心内手术或主动脉近端手术，如上所述操作，降温至肛温20℃，阻断头臂干、左颈总动脉和左锁骨下动脉，经右腋动脉进行选择性脑灌注。

修剪弓部动脉瘤瘤体，但保留瘤体的下壁和后壁，若夹层病变累及左弓及降主动脉，可于远端放置血管支架，选择合适的人造血管，用3-0聚丙烯线缝合降主动脉及血管支架，吻合完毕，若无股动脉插管者，可经其中独立分支插入动脉灌注管，恢复远端动脉灌注。然后再分别将左颈总动脉、左锁骨下动脉、头臂干与人工血管三分支吻合并开放灌注。复温过程将人工血管主干近端与升主动脉吻合。心脏及升主动脉排气，心脏复苏，完成手术。

对于主动脉弓分支正常者，可将主动脉弓三个分支开口保留于一个大的椭圆形主动脉壁上剪下以备吻合。应用单分支人工血管先与主动脉弓远端吻合，人工血管斜行阻断，于分支血管插动脉灌注管恢复远端动脉灌注。在重建弓部人工血管上方开一个相应窗口再与含主动脉弓的血管片进行吻合。再将人工血管近心端与升主动脉吻合。

2. 术中注意要点及对策

（1）选择合适的体外循环方式：根据动脉瘤的部位、范围，动静脉插管途径有多种。对于升主动脉瘤并发右半弓受累者，较适宜的动脉插管部位为右侧腋动脉和（或）股动脉插管。在逆行灌注病例中，需通过桡动脉测压，监测近端的灌注压。静脉插管通常经右心房，使用二级静脉管道。动脉弓远心端受累及合并降主动脉瘤者可选部分左心转流。可在股动脉插管，氧合血的静脉引流管可置于左下肺静脉或经心耳插入左心房。

（2）选择合适的脑保护方法：笔者认为，若条件许可，应尽量采用选择性脑灌注行脑保护。要根据停循环的时间长短，确定降温的深度，若停循环时间超过60min，则中心温度应降至15～18℃。要注意降温和复温的速度，避免血液温度和中心温度的温差＞10℃，使组织均匀降温。降温期间同时应用激素和脱水、利尿剂，防治脑水肿，起加强保护脑作用。降温和复温期间均要监测血糖浓度，保持血糖≤11.1 mmol/L，避免脑水肿。停循环期用冰帽包裹头部以保持脑的低温。术中注意排气和清除血栓及避免血栓或斑块脱落；注意控制血压，避免其波动。

（3）止血：主动脉手术常会有大量出血。术前应备好充足的红细胞、血小板及冷沉淀等血制品。患者术前可能存在凝血障碍，体外循环、深低温停循环后也都会破坏凝血物质，影响凝血功能，故术后补充各种凝血因子也很必要。目前多采用腔内吻合技术，不需广泛游离弓部动脉瘤，可避免过多的创面渗血；对于累及升主动脉者，吻合完毕后可采用瘤壁或加心包做人造血管和吻合口包裹及右心房分流的方法。手术操作轻柔精确，吻合时针距均匀，吻合口对位准确，避免血管壁撕裂、扭曲；若瘤壁菲薄或脆弱，吻合时应加用毛毡条加固吻合口。

五、术后监测与处理

1. 控制血压　使用有创的血流动力学监测维持血压在90～110mmHg，以确保充分的终末器官灌注；术后早期应用镇静药达到充分的肌肉松弛和镇静以控制血压，从而防止出血，同时减少脑部并发症。

2. 防止中枢神经系统并发症　术后严格观察瞳孔大小、对光反应，允许患者从全身麻醉状态短暂苏醒，以便进行大体的神经系统检查和判断，如是否有神志变化、有无定位体征等，若疑有颅内出血、脑栓塞等，应及时行脑部CT检查。治疗：①脱水，甘露醇125～250ml/次，6h 1次；②应用神经细胞营养药物；③条件允许，高压氧舱治疗。

3. 保护肺功能　深低温停循环及体外循环等均能破坏肺表面活性物质而引起肺损伤；其次输入大量库存血可引起肺毛细血管微栓栓塞；左心引流不畅引起肺水肿；左侧开胸、机械损伤等手术创伤均可对呼吸功能造成影响。故术后需积极呼吸支持、改善通气、合理氧疗，保证氧的供给；定期扩张肺，防止肺萎陷和肺不张，定期做支气管内吸引，清除气道内分泌物；控制感染，撤除不必要的插管；加强营养支持。

六、术后常见并发症的预防与处理

1. 出血　吻合口出血和广泛渗血是最常见和最危险的并发症。预防及处理：①操作轻柔精确，吻合口平顺，对位准确，瘤壁外可用毛毡片为垫片封堵针眼，利于止血。②尽量缩短体外循环和深低温停循环时间，减少凝血机制紊乱。③补充血小板、冷沉淀等凝血物质，中和肝素，恢复ACT正常值，再给予凝血酶原复合物、纤维蛋白原等。④吻合口表面可用热盐水纱布压迫止血。⑤如可能，术前 3～7d 停用抗凝血药；需要应用的，可使用低分子肝素替代。⑥术前检查排除凝血系统疾病。

2. 急性肾衰竭　全身停循环、体外循环和手术过程中血压波动，以及夹层累及肾动脉等，均对肾功能造成损害。预防及处理：选择适当的灌注方法，在行主动脉弓部手术或"象鼻"手术时，在右锁骨下动脉和股动脉分别插动脉灌注管（双泵双管）。围术期防止血压过低；尽量缩短体外循环时间；术后密切关注尿量及肾功能化验指标，并及时纠正低血容量，维持合适的动脉压及胶体渗透压，适当给予利尿剂等，必要时尽早行血液透析。

3. 其他　如出血、急性肺损伤及中枢神经系统并发症等见前述内容。

七、临床效果评价

近年来由于 CT、MRI 检查技术的普及，临床诊断水平不断提高。同时外科技术也有着很大进步，尤其是脑保护技术和新型手术材料（如预凝人工血管、缝线等）的应用，使手术死亡率不断降低。弓部动脉瘤手术早期的效果有很大提高。手术死亡率现今降至 5% 左右。主要死亡原因：脑损害（脑中风）、呼吸衰竭和肾衰竭。

第二节　杂交手术

弓部动脉瘤行常规开放手术需要在体外循环和深低温停循环下完成，创伤大，风险高。虽然手术技术、麻醉、重症监护近年来都取得了明显进步，但文献报道死亡率仍在 7%～17%，神经系统并发症发生率为 4%～12%。由于弓部分支血管受累，也无法直接行腔内修复手术。因此，对于无法耐受开放手术的高风险患者，杂交手术，即弓部血管去分支化联合腔内修复，是一个比较好的选择。

一、适应证

1. 弓部动脉瘤或 B 型主动脉夹层累及弓部分支，年龄大，一般情况差，无法耐受体外循环和（或）深低温停循环手术者。
2. 弓部分支血管与动脉瘤或主动脉夹层之间没有理想锚定区，单纯的腔内修复会覆盖头臂血管。
3. 通过去分支化操作后，能够提供足够长度和直径的锚定区以允许腔内移植物植入。
4. 不愿意接受开放手术而愿意选择杂交手术者。

二、禁忌证

1. 头臂血管严重受累，患者处于昏迷状态。

2. 马方综合征和其他结缔组织疾病，如 Ehlers-Danlos 综合征和 Loeys-Dietz 综合征，为相对禁忌。

3. 重要分支血管无法游离，无法完成去分支化操作者。

4. 由于入路血管问题、主动脉解剖情况或其他原因，无法行腔内修复者。

三、术前准备

除一般手术的常规准备外，术前应戒烟，手术前 3d 停用抗凝及抗血小板药以减少术中出血。如果正在使用华法林，应用低分子肝素皮下注射替代。控制血压（＜140/80mmHg）、心率（60～80 次 / 分）、镇静镇痛等。糖尿病患者应控制血糖接近正常水平。常规检查包括血尿常规、肝肾功能、电解质、心脏彩超、胸片、心电图等。与所有的腔内手术一样，仔细的术前评估很重要。对于多数病例，薄层 CT 扫描是首选的影像学检查。三维重建对于主动脉弓尤其有重要价值，因为弓部弯曲，其切面在方向上有很多不确定性。胸部 CT 的作用是判断左锁骨下动脉远端是否有足够的锚定区。

四、手术要点、难点及对策

根据腔内修复对锚定区定义，Criado 将胸部主动脉分为 5 个区。简言之，0 区包括头臂干开口，1 区包括左颈总动脉开口，2 区包括左锁骨下动脉开口，3 区和 4 区包括胸降主动脉（图 38-2）。弓部动脉瘤的杂交手术，支架锚定区在 2 区、1 区、0 区，下文分别阐述。

1. 2 区释放　对于左锁骨下远端没有足够锚定区的患者，需要考虑覆盖锁骨下动脉。随着笔者经验的积累，无论是通过颈动脉 - 锁骨下动脉旁路移植或锁骨下动脉移栽到颈动脉进行左锁骨下动脉再血管化，都经历了评估和再认识的过程。目前对于是否重建左锁骨下动脉血流，仍存在一些争议。笔者通常的做法是，在下列情况下进行锁骨下动脉再血管化：曾利用左胸廓内动脉进行冠状动脉旁路移植术；左椎动脉优势；右椎动脉闭塞或缺如；已知的左侧小脑后下动脉综合征；主动脉覆盖范围广；主动脉夹层；行颈动脉 - 颈动脉旁路移植以重建左颈总动脉的患者。

手术要点如下。

（1）仰卧位，取颈部横切口或左胸锁乳突肌前缘纵切口，肩下垫枕使颈部适当拉伸。在胸锁乳突肌内侧游离显露左颈总动脉，在胸锁乳突肌外侧游离显露左锁骨下动脉，分别套阻断带。注意勿损伤迷走神经、喉返神经、胸导管等结构。如果因瘤体压迫移位导致左锁骨下动脉近端显露困难，也可另取左锁骨下方切口，沿胸大肌纤维钝性分离显露出胸小肌，游离显露左腋动脉并套带。

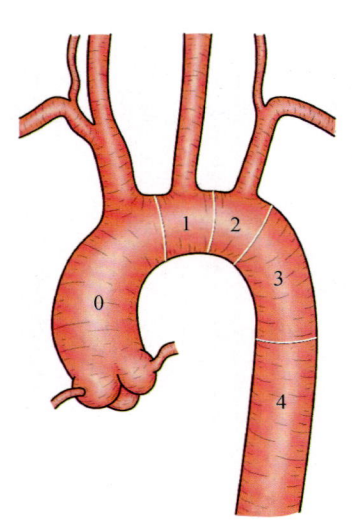

图 38-2　主动脉分区

（2）肝素化后，分别阻断左锁骨下动脉（或左腋动脉）近端和远端，中间纵切口，取8mm人工血管与之行端-侧吻合，应用5-0 Gore-Tex线连续缝合。同法将人工血管另一端与左颈总动脉端-侧吻合，排气开放，恢复血流。仔细止血，缝合颈部切口。

（3）穿刺或切开显露股总动脉，应用金标猪尾导管行标准全主动脉造影，包括升主动脉、降主动脉、腹主动脉和髂动脉，必要时行主动脉弓造影，明确病变位置、范围，确定锚定区，根据测量的主动脉直径选择覆膜支架的型号。确认导管全程位于主动脉真腔，通过股动脉送入封堵器至左锁骨下动脉近端，交换超硬导丝，送入选定的覆膜支架，控制血压后再计划锚定区释放。再次行主动脉造影，观察支架位置、病变区域是否完全覆盖、有无内漏。最后撤除支架输送系统，缝合股动脉及腹股沟切口（图38-3）。

2. 1区释放　如果经过左锁骨下动脉并利用全部2区释放、锚定区仍不足，就必须超越颈总动脉进行释放，即跨越1区。另一个影响是否在1区释放的因素是弓部的解剖情况。颈总动脉开口呈宽漏斗状，会导致支架移位进入颈总动脉。如果椎动脉起源于颈总动脉和左锁骨下动脉之间的主动脉弓部，则需要仔细评估。因此，对左颈总动脉开口将被覆盖，需要行右颈总动脉-左颈总动脉旁路移植的所有患者，笔者常规增加颈总动脉到左锁骨下动脉旁路移植作为手术的一部分（图38-4）。关于切口选择，左颈动脉、锁骨下动脉的显露和吻合方法及后续的支架置入，和上文描述类似。同样，如果锁骨下动脉显露困难，也可选择腋动脉吻合（图38-5）。

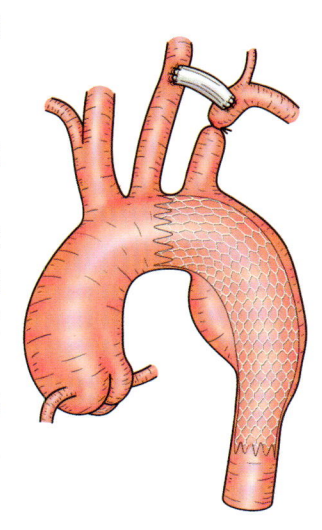

图38-3　左颈总动脉-左锁骨下动脉旁路移植

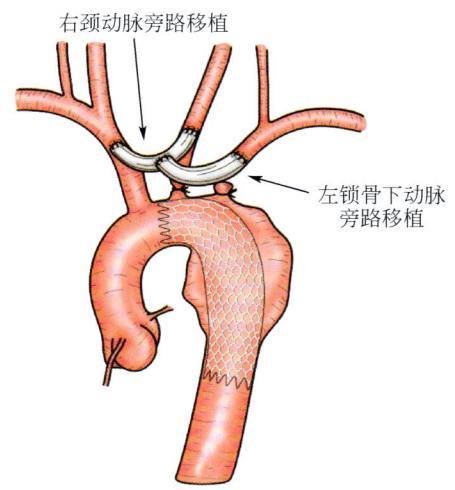

图38-4　右颈总动脉-左颈总动脉-左锁骨下动脉旁路移植

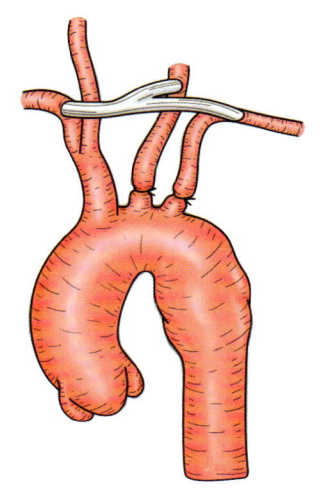

图38-5　右腋动脉-左颈总动脉-左腋动脉旁路移植

手术要点如下。

（1）腋动脉位置深，有较多小分支，要分别控制后才能阻断切开，否则出血较多影响吻合。

（2）支架置入前肝素化，置入后并不中和肝素，止血要仔细，并放置引流条。

（3）去分支化完成后，左颈总动脉近端应结扎防止内漏，左锁骨下动脉近端则在支架置入前采用封堵器封堵，这样不影响左椎动脉供血。

3. 0区释放　当动脉瘤累及范围较广或接近头臂干时，处理的复杂程度将显著增加。弓部去分支化的方式有很多（图38-6）。

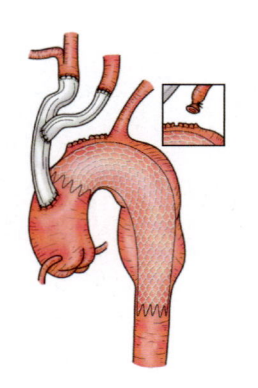

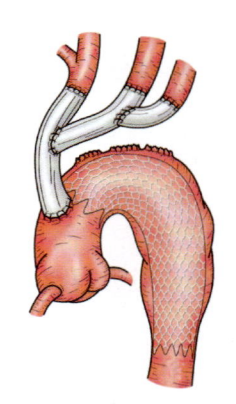

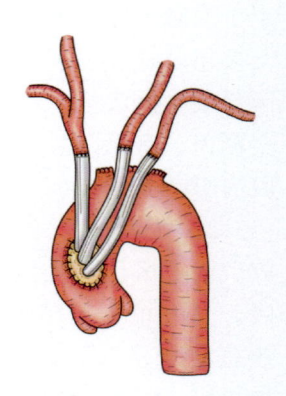

图38-6　升主动脉-头臂干-左颈总动脉-左锁骨下动脉旁路移植

手术要点如下。

（1）胸部正中切口，适当向颈部延伸。分离胸骨后脂肪，显露头臂静脉并向下牵拉，游离显露弓部分支血管并分别套阻断带。切开心包，探查升主动脉。

（2）如果升主动脉质量较好，无钙化、瘤样扩张、夹层等，在非体外循环下继续手术。肝素化，侧壁钳钳夹升主动脉并打孔，取四分叉人工血管，将其三分叉带血管蒂片剪下，以4-0 Prolene线将该蒂片吻合于升主动脉打孔。开放侧壁钳，排气，用5-0 Prolene线将三分叉血管逐一与头臂干、左颈总动脉、左锁骨下动脉行端-端吻合。

（3）如果升主动脉有病变，不能作为支架锚定区，则肝素化后通过股动脉-右心房插管建立体外循环，用四分叉人工血管置换升主动脉，之后用同样方法重建弓部分支血管。

（4）弓部去分支化完成后，可立即行腔内修复，具体的支架置入技术上文已述及，置入的途径有两种：①顺行置入，如果术前决定采用顺行置入支架，在修剪人工血管蒂片时应将四个分叉带血管片剪下，完成去分支化后，把剩下的10mm人工血管作为支架的入路，支架置入完成后剪断该人工血管并闭合残端；②逆行置入，完成弓部去分支化后，穿刺或切开显露股动脉，支架置入完成后修复股动脉。

（5）鱼精蛋白中和肝素，仔细止血，逐层关胸。

4. 注意事项

（1）可以采用胸骨上段切口完成去分支化，也可采用完全劈胸骨的常规切口。

（2）适当向上延伸切口，有利于左锁骨下动脉游离。如无法完成时，仍可采用腋动脉吻合，结扎左锁骨下动脉近端。

（3）游离弓部分支血管时，注意避免损伤气管、食管、迷走神经、喉返神经、胸导管等结构。

（4）支架置入后，造影确定近端锚定区有无内漏。如果万一发生Ⅰ型内漏，可以采用外科手术补救。

五、术后监护与处理

支架置入之前，应造影确认各吻合口已通畅，以保证重建后的分支血管供血，避免造成器官灌注不良。

术毕返回监护室，严密观察生命体征，注意有无切口出血及肢体缺血症状，特别应注意观察有无神经系统并发症及尿量情况。如有造影剂过敏或造影剂肾病，应及时处理，必要时采用血液净化治疗。

六、临床效果评价

杂交技术是近十年来发展起来的，到目前为止，几乎所有的临床报道都是中短期结果。Hughes等报道，2005～2008年共28例弓部动脉瘤患者接受杂交手术治疗，支架置入技术成功率为100%，30d住院死亡率、脑卒中及截瘫发生率分别为0、0、3.6%，随访（14±11）个月，无动脉相关事件发生，有2例因Ⅰ型内漏需再次支架置入。香港大学Chen等报道，2005～2007年共16例患者接受杂交手术，其中14例为弓部动脉瘤，2例为B型主动脉夹层。技术成功率为100%，无内漏及死亡，随访14个月，有2例因Ⅱ型内漏需再次手术。

Melissano等评估了近端锚定区位置和长度与内漏发生率的关系。在0区释放，弓部去分支化后平均近端锚定区长度为43.9mm，在1区和2区释放的平均近端锚定区长度分别达到28.4mm和30.4mm。在0区和2区释放的患者发生内漏的比例分别为7.1%和7.9%，而在1区释放的患者因锚定区最短，Ⅰa型内漏发生率高达33.3%。此外，还发现在0区释放的患者发生脑血管意外事件的危险性更高（14.3%），1区或2区释放的患者相应数据为0。

对于左锁骨下动脉能否封闭，目前仍存在争议，多数学者认为应该慎重。Gorich研究报道，4例患者左锁骨下动脉部分覆盖，19例完全覆盖。术后有3例（13.6%）发生上肢缺血综合征，但无一例出现持续的椎基底动脉供血不足症状。Riesenman报道了112例患者治疗经验，其中18例完全覆盖左锁骨下动脉，10例部分覆盖。全部患者术后脑血管意外发生率为4.5%，而左锁骨下动脉部分或完全覆盖的患者脑血管意外发生率为10.7%。甚至还有学者认为，与不覆盖相比，左锁骨下动脉覆盖后，无论是否重建，脑卒中的发生率都会增加。2007年EUROSTAR纳入606例患者，发现左锁骨下动脉封闭与较高的神经系统并发症发生率相关。

（陈新忠　孙图成）

参 考 文 献

汪曾炜, 刘维永, 张宝仁, 2003. 心脏外科学. 北京: 人民军医出版社.

Bogaard K, Scholte AJ, 2004. Aortic arch aneurysm. Heart, 90: 1035.

Cazavet A, Alacoque X, Marcheix B, et al, 2015. Aortic arch aneurysm: short- and mid-termresults comparing open arch surgery and the hybrid procedure. Eur J Cardiothorac Surg, 19: ezv024.

Kiokawa K, Goh K, Akasaka N, et al, 2007. Total arch replacement for a distal aortic arch aneurysm with right aortic arch. Ann Thorac Surg, 83: e3-5.

Rylski B, Milewski RK, Bavaria JE, et al, 2014. Long-term results of aggressive hemiarch replacement in 534 patients with type A aortic dissection. J Thorac Cardiovasc Surg, 148: 2981-2985.

Shimamura K, Kuratani T, Matsumiya G, et al, 2008. Long-term results of the open stent-grafting technique for extended aortic arch disease. J Thorac Cardiovasc Surg, 135: 1261-1269.

Shimizu H, Miyaki Y, Kaneko T, et al, 2008. Total arch replacement with endarterectomy of the ascending aorta in a patient with aortic arch aneurysm and porcelain aorta. Ann Thorac Cardiovasc Surg, 14: 402-404.

Shrestha M, Martens A, Krüger H, et al, 2014. Total aortic arch replacement with the elephant trunk technique: single-centre 30-year results. Eur J Cardiothorac Surg, 45: 289-295.

Usui A, Ueda Y, 2009. Long-term follow-up of the frozen elephant trunk technique for distal aortic arch aneurysm. Ann Thorac Surg, 88: 349.

第三十九章 主动脉夹层

第一节 A 型主动脉夹层

主动脉夹层是由于血管内膜破口，血流冲击，内膜剥离，假腔形成，假腔内高压造成内膜移位挤压真腔，分支血管断裂，中层及外膜非致密组织扩张、渗出所引起的一组症候群。当血管直径超过 5cm 即主动脉夹层动脉瘤。根据夹层累及的部分，有两种常用的分型（Stanford A、B 两型，DeBakey Ⅰ、Ⅱ、Ⅲ三型）。DeBakey Ⅰ 型：内膜破口位于升主动脉近端，夹层累及升主动脉和主动脉弓，范围广泛者可同时累及胸降主动脉和腹主动脉；DeBakey Ⅱ 型：内膜破口位于升主动脉，夹层范围局限于升主动脉；DeBakey Ⅲ 型：破口位于左锁骨下动脉开口远端，升主动脉和主动脉弓未受累。Stanford 分型，凡夹层累及升主动脉者均为 A 型，包括 DeBakey Ⅰ 型和 DeBakey Ⅱ 型；仅累及胸降主动脉者为 Stanford B 型。全球共识，DeBakey Ⅰ、Ⅱ 型主动脉夹层以手术治疗为主，Ⅲ 型以胸主动脉腔内修复术（thoracical endovascular aortic repair，TEVAR）和内科保守治疗为主。急性 DeBakey Ⅰ 型主动脉夹层，病情凶险，有极高的死亡率，一经确诊，均应急诊手术。除非分支血管缺血造成不可逆损伤，并且危及生命，手术治疗不能挽救损伤甚至加重损伤时不宜手术。Ⅰ 型主动脉夹层的危害主要来自于主动脉根部和弓部，单纯升主动脉＋弓部置换可行性强，辅以胸主动脉腔内支架修复则成为 Ⅰ 型主动脉夹层的经典术式。术前评估是决定手术方式的根据，包括患者状况和手术环境两个方面的评估，结合预计的手术创伤，达到最好的预期效果，考虑到患者承受手术能力、医护技术水平、医院手术条件，选择合理的手术创伤和术后效果，也是夹层治疗的基本原因。随着对主动脉夹层的认识，体外循环技术和手术理念的更新，Ⅰ 型主动脉夹层的手术逐步归于全弓置换＋支架"象鼻"手术（total aortic arch replacement ＋ stent elephant trunk）。将弓部以前的夹层血管全部置换，将 Ⅰ 型变为 Ⅲ 型，再以术中支架置入胸主动脉，即术中 TEVAR。全弓置换＋支架"象鼻"手术成为 Ⅰ 型主动脉夹层的经典术式，是公认的效果优良的次全根治手术。此术式唯一不足之处是需要深低温停循环＋选择性前向脑灌注技术及术后肺、脑等脏器并发症相对较多，报道死亡率为 4%～10%（图 39-1）。

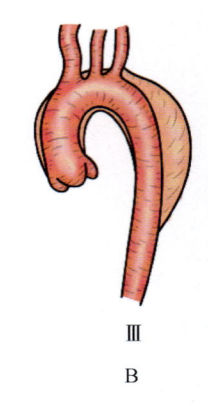

图 39-1 主动脉夹层分型

一、手术适应证及手术时机

急性 Stanford A 型主动脉夹层，病情凶险，有极高的死亡率，一经确诊，应急诊手术。不立即危及生命的缺血损伤术后应行补救性措施，如双肾缺血无尿、肢体缺血甚至坏死、急性肝坏死等。血栓化 A 型主动脉夹层是夹层愈合的一种形式，血栓的机化收缩是血管壁重塑加固的过程，应以保守观察为主，不宜过度干预。但以下几点仍应手术治疗：①不完全血栓化，假腔内仍有血流存在；②假腔直径较大，真腔受压变形；③明显主动脉瘤形成；④合并重度主动脉瓣关闭不全；⑤心包内存在中等量以上心包积液；⑥窦部受累严重，影响冠状动脉循环。

二、禁忌证

1. 高龄伴有重要脏器（肝、肾）功能不全，不能耐受体外循环者。
2. 分支血管缺血造成不可逆损伤，并且危及生命，手术治疗不能挽救损伤甚至加重损伤时不宜手术，如脑梗死昏迷、急性心肌梗死、肠坏死。
3. 恶病质、痴呆患者。
4. 不可逆性脑损害患者。

三、术前准备

1. 心理准备　所有主动脉夹层手术患者术前都有不同程度的忧虑、紧张、恐惧等心理问题，以致不能很好地休息和配合治疗。因此，医护人员必须重视术前对患者的心理教育。术前与患者及其家属交谈，了解他们的心理状态和要求，耐心细致地介绍和解释主动脉夹层疾病的治疗方法、手术的必要性和危险性、术后良好的效果及术前、术后（特别是在监护室）的注意事项。鼓励患者与术后康复患者进行交流，增加患者接受手术的信心和决心，取得患者对医师的高度信任。

2. 影像学检查　出现持续胸背部剧痛和相应器官缺血性表现，高度怀疑主动脉夹层。辅以全主动脉 CTA、超声心动图、MRI、数字减影血管造影（DSA），则可明确诊断。最明确可行的检查为主动脉 CTA，可全面了解夹层累及部位、内膜破口位置、血管直径、直假腔大小、分支血管受累情况。

3. 心脏超声　是另一个重要检查手段，可了解夹层累及范围、血管大小，尤其是主动脉瓣功能和心脏结构及功能性指标。

4. 其他　了解血常规、肝肾功能、心肌酶谱、凝血功能等主要器官功能指标。

四、手术要点、难点及对策

1. 手术治疗原则　①消除破口和假腔是手术治疗的根本，保证良好的分支循环不再受累。破口及假腔是夹层的两大要素，分支循环受累是夹层的主要危害之一，保证这三个因素的任何手术设计均是良好的手术方式。②远期疗效取决于根治的程度。主动脉夹层病变广泛，累及主动脉全程和诸多的分支动脉，完全置换是不可能完成的，因此目前的手术方式均为姑息性治疗方式。Ⅰ型主动脉夹层的危害主要来自于主动脉根部和弓部，单切口升主动脉＋弓部置换可行性强，辅以胸主动脉腔内支架修复则成为Ⅰ型主动脉夹层的经典术式。③手术治疗的目的一是患者可以耐受手术得以生存，二是远期疗效。术前评估是决定手术方式的根据，包括患者状况和手术环境两个方面的评估，结合预计的手术创伤，达到最好的预期效果，考虑患者承受手术能力、医护技术水平、医院手术条件，选择合理的手术方式，也是夹层治疗的基本原则。

2. 体外循环的实施和器官保护　体外循环的目的一是提供干净无血的手术环境和可行的手术操作，二是保证各重要器官免受不可逆的伤害。理想的灌注方式是保证所有器官全程的血流灌注，但多处阻断钳的置入十分困难甚至不可行，严重影响手术操作，深低温停循环（deep hypothermia circulation arrest，DHCA）技术成为必需。低温可降低细胞的代谢活动，较好地保存糖原和 ATP，让有限的能量用来维持细胞结构和离子泵功能，尽可能保持细胞内环境的稳定。但同时组织器官对缺血缺氧的耐受能力不同，脑细胞对缺血缺氧敏感，但深低温可延长脑细胞耐受缺氧时间达 30～40min。目前的灌注技术，可提供选择性脑灌注，包括逆向脑灌注（retrograde cerebral perfusion，RCP）和选择性前向脑灌注（selective anteral cerebral perfusion，SACP）。RCP 结合深低温可保证脑缺氧时间达 90min，而不发生不可逆损伤，SACP 提供更长脑相对缺氧时间。SACP 的应用相对对脑低温要求变得不甚严格，但临床上仍应用 DHCA＋SACP 是对腹腔脏器和脊髓的保护。

3. Ⅰ型主动脉夹层主动脉根部的处理　根部的处理是Ⅰ型主动脉夹层手术的变量，根据根部受累情况不同，包括窦部夹层、冠状动脉受累、主动脉瓣功能的不同状况，手术方式相应不同。手术原则是尽可能保留自身健康的根部结构，完全消除破口及假腔。夹层仅限于升主动脉，窦部未受累，单纯行升主动脉置换。如同时合并中度以上主动脉病变，可同期行主动脉瓣置换（AVR），即 Wheat 手术。窦部成形术仅限于无冠窦受累，即升主动脉+无冠窦置换。如右冠窦明显受累影响右冠状动脉开口及功能，则应行主动脉根部置换，David 手术即是保留主动脉瓣的根部置换手术。合并主动脉瓣中度以上关闭不全时，选择 Bentall 手术。夹层影响左冠状动脉的情况较少，右冠状动脉受累多见，为保障右冠状动脉血流，必要时可行右冠状动脉旁路移植术，并同期进行心内畸形的治疗，最常见的是二尖瓣置换术或成形术。由于急性主动脉夹层血管壁薄弱，且深入心脏底部脂肪下，根部出血或脂肪血肿是根部置换常见且十分棘手的问题，因此任何血管吻合务求全层，并且大多数团队均采用腔内吻合，保持瘤壁完整，辅以自体心包行 Carbrol 分流，对少量不易处理的出血是有效易行的止血方式。

主动脉根部处理是Ⅰ型（包括Ⅱ型）主动脉夹层的基本治疗单元，是消除Ⅰ型主动脉夹层最大危害、防止猝死的必要因素，并且可不用 DHCA 技术。对于高龄、高危人群，手术条件不足时，可仅行这一单元的治疗，也可挽救大部分患者的生命，国外较倾向于这一选择。

4. 全弓置换+支架"象鼻"手术（图 39-2，图 39-3） 两者往往不可分割同期进行，需要 DHCA + SACP 支持，是Ⅰ型主动脉夹层治疗的扩展，使主动脉夹层的根治上升一个台阶，是较年轻群体和可耐受患者的最佳选择的经典术式。术中支架选择与胸主动脉内经相当或略小，通常为直径 26～30mm，长度 100～120mm 的人工血管支架。根据情况及习惯，人工血管支架可提升至左锁骨下或左颈总动脉近端水平，使吻合口位置更高，操作更容易。用四分支人工血管替换主动脉弓，三支弓部血管与人工血管吻合。头臂干开口处夹层未累及时，也可行主动脉弓分支血管的岛状吻合，可简化操作，但止血略显困难。为更简化手术操作，国内开发出带三分支的人工血管支架，将整体逐步释放的支架血管顺序置入胸主动脉，即左锁骨下动脉、左颈总动脉、头臂干，一期快速完成主动脉弓部与胸主动脉的腔内治疗，节约了手术时间。但因主动脉弓部及头臂干位置及大小变异较大，适配产品规格不能个性化，并且较多出现头臂血管支架内漏可能，不能摒弃 DHCA 支持，所以三分支人工血管支架的应用只是手术的改进，只有消除了 DHCA 的应用，减少 DHCA 相关并发症的发生，才是Ⅰ型主动脉夹层手术治疗的革命性改变。

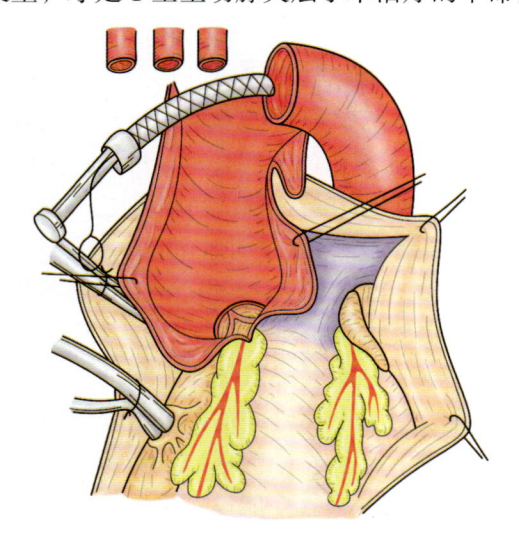

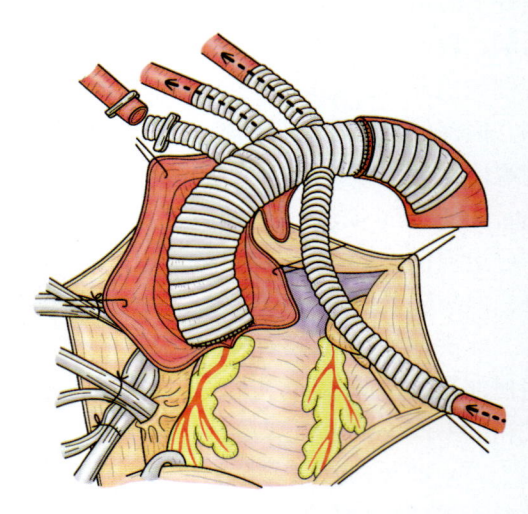

图 39-2 支架血管置入　　　　　　　　　　**图 39-3** 主动脉全弓置换

5. 杂交技术在全弓置换中的应用　为了消除 DHCA 的应用，减少术后并发症的发生，提高 I 型主动脉夹层手术疗效，加快患者术后恢复进程，杂交技术在 I 型主动脉夹层手术中越来越多地被应用。结合手术和腔内修复的介入技术，使 I 型主动脉夹层主动脉弓也可进行腔内支架修复，三大主动脉弓分支通过去分支化（debranching）技术移行至升主动脉。主动脉弓的介入治疗不需要主动脉弓开放，从而免除了 DHCA 的应用。通过腋动脉和股动脉双重插管灌注，浅低温体外循环下，完成主动脉弓及胸主动脉的腔内修复，从而消除了 DHCA 相关的脑、肺、血液功能的损伤。杂交手术需要能完成开胸体外循环手术和介入治疗的 DSA 硬件设施的杂交手术间及相应的技术人员，从而完成一站式杂交手术（one-state hybrid surgery）。条件不足时，也可分期进行。杂交手术的不足之处：①硬件及技术要求高；②费用高，至少需要 2 个大血管支架材料；③升主动脉有限长度使逆行支架置入风险增加，容易损伤主动脉窦或人工主动脉瓣，限制了支架输送器深入，使支架安放不到位。因此有时需要特定的顺行血管支架释放系统。

6. 右侧腋动脉显露困难　右侧腋动脉插管是进行选择性脑灌注的关键，临床上有时遇到显露腋动脉及插管困难，原因主要在于对该局部的解剖不清、皮肤切口不恰当、侧支结扎阻断不彻底、插管方向不对等。笔者一般选择右侧锁骨下自锁骨中内 1/3 交点下方 2cm 处向外侧作垂直于身体长轴的皮肤切口，长 6～8cm，钝性分离胸大肌，将其深部的胸小肌用甲状腺拉钩拉向外侧，在其深面的组织内游离出右侧腋静脉，先结扎该静脉上缘 1～2 个分支，将腋静脉牵向下方，在其后上方即能找到腋动脉。胸肩峰动脉在该局部显露表浅，且搏动明显，有时沿着该动脉也能顺利找到主干并向其近远端游离套带。游离动脉时注意彻底结扎或阻断插管部位的动脉分支，勿伤及旁边的臂丛神经。选择尺寸相当的动脉插管，胸小肌充分外展，将动脉的外侧端稍微提高，顺腋动脉方向插管均能顺利插入，插入的长度一般为 3～4cm，避免过深和过浅，过深可使泵压升高，过浅则有脱出的危险。

7. 弓部分支血管游离困难　升主动脉瘤推挤、主动脉弓部分支解剖异常、肥胖、慢性主动脉夹层特别是夹层累及弓部分支血管的患者，增加游离弓部血管的难度。此时可以先充分切除残余的胸腺组织，甚至先横断左头臂静脉（一般术后均需再吻合），可以更好地显露弓上血管，由于动脉扩张或主动脉夹层致弓部分支血管周围粘连者，可以先从其远端向近端游离。左侧锁骨下动脉位置深，特别是主动脉弓扩张明显、椎动脉直接起自主动脉弓、周围粘连等情况下更深，此时充分游离左颈总动脉并拉向一侧，在其深面往往可以游离出该动脉。更有困难的患者则可以在体外循环甚至深低温停循环无压力下通过找到内口再游离。

8. 左锁骨下动脉吻合困难　在左锁骨下动脉位置深、可游离范围短的情况下，其与人工血管分支吻合极困难，增加吻合口出血的概率，特别是其本身受到夹层影响后。这时可将左侧锁骨下动脉直接结扎。

9. 支架血管置入困难　由于慢性主动脉夹层真腔小，内膜增厚时可导致支架置入困难。支架置入方向偏差时也可导致置入困难，此时术者可先用示指感觉降主动脉真腔的方向，沿该方向先放入一强度高的片状拉钩，支架血管则顺片状拉钩的方向置入。有时支架血管需要弯成一定的弧度以便更容易置入降主动脉内。注意有时在降主动脉起始部有很大的主动脉内膜破口，直接支架置入易进入假腔内，可先用片状钩置入降主动脉并超过破口的远端，然后再顺片状拉钩送入支架，可避免将其置入假腔的可能。

10. 右侧腋动脉插管失败　右侧腋动脉灌注可明显减少脑部并发症的发生，提高手术安全性。然而在部分患者右侧腋动脉也受夹层累及或不能经右侧腋动脉灌注时，可在停循环前经左颈总动脉直接插管来实现选择性脑灌注。如果头臂干、左颈总动脉均由于血栓、夹层、动脉斑块等不能直接插管灌注，可以经动脉泵管一分叉行上腔静脉逆灌，流量为 5～10ml/（kg·min），压力为 25mmHg。

五、术后监测与处理

术后早期应注意控制并监测动脉血压，降低因吻合口张力过高而造成的大出血风险。根据术前检查发现有严重外周动脉粥样硬化的患者，动脉血压过低会导致脑和肾脏供血不足，造成不同程度的靶器官功能障碍。一般成人收缩压术后控制在 100～110mmHg。另外，主动脉夹层患者多数不合并器质性心脏病，如无同期心内手术，心功能多在正常范围内，要保证机体的有效灌注，必须维持充足的心脏前负荷，不可过分利尿。主动脉手术后各种并发症总体发生率仍然较高，进行全面和仔细的监测、早发现和早治疗并发症对降低围术期死亡率、提高患者远期生存率尤为重要。

六、术后常见并发症的预防与处理

术后并发症与主动脉夹层累及的部位、采用的术式和操作的熟练程度等有密切关系。

1. 肺损伤　体外循环、深低温停循环导致的非心源性肺水肿、缺血和肺部炎症反应，常导致肺功能不全。

2. 冠状动脉供血不足　进行根部替换时，多种原因有导致心肌缺血的风险，包括冠状动脉张力过大、吻合口扭曲和血肿压迫等。

3. 出血　术后出血直接威胁患者生命，特别是远端吻合口出血，原因主要与手术技术有关，如没有缝到真正的夹层外膜、操作不当导致主动脉撕裂、游离时外膜损伤等，过长的体外循环时间或术前凝血功能差也增加术后出血的概率。针对性处理措施包括全层缝合、解剖清楚、操作轻柔等，从而消除外科因素导致的出血并发症，目前应用支架血管已明显降低远端出血的概率。另外良好的术后处理也可减少出血，目前笔者常规快速注入 1∶1.5 鱼精蛋白，随后应用血小板和血浆，使凝血功能快速恢复至正常水平。术后常规应用细胞回收器也减少血液成分的丢失。对于一些难以控制的出血，也可以选择瘤壁包裹后于右心房分流的方法。

4. 神经系统并发症　随着深低温停循环和选择性脑灌注技术的应用，神经系统并发症已明显减少，孙氏手术患者的神经系统并发症发生率为 5%，一过性神经系统并发症的发生率为 13%。术后处理：常规一次甲泼尼龙静脉注射 10mg/kg，甘露醇脱水每次 125ml，每 6h 1 次，直至患者清醒；应用脑神经营养药；对症支持疗法等。

5. 截瘫　据报道截瘫的发生率为 0，笔者组的发生率为 1.7%，目前术中可用脊髓诱发电位监测，术后患者无特殊情况时应让其尽早苏醒，观察双下肢的运动情况，对于术后胸腔积液少，总量不超过 500ml/6h 的患者，用低分子肝素 0.5mg/kg，6h 1 次，以延缓假腔内血栓的形成，术后出现截瘫后，应提高组织灌注压，并尽早行开窗和脑脊液引流，将脑脊液压力控制在 100cmH$_2$O 左右。

6. 支架血管梗阻或置入假腔　表现为存在上下肢压差，支架血管远端组织脏器灌注不良，笔者现在于术中常规同时测量上下肢血压，如出现上下肢压差大于 40mmHg 或无尿、下肢缺血等，无论术中或术后应尽早行上身至下半身的人工血管转流术。对于支架置入假腔经转流效果不好，或假腔迅速扩大者，应紧急手术治疗。

七、临床效果评价

急性 Stanford A 型主动脉夹层由于发病急、病情危重和手术技术复杂及难度较大，院内死亡率较高，死亡率差异较大，文献报道的死亡率为 9%～33%。另一项国外多中心 208 例急性 Stanford A 型主动脉夹层手术治疗研究中，院内死亡率为 26%（23%～29%）。Crawford 等研究证明，Stanford A 型主动脉夹层术后 1 个月、1 年、5 年、10 年和 15 年的生存率分别为 79%、66%、46%、46% 和 37%。另一组研究中，术后 1 年、5 年、10 年和 15 年的生存率分别为 67%、55%、37% 和 24%。

过去，急性 Stanford A 型主动脉夹层早期死亡的主要原因是术后出血和急性心力衰竭。近年来随着新型无创影像学技术的进步、手术经验的积累和手术技术的提高，术前准备更加完善充分，因上述并发症导致的术中和术后死亡率明显降低。而脑损伤和重要脏器（如肾脏和肠道）缺血已成为术后早期死亡的重要原因。心力衰竭和心肌梗死被认为是术后晚期死亡的最常见原因。约 20% 患者晚期死亡与主动脉破裂或新的夹层形成有关。IRAD 研究证明，年龄＞70 岁是院内早期死亡的最危险的因素。Sabik 等研究证实，高龄是术后晚期死亡最危险的因素。糖尿病，特别是术前肾衰竭是术后死亡的危险因素之一。手术方式的选择和手术技术的熟练程度也是影响死亡率的重要原因。例如，中国医学科学院阜外医院 1993 年之前手术早期死亡率为 20.8%，明显高于 1993 年之后术后早期死亡率（4.3%～7.2%），这反映了近年手术经验的积累、手术技术的提高及术前准备的完善。在任何情况下，手术操作失败（包括内膜破口修补不全）和并发症出现（吻合口漏和重要脏器血管闭塞等）均是导致术后早期和晚期死亡率增加的危险因素。主动脉夹层同时累及冠状动脉或伴冠心病的患者需同时进行冠状动脉旁路移植术，是导致术后早期死亡的危险因素。术后患者出现心力衰竭、中枢系统并发症或肾衰竭需血液透析是术后早期死亡的危险因素。

不论采用何种手术方式，主要原则都是处理近端主动脉病变，使胸降主动脉或腹主动脉残余假腔闭塞和逐渐血栓化，并最终完全血栓化或消失。但许多患者远端主动脉残余假腔持续存在，甚至形成动脉瘤或破裂出血。另外，A1 和 A2 型主动脉夹层，可以进行窦部成形术＋主动脉瓣交界悬吊术、David 手术或部分主动脉窦置换术＋主动脉瓣成形术，这些患者术后无需服用抗凝药，可避免抗凝相关并发症，患者的生活质量较好。然而，如果手术方式选择不合理，患者可能出现中重度主动脉瓣关闭不全。上述情况患者均有可能再次手术。文献报道，174 例急性 Stanford A 型主动脉夹层患者接受手术治疗，其中 30 例进行了再次手术，1 年、5 年、10 年和 15 年的再次手术免除率分别为 94%、83%、65% 和 65%。多因素分析证实再次手术的数量与患者生存时间呈正相关，年轻患者是预测再次手术的唯一因素；马方综合征患者再次手术的可能性更大。另外，A 型主动脉夹层患者术后 50%～100% 的残余假腔持续存在，术后 5 年动脉瘤样扩张率为 14%～38%，再次手术率约为 10%。残余假腔或吻合口处形成的假性动脉瘤破裂出血是术后死亡的主要原因。

第二节　B 型主动脉夹层

1929 年，德国的一位 25 岁的外科实习生 Forssmann 完成了经皮心脏插管，这是人类报道的首次血管内操作。Forssmann 也因此获得了诺贝尔生理学或医学奖。年轻的 Forssmann 可能没有想到他的这一操作在不到一个世纪便兴起了主动脉腔内修复术。从血管内操作到主动脉腔内修复术主要经历了几个跨越式历程。1953 年，Seldinger 设计了经皮穿刺导管性动脉造影，被称为 Seldinger 技术，现其仍在临床广为应用。1964 年，Dotter 使用导管治疗下肢动脉硬化闭塞症，这是血管腔内治疗的新纪元，标志着主动脉腔内治疗的开始。1983 年，Dotter 和 Cragg 均使用镍钛合金制成血管内支架，创立血管内支架置入术，并应用于临床。同年，Cragg 使用了静脉血管滤器置入术。1991 年，阿根廷教授 Parodi 发明支架型人工血管（stent-graft，SG），成功地实施了腹主动脉夹层的腔内修复术（endovascular aortic repair，EVAR），开始了真正意义的 EVAR。1994 年，Dake 将 EVAR 应用延伸至胸主动脉瘤的治疗。1999 年，EVAR 被应用于治疗主动脉夹层。我国从 1997 年开始也逐步开展了主动脉瘤的腔内治疗，带动了国内腔内修复技术的发展，填补了国内的空白。发展到今天，EVAR 已经应用于几乎所有主动脉扩张性疾病的治疗。

讨论 EVAR 适应证之前，我们先阐述一下主动脉瘤的分类。根据动脉瘤形态学的分类：①真性动脉瘤；②假性动脉瘤；③主动脉夹层动脉瘤（简称主动脉夹层）。就目前而讲，Stanford B 型主动脉夹层是 EVAR 最主要的适应证。但是几乎所有部位的动脉瘤均可考虑使用 EVAR。

一、手术适应证

（一）主动脉夹层

因为 88% 的 Stanford B 型主动脉夹层患者通过保守治疗，都能平稳渡过急性期（发病后 14d），仅有 12% 的患者才需要在急性期进行积极干预，所以严格制订急性期手术指征相对较难，施术者往往难以把握。

1. 急性期手术指征（发病＜14d）

（1）破裂或先兆破裂：①持续性、顽固性胸背痛；②瘤体迅速增大，急性期瘤体直径≥50mm，且假腔较真腔增大明显；③大量胸腔积液。

（2）内脏动脉严重缺血：①持续腹胀、腹痛、肠鸣音消失等肠缺血、肠黏膜坏死可能（肠系膜上动脉缺血）；②顽固性高血压和（或）急性肾功能不全（肾动脉持续缺血致肾萎缩、肾自截）；③无诱因的急性胆囊炎、胆囊坏死（腹腔干缺血导致，较少见）。

（3）急性下肢缺血：表现为突发的"5P"征。

（4）急性脊髓缺血：重要肋间动脉受累，引起突发的根前、根后动脉缺血，第10胸椎水平以下脊髓急性横贯伤。临床表现为突发脐以下所有感觉、运动功能障碍伴大小便失禁。

2. 亚急性期（发病14d至2个月）和慢性期（发病＞2个月）手术指征

（1）夹层动脉瘤：瘤体直径≥50mm或随访发现每年内径增加＞5mm。夹层动脉瘤是主动脉夹层主要的远期并发症，治疗的主要目的在于阻止瘤体进一步扩大，防止破裂。最理想的治疗结果应是假腔彻底旷置、完全血栓形成、真腔血流恢复正常或明显改善。但会出现以下情况：①慢性主动脉夹层常扩展至主动脉远端，在内脏动脉开口附近形成多个破口，即使原发破口被完全封堵，血流仍可经远端破口倒灌入假腔；②慢性期内膜增生肥厚，顺应性下降，影响人工血管支架与内膜的理想贴附；③假腔彻底旷置可能导致部分主动脉分支缺血，所以仅封堵原发破口很难获得最理想的效果，而假腔部分旷置对于防止主动脉扩张及动脉瘤形成、破裂的效果仍不能确定。因此，腔内修复夹层动脉瘤仍具有一定争议。笔者认为，尽管目前尚缺乏长期随访资料来评估腹腔段假腔远期是否扩大及形成动脉瘤，或向近端、远端扩展累及内脏动脉导致不良后果的可能，但至少近中期治疗结果是肯定的，尤其对于高龄、合并症多、难以承受传统手术及瘤体直径＞60mm的患者，考虑到治疗的必要性、安全性、预期寿命和生活质量等因素，腔内修复仍不失为一种可行的选择，具有进一步研究和探索的实际意义。

（2）腔内修复无症状主动脉夹层有无必要：无症状主动脉夹层的传统治疗是积极抗高血压、密切随访，但远期随访结果表明此类患者中有20%日后发生主动脉破裂；30%～40%的患者在7年内因主动脉病变而死亡或接受手术治疗。因此，笔者认为，积极延缓和阻止主动脉扩张具有重要意义，而早期腔内修复可以发挥重要作用。这是因为起病初期内膜瓣片尚未增生肥厚，活动度、顺应性好，腔内修复可彻底封堵破口、旷置假腔，使之完全血栓形成的概率较大，促使主动脉夹层转变为壁间血肿而愈合，防止远期动脉瘤的形成。

（3）主动脉壁间血肿（intramural hemorrhage and hematoma，IMH）：指主动脉壁内出血或主动脉壁内局限血肿形成，是一种特殊类型的主动脉夹层。通常认为，IMH最常见原因是主动脉中层囊性坏死和滋养血管破裂，另一原因是粥样斑块破裂。与典型夹层类似，高血压是发病的主要相关因素，并且IMH临床表现与经典主动脉夹层相似，一部分病例在随访期间可进展为典型夹层，提示IMH可能是夹层自然病程的一部分。对于血肿进展为典型夹层也有人主张积极行腔内修复术。

（二）主动脉真性动脉瘤

1. 胸主动脉瘤直径＞5.0cm，无论有无临床症状。
2. 胸主动脉直径不断扩大，增大率每年＞1.0cm。
3. 马方综合征患者升主动脉瘤直径＞4.5cm。

满足上述3个条件之一且能耐受全身麻醉或局部麻醉手术的患者有手术适应证。

（三）假性动脉瘤

假性动脉瘤是指由于外伤、异物、感染、免疫性疾病等，血液从动脉内溢出至动脉周围组织而形成的动脉瘤。假性动脉瘤瘤壁是由血块及机化物、纤维组织与主动脉壁一起构成，而非完整的主动脉壁。因而，几乎所有假性动脉瘤成年患者均有EVAR适应证。对于急性创伤性假性动脉瘤在确立诊断后应严密观察，有明显压迫症状和急性失血性休克应急诊行腔内修复术。

（四）主动脉缩窄

因为主动脉缩窄多为先天性，在儿童时期就有临床症状。所以，主动脉缩窄EVAR适应证应格外注意。对体重＞25kg儿童不宜行EVAR，除非行EVAR时使用的血管支架能被主动脉机化吸收。EVAR技术正越来越多地被用于治疗原发性主动脉缩窄、合并复杂缩窄、高龄患者（＞65岁）及那些之前发生支架相关并发症的患者。

二、EVAR要点、难点及对策

患者如能耐受并配合手术，均可选择局部浸润麻醉，否则选用全身麻醉。在局部浸润麻醉或全身麻醉、心电监护下，行左侧桡动脉或肱动脉穿刺，置入动脉鞘，猪尾导管送入升主动脉备用（必要时右侧肱动脉也行穿刺置管备用）。暴露一侧股动脉并穿刺，依次置入动脉鞘、猪尾导管，在导丝牵引下送入升主动脉。造影确认主动脉破口位置后，依据CTA和DSA检查结果选定大小合适的支架。股动脉阻断后切开，交换0.035in（1in=2.54cm）的Amplatz超硬导丝。支架体外排气后，沿超硬导丝将支架在透视下缓慢向前推送至主动脉弓，根据DSA所见破口位置，在控制血压下将支架释放。退出输送鞘，再次造影确认主动脉破口已封闭，无明显内漏，用6-0 Prolene线修补股动脉，并加压包扎切口及穿刺点。

三、EVAR并发症的预防与处理

由于EVAR应用于临床仅20余年的历史，中长期并发症不能得知，近期并发症主要有内漏、远端裂口反流、脊髓缺血、脑卒中、动脉瘤再发、急性肾缺血等。此外在一些文献中还报道了罕见的并发症，主要包括主动脉气管瘘、主动脉食管瘘、主动脉扩张、过度辐射剂量积累、支架耐受性相关并发症、封闭左锁骨下动脉相关并发症、置入后炎性综合征、穿刺点相关并发症等。

1. 内漏　EVAR成功可定义为彻底覆盖夹层原发（近端）内膜破口，如果术后持续有血液灌注假腔的现象即为内漏。内漏是术后最常见的并发症之一，文献报道的发生率差异很大，为4%~40%。内漏的分型有多种，其中引用最多的是White等提出的按病因学和解剖学区分的分型方法。Ⅰ型内漏：又称移植物周围内漏或移植物相关内漏。因移植物的近端或远端与病变动脉之间未能完全封闭，或相互重叠的移植物之间出现空隙，导致血流持续性流入动脉瘤腔内。Ⅱ型内漏：又称反流性内漏或非移植物相关内漏。原因为病变破口周围侧支动脉中的血流持续性反流至病变破口腔内。在这种情况下，移植物与宿主动脉之间是完全密闭的，所以Ⅱ型内漏与移植物本身无关。Ⅰ型、Ⅱ型内漏根据其有无流出道，又可各自分为A、B两种亚型：ⅠA型内漏，移植物周围内漏有流入道但无流出道；ⅠB型内漏，移植物周围内漏有流入道且有流出道；ⅡA型内漏，反流性内漏有流入道但无流出道；ⅡB型内漏，反流性内漏有流入道且有流出道。Ⅲ型内漏：因移植物纤维破裂，移植物模块之间脱节而导致血流持续性流入动脉瘤腔内。Ⅳ型内漏：因移植物壁的孔率过大而使血流持续性流入动脉瘤腔内。此分型方法包括了病因学、解剖学上的含义，对于临床上内漏的诊断和治疗有很大帮助，因而广为引用，成为公认的分型标准。其他常见的还有Schurink等提出的按起病时间分型：急性内漏，为在支架置入术后且在出院前发现的内漏；延迟性内漏，为在出院后的随访中出现的内漏；复发性内漏，为在内漏自行封闭（血栓形成）或经成功的介入栓塞手术封闭后再次出现的内漏。

在各型内漏中，主动脉血流从支架附着部位持续流入假腔引起的近端Ⅰ型内漏（ⅠA型）最为常见，其产生的主要原因是支架与近端主动脉锚定区血管壁之间未能完全封闭。近端锚定区不足、主动脉弓部成角较急（较陡的主动脉弓）、支架型人工血管尺寸选择不当等因素，均可导致Ⅰ型内漏的发生。Ⅰ型内漏会导致夹层假腔与全身血流直接相通，引起术后夹层假腔持续增大甚至破裂等严重后果，因危害较大，需积极预防和处理。可针对主动脉形态，选择带有近端裸支架的支架型人工血管以改善支架锚定区的构型和贴壁性；对于近端锚定区长度有限的病例，可通过覆盖左侧锁骨下动脉、放置"烟囱"支架或颈动脉-颈动脉人工血管转流等方法，扩展近端锚定区。Ⅱ型内漏来源于分支动脉（锁骨下动脉、肋间动脉等）的反流，多在术后早期存在。由于胸主动脉腔内修复术后假腔内的血流量及血流速度降低，Ⅱ型内漏有自发性血栓形成的倾向，因此术后一般先予随访，如果夹层假腔持续增大，可对反流动脉进行栓塞治疗，但除左锁骨下动脉外，腹腔分支动脉的反流治疗难度较大。随着血管支架工艺水平的不断提升，Ⅲ型内漏和Ⅴ型内漏的病例较少见。

2. 继发破口反流与假腔增大　EVAR可见真腔扩大、假腔缩小伴血栓形成等改变，完全的主动脉重塑约见于40%的患者。研究显示，术后胸段假腔内血栓形成率超过70%，但腹段假腔持续通畅却很常见，继发破口与假腔通畅的病例接近90%。虽然这是一个长期备受关注的问题，但因继发破口通畅导致假腔持续灌注，最终引起假腔瘤样扩张甚至动脉瘤破裂的发生率目前并不清楚。此外，健康成年人，胸主动脉每10年约增加1.5mm。这意味着从青春期到老年，胸主动脉约增加10mm。而在EVAR中应选择口径、长度合适的支架，理想支架的直径应大于近端主动脉内径的10%～20%。这意味着随着年龄的增长，主动脉直径扩张，支架并不能一直大于近端主动脉内径的10%～20%。那么中晚期，支架就会移位，部分产生内漏。但是，如果选择的支架直径过大，就会造成人为的主动脉扩张，这种扩张会带来多种并发症的风险，甚至直接导致主动脉或动脉瘤的破裂。Forbes等通过CTA随访了26例行EVAR的患者，在平均2.6年的随访期内发现被支架覆盖的主动脉的直径平均以每年0.8mm的速度增加。这一速度是健康成年人主动脉增加速度的5倍。这就是近年来越来越多的相关报道中晚期发生血管内支架移位和内漏的根源。

除胸主动脉段的继发破口和马方综合征的腹主动脉段破口应积极治疗外，因多数继发破口并未导致夹层动脉瘤形成等严重后果，术后可长期随访。如患者出现疼痛等破裂先兆、主动脉瘤样扩张（直径＞5.5cm）或夹层快速增大（速度＞0.5cm/年），则需进行治疗。继发破口的治疗首选腔内，血管支架可腔内修复未邻近重要内脏动脉开口的继发破口，但锚定区不足是主要限制因素。通过杂交手术，建立内脏动脉旁路后实施EVAR，可降低传统手术的创伤，但难度仍大，且存在旁路闭塞的风险。应用血管封堵器可封堵远端破口，又不影响邻近的重要分支血管，但对腔内器械和介入技术有较高要求。必要时还可考虑传统主动脉置换手术，疗效彻底，但创伤极大，死亡率及并发症发生率高。

3.逆行性A型主动脉夹层　EVAR后主动脉夹层逆行撕裂至升主动脉，即发生Stanford A型主动脉夹层，破裂可引起急性心脏压塞，虽相对少见，但属极为严重的并发症，发生率为1.4%～20%。发病机制尚不明确，可能由疾病导致主动脉壁的薄弱，也有学者认为血管支架近端锚定区的"OPEN-WIRE"结构与此有关。术中球囊过度扩张及导丝导管操作对主动脉血管壁的影响和损伤、支架对主动脉弓施加的应力及腔内修复术后血流动力学改变都是术后再发A型主动脉夹层的可能机制。避免对马方综合征等结缔组织疾病患者实施腔内治疗；选择合适的支架尺寸放大率（0～5%），并选择近端无裸支架的移植物用于成角较急的主动脉弓；注意术中操作，减少球囊后扩张，都有助于降低该并发症的发生率。术后患者应密切随访观察，发现夹层逆撕时应积极处理，及时手术治疗。

4.支架远端新发内膜破口　由于降主动脉夹层病变及支架型人工血管远端超尺寸所施加的径向力，腔内修复术后支架可导致主动脉远端内膜破裂，引起降主动脉新发破口，发生率为1.1%。胸主动脉段未得到覆盖的继发破口是影响术后主动脉重塑和假腔血栓形成的重要因素，因此需要引起重视并进行预防和治疗。具体做法如下：①尽可能选择100～150mm长的血管支架，与100mm长的支架相比，较长的支架可使远端锚定区位于降主动脉中段，不仅可有效避免支架远端发生倾斜，造成径向力分布不均，而且可降低主动脉的受力范围；②支架远端尽可能锚定于降主动脉较直的区域，避免放置于扭曲段，必要时可放置2个支架纠正，以改善主动脉受力状况；③尽可能避免支架内球囊扩张；④选择合适的血管支架放大率；⑤注意选择合理的手术时机，避免在夹层急性期进行EVAR。支架远端新发破口的治疗，仍可采用EVAR，但术前需要仔细评估脊髓血供。

5.脊髓缺血和截瘫　腔内治疗过程中，支架覆盖降主动脉相应节段肋间动脉、导管导丝操作导致斑块碎屑脱落栓塞供应脊髓的血管、支架覆盖左侧锁骨下动脉且左椎动脉优势时，脊髓血供均会受到影响。传统开胸主动脉人工血管置换手术后，脊髓缺血的发生率超过20%，但是由于EVAR避免了主动脉阻断、体外循环、再灌注损伤等导致脊髓缺血发生的关键因素，因此胸主动脉腔内修复后脊髓缺血的发生率显著低于传统开胸手术。由于术中一般保留最大动脉，EVAR并未增加脊髓缺血的风险。术后脊髓缺血的独立危险因素包括支架覆盖左锁骨下动脉后未重建血运、既往腹主动脉瘤手术史及使用多枚血管支架。其他可能的危险因素包括髂内动脉闭塞、急诊手术、围术期低血压、肾衰竭等。脊髓缺血是主动脉疾病腔内修复术可能出现的较为严重的并发症，程度从轻度截瘫到弛缓性麻痹不等。现有的临床经验显示，如果患者麻醉苏醒后立即出现脊髓缺血症状，不论其严重程度，均认为是急性脊髓缺血，通常由术中事件所致，早期干预措施的疗效不明显，通常不可逆且预后不佳。相反，如果患者在麻醉苏醒后神经系统查体显示正常，其后再出现下肢运动功能障碍，则为迟发性脊髓缺血，发生时间可从术后数小时至数月不等。迟发性脊髓缺血对脑脊液引流等改善脊髓血供的措施反应较好。对于具有前述脊髓缺血高危因素的患者，可采取增加脊髓灌注压、增强脊髓耐缺血能力、及时发现脊髓缺血以便早期治疗等预防措施。目前脑脊液引流是脊髓缺血最好的治疗方法，高危患者当脑脊液压力超过10mmHg或出现脊髓缺血症状时，应间断或持续引流脑脊液。其他措施包括围术期维持平均动脉压超过90mmHg、应用激素及重建左锁骨下动脉的血供，但是是否需要常规重建锁骨下动脉尚存在争议。

6. 缺血性脑卒中　EVAR后脑卒中发生率为2%～8%，脑血管栓塞及脑供血不足是两大影响因素。术中血栓碎屑脱落、空气栓塞、主动脉弓重要分支血管覆盖（颈动脉或优势椎动脉）或术中控制性低血压均可导致围术期缺血性脑卒中。虽然主动脉夹层患者主动脉弓动脉硬化程度常轻于胸主动脉瘤病例，胸主动脉EVAR后脑卒中发生率相对较低，但是一旦发生将显著增加患者住院期间死亡率。预防措施：术前仔细评估患者主动脉弓情况，警惕主动脉内壁粗糙或存在部分游离于管腔的血栓斑块的高危病例；对于左椎动脉优势、右椎动脉明显狭窄闭塞或颈内动脉闭塞的患者，需行左锁骨下动脉转流或旁路移植术；围术期维持患者血压平稳。

7. 主动脉食管瘘（aortoesophageal fistula，AEF）、主动脉气管瘘　EVAR术后出现AEF、主动脉气管瘘主要是由于术中支架放置不当、支架过多、支架过大。由于这些原因，使得支架覆盖的胸主动脉壁变硬、直径变粗。变形的胸主动脉与邻近的食管相互摩擦，加之食物从食管中通过时加重这种摩擦与损伤。久而久之，就会导致食管与胸主动脉的瘘管形成，发生AEF、主动脉气管瘘。胸主动脉多与相邻食管（多在食管的第二个生理狭窄处）形成AEF，表现为胸骨后疼痛不适和不同程度的上消化道出血。患者一般情况暂时可能比较平稳，然而一旦出现信号性出血即瘘口血块被消化液消化或被冲击脱落引起大出血，常在短时间内死亡。而且，对于AEF的治疗，一直以来是临床较为棘手的难题。所以，EVAR术后的AEF往往是灾难性的。

Eggebrecht等随访了268例接收EVAR治疗的患者，AEF的发生率为1.9%，发生这一并发症的年龄中位数是64.5岁（49～77岁），AEF发生在EVAR后的时间中位数是2.4

个月（1～16个月）。AEF 继发于 EVAR 的确切机制是未知的。目前，支架移植感染被认为是最主要的机制。其他假说如下：①含支架的主动脉直接侵蚀磨损食管；②由于支架置入后使得胸主动脉扩张而压迫食管，导致局部食管壁坏死；③由于支架置入后使得胸主动脉扩张而压迫食管，增加食物通过时对食管的损害风险；④EVAR 术前是感染性主动脉瘤者，EVAR 术后细菌被封闭在动脉瘤内，使感染灶最终延伸到食管壁引起 AEF。

8. 过度辐射剂量积累　EVAR 术前、术中及术后均需使用一定量的电离辐射仪器监测和检查，这包括 CT、DSA。一次单一的胸部 CT 扫描时，暴露患者大约接受了 7mSv 的电离辐射。而在 EVAR 术中行 DSA 监测时，由于手术时间长，这一电离辐射值将远远增加。而有报道指出，单次接触 10mSv 的电离辐射的致癌率为 1/1000。这一报道指出，假设一个 40 岁因主动脉疾病行 EVAR 的患者以寿命为 70 岁，每年复查一次 CT，该患者身体的累计 CT 电离辐射剂量为 210mSv，这将显著增加恶性肿瘤的风险。对于年轻的患者及交界性肿瘤患者，这一风险将会更大。

9. 支架耐受性相关并发症　EVAR 术中使用的支架质量和规格目前参差不齐。按行 EVAR 以 40 岁计，支架在体内需要置入约 30 年，这对于金属支架的耐受性具有严峻的考验，而金属具有易折和疲劳的特性，支架长期被置入在血管内，极易变形甚至破坏原有的结构。

10. 封闭左锁骨下动脉（left subclavian artery，LSA）相关的并发症　由于胸主动脉疾病特别是创伤性胸主动脉瘤主要发生部位在主动脉峡部，其距离 LSA 较近。而 EVAR 需要不少于 15mm 的近端锚定区，这就意味着一定数目的患者行 EVAR 时需要封闭 LSA。对于左侧椎动脉显著优势或右侧椎动脉重度狭窄或闭塞患者，封闭 LSA 可造成患者术后两侧上肢血压差、皮肤冰冷、活动障碍、感觉麻木甚至局部疼痛、肿胀。这类症状患者多只需对症治疗，而不需要进行手术处理，但严重者会出现脑缺血并发症，甚至导致患者昏迷、瘫痪、死亡。另外，直接封堵 LSA，易发生Ⅱ型内漏。

11. 置入后炎性综合征　约有 67% 的 EVAR 手术患者会在术后 1 周内出现低热、轻度疲劳不适等，这是置入后炎性综合征的表现。其具体表现为发热，发热持续 7～10d，多在 38.5℃以下。其次为血常规的改变，这包括血红蛋白和血小板明显降低，术后第 3 天降至最低水平，1 个月后逐步恢复正常；白细胞增多、C 反应蛋白水平升高，少数患者出现血胆红素升高现象。其他表现有急性肺部损伤、心脏射血分数增高伴外周血管阻力下降，但是患者往往细菌培养阴性。造成置入后炎性综合征的原因尚不明了，可能是动脉瘤囊壁内的内容物形成血栓，引起了组织炎性介质的释放并进入血液循环所致。也有人认为是新的附壁血栓或近期支架血管消毒的化学残留导致趋化因子和内毒素的大量释放。还有人认为是内脏器官缺血再灌注损伤造成。而对于这类并发症，一般仅需对症处理。

12. 穿刺点相关并发症　在进行 EVAR 时，较好的穿刺入路是手术成功的关键。常见的穿刺方法是股动脉切开、股动脉穿刺、肱动脉穿刺。因为涉及血管破坏，必然带来一些并发症。常见的并发症有穿刺部位感染、局部淋巴瘘、局部假性动脉瘤形成、远端动脉血栓形成。虽然这些并发症早已被报道，但没有引起足够的临床重视。特别是局部淋巴瘘形成，主要发生在股动脉处，这是因为游离股动脉时，未仔细结扎带有断裂淋巴管的组织、损伤大隐静脉周围的浅淋巴管和股静脉根部深淋巴管。研究发现只切断了浅淋巴管，淋巴瘘的量一般不超过200ml/d，而切断深淋巴管，特别是切断筛孔淋巴结的输出淋巴管时，淋巴瘘的量可以超过500ml/d。预防淋巴瘘的发生，除避免对腹股沟组织过多的钝性分离及直接剪切外，要注意清除皮下死腔，防止淋巴积液，保持切口干燥，预防继发感染。

四、临床效果评价

EVAR的兴起源于对传统开放手术创伤的规避。传统开放手术涉及的开胸、体外循环甚至低温停循环、大量输血等在腔内修复术中都得以避免。发展至今，腔内修复术在胸降主动脉疾病治疗中已经替代了开放手术成为主流技术。甚至结合了部分转流、烟囱技术、去分支化技术的腔内修复技术也可治疗累及到主动脉弓、升主动脉的病变。但是，应该清醒地认识到，腔内技术与开放手术不同，"修复"并未完全修复主动脉病变，这种病变仍有进一步进展的可能。所以，外科开放手术仍是EVAR可靠的保障。

（蒋雄刚　郗二平　孙图成）

参考文献

符伟国，唐骁，郭大乔，等，2012. 主动脉夹层腔内修复术后并发症及其处理. 临床外科杂志，20(5): 308-310.

景在平，Muller-Wiefel H, Raithel D, 等，1998. 腔内隔绝术治疗腹主动脉瘤. 中华外科杂志，36(4): 20-22.

李林林，常谦，2013. 主动脉缩窄的治疗进展. 中国循环杂志，28(7): 549-551.

孙立忠，2012. 主动脉外科. 北京：人民卫生出版社，257-272.

郗二平，朱健，朱水波，2012. 胸主动脉腔内修复术后罕见并发症. 国际外科学杂志，39(12): 862-864.

朱健，郗二平，朱水波，等，2012. 犬主动脉弓部创伤性动脉瘤模型的建立. 临床外科杂志，20(9): 656-658.

竺挺，符伟国，王玉琦，2011. 复杂主动脉瘤及主动脉夹层的腔内治疗策略. 中华外科杂志，49(6): 491-494.

Borst HG, Walterbusch G, Schaps D, 1983. Extensive aortic replacement using 4 elephant trunk prosthesis, Thorae Cardiovasc Surg, 31(1): 37-40.

Cragg A, Lund G, Rysavy J, et al, 1983. Nonsurgical placement of arterial endoprostheses: a new technique using nitinol wire. Radiology, 147(1): 261-263.

Cragg A, Lund G, Salomonowitz E, et al, 1983. A new percutaneous vena cava filter. Am J Roentgenol, 141(3): 601-604.

Crawford ES, Coselli JS, Svesson LG, et al, 1990. Diffuse aneurysmal disease (chronic aortic dissection, Marfan, and mega aorta syndromes)and multiple aneurysm. Treatment by subtotal and total aortic replacement emphasizing the elephant trunk operation. Ann Surg, 211(5): 52-537.

Dake MD, Miller DC, Semba CP, et al, 1994. Transluminal placement of endovascular stent-grafts for the treatment of descending thoracic aortic aneurysms. N Engl J Med, 331(26): 1729-1734.

Dong ZH, Fu WG, Wang YQ, et al, 2009. Retrograde type A aortic dissection after endovascular stent graft placement for treatment of type B dissection. Circulation, 119(5): 735-741.

Dotter CT, Buschmann RW, McKinney MK, et al, 1983. Transluminal expandable nitinol coil stent grafting:

preliminary report. Radiology, 147(1): 259-260.

Dotter CT, Judkins MP, 1964. Transluminal treatment of arteriosclerotic obstruction. description of a new technic and a preliminary report of its application. Circulation, 30: 654-670.

Eggebrecht H, Mehta RH, Dechene A, et al, 2009. Aortoesophageal fistula after thoracic aortic stent-graft placement: a rare but catastrophic complication of a novel emerging technique. JACC Cardiovasc Interv, 2(6): 570-576.

Forbes TL, Harris JR, Lawlor DK, et al, 2010. Aortic dilatation after endovascular repair of blunt traumatic thoracic aortic injuries. J Vasc Surg, 52(1): 45-48.

Forssmann W, 1929. Die Sondierung des rechten Herzens. Probing the right heart. Klin Wochenschr, 8(45): 2085-2087.

Hartley MC, Langan EM, Cull DL, et al, 2009. Evaluation of the diameter of the proximal descending thoracic aorta with age: implications for thoracic aortic stent grafting. Ann Vasc Surg, 23(5): 639-644.

Heinemann MK, Buehner B, Jurmann MJ, 1995. Use of the elephant trunk technique aortic surgery. Ann Thorac Surg, 60(1): 2-7.

LeMaire SA, Carter SA, Coselli JS, 2006. The elephant trunk technique for staged repair of complex aneurysms of the entire thoracic aorta. Ann Thorac Surg, 81(5): 1561-1569.

Liu ZG, Sun LZ, Chang Q, et al, 2006. Should the "elephant trunk" be skeletonized? Total arch replacement combined with stented trunk implantation for Stanford type A aortic dissection. J Thorac Cardiovasc Surg, 131(1): 107-113.

Miller LE, 2012. Potential long-term complications of endovascular stent grafting for blunt thoracic aortic injury. Scientific World Journal, 897489.

Nienaber CA, Fattori R, Lund G, et al, 1999. Nonsurgical reconstruction of thoracic aortic dissection by stent-graft placement. N Engl J Med, 340(20): 1539-1545.

Parodi JC, Palmaz JC, Barone HD, 1991. Transfemoral intraluminal graft implantation for abdominal aortic aneurysms. Ann Vasc Surg, 5(6): 491-499.

Patel HJ, Hemmila MR, Williams DM, et al, 2011. Late outcomes following open and endovascular repair of blunt thoracic aortic injury. J Vasc Surg, 53(3): 615-620.

Safi HJ, Miller CC, Estrera AL, 2004. Staged repair of extensive aortic aneurysms. Ann Surg, 240(4): 677-685.

Schepens MA, Dossche KM, Morshuis WJ, 2002. The elephant trunk technique; operative results in 100 consecutive patients. Eur J Cardiothorac Surg, 21 (2): 276-281.

Schurink GW, Aarts NJ, van Bockel JH, 1999. Endoleak after stent-graft treatment of abdominal aortic aneurysm: a meta-analysis of clinical studies. Br J Surg, 86(5): 581-587.

Seldinger SI, 1953. Catheter replacement of the needle in percutaneous arteriography; a new technique. Acta Radiol, 39(5): 368-376.

Svensson LG, 1992. Rationale and technique for replacement of ascending aorta, arch, and distal aorta using a modified elephant trunk technique. J Card Surg, 7(4): 301-312.

Svensson LG, Kim KH, Blackstone EH, 2004. Elephant trunk procedure: new indications and uses. Ann Thorac Surg, 78(1): 109-116.

White GH, May J, Waugh RC, et al, 1998. Type Ⅰ and type Ⅱ endoleaks: a more useful classification for reporting results of endoluminal AAA repair. J Endovasc Surg, 5(2): 189-191.

White GH, May J, Waugh RC, et al, 1998. Type Ⅲ and type Ⅳ endoleak: toward a complete definition of blood flow in the sac after endoluminal AAA repair. J Endovasc Surg, 5(4): 305-309.

Xi EP, Zhu J, Zhu SB, et al, 2013. Surgical treatment of aortoesophageal fistula induced by a foreign body in the esophagus: 40 years of experience at a single hospital. Surg Endosc, 27(9): 3412-3416.

Xi EP, Zhu J, Zhu SB, et al, 2015. Feasibility study on the application of fenestrated stent grafts in canine aortic arches. Int J Clin Exp Med, 8(1): 744-750.

Xi EP, Zhu J, Zhu SB, Zhang Y, 2014. Secondary aortoesophageal fistula after thoracic aortic aneurysm endovascular repair: literature review and new insights regarding the hypothesized mechanisms. Int J Clin Exp Med, 7(10): 3244-3252.

第四十章　胸腹主动脉瘤

第一节　胸腹主动脉置换手术

胸腹主动脉瘤（TAAA）是指自左锁骨下动脉以远，至髂动脉分叉范围内，特别是膈水平及其附近的主动脉扩张达到正常直径的1.5倍以上。由于胸腹主动脉瘤累及范围广，涉及多个胸腔、腹腔脏器，手术难度大，因此胸腹主动脉瘤的外科手术治疗一直是大血管外科的难点。

一、适应证

对于无症状的患者，是否手术主要取决于动脉瘤的直径。当动脉瘤的直径超过5cm或1年内直径增长超过1cm时，应择期手术。而对于结缔组织缺陷如马方综合征患者，应适当放宽手术指征。慢性主动脉夹层导致的脏器缺血也是胸腹主动脉手术指征。

对于有症状的患者，即使没有达到上述指标，但由于临床症状通常提示动脉瘤有极大的破裂风险，特别是突发的疼痛往往是动脉瘤破裂的先兆，故应急诊手术。对于急性主动脉夹层基础上发生的胸腹主动脉瘤，由于破裂可能性极大，也应急诊手术处理。

二、禁忌证

1. 明显或严重的肺通气功能不全者。
2. 肾衰竭，或严重的肝功能不全者。
3. 全身情况差，或有明显的脑血管病者。

三、术前准备

1. 明确病变范围和程度。术前应行全主动脉CTA或MRI血管成像重建。由于多数患者年龄大，有高血压、动脉硬化、高脂血症或糖尿病病史，术前检查时应尤其注意有无冠心病、颈动脉狭窄等，严重颈动脉狭窄者，术前应先给予手术或介入治疗。

2. 仔细检查肾功能、肺换气和通气功能，以及有无甲状腺功能低下等合并疾病。吸烟患者至少戒烟2周。

3. 对于主动脉夹层患者，严格控制血压在120/80mmHg以下，避免任何诱因导致血压骤升使夹层破裂。

4. 如预计术中应用深低温停循环技术，术前准备血小板、冷沉淀或新鲜血浆。

四、手术要点、难点及对策

1. 体位及手术入路

（1）胸腹主动脉瘤的Crawford分型：Ⅰ型，累及胸降主动脉全程和肾动脉平面以上的腹主动脉；Ⅱ型，累及胸腹主动脉全程；Ⅲ型，累及胸主动脉远端（第6胸椎平面以下）和腹主动脉全程；Ⅳ型，累及腹主动脉全程（膈肌平面以下）；Ⅴ型，累及胸降主动脉远端（第6胸椎平面以下）和肾动脉平面以上的腹主动脉（图40-1）。根据动脉瘤部位和累及范围，采取不同的手术策略。

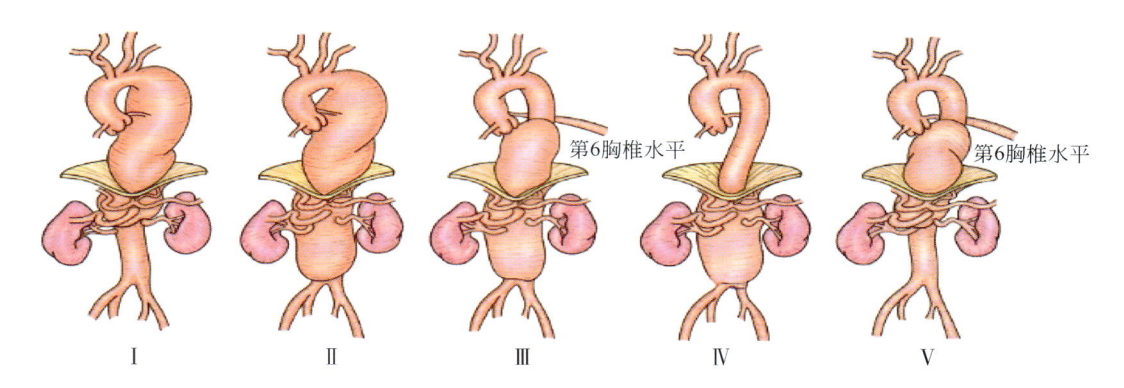

图40-1　胸腹主动脉瘤的Crawford分型

（2）体位：胸腹主动脉瘤手术的一个基本原则是充分显露。对于正常解剖位置的患者，最佳体位是右侧卧位，肩与床面呈45°～60°，臀部与床面呈120°～135°（图40-2A）。

（3）切口：采用胸腹联合切口。切口起于左肩胛骨与脊柱之间，绕过肩胛下角沿胸后外侧第5或第6肋间至肋弓下缘，延续至腹直肌旁。根据瘤体范围可达髂窝（图40-2B）。

胸降主动脉的显露对于Ⅲ型、Ⅳ型病变，经第6或第7肋间进胸，并横断肋弓，便可取得良好的显露。而对于Ⅰ型和Ⅱ型病变，通常要同时经第4肋间进胸才能更好地处理主动脉弓降部。

经肋弓断端，沿膈肌边缘距离胸壁3～4cm，由前至后外侧切断膈肌，直达主动脉裂孔，从而充分显露膈肌附近的主动脉。

为了充分暴露病变位置，便于操作，麻醉时应用双腔气管内插管。这样可以进行选择性右肺通气，放空左肺。放空左肺的目的，一是充分显露瘤体便于手术；二是避免左肺在手术中反复挤压受伤，影响肺功能；同时减轻对心脏的压迫。

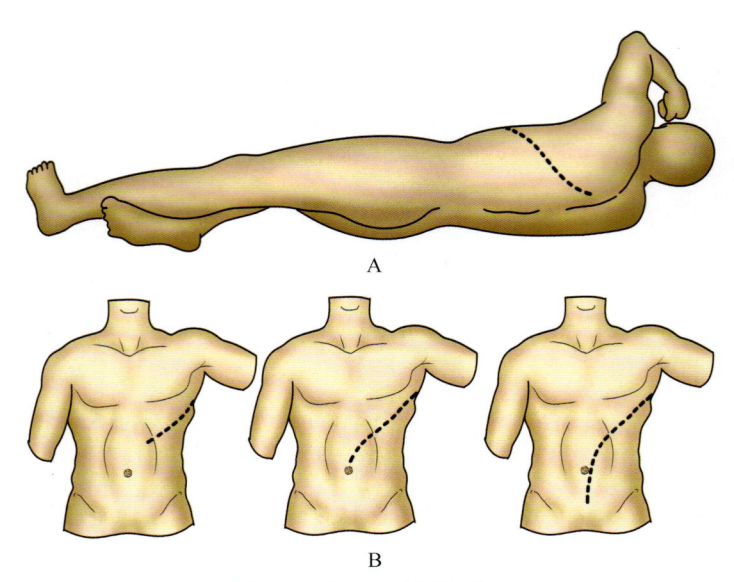

图 40-2　切口选择及体位

（4）腹主动脉的显露：经典的腹主动脉手术入路是经腹腔将腹腔脏器推向右侧，于左侧降结肠旁切开后腹膜，进入腹膜后间隙，显露腹主动脉及髂动脉。这种入路，可以观察腹腔脏器血供情况，但是会引起肠粘连，导致术后胃肠道功能恢复慢等问题。对于既往有腹腔手术或腹膜炎、肠粘连的患者，这种显露方式会有困难。

另一种手术入路即完全腹膜外入路。经腹直肌旁切口，自腹内斜肌和前腹膜之间钝性分离，向后达腹膜后间隙。该入路能最大程度地减少对腹腔脏器的干扰，术后胃肠道功能恢复快。

2. 左心转流胸腹主动脉替换术　以Ⅱ型胸腹主动脉瘤为例，介绍经典的胸腹主动脉替换术。

（1）游离：由于病变累及左锁骨下动脉远端的主动脉弓降部，经第4肋间进胸后，首先游离主动脉弓降部降主动脉。游离过程中可先切断动脉导管韧带，使主动脉弓降部有更充分的活动度，然后在动脉瘤近端套阻断带。游离过程中注意保护迷走神经、喉返神经及食管。

（2）左心转流：全身肝素化后，经左下肺静脉和左侧股动脉插管建立体外循环。根据病变部位解剖特点也可以选用左心房和瘤体远端降主动脉插管。左心转流后于左锁骨下动脉以远主动脉弓降部置近端阻断钳。若瘤体位置较高，也可分别在左颈总动脉和左锁骨下动脉之间主动脉弓及左锁骨下动脉分别阻断，以利于吻合。于胸降主动脉中段肺门水平置远端阻断钳。

（3）近端吻合：于瘤颈处距近端阻断钳2～3cm，横断降主动脉，纵行剖开瘤体，清除腔内血栓或游离内膜片。缝扎开放的肋间动脉。选择适当直径的人工血管，通常直径为20～24mm，以3-0 Prolene线将降主动脉近端与人工血管端-端连续吻合。对于动脉壁脆弱的病例，如马方综合征患者，宜采用4-0 Prolene线进行吻合。吻合过程中一般不用毡垫片加固血管壁。吻合完毕将近端阻断钳移至人工血管，从而检查近端吻合口有无出血。若吻合口有出血，可用4-0 Prolene线双头针带垫片间断褥式缝合修补（图40-3）。

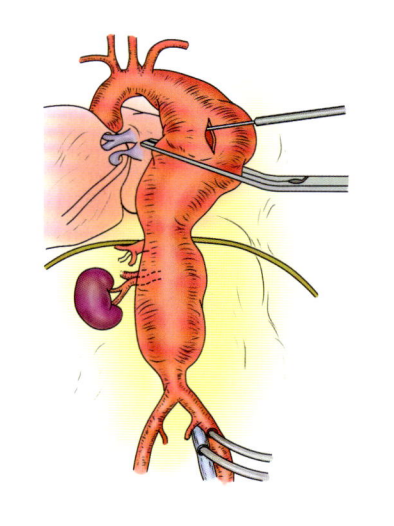

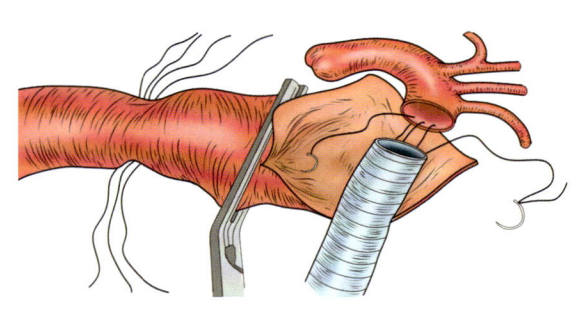

图 40-3　近端吻合

（4）肋间动脉重建：停止左心转流，开放远端阻断钳，经第 7 肋间及腹部切口，于左肾动脉后方纵行切开远端余下瘤体。清除血栓或血管内膜片。确认腹腔脏器分支，应用左心转流选择性持续氧合血灌注腹腔干和肠系膜上动脉。应用冷晶体液间断行肾脏灌注。与此同时，以 4-0 Prolene 线连续缝合，将下位肋间动脉与人工血管侧壁做岛状吻合，重建肋间动脉。将近端阻断钳移至肋间动脉吻合口以远，恢复肋间动脉血供（图 40-4）。

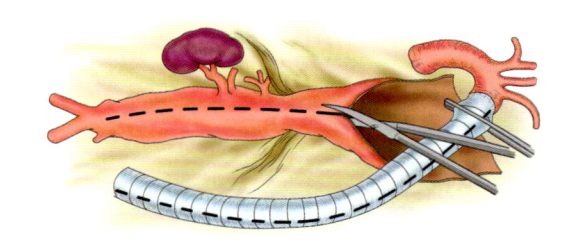

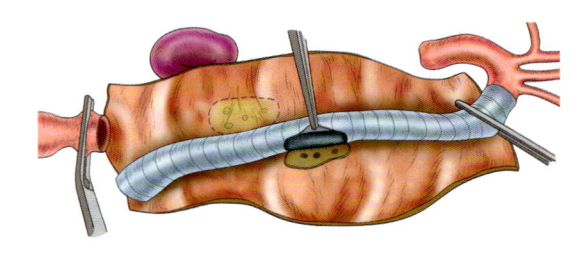

图 40-4　肋间动脉重建

（5）腹腔脏器动脉重建及远端吻合：同上述方法，重建腹腔干、肠系膜上动脉和右肾动脉。将阻断钳移至右肾动脉以远，恢复上述脏器供血。以 4-0 Prolene 线连续缝合，将左肾动脉单独与人工血管行端-侧吻合。于左肾动脉以下水平阻断人工血管，恢复腹腔脏器供血。以 3-0 Prolene 线或 4-0 Prolene 线连续缝合，完成人工血管远端与降主动脉远端的端-端吻合。开放阻断钳，恢复下肢供血。完成置换（图 40-5）。

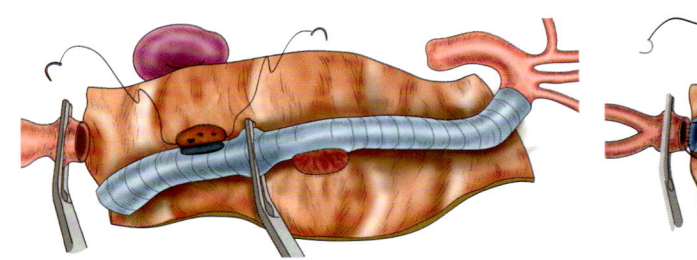

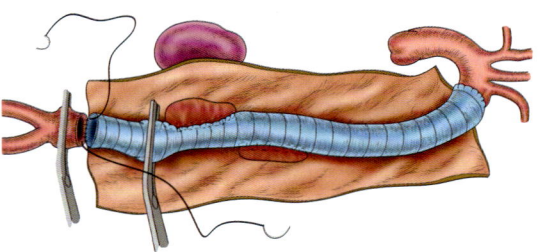

图 40-5　腹腔脏器动脉重建

3. 应用四分叉血管深低温分段停循环胸腹主动脉替换术（图40-6）

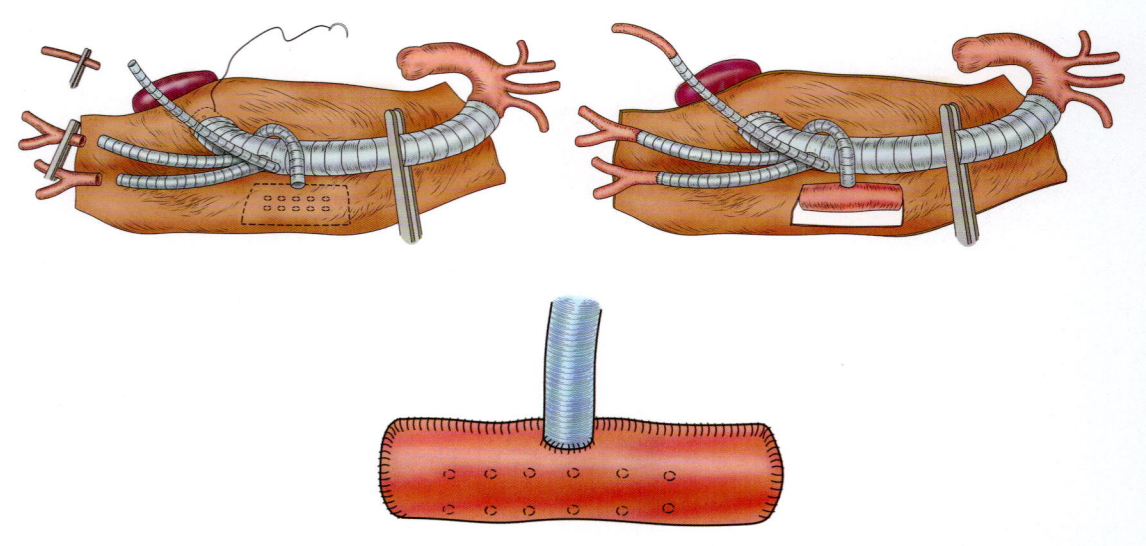

图 40-6　四分叉血管的运用

（1）游离显露、建立体外循环：手术切口及手术入路同前。充分显露全胸腹主动脉。动脉灌注采用单泵双管。肝素化后，经左侧髂总静脉和髂外动脉分别插入二阶梯静脉管和动脉插管建立体外循环。经心尖或肺静脉安放左心引流，并行循环，降温。

（2）人工血管准备：根据瘤体近端正常主动脉直径选择适当直径的四分叉人工血管，通常直径在20～24mm。将人工血管主血管长度剪裁成患者左锁骨下动脉与腹腔干之间的长度。将剪裁好的人工血管反转备用。

（3）近端吻合：待鼻咽温降至20～18℃，直肠温度降至26～24℃，头枕冰帽，将体外循环流量减至全流量的一半。于肺门水平阻断降主动脉，上半身停循环，自左锁骨下动脉开口远端横断主动脉。以3-0 Prolene线或4-0 Prolene线连续缝合完成主动脉近端与四分叉人工血管主血管端-端吻合。吻合时要停左心引流，防止头臂血管进气，引起脑栓塞。近端吻合完成后，将另一根动脉插管插入四分叉血管10mm分支血管，阻断人工血管主血管和其他三根分支血管，充分排气后，开放该灌注管，恢复上半身灌注。逐步恢复全流量。

（4）肋间动脉重建：于腹腔干近端阻断降主动脉。于阻断钳近端横断腹主动脉，并纵行切开瘤体，清除血栓或夹层内膜片，切除多余瘤壁。将有肋间动脉开口的胸降主动脉和腹主动脉上段重新缝合成一管道，再与四分叉血管的8mm分支端-端吻合，充分排气后，开放该分支，恢复脊髓供血。

（5）腹腔脏器血管重建：将体外循环流量减至全流量一半，阻断髂外动脉动脉插管，下半身停循环。于左肾动脉后方纵行切开余下瘤体。清除血栓或血管内膜片，确认腹腔脏器分支。将腹腔干、肠系膜上动脉、右肾动脉开口游离成岛状血管片，与主血管远端吻合，以4-0 Prolene线连续缝合，将左肾动脉单独与另一根8mm分支血管端-端吻合。充分排气，开放主人工血管，恢复腹腔脏器供血。灌注流量恢复至全流量2/3，去除冰帽，开始复温。

（6）远端吻合：将人工血管的一支 10mm 血管与左髂总动脉行端 - 端吻合。开放左髂外动脉的动脉插管，阻断灌注人工血管的动脉插管。将该 10mm 分支血管与右髂总动脉行端 - 端吻合。如果动脉瘤累及髂总动脉，可与髂外动脉吻合，缝闭髂内动脉。最后将肠系膜下动脉与连接右侧髂动脉的 10mm 分支血管行端 - 侧吻合。恢复全流量，复温。完成置换。

4. 常温非体外循环下胸腹主动脉替换术

（1）游离显露：手术切口及手术入路同前。充分显露全胸腹主动脉。肝素化后，经左侧髂总静脉插入静脉管以备输血。

（2）人工血管准备：根据瘤体近端正常主动脉直径选择适当直径的四分叉人工血管，通常直径在 20～24mm。将人工血管主血管长度剪裁成患者左锁骨下动脉与腹腔干之间的长度。将剪裁好的人工血管反转备用。

（3）左髂动脉远端吻合：阻断左髂总动脉，以 4-0 Prolene 线连续缝合，将人工血管的一根 10mm 分支血管与左髂总动脉端 - 侧吻合。阻断该分支血管，开放髂动脉。

（4）近端吻合：于左锁骨下动脉以远主动脉弓降部放置近端阻断钳，于瘤颈处以远放置远端阻断钳。胸以下停循环。于两把阻断钳之间横断降主动脉。选择适当直径的人工血管，通常直径在 20～24mm，以 3-0 Prolene 线连续缝合，行降主动脉近端与四分叉血管主血管行端 - 端吻合。阻断四分叉血管主血管远端及其余三个分支，充分排气后，开放吻合口近端阻断钳和连接髂动脉的分支血管，恢复全身循环。

（5）肋间动脉重建：于腹腔干近端阻断降主动脉。于阻断钳近端横断腹主动脉，并纵行切开瘤体，清除血栓或夹层内膜片，切除多余瘤壁。将有肋间动脉开口的胸降主动脉和腹主动脉上段重新缝合成一管道，再与四分叉血管的 8mm 分支行端 - 端吻合，充分排气后，开放该分支，恢复脊髓供血。

（6）腹腔脏器血管重建：于髂动脉分叉上方阻断腹主动脉。于左肾动脉后方纵行切开余下瘤体。清除血栓或血管内膜片，确认腹腔脏器分支。将腹腔干、肠系膜上动脉、右肾动脉开口游离成岛状血管片，并与主血管远端吻合。排气后，开放四分叉主血管，恢复上述脏器血供。以 4-0 Prolene 线连续缝合，将左肾动脉单独与另一根 8mm 分支血管行端 - 端吻合，充分排气，开放该分支血管，恢复左肾供血。

（7）右髂动脉远端吻合：分别阻断双侧髂动脉，右下肢停循环。以 4-0 Prolene 线连续缝合，将另一根 10mm 分叉血管与右髂动脉行端 - 端吻合。排气后开放右髂动脉，恢复右下肢血流。以 4-0 Prolene 线连续缝合左髂动脉近端。完成置换。

5. 二次胸腹主动脉替换术　如果动脉瘤累及范围涉及主动脉根部、升主动脉、主动脉弓，最好选择分期手术。如果胸腹主动脉瘤没有明显症状且病变不如升主动脉显著，则一般选择进行升主动脉手术。而这类患者的处理通常选择"象鼻"手术，为二期处理做准备。

对于一期行"象鼻"手术的患者，若前次手术使用传统人工血管，则可以比较容易阻断"象鼻"人工血管，进行两根人工血管端 - 端吻合。若前次手术使用了支架"象鼻"即孙氏手术，那么因为支架远端只有 5mm 的人工血管缝合缘，所以只能采用深低温停循环方式进行近端吻合。

6. 深低温停循环　在某些病例中，降主动脉近端由于动脉瘤直径过大或有破裂夹层而无法钳夹。这时只能应用深低温停循环技术。体外循环通常采用股动静脉插管，左心引流。降温至 20～18℃后，停循环，切开主动脉瘤，开放状态下行近端吻合。吻合完毕后，充分排气，阻断人工血管。在阻断钳近端利用人工血管侧支进行上肢及头部灌注，恢复流量，上下身分别灌注。再进行余下的动脉置换。

7. 难点及对策　脏器缺血是胸腹主动脉替换术中造成患者死亡的最主要原因，因此在手术过程中应尽最大可能地避免脏器缺血，减少缺血时间，减轻缺血带来的损害是取得手术成功的关键。下面介绍目前临床上常采用的几种措施。

（1）抗凝：在常温非体外循环或左心转流的手术中，游离显露胸腹主动脉后，静脉给予低分子肝素 1mg/kg，使 ACT 达到 220～270s。而需要深低温停循环的患者则给予 3mg/kg，使 ACT 通常维持在 400s 以上。给予低分子肝素可以有效防止血栓形成，保护微循环，避免弥散性血管内凝血（DIC）的发生。

（2）低温：在脏器缺血的过程中，低温由于可以减缓机体代谢，降低细胞的能量消耗，从而能有效保护缺血状态下的组织器官。患者身下垫变温毯，手术过程中，自然降温，鼻咽温可降至 32～33℃。

在全身降温的同时，单一脏器的局部降温也被很多单位采用。术中应用冷晶体液肾脏灌注，可以有效地保护肾功能。

深低温和局部脊髓降温也作为内脏的保护措施被某些中心采用。

（3）脑脊液引流：麻醉诱导后，经第 2 腰椎间隙或第 3 腰椎间隙穿刺，将导管置入蛛网膜下腔。这样既可以检测脑脊液压力，又可以进行脑脊液引流。手术中将脑脊液压力维持在 8～10mmHg，术后早期，将脑脊液压力维持在 10～12mmHg，当确定患者下肢可以活动后，将脑脊液压力维持在 12～15mmHg。

脑脊液引流也存在一些并发症危险。常见的并发症包括蛛网膜下腔出血、脊髓周围血肿、颅内感染。引流过快会引起头痛。若患者有颅压增高，过快引流可能引起脑疝。

（4）节段性动脉重建：动脉瘤患者由于内膜的动脉硬化、血管中层退行性变、夹层的形成及血栓会导致肋间动脉和腰动脉闭塞。由于脊髓血液供应的解剖特点，对开放的肋间动脉和腰动脉要积极重建血运，特别是第 7 胸椎至第 2 腰椎水平。对没有回血或回血很少的大肋间动脉或腰动脉应更加重视，因为这些动脉缺乏侧支。

肋间动脉重建之后要立即开放近端阻断钳，恢复脊髓血液供应，尽可能缩短脊髓缺血时间。

（5）左心转流：脊髓和腹腔脏器的缺血是导致胸腹主动脉置换术中、术后并发症和死亡的主要原因，因此在术中尽可能维持内脏血液供应、缩短缺血时间至关重要。左心转流和分段阻断已经成为胸腹主动脉置换术中标准的脏器保护方法。左心转流可以为外科医师提供更多的时间进行从容的操作。但研究显示除了 II 型病变，左心转流对其他类型的胸腹主动脉瘤术中脊髓的保护并没有显著的改善作用。这提示外科医师应尽量改进外科技术，缩短吻合时间，进而缩短脊髓缺血时间是非常必要的，而且也为常温、分段阻断胸腹主动脉置换术提供了理论依据。

（6）选择性内脏灌注：左心转流可以为远端主动脉提供持续的血流灌注，但是当动脉切开，进行血管重建时，需要进行选择性内脏灌注，才能为内脏提供充分的血液供应。选择性内脏灌注是通过连接于左心转流回路的带球囊的"Y"形灌注管将氧合血直接灌注内脏分支动脉实现的。可以通过它对腹腔干、肠系膜动脉、肾动脉进行灌注，可以使腹腔脏器的缺血时间缩短到几分钟，避免了腹腔脏器缺血带来的并发症。正如上面介绍的，有些单位首选低温晶体液灌注进行肾脏保护。

（7）脊髓监测：脊髓运动神经元动作电位反映脊髓运动神经元功能，可以用于监测胸腹主动脉瘤手术中的脊髓血液供应。该技术通过刺激脊髓运动神经元，记录外周肌肉的运动神经末梢动作电位的振幅大小。这种监测方法对脊髓缺血非常敏感，但是在应用过程中需要特殊的麻醉技术。因为全身麻醉中，肌松剂会阻断动作电位的传导，使监测无法进行。

五、术后常见并发症的预防与处理

1. 截瘫　文献报道，胸腹主动脉置换术的截瘫发生率为3.6%，其中以Ⅱ型病变最多见，为6.3%。术后早期要密切观察，患者清醒后即要观察、记录患者的下肢运动情况及肌力。此后每天查房都要进行观察记录比较。笔者曾观察到由重建的肋间动脉血栓形成导致迟发截瘫，这种情况更多见于慢性夹层的患者，或见于为了止血，在术中应用大量止血药物的患者。因此，一旦发现患者肌力下降，或主诉下肢无力，必须及早采取治疗措施。

截瘫的治疗措施包括脑脊液引流，降低蛛网膜下腔的压力，减少由脊髓缺血、水肿导致的压迫，改善脊髓血液循环。脑脊液压力维持在8～12mmHg。给予激素治疗，应用甘露醇脱水治疗。避免低氧血症和贫血。保持较高的血压，以维持肋间动脉的灌注压。若是肋间动脉血栓形成导致的截瘫，可给予低分子肝素进行抗凝治疗。

2. 肺损伤　胸腹主动脉瘤通常是慢性病变，逐渐增大的动脉瘤会压迫肺脏，并与之紧密粘连。因此在游离动脉瘤的过程中会造成肺损伤。在手术过程中反复牵拉、挤压肺组织也会造成肺内组织损伤，引起肺出血，甚至导致窒息，所以在手术操作中要格外注意。如果发生较严重的肺出血应避免血液流入健侧，造成窒息。术后可保留双腔气管插管，使用两台呼吸机分别对双肺进行呼吸管理。应用止血药，对于患侧肺应注意吸痰，保持呼吸道畅通，同时可给予呼吸末正压通气。

由于动脉瘤的压迫，很多患者术前就存在肺不张，而且可能已经发生实变，肺功能受损。再加上膈肌的创伤、深低温停循环及大量输血等手术打击，术后很多患者在48～72h会出现低氧血症，机械通气会延长。

此外，此类患者术后呼吸道分泌物增加，同时由于伤口长且咳嗽无力，常引起气道阻塞、二氧化碳潴留或肺部感染，因此术后呼吸道管理尤为重要。

3. 肾衰竭　也是常见的并发症之一。有文献报道胸腹主动脉替换术后，需要透析治疗的肾衰竭发生率可达5%～15%。很多慢性胸腹主动脉瘤患者，有多年的高血压、动脉硬化、术前肾功能不全，高龄也是术后肾衰竭的高危因素。一旦患者术后出现尿少、无尿或血肌酐迅速升高，应尽早采取积极措施。同时应保持较高的灌注压。选择药物时，尽量避免使用损害肾的药物，减少医源性肾损害。

4. 出血 胸腹主动脉替换手术创面大，肝素化后，术中渗血多。若是采用深低温停循环，患者的凝血机制受到很大影响，给止血带来很大挑战。

胸腹主动脉瘤患者主动脉壁通常很脆弱，术后高血压有可能使缝线切割动脉壁，造成严重的甚至是致命的出血及假性动脉瘤，因此外科医师对其吻合时，要格外小心。同时术后24~48h注意控制血压，在保证脏器灌注的前提下，维持相对较低的血压。

术后早期严密观察引流情况，每天检查胸片，监测血红蛋白的变化及血流动力学指标。胸腔出血通过胸腔引流和胸片，一般较容易发现。腹腔出血可能会因为肠道挤压引流管，引流不畅，不易发现。往往要结合血红蛋白降低、肠道麻痹、过度胀气等腹部症状综合判断。一旦发现严重的术后出血，应立即开胸、开腹探查。

5. 肠麻痹 患者开腹后48~72h，通常出现肠麻痹。若长时间腹胀得不到缓解，会对呼吸功能、伤口愈合及营养产生不利影响。过度腹胀可导致肠道菌群转移，造成感染。因此术后常规行胃肠减压、禁食水、绑腹带。必要时留置肛管排气，温盐水或甘油灌肠，也可应用针灸等治疗帮助肠道功能恢复。如患者生命体征允许，应尽早下地活动。

6. 感染 是致命的并发症。由于手术创伤大，患者术后抵抗力低下，很容易并发全身感染或呼吸道感染。此外，由于术后患者卧床时间长，切口容易受压，导致切口感染。因此术后应加强护理，采取各种方法积极预防感染。

7. 食管损伤 属于较罕见的并发症，但是其预后极其凶险。慢性动脉瘤患者由于瘤体扩张、压迫食管、血管壁与食管壁之间粘连，再加上长期的动脉瘤压迫，食管壁变薄，在分离过程中很容易误伤，而且不易发现。一旦发生食管损伤，应充分引流，行胃肠减压，禁食水，加强营养支持。待急性期过后，二期修复。

8. 脑部并发症 对于严重动脉硬化的患者，钳夹主动脉弓和锁骨下动脉有可能造成动脉硬化斑块脱落，导致脑栓塞。另外，深低温停循环的患者，由于开放近端，动脉瘤的附壁血栓脱落和气栓是造成脑血管意外的常见原因，应根据具体病因进行相应治疗。

9. 心脏相关并发症 比较少见，对于合并有原发心脏病变，但急于先行胸腹主动脉手术的患者更容易发生。加强围术期心血管用药，积极预防。但更重要的是，在条件许可的情况下，尽可能先行心脏或升主动脉手术。

六、临床效果评价

随着外科技术的成熟与完善，胸腹主动脉瘤手术的围术期死亡率在3%~15%。而5年生存率可达60%~74%。造成术后早期死亡的主要原因包括心力衰竭、急性心肌梗死、出血及神经系统并发症等。而远期死亡的主要原因包括心力衰竭、新发动脉瘤破裂、再次大动脉手术、肾衰竭、呼吸衰竭等。

胸腹主动脉瘤患者存在动脉其他节段新发动脉瘤的风险。此外由于动脉壁薄弱，吻合口处的动脉壁有可能形成假性动脉瘤。为了避免这些潜在危险导致的致命事件的发生，建议患者每年复查CT或MRI，以期及时发现病变，尽早手术治疗。

第二节 杂交手术

胸腹主动脉瘤累及全部或大部分腹主动脉，包括腹腔干、肠系膜上动脉或肾动脉。目前，这些类型的主动脉瘤不属于腔内修复术的适应证。传统治疗方式需要在肾动脉以上或腹腔干以上阻断主动脉，而这种阻断会明显增加围术期死亡率。文献报道胸腹主动脉瘤修复术的总体死亡率接近20%。高死亡率与内脏缺血有关，同时在技术难度较高的血管旁路移植和血管移栽手术过程中，心脏也受到大量生理应激反应带来的打击。胸腹主动脉瘤修复术的并发症发生率也较高，包括脊髓缺血的发生率达15%，肺部并发症为40%，以及肾功能损害30%。腔内技术的进步，使得在不阻断主动脉情况下治疗这些风险极高的病例成为可能，患者可以在行主动脉瘤腔内隔绝术之前先行内脏血管重建。

一、适应证

1. 一般情况差，合并肺部、肾脏等疾病，无法耐受常规开放手术。
2. 动脉瘤累及腹主动脉重要分支，支架直接置入会影响腹部重要脏器的血供。
3. 通过去分支化操作后，能够提供足够长度和直径的锚定区以允许腔内移植物置入。
4. 不愿意接受开放手术而愿意选择杂交手术者。

二、禁忌证

1. 腹部重要脏器受累，如肠坏死。
2. 马方综合征和其他结缔组织疾病，如 Ehlers-Danlos 综合征和 Loeys-Dietz 综合征，为相对禁忌。
3. 重要分支血管无法游离，无法完成去分支化操作。
4. 由于入路血管问题、主动脉解剖情况或其他原因，无法行腔内修复。

三、术前准备

除一般手术的常规准备外，术前应戒烟，手术前3d停用抗凝及抗血小板药，以减少术中出血。如果正在使用华法林，应用低分子肝素皮下注射替代。控制血压（＜140/80mmHg）、心率（60～80次/分）及镇静镇痛等。糖尿病患者应控制血糖接近正常水平。常规检查包括血尿常规、肝肾功能、电解质、心脏彩超、胸片、心电图等。

寻找足够的近端和远端锚定点，以形成适当的封闭区域从而完成腔内隔绝术，是手术成功的关键。商品化的支架在腹主动脉瘤体近端和远端均需要至少15mm的瘤颈，如果胸主动脉直径较大或成角严重，则需要更长的锚定区域，一般而言20～30mm是必要的。主动脉壁相对平行且没有明显的钙化和血栓是至关重要的，在明显成角的位置置入装置也会影响腔内修复术的耐久性。

为提供更适合的解剖位置，可能需要重建腹腔干、肠系膜上动脉或肾动脉。某些情况下，必须将腹主动脉完全去分支化。然而，在进行内脏血管重建前，评估内脏血管节段包括双侧肾动脉的解剖和血流动力学状态是非常重要的。术前应用CTA或磁共振血管成像（MRA）进行薄层扫描及矢状和冠状位主动脉图像重建，能提供主动脉瘤、主动脉及其分支最全面的评估。如果遇到任何解剖学问题，可以行内脏血管造影以明确。

判断哪些血管需要再血管化，应综合考虑多种因素。这些因素包括腹部外科禁忌、血管畸形及目标血管闭塞。例如，肝右动脉起源于肠系膜上动脉或腹腔干闭塞的患者可能有足够的供应肝脏的侧支血流。计划的供血来源血管必须通过术前的影像学判定。如果患者有严重髂动脉疾病，由胸主动脉、肝动脉或脾动脉提供顺向血流会比较合适。如果肝动脉或脾动脉被用作供血血管，术前必须仔细评估腹腔干以确保其没有显著病变。如患者髂血管条件良好，则可以选择逆向旁路。

四、手术要点、难点及对策

内脏血管重建必须在主动脉瘤腔内隔绝术前完成。血管重建可以与腔内修复术同期进行，但是，需要腹主动脉完全去分支化或胸主动脉作为供血血管的复杂病例，手术可以分期进行。在所有的血管旁路移植或去分支化手术中，原来的供血血管必须在其开口部位结扎，以避免Ⅱ型内漏。关于腔内修复技术其他章节已有详细描述，本节仅阐述针对不同类型动脉瘤的内脏血管去分支化手术。

1. Ⅰ型、Ⅴ型胸腹主动脉瘤（腹腔干、肠系膜上动脉转流） 支架拟覆盖范围是胸降主动脉至腹主动脉上段。如果肾动脉平面以上腹主动脉有足够的远端锚定区，那么仅需要重建腹腔干和肠系膜上动脉。供血血管可以是腹主动脉（图40-7），也可以是髂动脉。如果没有足够的远端锚定区，则腹主动脉四个重要分支都需要重建，下文将详细阐述。手术要点如下：

（1）患者取仰卧位，剑突下腹部正中切口。切开皮下脂肪及腹白线，钝性分离腹膜外脂肪后切开腹膜用湿纱布垫将肠系膜、小肠及大肠组织包裹后放在切口右侧，切开后腹膜，游离显露肾下腹主动脉并套带。再仔细游离腹腔四个重要分支并套带。左肾静脉横过腹主动脉前方，如果影响左肾动脉显露，可以先切断左肾静脉，之后再重新吻合。注意避免损伤输尿管。

（2）肝素化，侧壁钳钳夹或两端阻断腹主动脉，纵行切开，取14mm×7mm×7mm或16mm×8mm×8mm人工

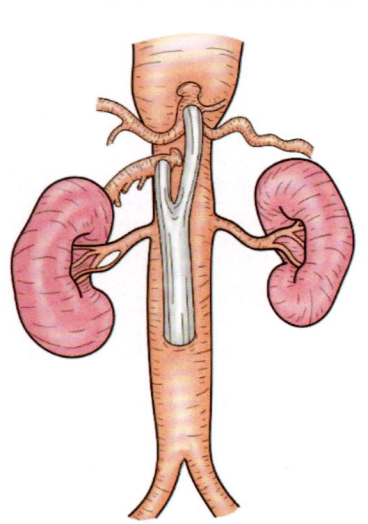

图40-7 腹主动脉-腹腔干、肠系膜上动脉旁路移植

血管，其主支与腹主动脉端-侧吻合（4-0 Prolene 线），开放阻断钳或开放侧壁钳，人工血管排气后用中弯血管钳夹住，另一端两个分支分别与腹腔干和肠系膜上动脉做端-侧吻合（5-0 Prolene 线），7 号线结扎腹腔干和肠系膜上动脉近端。也可以将这两根动脉切断后做端-端吻合。鱼精蛋白中和，仔细止血，逐层关腹。

（3）同期或二期行腔内修复术。

2. 肾旁型腹主动脉瘤（肾动脉转流）

（1）髂-肾动脉旁路移植：这种方式通常应用于一侧肾无功能或一侧肾动脉较另一侧更靠近骶尾部的情况。此时，同侧的髂外动脉往往被用作供血血管。血管吻合部位一定要选择在预计置入的腔内支架远端。通常取腹膜后斜切口。分离腹壁肌层，将完整腹膜向内侧牵开，从侧方进入腹膜后间隙。通过这种径路可以同时暴露肾动脉和髂外动脉。根据髂动脉的长度、动脉瘤累及的范围及支架的计划锚定区，人工血管旁路可起自髂总动脉远端或髂外动脉。控制目标血管的近端和远端后，用 6~8mm 直径的聚四氟乙烯（PTFE）人造血管进行旁路移植（图 40-8）。确认旁路血流通畅后，结扎近端肾动脉。放置大止血夹以标记髂动脉的吻合位置，对于以后的腔内手术很有帮助。

（2）肝-肾动脉旁路移植：这种旁路移植技术可以用于髂动脉严重闭塞性疾病且累及髂外动脉患者的右肾动脉再血管化。多采用肋下切口径路，必要时也可以应用腹部正中切口。肝动脉的位置可通过小网膜确定。在胃十二指肠动脉（GDA）的近段控制和吻合肝动脉

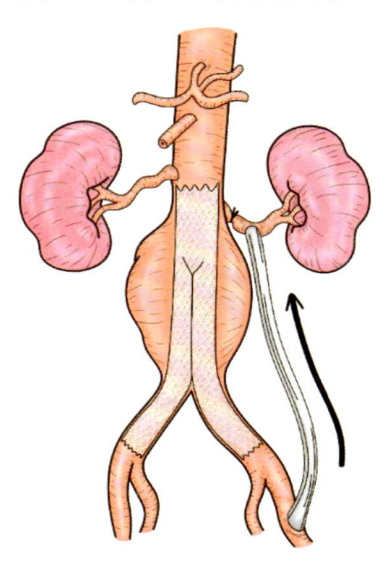

图 40-8 髂-肾动脉旁路移植

是最理想的选择，然而有时难以为之。以科克尔手法向内侧游离十二指肠，辨认肾静脉，右肾动脉血流可以用血管束带控制。根据目标血管直径，选择正确尺寸的自体或人造血管。很多外科医师更愿意选择自体隐静脉来治疗肾血管闭塞性疾病，因为它们的远期通畅率更高，然而这一情况在治疗非闭塞性疾病中并未得到证实。在全身肝素化后，通常首先行肾动脉端-侧吻合，然后以端-侧吻合方式重建肝动脉。一般情况下，旁路血管呈轻微弯曲的"C"形（图 40-9）。必要时，也可以与胃十二指肠动脉行端-端吻合。使用胃十二指肠动脉时必须小心，因为它提供重要的肠系膜侧支血流。同样地，右肾动脉近端结扎以避免Ⅱ型内漏的发生。

（3）脾-肾动脉旁路移植：与肝-肾动脉旁路移植类似，脾-肾动脉旁路移植可以用于需要左肾动脉再血管化但没有可利用的髂外动脉的患者。通过腹部正中切口或左肋下切口暴露血管。无论何种切口，在下缘反折处游离胰尾。自胃网膜左动脉到其分支处游离脾动脉。离断左肾上腺静脉，以便向尾侧牵开左肾静脉。在此位置上切断脾动脉并与左肾动脉行端-端吻合。

3. Ⅱ型、Ⅲ型、Ⅳ型胸腹主动脉瘤（腹主动脉完全去分支化）

（1）胸主动脉-腹腔干及胸主动脉-肠系膜动脉-左肾动脉旁路移植（顺行旁路）：双腔气管内插管，术中使左肺塌陷以利于暴露远端胸降主动脉。患者取右侧卧位，通常需要腋枕和胸枕来保持患者姿势稳定。经第9肋间的胸腹切口可以很好地暴露远端胸主动脉和上段腹主动脉。

将腹膜内容物从膈肌表面钝性分离，向前牵拉但保持左肾在腹膜后位以便于显露肠系膜血管。距肋骨附着缘2cm行膈肌弧形切口以保留神经支配。切开膈肌时放置缝线标记，以便于之后重建。切断下肺韧带和膈肌脚。在适当的吻合位置暴露肠系膜血管。

进行上述两个旁路的近端吻合时，侧壁钳单次钳夹胸降主动脉，以维持内脏持续灌注并减少主动脉损伤。人造血管穿过膈肌裂孔，以端-侧吻合方式与相应血管吻合从而建立顺行灌注血流。对于肠系膜血管旁路，通常用两根单独的人造血管。笔者认为，虽然带分支的血管也是可接受的选择，但是单独的血管在走行方向上更自由。左肾动脉重建通过人造血管连接胸主动脉-肠系膜旁路到左肾动脉来完成（图40-10）。一旦完成全部血管旁路，在腹腔干、肠系膜动脉和左肾动脉的近段进行结扎。下述情况应注意：如果支架释放后，发生来自腹腔干、肠系膜动脉和肾动脉的Ⅱ型内漏，开放手术的入路非常困难，应尽可能采用腔内方式处理。胸主动脉吻合口的下缘以大止血夹进行标记，有助于以后腔内修复术时进行定位。

（2）髂动脉-肠系膜血管重建（逆行旁路）：采用经腹径路以显露腹主动脉和肾动脉、腹腔干、肠系膜上动脉的起始段。同样，髂血管的供血部位是非常重要的。人工血管旁路移植可起自髂总动脉远端或髂外动脉。左右髂动脉均可作为供血的来源。目前，笔者倾向于应用单独的环状PTFE人工血管，当然也可以选择带分支的人工血管。到肠系膜上动脉的旁路血管以自然的"C"形放置，因为这种走行方式可以减少人工血管的扭曲。到腹腔干的分支血管经肾静脉前从胰腺后间隙的疏松组织中穿过（图40-11A），在胃左动脉开口远端吻合于肝总动脉的下缘。

腹腔干也可以通过行经右侧腹膜后的右髂肝动脉旁路，发出右髂肾动脉分支（图40-11B），或由髂动脉供血的肝肾旁路进行再血管化（图40-11C）。在腔内隔绝术前结扎近端血管以完成腹主动脉去分支化。

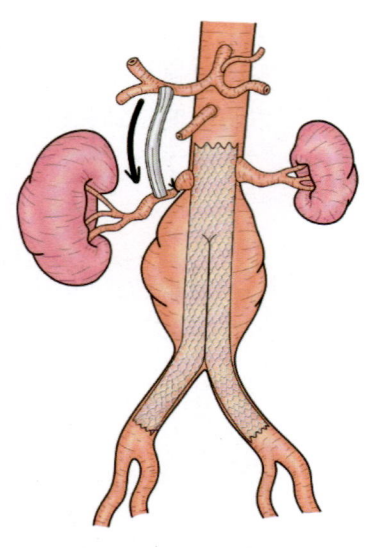

图40-9　肝-肾动脉旁路移植

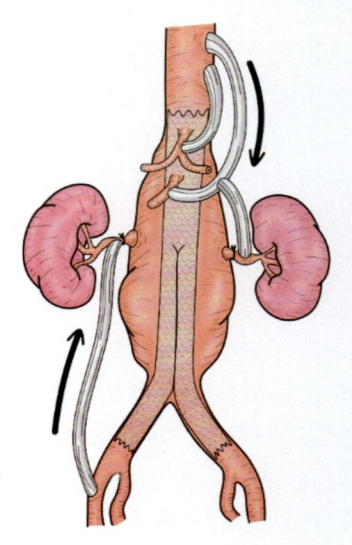

图40-10　胸主动脉-腹腔干及胸主动脉-肠系膜动脉-左肾动脉旁路移植，右髂动脉-肾动脉旁路移植

第四十章 胸腹主动脉瘤

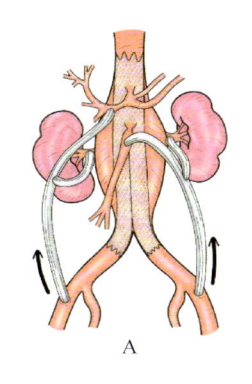

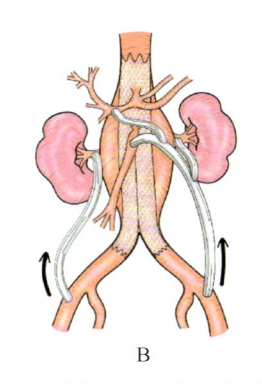

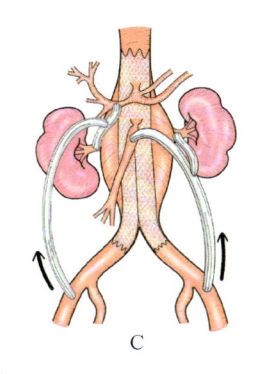

图 40-11 腹主动脉完全去分支化（逆行旁路）

比较各种方式的肠系膜动脉旁路，研究发现顺向和逆向旁路移植物的通畅率无明显区别。总的来说，笔者发现胸降主动脉发生粥样硬化性疾病的概率较小，并且能为顺行旁路血管提供更稳定的血流。

腹主动脉分支再血管化，可以有无数种形式。手术径路可以经腹膜后，也可经腹。供血血管可来自一侧髂动脉（图 40-12A），也可来自两侧髂动脉（图 40-12B）。正如前文所述，患者的解剖、以往的手术、瘤体位置及血管闭塞性疾病，通常决定了主动脉去分支化的术中策略。

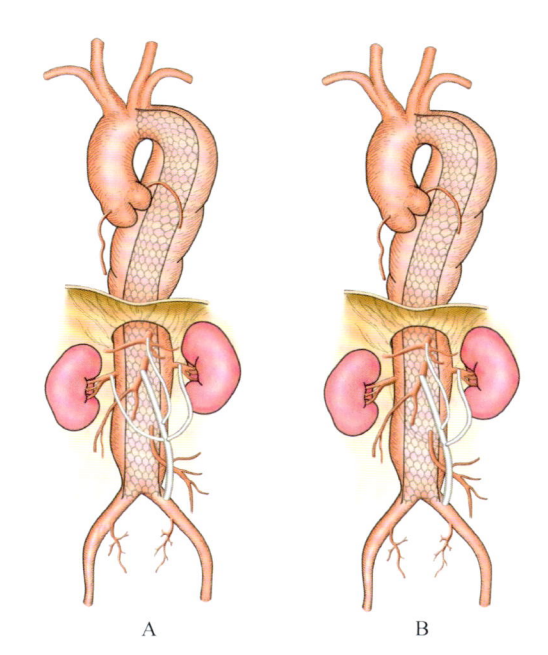

图 40-12 胸腹主动脉瘤杂交手术修复

五、术后常见并发症的预防与处理

主动脉杂交手术的并发症包括去分支化操作的并发症和腔内修复术中的并发症。

1. 吻合口出血 术中操作轻柔、仔细缝合是关键。根据情况适当补充血小板、凝血因子等有助于改善凝血功能。不轻易使用止血材料填压，因为动脉出血填塞效果不佳，容易引起感染和假性动脉瘤形成。

2. 内漏

Ⅰ型内漏：指由支架近端、远端锚定区的不完全封盖所引发的内漏。由于术前测量或置入部位有误、主动脉或髂动脉扭曲及支架过长而导致支架打折等均可使支架周围的血液直接灌注到瘤腔内而发展为Ⅰ型内漏。

Ⅱ型内漏：主要是由侧支血管的反流所引发的内漏，包括肋间动脉、腰动脉、肠系膜下动脉、骶正中动脉及髂内动脉等。

Ⅲ型内漏：是由支架不同组件间的接合处存在孔隙或支架金属支撑物与外覆的编织物之间的裂隙造成的漏血。

Ⅳ型内漏：不能算作器材上的失败，而是一种短暂性的造影剂通过覆膜支架渗漏，此型内漏通常在支架置入后早期自行消失。

Ⅴ型内漏：是指动脉瘤腔本身持续扩张，而未发现其他明显的内漏。此型内漏的病因未完全明确，尽管较为少见，但也可导致术后转为开放手术。

处理Ⅰ型内漏、Ⅲ型内漏的理论是增加锚定区覆膜支架的支撑力和接触面积，因此，球囊扩张和短覆膜支架（cuff）是常用的办法。需要注意的是，如果病变性质为主动脉夹层，球囊扩张应慎用，以避免主动脉破裂造成灾难性后果。如果上述两种方法均不能成功闭合漏口，则需转为开放手术。Ⅳ型内漏通常具有自限性，几乎较少在术后造影中发现。Ⅴ型内漏伴瘤腔扩大时通常需要在动脉造影确认无支架周围血流后转为开放手术。

Ⅱ型内漏绝大多数可自行闭合，多数学者赞同在3~6个月的随访期内通常无须处理，但对于持续的（≥6个月）Ⅱ型内漏是否需要治疗还存在争议。大多数有经验的血管外科医师对于动脉瘤腔保持稳定或缩小的Ⅱ型内漏通常倾向于继续随访。反之，对于有瘤腔持续增大的Ⅱ型内漏，应进行内漏处封闭或结扎引起内漏的分支血管，首选腔内治疗。

3. 神经系统并发症 脑卒中和脊髓缺血是主动脉杂交手术最严重的并发症。术前仔细评估、术中维持循环稳定、恰当的肝素化、尽量保留或重建左锁骨下动脉有助于减少神经系统并发症。术后严密观察，发现脊髓缺血症状后，提高灌注压、脑脊液引流、甘露醇和激素治疗是常用手段。

4. 血管旁路急性血栓形成和慢性闭塞 这一并发症的发生多半是由于旁路血流不通畅和术后未给予适当的抗凝。因此，行腔内修复之前有必要进行造影确定旁路血流通畅，术后应规范抗凝。如发生急性血栓形成，应立即取栓并结合腔内处理，不能取栓或慢性闭塞者可重新手术建立旁路，尽早恢复相应器官血供。

5. 入路血管损伤 术前应仔细评估入路动脉，避免在钙化、细小、扭曲等病变血管上操作。如入路血管选择困难，可以用人工血管与髂总动脉或肾下腹主动脉端-侧吻合作为入路。如万一发生髂动脉破裂，应立即通过对侧释放封堵球囊，为抢救赢得时间，之后通过置入覆膜支架或开放手术修复。

6.其他腔内修复手术并发症 包括造影剂过敏、造影剂肾病、术后移植物感染等，应重视预防和早期处理。

六、临床效果评价

Crawford 分析了 346 例Ⅳ型胸腹主动脉瘤手术病例，显示死亡率为 6%，肾功能不全 24%，截瘫／下肢轻瘫 4%。Cleveland 医学中心报道，在肾动脉或内脏血管以上阻断主动脉的 138 例近肾主动脉瘤患者中，总体死亡率为 5.1%，内脏血管以上阻断相对于肾动脉以上阻断主动脉，是死亡率（11.6% 和 2.1%）和术后肾功能不全发生率（41.9% 和 22.1%）增高的预测因素。其他研究也显示，与肾动脉以下阻断相比，在肾动脉以上阻断主动脉会显著增加术后肾功能不全的发生率。

在杂交手术中，主动脉完全不需要阻断，保证了腹腔内脏和脊髓的持续血流灌注。Fulton 和 Black 等均报道，杂交手术后未出现截瘫并发症，且肾旁型和Ⅳ型胸腹主动脉瘤的杂交手术死亡率为 0。Black 等报道，Ⅳ型胸腹主动脉瘤修复后，随访 12 个月未发生内漏。Fulton 等报道，没有因肾功能损害而需要透析治疗的病例，而 Black 等报道的 26 例患者中，仅有 2 例需要临时的肾脏支持治疗。Fulton 和 Black 报道的术后内脏血管通畅率均极佳，分别为 100% 和 98%。这些初步结果均提示，与开放手术相比，胸腹主动脉瘤的杂交手术死亡率和并发症发生率明显减少。

（董念国　刘隽炜）

参 考 文 献

于存涛，孙立忠，常谦，等，2006，应用四分支血管分段停循环下全胸腹主动脉替换术．中华外科杂志，86(3)：167，169.

Cheng L, Huang F, Chang Q, et al, 2010. Repair of extensive thoracoabdominal aortic aneurysm with a tetrafurcate graft: midterm results of 63 cases. Heart Surg Forum, 13 (1): E1-6.

Coselli JS, LeMaire SA, 2008. Descending and thoracoabdominal aortic aneurysms. In: Cohn LH, ed. Cardiac surgery in the adult. 3rd ed. New York: McGraw-Hill, 1277-1298.

Coselli JS, PleMaire SA, Miller CG, et al, 2000. Mortality and paraplegia after thoracoabdominal aortic aneurysm repair: a risk factor analysis. Ann Thorac Surg, 69(2): 409-414.

Greenberg RK, Clair D, Srivastava S, et al, 2003. Should patients with challenging anatomy be offered endovascular aneurysm repair? J Vasc Surg, 38(5): 990-996.

Kokotsakis J, Lazopoulos G, Ashrafian H, et al, 2009. Thoracoabdominal aneurysm repair using a four-branched thoracoabdominal graft: a case series. Cases J, 2 : 7144.

Kouchoukos NT, Rokkas CK, 1999. Hypothermic cardiopulmonary bypass for spinal cord protection: rationale and clinical results. Ann Thorac Surg, 67(6): 1940-1942; discussion 1953-1958.

LeMaire SA, Carter SA, Volguina IV, et al, 2006. Spectrum of aortic operations in 300 patients with confirmed or suspected Marfan syndrome. Ann Thorac Surg, 81 (6): 2063-2078.

Panneton JM, Hollier LH, 1995. Nondissecting thoracoabdominal aortic aneurysms: Part Ⅰ. Ann Vasc Surg, 9(5): 503-514.

Strauch JT, Lauten A, Spielvogel D, et al, 2004. Mild hypothermia protects the spinal cord from ischemic injury in a chronic porcine model. Eur J Cardiothorac Surg, 25 (5): 708-715.

Svensson LG, Crawford ES, Hess KR, et al, 1996. Experience with 1509 patients undergoing thoracoabdominal aortic operations. J Vasc Surg, 23(2): 357-368.

第四十一章　原发性心脏肿瘤

原发性心脏肿瘤（primary cardiac neoplasm）是指起源于心外膜、心肌或心内膜的肿瘤。临床上很少见，国内外大规模尸检证实其发病率为 0.017%～0.28%。原发性心脏肿瘤可位于脏层心包、心房壁、心室壁或突出于心腔内，分为良性和恶性两大类。

原发性心脏良性肿瘤最常见的是心脏黏液瘤，其次是心脏纤维瘤、心脏横纹肌瘤，较罕见的还有脂肪瘤、错构瘤等。原发性心脏恶性肿瘤最常见的是心脏血管肉瘤，其次是横纹肌肉瘤、间皮瘤、纤维肉瘤、未分化瘤等。恶性肿瘤呈浸润性生长，常累及邻近组织，早期易发生远处转移。

第一节　心脏黏液瘤

一、手术适应证

1. 心脏黏液瘤一经确诊，必须积极对待，应尽早安排手术，避免动脉栓塞和（或）猝死。如患者发热、血沉增快、全身虚弱，经检查排除亚急性细菌性心内膜炎与风湿性瓣膜病，也应手术，不应等待，以免病情进一步恶化。
2. 肿瘤部分阻塞二尖瓣口，引起急性心力衰竭与急性肺水肿，经短暂治疗病情无好转者，立即进行气管内插管辅助呼吸，施行急诊手术。
3. 黏液瘤碎片脱离，引起脑血管或周围血管栓塞，发生偏瘫或肢体栓塞时，经积极治疗，待患者意识清楚、病情稳定后，也应及早手术。
4. 年长患者（>50岁）应常规行冠状动脉造影检查后再手术。如需冠状动脉旁路移植术，应同期进行。

二、手术禁忌证

1. 黏液瘤患者伴发严重瓣膜阻塞、突发性心搏骤停与暴发性肺水肿，经积极抢救心脏不能复搏，处于深度昏迷者，不宜手术。

2.黏液瘤发生多发性脑血管栓塞及周围重要脏器栓塞，患者处于极度衰竭状态，并有严重肝肾功能障碍，或胃肠道出血时已丧失手术治疗的时机。

三、术前准备

1.患者入院后应采用自我感觉症状较轻的合适体位，绝对制动，以防止体位剧烈变动引起肿瘤移位导致血流阻塞而死亡。

2.对于术前无明显症状或轻度充血性心力衰竭的患者可按一般心脏病手术进行准备。

3.对于中度以上的充血性心力衰竭患者应积极行强心、利尿治疗，并可在严密观察下应用洋地黄类强心药，尽量避免左侧卧位，但无须等到心功能恢复正常再手术。

4.对于有急性肺水肿和循环衰竭表现者，应静脉给予多巴胺等强心药物，必要时行气管内插管，采用呼气末正压通气，条件允许时力争急诊手术。

四、手术要点、难点及对策

（一）麻醉与体位

患者取仰卧位，静脉麻醉，气管内插管，连续监测心电图、桡动脉血压及中心静脉压，体温监测。如患者心功能差，不能平卧，采用半卧位。麻醉诱导过程应尽量平稳，减少对患者的刺激，避免呛咳、挣扎及肌束颤动；气管内插管时动作应轻柔，麻醉过程应力求平稳控制心率和血压，防止心率过快或血压骤然升高而导致肿瘤栓子脱落引起栓塞或阻塞瓣膜口。

（二）体外循环与心肌保护

胸部前正中切口，经升主动脉插入动脉灌注管，直接插入上下腔静脉管，采用中低温体外循环。冷血心脏停搏液行冠状动脉灌注及心脏局部低温行心肌保护。建立体外循环时动作应轻柔，套带和插管时避免过多挤压心脏，避免肿瘤破碎而造成栓塞。一般不放置左心引流管。

（三）手术要点

1.左心房黏液瘤　切开右心房后，可见卵圆窝附近局部房间隔组织有不同程度的发白、变硬等纤维增生改变，该处即瘤蒂或瘤基底部附着在房间隔左面的部位。在质地变硬的房间隔组织上缝一牵引线，沿卵圆窝的两侧缘切开房间隔进入左心房（图41-1）。提拉牵引线，沿健康的房间隔组织将切口向两侧端扩大。当粘在房间隔上的瘤蒂被牵引线提拉出左心房腔时，用一小汤勺沿瘤体一侧伸入左心房腔内，将整个肿瘤脱出心腔。取出后仔细检查瘤体是否完整、有无碎裂面。然后再探查左右心房和心室有无多发性肿瘤或破碎的瘤组织残留，并检查房室瓣是否有损害，测试瓣膜关闭功能，最后用生理盐水冲洗心腔。应完整切除肿瘤及其蒂部周围 0.5～1cm 的健康组织。一般切除房间隔的范围，应包括整个卵圆窝组织及肿瘤附着的房间隔及心内膜组织，切除范围要大，以免肿瘤复发。房间隔上的缺损多用涤纶片或自体心包片修补。较大的或附着在左心房壁的黏液瘤常位置较深，经右心房及房间隔切口不易摘除，可采用左心房切口。在右上肺静脉前方平行房间沟处切开左心房壁。将房间隔组织向下外牵拉，用剪刀围绕瘤蒂或附着部向四周修剪，最后将部分房间隔及完整的肿瘤一并摘除。房间隔上的缺损可用自体心包片或涤纶补片修补。切除附着在房壁的肿瘤时，原则上应尽量将瘤体附近的组织行较大范围切除。

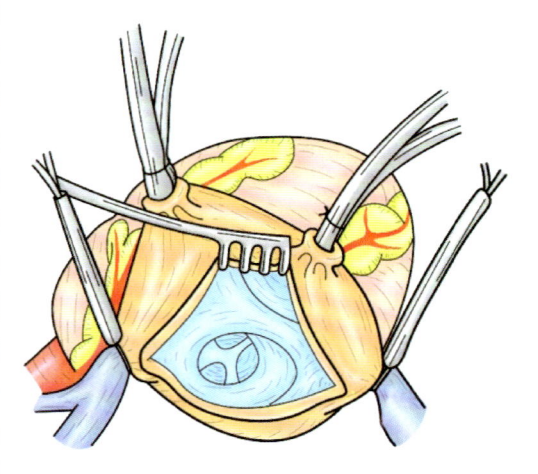

图 41-1　左心房黏液瘤手术入路

房壁上的缺损小则可直接缝合；如缺损大，直接缝合可致左心房缩小时，则需用涤纶片或自体心包片修复。缝合要严密，以免左心房漏血，否则，止血相对困难。左心房顶部的黏液瘤，因其部位深，显露差，往往要用力向外牵拉瘤体及瘤根部的心内膜才能彻底切除瘤体。同时，左心房顶部心内膜切除后房壁更薄，极易穿破，也可能于心脏复搏后逐渐穿破，故术者应特别注意心包内是否有鲜红色血液渗出不止的现象。如发现，应再次在体外循环下进行修复。凡是左心房顶部瘤切除后，局部缺失的心内膜必须予以修复。用 4-0 无损伤带垫片缝针，间断褥式缝合，使心内膜对合完全，遮盖住粗糙的创面，最后，向左外牵拉主动脉，经横窦或斜窦直视下观察左心房顶部的外膜，必要时加固缝合。对于根部位于 Koch 三角区的黏液瘤，切除时应避免损伤心脏传导系统，以免造成术后三度传导阻滞。

2. 右心房黏液瘤　可经腔静脉直接插管建立体外循环。先辨明肿瘤附着点，于肿瘤边缘切开右心房，完整切除肿瘤及其附着的心房壁组织。如右心房黏液瘤较大，应先行主动脉插管和上腔静脉直接插直角管建立体外循环，并行循环减流量后切开右心房壁，于直视下插入下腔静脉插管，将肿瘤和附着部位心肌一并切除，再用自体心包片修补心房壁。

3. 心室黏液瘤　不需要切除室壁全层，以免增加手术风险。一般经左心房切除左心室肿瘤，经右心房切除右心室肿瘤，仅在心房入路不足以切除肿瘤的情况下才采用心室入路。左心室流出道的肿瘤有时经主动脉切口切除。术中应仔细探查左心房和右心房，以排除心房肿瘤。15% 的右心室黏液瘤合并心房肿瘤。黏液瘤有时起自房室瓣，如肿瘤造成瓣叶破坏，影响瓣膜关闭，需行瓣膜成形术或替换术。开放升主动脉前，以生理盐水反复冲洗心腔，清除残留的肿瘤碎片。

五、术后监测与处理

术后监测与处理与一般体外循环心内直视手术相同。多数患者术后呼吸机辅助 10～24h，个别病例需辅助更长时间，少量应用强心、利尿药物。术前病情重、心功能差或急性肺水肿急诊手术者，术后应给予多巴胺、多巴酚丁胺或肾上腺素增强心功能。术后早期切忌补液过多、过快，同时严密监测肺动脉压或左心房压、中心静脉压，防止发生急性肺水肿和左心衰竭。

六、术后常见并发症的预防与处理

1. 急性心力衰竭　术后早期出现急性左心衰竭，严重者可并发急性肺水肿。发生原因主要是对该病的病理生理认识不足，术后短期内补充液体过多、过快，造成容量负荷过重所致。治疗包括：持续应用多巴胺等正性肌力药物，静脉推注强心苷类药物，利尿减轻心脏容量负荷；应用硝酸甘油或硝普钠等扩血管药物，降低压力负荷；采用呼气末正压辅助通气，减轻肺水肿。

2. 心律失常　术后早期可出现各种类型的心律失常，消除病因、针对性地应用抗心律失常药物多可得到有效控制。对于肿瘤基底部过大、切除范围广而造成三度房室传导阻滞的患者，则需安置永久性心脏起搏器。

3. 栓塞　多见发生于脑血管，也可发生在其他部位血管。主要表现为术后早期患者意识不清、抽搐，并出现偏瘫、失语等定位体征。重在预防。治疗方法主要是采用头部降温、利尿脱水、应用甘露醇或甘油果糖降低颅内压等措施。其他外周较大动脉的栓塞，确诊后可手术摘除瘤栓。

4. 复发　复发的原因为肿瘤种植、肿瘤切除不全或肿瘤再生。复发部位可能为非心脏原发部位。复发平均在肿瘤切除后 30 个月，早至 6 个月，晚至 11 年。

七、临床效果评价

心脏黏液瘤手术切除的远期效果良好，患者心功能多可恢复正常，据国外文献报道，大多数左心房和右心房黏液瘤手术治疗后随访 10～15 年仍良好生存。目前，心房黏液瘤的手术死亡率已降至 3% 以下，而心室黏液瘤的手术死亡率高于心房黏液瘤，死因为术中出血、心肌梗死、多脏器功能衰竭、肠梗死等，多数死亡与黏液瘤本身无关。影响手术死亡的主要因素有患者术前心功能状态，合并有栓塞并发症，老年患者伴有肝肾功能损害，以及合并冠心病等。

第二节　心脏血管肉瘤

心脏血管肉瘤（cardiac angiosarcoma）是起源于血管内皮细胞或向血管内皮细胞方向分化的间叶细胞的恶性肿瘤，是最常见的心脏原发性恶性肿瘤，约占总数的 37%，发病年龄最常见为 20～50 岁，平均为 40 岁；发病率男性较女性高 2～3 倍。肿瘤多起源于右心系统，位于右心房者占 80%。肿瘤呈浸润性生长，往往侵犯邻近组织和器官，并较早发生远处转移，临床上缺乏特异性表现，多为近期迅速进展的充血性心力衰竭，内科治疗效果不佳或反复发作。可同时伴有持续性低热、顽固性胸痛、间断小量咯血、骨骼疼痛等全身症状。部分患者在发病时即有远处转移，手术根治性切除率较低，肿瘤对放疗和化疗的敏感性不佳，总体上治疗效果不好，多数患者生存期不超过 1 年。

一、手术适应证及手术时机

由于心脏血管肉瘤发病时部分患者已有远处转移，故对于没有远处转移证据的患者应遵循早发现、早治疗的原则。

二、手术禁忌证

对于已有广泛远处转移的患者则不宜手术，应行放疗和化疗。

三、术前准备

1. 按体外循环心脏直视下手术常规准备。
2. 由于心脏血管肉瘤呈浸润性生长，多侵犯邻近组织和器官，临床上表现为近期迅速进展的充血性心力衰竭，因此术前在静脉给予多巴胺、多巴酚丁胺等强心药物的同时，积极完善术前常规检查，限期手术，必要时急诊手术治疗。

四、手术要点、难点及对策

（一）麻醉、体位

患者取仰卧位，静脉麻醉，气管内插管，连续监测心电图、桡动脉血压及中心静脉压，体温监测。

（二）体外循环和心肌保护

胸部前正中切口，经升主动脉插入动脉灌注管，直接插入上下腔静脉管，采用一般中低温体外循环。冷血心脏停搏液行冠状动脉灌注及心脏局部低温行心肌保护。插入左心减压管以预防心脏过度膨胀。

（三）手术方法

1. 术中仔细探查，进一步明确诊断，确定手术方式。
2. 力争完全切除肿瘤，但绝大多数肿瘤切除不彻底，仅少数局限性肉瘤可施行切除术，如右心房肉瘤可连同部分右心房壁一起切除，缺损大的可用补片修补，术后症状可显著缓解。

3. 如病变侵犯心肌广泛，特别是起源于心室者，难以彻底切除，只能做部分切除，减轻血流受阻，缓解症状。图 41-2～图 41-5 显示的是 1 例右心房血管肉瘤扩大切除的病例。患者血管肉瘤侵犯冠状动脉和三尖瓣（图 41-2），术中将血管肉瘤连同侵犯的右冠状动脉和三尖瓣整体切除（图 41-3），行三尖瓣人工瓣膜置换术（图 41-4）和使用牛心包修补右心房壁（图 41-5）。术后辅以放疗可延长生存期，化疗效果难以肯定。

4. 对于阻塞症状较重，手术不能切除而又无远处转移证据的患者，可考虑行心脏移植术。

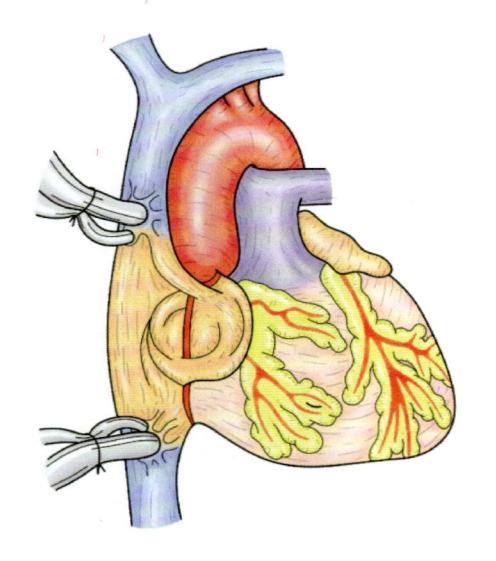

图 41-2　右心房血管肉瘤侵犯右冠状动脉和三尖瓣

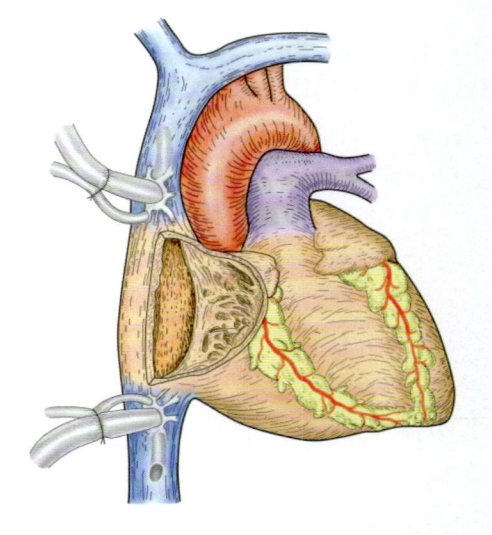

图 41-3　扩大切除右心房肿瘤和右冠状动脉、三尖瓣

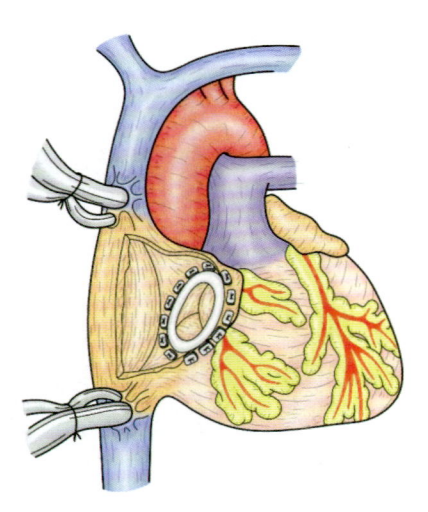

图 41-4　三尖瓣人工瓣膜置换

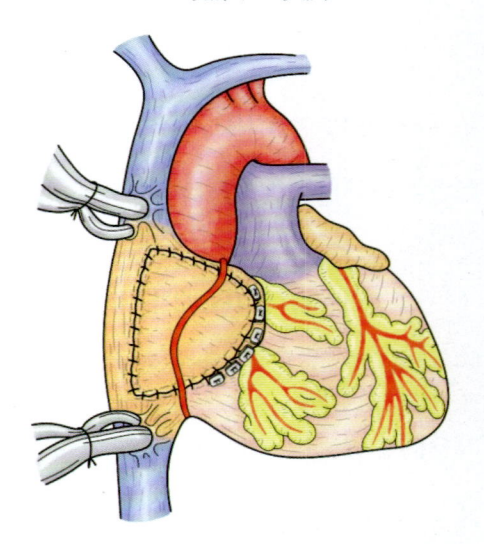

图 41-5　牛心包修补缺损的右心房壁

五、术后监测与处理

患者手术后按心脏直视下手术后常规处理。重点进行呼吸系统、循环系统及肾功能监护，维持循环稳定。早期发现低氧血症和低心排血量综合征则行相应处理。适量补钾，防治心律失常。

六、术后常见并发症的预防与处理

1. 低心排血量综合征　与术前心功能差相关。一旦发生，及时处理。静脉滴注血管活性药物，增加心肌收缩力，多巴胺 2～15μg/（kg·min），持续静脉滴注，可与其他强心药和扩张血管药合用。多巴酚丁胺 5～15μg/（kg·min），持续静脉滴注。有心动过缓者，可用异丙肾上腺素，由 0.05～0.5μg/（kg·min）开始，根据心率调整浓度。强心药物，可根据情况选用洋地黄类药物，毛花苷丙或地高辛。氨力农、米力农持续静脉泵入。适当延长机械辅助呼吸时间，保证足够通气量和充分供氧。合理补充血容量，当中心静脉压 < 0.98kPa（10cmH$_2$O）时，给予补充血容量。出血多的患者，HCT < 0.35 时，应输血，HCT > 0.35 时，则仅补充胶体溶液。

2. 心律失常　对术后早期出现的各种类型的心律失常，消除病因，针对性的应用抗心律失常药物多可得到有效控制。对于切除范围广而造成三度房室传导阻滞的患者，则需安置永久性心脏起搏器。

3. 复发　心脏血管肉瘤因手术难以彻底切除，术后很快复发及转移。

七、临床效果评价

心脏原发性血管肉瘤预后很差，不治疗患者的平均生存时间为 3 个月，手术辅以术后放化疗患者的生存时间为 3～12 个月。完全切除肿瘤患者的生存时间比姑息性切除患者长，术后辅助放化疗对延迟肿瘤复发和转移有一定疗效。

（张凯伦）

参 考 文 献

薛淦兴，2000. 心脏肿瘤 // 孙衍庆. 现代胸心外科学. 北京：人民军医出版社，1529-1538.

邹良建，2003. 原发性心脏肿瘤 // 汪曾炜，刘维永，张宝仁. 心脏外科学. 北京：人民军医出版社，1493-1505.

Conklin LD, Reardon MJ, 2002. Autotransplantation of the heart for primary cardiac malignancy. Texas Heart lnstitute Journal, 2: 105-114.

Durgut K, Gormus N, Ozulku M, et al, 2002. Clinical features and surgical treatment of cardiac myxoma: report of 18 cases. Asian Cardiovasc Thorac Ann, 10: 111-114.

Faisal GB, Michael JR, Joseph SC, et al, 2003. Surgical outcome in 85 patients with primary cardiac tumors. Amer J Surg, 186: 641-647.

Ganesh S, 2006. Primary cardiac sarcoma. European Journal of Cardio-thoracic Surgery, 29: 925-932.

Gayathri P, Amonkar T, Jaya RD, 2006. Cardiac angiosarcoma. Cardiovascular Pathology, 15: 57-58.

Giovanni T, Federico B, Marco C, et al, 2003. Cardiac autotransplantation for the treatment of permanent atrial fibrillation combined with mitral valve disease. The Surgery Forum, 3: 138-146.

Hoffmeier A, Scheld HH, Tjan TD, et al, 2003. Ex situ resection of primary cardiac tumors. J Thorac Cardiovasc Surg, 51: 99-101.

Jagdish B, Vidhya N, Ather N, et al, 2005. Cardiac tumors: diagnosis and management. Lancet Oncol, 6: 219-228.

Jonah O, Vickram R, Hillel L, et al, 2003. Surgical pathology of cardiac tumors: two decades at urban institution. Cardiovascular Pathology, 12: 267-270.

Kamiyashihara M, Ishikawa S, Morishita Y, 2001. Sudden death due to rupture of an omental metastatic tumor arising from cardiac angiosarcoma, A case report. J Cardiovase Surg, 42: 495-498.

Keeling IM, Oberwaldera P, Anelli-Monti M, et al, 2002. Cardiac myxomas: 24 years of experience in 49 patients. European Journal of Cardio-thoracic Surgery, 22: 971-977.

Kizhake CK, Dana W, Hemal P, et al, 2006. Primary cardiac angiosarcoma: case report and review of the literature. Cardiovascular Pathology, 15: 110-112.

Kjel A, Mathias C, Verena K, et al, 2006. Angiosarcoma of the heart proved by CT-guided FNA: CT and MR findings. European J Radiology, 58: 5-8.

Qingyi M, Hong L, Joao L, et al, 2002. Echocardiographic and pathologic characteristics of primary cardiac tumors: a study of 149 cases. International J Cardio, 84: 69-75.

Sparrow PF, Kurian FB, Fones TR, et al, 2005. MR imaging of cardiac tumors. Radiographics, 25: 1255-1276.

第四十二章　缩窄性心包炎

缩窄性心包炎是由于心包壁层及脏层的慢性炎症病变，引起心包增厚、粘连甚至钙化，使心脏的舒张和收缩受限，从而降低心功能，造成全身血液循环障碍的疾病。

一、手术适应证及手术时机

1. 缩窄性心包炎诊断明确，即应手术治疗。
2. 患者情况较差，如进食少、腹水严重、肝肾功能差、血浆蛋白低下、心率在120次/分以上及血沉快等，应先进行内科治疗。争取病情稳定及情况好转，择期行心包剥脱术。
3. 病情严重，情况很差，而保守治疗无明显改善者，可先行心包开窗术，以改善全身功能状况，然后进行心包切除术。

二、手术禁忌证

1. 老年患者伴严重心肺疾病，不能耐受手术者。
2. 缩窄程度轻微，未引起血液循环障碍，症状轻微，病情无进展可暂缓手术。

三、术前准备

1. 全身支持疗法，包括改善饮食、补充营养、低盐及高蛋白饮食、补充各种维生素、输注白蛋白及多次少量输新鲜血。
2. 除明确为非结核性缩窄性心包炎之外，应先进行抗结核治疗，使体温及血沉降至正常或基本正常，治疗时期不少于6周，最好为3个月。
3. 肝大、腹水和周围水肿明显者，酌情给予利尿剂及补钾，纠正水电解质平衡失调。
4. 心率过快者可酌情小剂量应用洋地黄类药物。
5. 经过治疗胸腔积液及腹水量仍较多时，术前1～2d应行胸腹腔穿刺放水，腹部加压包扎，以增加肺活量及减轻腹腔内压力，后者有利于膈肌的呼吸运动。

手术前尽可能达到以下要求：①循环呼吸功能明显好转；呼吸困难、端坐呼吸、水肿、胸腔积液及腹水显著改善或减轻。②饮食状况有所进步。③心率不超过120次/分，实验室检查基本正常，体温正常及活动能力提高。④每天尿量比较恒定。

四、手术要点、难点及对策

1. 手术径路

（1）胸骨正中劈开切口：此种手术入路能够充分显露心脏前面及右侧面，易行剥离腔静脉及心缘部位的增厚心包，术后对呼吸功能影响小。对合并有肺内病变及呼吸功能较差的病例，多采用此切口。其缺点是，左心室膈神经后的心包部分及心尖部分暴露较差。有学者认为膈神经后的心包不必切除。

（2）左胸前外侧切口：经第5肋间进胸，右侧需切断结扎胸廓内动脉并横断胸骨，左侧达腋中线。此种切口的优点是单侧开胸，对呼吸功能的影响小，患者状态较差者可以采用。左心暴露好。右心室及上下腔静脉显露较差。

2. 心包剥脱顺序　心包剥脱的切口始于心尖：于心尖无血管区切开心包，以免损伤冠状血管。此处心包增厚程度最轻，心肌较厚，不易破入心腔内。心包松解的顺序是心尖→左心室前壁和侧壁→右心室流出道及心底大血管根部→右心室前壁→右房室沟→上下腔静脉。

3. 心包剥脱方法

（1）先将左心室心尖部心包纵行或"十"字形切开，逐渐深入，当达到心外膜时，可见红润的心肌向外膨出，有明显的搏动。

（2）在心外膜与增厚的壁层心包之间有一疏松的间隙，此即心包剥脱的分界面。交替运用锐性和钝性分离的方法（图42-1，图42-2），沿此分界面剥离心包，组织粘连较疏松者用钝性分离的方法，动作要轻柔，着力点在心包一侧；而粘连致密的组织必须用锐性分离，应避免过多刺激心肌，以免引起室性心律失常甚至心室颤动。如果分离十分困难或分离的

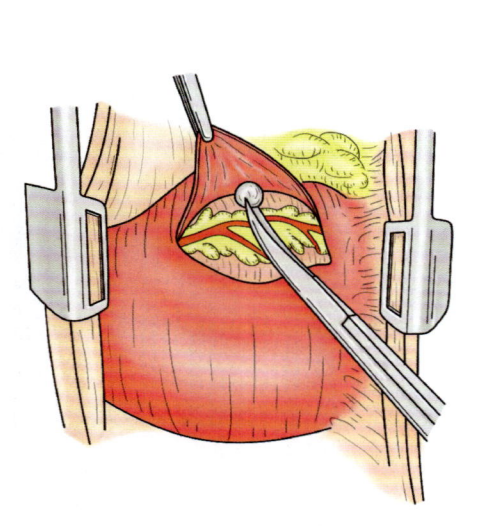

图 42-1　钝性分离　　　　　　　　图 42-2　锐性分离

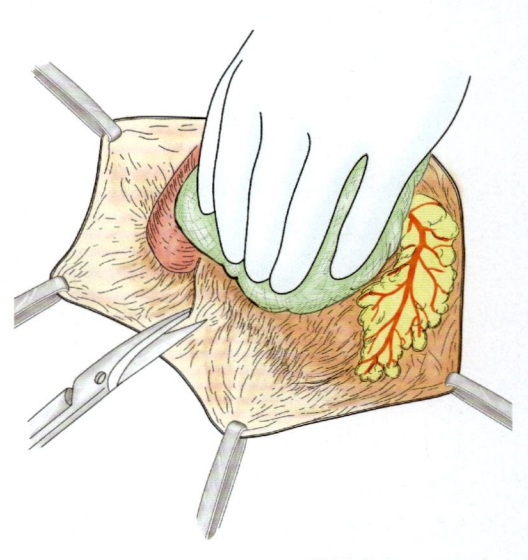

创面比较粗糙且渗血较多，很可能是未找到正确的剥离平面，应重新寻找界面，否则容易造成心肌破裂。为使界面疏松结缔组织显示更清楚，可用手指将心肌向下轻轻按压。

（3）心包剥离要尽量由左向右平行推进，如沿某一方向分离至相当距离，即应做"十"字形切开，以保证分离始终在直视下进行。一般先剥离疏松的粘连，后处理严重的粘连和钙化。心包某一部位粘连紧密无法分离时，可将该部心包旷置，在其表面行"十"字或"#"字切开，以增强心肌的活动度，严重的钙化斑块可用咬骨钳咬除。钙化块呈楔状嵌入心肌者，不可勉强移除，以免造成心脏破裂。游离的心包片先不予剪除，以备万一心脏破裂出血时用于覆盖止血。游离室间沟及房室环处心包，要注意勿损伤冠状血管。

（4）下腔静脉入右心房处往往有环形狭窄，狭窄解除是否满意，对于手术效果影响甚大。此处暴露较困难，是心包剥脱术的难点。一般从前方将膈面心包向下腔静脉方向逐渐剪开，将狭窄环剪除 1～2cm，即可获得满意的松解。该处下腔静脉壁较薄，撕裂后可致大出血且止血困难，操作时尤需小心。

4.心包切除范围　如患者心肌萎缩不严重，心包切除范围宜大，两侧应超过左右膈神经，上至心底大血管，下至膈面，心包切除时要注意保护膈神经。如患者心肌收缩无力，术中心脏有过度膨胀的倾向，应避免心包切除过多，可仅松解左右心室表面，待患者心功能恢复后再行二期手术。

个别手术特别困难，或心脏膈面、后房室沟有严重心包缩窄且影响心功能者，可采用体外循环下的心包剥脱术。采用正中劈开胸骨切口，于右心室前壁纵行切开心包，向两侧游离。游离升主动脉和右心房后，分别插入供血管和静脉引流管。如果升主动脉游离困难，可经股动脉插入供血管，腔静脉引流采用右心房单管，如引流量不满意，可经肺动脉再插一根引流管。转流后血流降温至 30～32℃，于体外循环保持心脏搏动下彻底剥除心脏膈面和后壁心包。

5.注意事项

（1）心包剥离时应操作轻柔，不宜过分牵拉或压迫心脏，尤其不要压迫冠状血管，以免影响心肌缺血。

（2）在心包剥离过程中应严密观察心脏情况，若出现心动过缓、血压下降或心律失常，应暂停操作，找出原因或经过处理恢复后，再继续剥离。

（3）当左右心室大部松解后，应根据情况及时予以强心、利尿治疗，以增强心肌收缩力及排除体内淤积的水分，避免大量组织间液及胸腔积液、腹水吸收入循环系统，加重心脏的容量负荷。

（4）心包切除后，应仔细电凝止血，彻底清除心包内干酪样物或肉芽组织，用生理盐水冲洗创面，放置胸腔引流管。

五、术后监测与处理

1.一般处理：常规吸氧，密切观察血压、呼吸、脉搏、心率及尿量变化。注意保持引流管的通畅，如渗血较多者，可适量输血。

2. 预防性应用抗生素：除常规应用抗生素外，对于结核性心包炎，术后半年至1年内正规抗结核药物治疗。

3. 强心利尿：术后继续给予利尿药物，减轻水钠潴留，在充分补钾的条件下，给予洋地黄制剂。给予低盐饮食。严格控制液体输入量。

4. 术后必要时给予多巴胺、多巴酚丁胺等正性肌力药物。

六、术后常见并发症的预防与处理

1. 低心排血量综合征　在心包剥离过程中，由于急性心脏扩张，特别是右心室表面心包剥除后，在体静脉高压的作用下，心室急剧快速充盈、膨胀，产生急性低心排血量综合征。因此，术中应限制液体输入，左心室解除缩窄后，立即应用毛花苷丙及呋塞米，在强心的同时，排除过多液体减轻心脏负担。术后12～48h，应用多巴胺、多巴酚丁胺等儿茶酚胺类药物。如对药物反应效果较差，低心排血量综合征不能纠正，可使用主动脉内球囊反搏。

2. 神经损伤　左前外侧切口在开始心包剥脱之前，应先游离左侧膈神经，尽可能随同膈神经多保留脂肪及软组织。如损伤膈神经，可造成膈肌的矛盾呼吸运动，影响气体交换。不利于呼吸道分泌物的排出。

3. 冠状动脉损伤　在分离前室间沟部位时，要格外注意，勿损伤冠状动脉。其分支或末端出血，可缝扎止血。遇到该部位有局限的钙化斑块时，可以留置不予处理，不可勉强切除。

4. 心脏破裂　对于嵌入心肌的钙化病灶，一般可岛形保留，不可勉强剥除。对于剥离界线不清，严重粘连时，可将增厚的心包作"#"字切开，部分解除心肌表面束缚。万一发生心脏破裂，术者用左手示指平压在裂口上，利用游离的心包片缝盖在破裂口的周围，可挽救患者的生命。

5. 下腔静脉破裂　下腔静脉壁薄、质脆，当心包剥离解除下腔静脉缩窄环时容易发生下腔静脉壁撕破，出现难以控制的大出血。当出现此险情时，切忌盲目钳夹，以免造成更严重的静脉壁撕裂，手术者应小心地、耐心地、轻轻地以手指压迫撕裂处进行暂时压迫止血，其后令助手在下腔静脉区切开膈肌，直至能清楚地显露下腔静脉出血区，在出血区得到良好暴露的情况下，采用5-0 Prolene线进行裂口缝合止血。采用这种方法，绝大多数下腔静脉破裂都能得到满意的止血。华中科技大学同济医学院心血管病研究所杨辰垣等采用此法连续处理3例下腔静脉破裂出血病例均获成功。如遇特殊情况，下腔静腔壁撕裂越来越大，采用上述方法不能使出血得到很好控制时，则宜在采用手指进行暂时性压迫止血的同时，立即进行肝素化，进行升主动脉和上下腔静脉插管，借助于在体外循环下，修补下腔静脉裂口。

七、临床效果评价

1. 手术死亡率　心包剥脱术的住院死亡率为4%～6%。主要死亡原因是心力衰竭，多见于病程长、症状重、心肌萎缩严重的患者。另外，心律失常、呼吸衰竭，也是常见的死亡原因。B.C.Mc Caughan 报道术前患者的心功能状态是影响手术死亡率的最重要因素。术前心功能为Ⅰ～Ⅱ级（NYHA）者手术死亡率为 0；心功能Ⅲ级及Ⅳ级者，手术死亡率分别为 10% 及 46%。术前腹水、周围水肿和低心指数的程度对手术死亡率有一定的影响。

2. 晚期生存情况　J.W.Kirklin 报道手术后 5 年及 15 年生存率分别为 84% 与 59%。B.C.Mc Caughan 报道 5 年、15 年和 30 年生存率分别为 84%、71% 和 52%。影响晚期生存的主要因素仍是术前心功能状态，而与手术入路无明显关系。此外，Kirklin 报道，采用胸骨正中切口及左侧前外侧切口，再手术率仅为 2%。

3. 术后血流动力学变化　所有患者在安静状态下，心功能的各项血流动力学指标均正常。10%～20% 的患者在体力活动时，出现轻微的肺动脉压力升高，心排血量不能代偿性增加。如心室表面增厚心包剥脱不全，则血流动力学不能较好地改善。潘世伟等报道大部分患者远期效果较好，中心静脉压平均值由术前的（18.54±4.86）mmHg 降至（9.14±3.85）mmHg，几乎全部患者都能达到心功能Ⅰ～Ⅱ级。李法荫等报道缩窄性心包剥脱术 132 例，手术死亡率为 3%。99 例随访 1～25 年，平均 8.2 年，治愈率 73%，症状改善者 22%，无明显改善者 3%，晚期复发死亡者 2%，并提出心包切除范围，两侧至膈神经前约 1cm 即可。强调早期手术，病程在 1 年以内者手术治愈率占 80%，病程在 1 年以上者治愈率仅 52%，手术死亡 5 例中有 4 例病程超过 1 年。

（肖诗亮）

参 考 文 献

顾恺时，1993. 胸心外科手术学. 北京：人民卫生出版社，531.

李法荫，程家驹，林尚清，1989. 缩窄性心包炎的围手术期处理，中华胸心血管外科杂志，5(1): 16.

潘世伟，吴清玉，2002. 慢性缩窄性心包炎的外科治疗，中华胸心血管外科杂志，18(2): 106.

苏应衡，1991. 心脏外科手术技巧. 济南：山东科学技术出版社，347.

杨辰垣，胡盛寿，孙宗全，2004. 今日心脏血管外科学. 武汉：湖北科学技术出版社，875.

Bernard F, Richard R, Maurin F, et al, 1998. Constrictive pericarditis: an underestimated complication of thoracic injuries. Ann Cardiol Angeiol(Paris), 47(1): 7.

Gobeil F, Dumesnil JG, Cartier P, 1998. Rapidly evolving constrictive tuberculous pericarditis: case presentation and review of the literature. Can J Cardiol, 14(12): 1467.

Ichiba T, Shiguro S, Kurada H, et al, 1998. A case of constrictive pericarditis reoperated 13 years after pericardieetomy by left ihora cotomy approach. Kyobu Geka, 51(10): 864.

Kraiem S, Terras M, Boyo M, et al, 1999. Refractory cardiac insufficiency developing from a chronic constrictive pericarditis in a 13- yesr-old child. Tunis Med, 77(2): 108.

McCaughan HC, Schaff HV, Piehler JM, et al, 1985. Early and late results of pericardiectomy for constrictive pericarditis. J Thorac Cardiovasc Surg, 89: 340.

Moreno IJ, Anguita SM, Carmona Alvarez JA, et al, 1999. Constrictive pericarditis and Behcet's disease: a very rare association. Rev Esp Cardiol, 52(3): 197-200.

Seifert PC, 1984. Results of surgery for constrictive pericarditis. Circulation, 70(suppl Ⅱ): 327.

Senni M, Redfield MM, Ling LH, et al, 1999. Left ventricular systolic and diastolic function after pericardiectomy in patients with constrictive pericarditis: Doppler echocardiographic findings and correlation with clinical status. J Am Coll Cardiol, 33(5): 1182-1188.

Sunday R, Robinson LA, Bosek V, 1999. Low cardiac output complicating pericardiectomy for pericardial tamponade. Ann Thorac Surg, 67(1): 228.

Terada Y, Mitsui T, Yamada S, 1999. Miral regurgitation after pericardiectomy for constrictive pericarditis. Jpn J Thorac Cardiovase Surg, 47(1): 27.

第四十三章 微创心脏外科手术

微创外科（minimally invasive surgery，MIS）深刻影响外科学的根本理念，渗透于外科学的各个专业。纵观整个外科学的发展史，其实就是微创外科的发展史。微创心脏外科（minimally invasive cardiac surgery，MICS）就是以尽可能小的外科创伤完成心脏手术，核心理念就是为不同的患者选择个体化的治疗方案。随着微创手术器械的不断创新和改进，加上手术技术的日益成熟和完善，近年来微创心脏外科手术发展迅猛。

微创心脏外科手术具有以下优势：①减轻或免除体外循环给机体带来的创伤，包括改良的体外循环技术，如闭式体外循环和非体外循环下心脏不停搏技术、非体外循环辅助冠状动脉旁路移植术；②缩小甚至避免经胸切口，保持胸廓的稳定，减轻手术创伤，促进伤口愈合，如各种部分胸骨切口、胸骨旁小切口、侧胸壁切口及经皮腔内治疗等；③减少手工操作的创伤而代之以更精确的器械操作，如机器人手术、血管吻合器等；④多数患者无须输血，术后恢复快，住院时间短，术后疼痛减轻；⑤良好的美容与心理效果。

目前，微创心脏外科主要包括以下几种术式：①小切口直视心脏手术，胸腔镜辅助小切口手术、全胸腔镜手术、机器人辅助心脏手术；②非体外循环心脏手术，闭式体外循环技术；③外科介入手术，先天性心脏病缺损封堵、开窗、主动脉腔内修复技术；④杂交手术，外科手术与介入技术相结合，应用于冠心病、主动脉夹层、复杂先天性心脏病矫治等。微创心脏外科的核心技术主要体现在以下几个方面：①手术切口的缩小；②体外循环的避免及改良；③hybrid手术的应用。

本章主要对需经外周血管建立体外循环进行心脏手术的疾病、经导管主动脉瓣膜置换及微创心房颤动消融进行总结。

第一节 微创心脏手术体外循环的建立

一、适应证

微创心脏手术的适应证尚无统一标准，取决于微创手术团队包括心脏外科医师、麻醉医师、体外循环医师的手术经验和对微创心脏手术的掌握与认可程度，对有美容要求的患者最为适合。初开展单位应从简单病例开始，如不能介入治疗的房间隔缺损和单纯膜周部室间隔缺损，熟练者和有条件的单位可逐步开展单纯二尖瓣和（或）三尖瓣病变修复和置换等手术。手术适应证如下：

（1）房间隔缺损修补术。
（2）部分型房室间隔缺损修复术。
（3）部分型肺静脉异位连接矫治术。
（4）三房心矫治术。
（5）三尖瓣下移畸形矫治术。
（6）室间隔缺损修补术。
（7）主动脉窦瘤破裂修补术。
（8）动脉导管未闭结扎或钳夹术。
（9）二尖瓣置换、成形术。
（10）三尖瓣置换、成形术。
（11）心脏良性肿瘤切除术。
（12）心房颤动外科治疗。
（13）主动脉瓣置换术。
（14）冠状动脉旁路移植术。

二、禁忌证

1. 有右胸手术或感染史的患者。
2. 严重肺动脉高压患者。
3. 心功能射血分数＜30%者。
4. 严重外周动脉粥样硬化或动静脉畸形患者。
5. 合并未经治疗的严重冠心病患者。
6. 严重肥胖。
7. 漏斗胸等。

三、术前准备

术前常规检查：血常规、尿常规、大便常规、肝肾功能、电解质、凝血功能、输血前全套、血型＋抗筛、红细胞沉降率、C反应蛋白。特殊检查：心电图、心脏彩超、胸片，必要时行胸部CT、肺功能、冠状动脉造影检查。

四、手术要点、难点及对策

（一）手术要点

1. 常用体位与麻醉　①体位：右侧抬高30°；②麻醉：行单腔气管内插管，必要时行双腔气管内插管，或加颈内静脉穿刺置管（备上腔静脉引流插管），贴除颤电极板。

2. 外周体外循环的建立

（1）供血管：根据体重和动脉内径大小选择合适的插管，多选择18~22号插管。股动脉穿刺或切开置入股动脉插管。

（2）引流管：股静脉插管，多选择22~24号引流管。

（3）阻断：阻断钳经第2肋间、第3肋间或第4肋间腋中线或腋前线置入。

（4）停搏液：主动脉壁靠近右心耳附近。

（5）建立方法：①分离股动脉、股静脉，缝荷包；②开胸，显露心脏；③距离膈神经2cm处，纵行切开心包，向上显露上腔静脉及主动脉，向下显露下腔静脉；④肝素化，经股动脉-股静脉建立体外循环；⑤缝停搏液荷包，置入停搏液针；⑥置入阻断钳，阻断主动脉，灌注停搏液，心脏停搏；⑦阻断上下腔静脉的橡皮管置入胸腔内，避免遮挡术野；⑧开放后，经主动脉停搏液灌注针头吸引排气；⑨胸腔镜辅助，经第3肋间、第4肋间或第6肋间腋中线或腋前线置入胸腔镜。

（二）难点及对策

1. 动静脉插管　最安全的方法是先穿刺置入套管针，再置入导引钢丝，退出套管，再置入动静脉插管。如果进入困难，可以切开股动脉外膜少许，如此可以顺利进入。如果选择切开股动脉直接插管，宜首先置入导引钢丝，再沿导丝置入动脉插管。如果损伤股动脉，可能需扩大切口进行修补，也可置入支架封闭破口。静脉插管可能经卵圆孔置入左心房，刺破左心房顶，注意开胸后手术修补，最好在经食管超声心动图检测下完成。

2. 引流　静脉引流通畅是顺利完成微创心脏手术的关键。根据引流情况加右心房-上腔静脉，或加颈内静脉-上腔静脉，或加右心房插管引流。可以加负压引流装置，促进静脉回流，但负压宜<40cmH_2O，如果负压过大，可能吸破右心房，手术完成要注意修补。

3. 转流　转流开始时，心脏尚未停搏，此时仍由心脏为上半身供血，呼吸机宜继续维持呼吸保证氧合血输送。心脏复搏后，宜经长灌注针头反向吸引持续主动脉根部排气。

4. 停止体外循环　中和肝素，一旦遇上过敏反应，心搏骤停，抢救将非常棘手，心内按压困难，必要时需经股动脉、股静脉再次插管转流。所以，宜用微泵缓慢持续给予鱼精蛋白以进行中和，密切观察过敏反应的发生。

五、术后常见并发症的预防与处理

1. 股动脉、股静脉插管并发症　包括血管壁撕裂、静脉血栓和局部血肿等，应以预防为主，插管大小选择应适宜，操作要轻柔。

2. 主动脉根部和腔静脉插管处出血　早期多见，手术宜注意操作轻柔，缝合荷包缝线确实、避免贯穿全层、阻闭牢靠、采用推结器打结，多能预防。腔静脉回流负压吸引过大可能导致房壁出血，注意止血。

3. 胸壁切口出血　因切口小，有时难以发现，并且容易出现迟发性纵隔心包积液或心脏压塞，必要时需开胸止血。心内操作结束，必要时借助腔镜从心壁到胸壁反复仔细查看彻底止血。

4. 肺部并发症防治　术中单肺通气由于肺内分流、气管内插管位置不当及麻醉药物的影响等，易发生低氧血症，防治方法是间歇通气改为双肺通气。关胸前应充分膨胀萎陷侧肺组织，以防术后肺不张和肺部并发症。

5. 发生以下情况应及时改为常规开胸手术　手术中发现胸膜腔紧密粘连、主动脉根部钙化严重、股动静脉畸形无法建立外周体外循环、出血无法在腔镜下修复、发现合并其他畸形或出血等意外情况而又无法处理者，应及时改为常规开胸手术。

第二节　微创先天性心脏病手术

先天性心脏病如继发孔型或原发孔型房间隔缺损、嵴下型室间隔缺损甚至法洛四联症均有经右侧胸壁切口手术修补的报道，但以继发孔型房间隔缺损最为常见。

一、适应证和禁忌证

本术式适用于不宜经股动脉或胸壁小切口封堵的病例；合并肺静脉畸形引流或重度肺动脉高压为相对禁忌证。

二、术前准备

微创先天性心脏病手术术前准备同第四十三章第一节，建议术中进行经食管超声心动图（TEE）监测。

三、手术要点、难点及对策

1. 手术切口　经右腋前线第 4 肋间乳房下缘切口或经第 2 肋间或第 3 肋间部分胸骨下

段切口。

2. 手术要点　在心脏不停搏或停搏情况下，切开右心房，置入左心引流，采用4-0或5-0滑线连续缝合上 Dacron 补片修补缺损或直接缝闭。可同期完成三尖瓣成形手术。

3. 难点及对策　需要加颈内静脉－上腔静脉插管引流，可以先在麻醉时经颈内静脉置入留置套管针，建立体外循环时更换为16号股动脉插管，或加右心房－上腔静脉插管引流，可以在手术切口直接经右心房插入上腔静脉引流管。心脏不停搏状态下进行房间隔缺损修补，可以不用阻断下腔静脉，不用灌注停搏液，无须阻断主动脉，手术过程大大简化，手术时间大大缩短。在心脏不停搏状态下切开右心房，术野宜充填CO_2，吸引器勿进入左心房。注意下腔静脉宜加负压引流，如此可保证术野清晰，有利于缝合。

四、术后监测与处理

微创先天性心脏病手术术后监测与处理同普通心脏手术。

五、术后常见并发症的预防与处理

1. 传导阻滞　注意缝合勿损伤房室结。
2. 残余分流　注意缝合确实，特别是房间隔缺损的下缘。有时血管游离钳套下腔静脉很困难，尤其是下腔型房间隔缺损患者，强行游离可能损伤右下肺静脉，此时可不需游离下腔静脉，采用心内吸引，也能准确完成手术。如果损伤右下肺静脉或下腔静脉，缝合困难者，可能需中转开胸手术。

六、临床效果评价

注意把握心脏微创手术适应证，手术效果确切。

第三节　微创瓣膜手术

微创瓣膜手术主要包括二尖瓣手术、主动脉瓣手术、三尖瓣手术及多瓣膜手术。

一、适应证和禁忌证

微创瓣膜手术适应证和禁忌证同第四十三章第一节，禁忌证还包括：①术前心脏超声发现二尖瓣瓣环或主动脉瓣瓣环严重钙化者；②术前胸部 CT 发现升主动脉严重钙化者。

二、术前准备

术前准备同第四十三章第一节，建议术中进行经食管超声心动图监测。

三、手术要点、难点及对策

1. 手术切口（图 43-1）

（1）二尖瓣手术：右腋前线第 4 肋间乳房下缘切口，经第 2 肋间或第 3 肋间部分胸骨下段切口。

（2）主动脉瓣手术：右前胸经第 2 肋间或第 3 肋间切口，经第 3 肋间或第 4 肋间胸骨上段部分切口。

（3）三尖瓣手术：右腋前线第 4 肋间乳房下缘切口，经第 2 肋间或第 3 肋间部分胸骨下段切口。

（4）多瓣膜手术：右前胸第 3 肋间乳房上缘切口，经第 2 肋间部分胸骨下段切口。

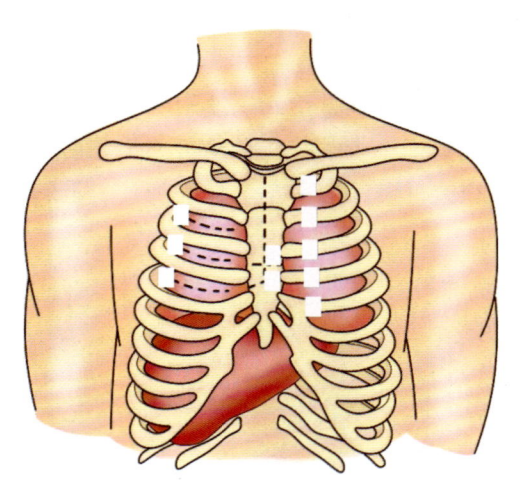

图 43-1　微创瓣膜手术切口

2. 手术要点、难点及对策

（1）二尖瓣手术

1）手术要点：经房间沟，于第 4 肋间、胸廓内动脉外侧置入二尖瓣拉钩；二尖瓣成形术同前；二尖瓣置换可以采用：①间断缝合；②3 针吊线连续缝合；③后瓣吊线连续缝合。注意保留部分二尖瓣后瓣组织。

2）手术难点及对策：若需同期处理三尖瓣，可经颈静脉或右心耳置入上腔静脉引流。

（2）主动脉瓣手术

1）手术要点：若选择经第 3 肋间切口，可切断第 3 肋骨，也可选择经第 2 肋间切断第 3 肋骨入路。经右上肺静脉将左心引流置入左心室。切开主动脉，经左右冠状动脉开口直接灌注停搏液。显露、切除主动脉瓣，主动脉瓣置换可采用间断缝合、连续缝合的方法。

2）手术难点及对策：经第 2 肋间或第 3 肋间切口进行主动脉瓣膜手术，需根据主动脉的位置、深度、窦管交界的大小、瓣环钙化的情况，在术前决定采用肋间切口或胸骨切口。如果暴露困难，可以结扎胸廓内动脉，将切口向正中延伸，甚至横断胸骨。

（3）三尖瓣手术

1）手术要点：第 4 肋间切口，经右心房，显露三尖瓣，可在心脏不停搏下完成三尖瓣置换手术。避免三度房室传导阻滞。不必游离下腔静脉。可以采用间断缝合或连续加间断缝合的方法置入机械瓣或生物瓣，视情况保留隔瓣。

2）手术难点及对策：对于左心瓣膜置换术后三尖瓣关闭不全需要手术者，采用第 4 肋间切口完成手术，可以避免分离胸骨后粘连，直接切开心包及右心房，快速显露三尖瓣，大大缩短手术时间，可根据瓣膜情况选择成型环或瓣膜置换。

（4）多瓣膜手术

1）手术要点：在右前胸第 3 肋间做 5～6cm 的横行切口，于膈神经前方 2cm 切开心包，显露主动脉、上下腔静脉、右上肺静脉。切断第 4 肋骨或第 3 肋骨。切开主动脉前壁，经冠状动脉开口直接灌注停搏液。切除病变主动脉瓣。经右房间沟切口进入左心房，显露二尖瓣，保留部分后瓣组织，采用间断或连续缝合的方法置入人工瓣膜。如果需同期处理三尖瓣，可以经右心耳或颈内静脉置入上腔静脉引流管，游离阻断上下腔静脉，打开右心房，视情况对三尖瓣进行整形或置换。

2）手术难点及对策：良好显露是完成多瓣膜手术的要点，必要时需扩大切口完成手术。

四、术后监测与处理

术后监测与常规瓣膜置换手术相同，微创瓣膜置换手术术后监护的特点：需监测下肢循环情况（如足背动脉的搏动）、胸腔引流的情况，必要时需开胸探查。

五、术后常见并发症的预防与处理

体外循环并发症的预防及处理：①股动脉穿刺致夹层或破裂，不论穿刺或切开置管，必需应用导丝导引，如发生夹层或破裂，可置入血管支架或扩大切口止血，换另一侧插管或中转手术。②插管困难，股动脉偏细者，置入导丝后可用插管内芯扩大，再置入插管。③转流阻力高，根据转流阻力调整插管深度，注意排除插管远端股动脉狭窄，必要时扩大狭窄，插管超越狭窄部位。④静脉插管，可能损伤右心耳，或经卵圆孔进入左心房，甚至刺穿左心房顶，可以术中应用经食管超声心动图监测。⑤引流不畅，注意调整静脉位置，加负压引流或加右心房或颈静脉插管引流。⑥负压过大，可能损伤下腔静脉与心房连接处，注意检查止血。⑦损伤左心耳，置入阻断钳时注意避开左心耳，必要时中转手术。⑧全流量非必需，根据情况调整；转流开始阶段注意继续维持呼吸。⑨如果股动脉存在狭窄情况，拔除动脉插管后，可以采用自体心包、大隐静脉、人工血管补片等材料进行扩大修补。

六、临床效果评价

（一）微创二尖瓣置换术

经右侧胸壁第4肋间入路进行二尖瓣手术是微创二尖瓣手术的首选术式，与常规正中开胸相比，手术效果相似，美容效果好，而且无论是手术时间还是转流和阻断时间、术后用血、呼吸机辅助时间、ICU滞留时间和住院时间，都有明显优势。

1. 死亡率：随着技术的进步、器械的改进及经验的积累，微创二尖瓣的死亡率降低至 0～2.2%。Svensson等（2010）对2124例微创二尖瓣手术与1047例传统开胸二尖瓣手术倾向性匹配比较，微创组与传统正中开胸组住院死亡率分别为0.17%（95% CI 0.03%～0.56%）和0.85%（95% CI 0.48%～1.4%），显示两组间住院死亡率差异无统计学意义（$P=0.2$）。

2. 机械通气、入住ICU时间、住院时间：由于胸腔镜下微创手术为右侧胸壁入路，没有锯开胸骨，保持了胸廓的完整性，手术对呼吸系统的影响比传统开胸手术小，患者的呼吸机辅助时间会明显缩短，因而入住ICU时间较传统开胸也缩短，并且在高龄及肺功能不全患者中表现明显（Holzhey et al，2011）。Suri等（2009）报道微创组（$n=350$）比正中开胸组（$n=365$）术后机械通气时间缩短（5h和11h，$P < 0.001$）。Murzi等（2014）报道173例微创二尖瓣手术病例，机械通气支持时间为（14±19）h，ICU停留时间为（2.1±4.3）d。Iribarne等（2010）报道微创组平均住院时间缩短（3.1±1.4）d：微创组（8.7±0.7）d，正中胸骨切开组（11.7±1.1）d（$P=0.033$）；中位住院时间微创组缩短1d（微创组8d，正中开胸组9d，$P=0.038$）。

3. 出血量、输血及再次开胸探查：传统正中开胸需完全锯开胸骨，切口长，创面大，骨膜及组织渗血多，术中出血量及术后胸腔积液会增多，因而输血或应用血制品量较多。文献资料表明，除了输血相关风险外，出血量及再次开胸止血与患者术后并发症发生率及死亡率呈正相关（HR 1.32～6.69，95% CI 1.08～15.1）。理论上，微创手术创伤小，出血量、输血及应用血液制品量应该减少。但不同中心相关研究结果显示输血上存有差异。Svensson等观察到微创组患者术后6h及12h胸腔积液引流量比正中开胸组少（$P < 0.001$）。Iribarne等总结了超过1100例单纯二尖瓣手术（微创组573例，传统正中开胸组548例）的临床资料，对比研究发现胸腔镜手术并未增加再次开胸止血风险（3.7%和2.9%，$P=0.685$）（Iribarne et al，2010）。

4. 体外循环时间及主动脉阻断时间：由于微创胸腔镜的手术切口小、操作空间狭窄及特殊的长器械，增加了手术难度，也延长了手术时间，所以相对于传统正中开胸手术，微创二尖瓣手术的体外循环及阻断时间更长。

5. 住院费用：微创胸腔镜心脏手术创伤小、术后恢复快、住院时间（包括ICU停留时间）

短，且住院总费用微创组比传统正中开胸组少。Iribarne等报道与传统正中开胸组相比，微创组平均总住院费用低（9054±3302）美元。在13项收费项目中，微创组减少影像学检查费用、实验室检查费用、床位费和护理费用对降低总费用起较大作用。

6. 术后恢复时间与美容效果：微创胸腔镜心脏手术的微创性明显地减少手术创伤和减少术后镇痛药物的使用量，术后恢复快。Casselman等对187例微创二尖瓣手术的患者随访，93%的患者认为疼痛轻，手术恢复满意，98%患者对手术切口的美容效果满意。

7. 远期效果：对于两种不同术式的远期效果比较，一般是术后长期生存率、再次二尖瓣手术率、心功能及术后生活质量等比较。微创组与正中开胸组二尖瓣手术远期效果无明显差异（Casselman et al，2003）。Speziale等对70例微创胸腔镜与70例正中开胸二尖瓣手术的随机对照研究指出，术后随访24个月Kaplan-Meier生存分析两组间差异无统计学意义（P=0.86），避免再次二尖瓣手术率差异无统计学意义（P=0.74）。

8. 心脏疾病在老年人中发病居多，但老年人因为年龄的增大，组织修复能力差，抵抗力低下，手术风险增加。Iribarne等对大于75岁的患者进行两种术式比较（微创组70例，正中开胸组105例），两组在术后死亡率（P=0.6）、并发症的发生率（P=0.085）没有差异的前提下，微创组可以缩短术后住院时间（P=0.033），恢复快。Iribarne等对1027例大于70岁的患者（n=143）匹配性分析比较两种术式得出相同的结论（30d死亡率7.7%和6.3%，P=0.82，主要不良心脏和脑血管事件11.2%和12.6%，P=0.86）；并且观察到微创组比正中开胸组在术后心律失常发生率及永久性起搏器置入率更低（65.7%和50.3%，P=0.023；18.9%和10.5%，P=0.059）。可见对高龄老年患者行微创二尖瓣手术可有更多获益（Iribarne，2010）。

9. 再次二尖瓣手术患者，胸腔粘连严重，组织解剖结构不清，并且再次正中胸骨锯开容易引起心脏破裂、膈神经损伤、血管损伤、大出血等情况。Sharony等对177例传统开胸和100例微创二尖瓣再次手术进行比较，微创组的医院死亡率明显降低（微创组5.6%，正中开胸组11.3%，P=0.04）。深部伤口感染少（0和2.4%，P=0.05），血液制品需要少（P=0.02）并缩短了住院时间（P=0.009）。此外，微创组患者的5年生存率高（微创组92.4%±2.0%，正中开胸组86.0%±2.0%，P=0.08）。胸腔镜微创手术可以更容易暴露，避免血管、神经损伤，术中止血效果更好，减少术中及术后输血，术后恢复快。

10. 局限性：胸腔镜心脏手术具有微创、恢复快、美容等临床效果，但相比于传统正中开胸，胸腔镜心脏手术有其特有的局限性，包括学习曲线长、特殊损伤、病例手术适应证更加严格等。相对于传统正中开胸，微创手术要求更高的手术技巧及团队配合，并且学习曲线长，在早期学习过程中，体外循环及主动脉阻断时间更长，手术并发症及手术死亡率高。微创手术由于操作空间少，增加手术创伤的可能，如主动脉夹层、膈神经麻痹、臂丛神经损伤等。股动脉插管会造成腹主动脉损伤，股动静脉插管后局部可能会形成血肿、感染、假性动脉瘤和淋巴管瘤等。微创组远期是否会造成远期股动静脉狭窄风险或增加腹股沟疝发生率等情况，需要远期随访进一步研究以论证。

（二）微创主动脉瓣置换术

经右胸壁肋间小切口进行主动脉瓣置换，与常规正中开胸手术相比，手术效果相似、用血少、住院时间短、美容效果好、恢复快，但手术时间、转流时间和阻断时间相对较长。而胸骨上段小切口与常规正中开胸手术相比，手术时间、转流时间和阻断时间没有明显的差异，但用血情况和美容效果不及右胸壁小切口。如果存在以下情况：①主动脉瓣膜钙化严重；②窦管交界偏小；③合并Ⅱ型主动脉夹层；④严重感染性心内膜炎合并瓣周脓肿；⑤主动脉偏左等。建议选择经第3肋间或第4肋间胸骨上段部分切口。

部分胸骨切开实施主动脉瓣置换（AVR）的临床效益优于全胸骨切开术。住院时间、机械通气时间、ICU滞留时间明显少于传统心脏手术（$P<0.05$）。而手术死亡率、30d再入院率与传统开胸相比没有差别（RC，Neely 2015）。单中心10年经验显示：右前胸小切口实施AVR效果确切。10年生存率与正中开胸相比没有显著性差别（Glauber，2015）。与传统开胸手术相比，右前胸小切口的优势在于术中用血少、伤口感染率低、住院时间短（Bowdish，2015）。微创主动脉瓣置换手术与传统胸骨切开手术相比的Meta分析显示：用血减少，ICU滞留时间和住院时间缩短，肾衰竭减少，死亡率与传统手术无显著差别（K.Phan，2015）。采用无须缝合的瓣膜（perceval sutureless valve）完成主动脉瓣置换，手术时间缩短，体外循环时间缩短，术后并发症大大减少（Glauber，2015）。报道高龄患者（>80岁）右前小切口实施AVR，临床效果优于全胸骨切开AVR（Gilmanov，2015）。

经右侧胸壁第4肋间进行三尖瓣手术，对于再次手术，可在心脏不停搏的情况完成三尖瓣手术，优势明显。

右前胸第3肋间进行多瓣膜手术，因为手术时间较长，尚未形成常规，必须把握严格的手术适应证，对于有美容要求的患者，可以考虑。

第四节　微创技术在其他心脏疾病中的应用

左心房黏液瘤

一、手术适应证、禁忌证及手术时机

左心房黏液瘤一旦确诊，应尽早手术。适应证：黏液瘤有蒂与房间隔或房壁相连，瘤体游离。相对禁忌证：黏液瘤基底附着广泛，与周围组织粘连；多发。

二、术前准备

常规术前准备。

三、手术要点、难点及对策

经房间沟切口，完整切除肿瘤及其附着的部分房间隔组织。如果切除的房间隔组织较多，可以经右心耳插管至上腔静脉，再切开右心房，必要时应用补片修补房间隔缺损。

四、术后监测与处理

术后监测与处理同普通心脏手术。

五、术后常见并发症的预防与处理

1. 心脏损伤，左心房出血，注意用心包补片修补。
2. 房间隔切除过多，补片修补。
3. 损伤传导系统，注意辨认传导系统的走行，备临时起搏器。
4. 尽量完整切除，必要时用心包重建。

六、临床效果评价

临床效果确切。

微创房颤消融技术

一、适应证

孤立性房颤和阵发性房颤：①18～80岁的患者；②阵发性和孤立性房颤患者尤佳；③有明显症状的房颤患者，同时无严重的器质性心脏疾病，如需手术治疗的心脏瓣膜病、冠心病等；④对抗心律失常药物的治疗无效，或不能耐受药物治疗的患者；⑤心脏彩超检查左心室射血分数≥30%；⑥存在对华法林、阿司匹林等抗凝、抗血小板治疗的禁忌证；⑦既往有血栓栓塞病史，如脑卒中或一过性脑缺血发作；⑧导管消融后房颤复发的患者。

二、禁忌证

该手术相对禁忌证为继发性房颤。

三、手术要点、难点及对策

麻醉诱导后使用双腔气管内插管，取左侧卧位，右倾约60°。单肺通气后，首先通过第 6 肋间切口，放入胸腔镜，由胸壁内侧定位第 3 肋或第 4 肋间隙，于相应体表部位作 5cm 切口为主要操作切口，经肋间隙进入右侧胸腔，定位右侧膈神经，并在其前方约 1cm，平行于膈神经纵行打开心包至上下腔静脉。心包置牵引线固定于胸壁皮肤。

于右下肺静脉下方左心房外侧钝性分离入斜窦，由第 6 肋间或第 7 肋间工作切口引入 Wolf 分离器。分离器顶端连接橡胶引导条。入斜窦经由右肺上下静脉后方分离，往左侧牵拉上腔静脉，使分离器顶端于右上肺静脉上方，上腔静脉外侧出斜窦。卸下并留置分离器顶端的引导条，撤出分离器，将引导条尾端与消融钳下支连接，由操作切口牵拉引导条导入消融钳，使消融钳下支进入斜窦，绕过右肺上下静脉后方置肺静脉于消融钳两支之间。于肺静脉入口近端左心房前庭处合拢消融钳行射频消融。移动消融钳位置，再作重叠消融线 2～3 次。撤出消融钳，恢复双肺通气。胸腔内留置引流管，缝合切口。

转患者为右侧卧位，重新消毒铺巾。相应部位作切口，使用相同方法行射频消融线并检测确认肺静脉电隔离完全。另外，用电刀切断 Marshall 韧带。由工作切口导入软组织切缝器，切除左心耳。缝合心包，胸腔内放置引流管，缝合切口。

全部步骤完成后房颤仍不能终止者行电复律。

四、术后常见并发症的预防与处理

术后给予胺碘酮，出院后口服 100～200mg/d，3 个月后，根据心律情况决定是否继续服用。如在心电图发现房颤发作、心率快及自主症状出现，建议患者行胸外直流电复律治疗。根据患者具体情况选择华法林或阿司匹林抗凝。同时短期服用泼尼松治疗，起始剂量建议为 30mg，30d 内减停。术后 1 个月、3 个月、6 个月分别进行随访，进行 12 导联心电图、24/48h 动态心电图、超声心动图检查。

五、临床效果评价

胸腔镜辅助下的干式射频消融手术治疗房颤的特点：①以阵发性房颤的关键机制为治疗基础，如双侧肺静脉隔离；左心房线性消融；迷走神经消融等；而这些操作均较导管消融更直观、简便而有效。②切除了左心耳，从根本上消除了因房颤而导致的血栓形成和栓塞风险。③患者无须经历导管消融中长时间的 X 线暴露，无放射性损伤。④患者无须经历传统心脏手术中正中胸骨劈开的痛苦。⑤在治疗过程中，安全性好，心脏处于正常的搏动状态，无须心肺转流（体外循环），因此对患者的损伤很小。⑥在直视或监视下进行，消融线路清晰、准确，并且完全可以避免如肺静脉狭窄等并发症的发生，并且与导管消融相比，术后出现房性心动过速等心律失常的概率极低。⑦操作时间整体为 1.5～4h，手术室内便可拔除气管插管，患者恢复清醒。⑧术后几乎无疼痛，恢复快，手术感染的发生率极低，住院时间仅为 3～5d。⑨有效性高，根据国际上的报道，以阵发性房颤为主要的治疗对象，并且也包括严格选择的永久性房颤患者，6 个月时，总体治愈率可达到 91.3%，并且患者不必服用抗心律失常药物及抗凝药物；术后 2 年的总体治愈率为 80%；而且无术后脑卒中的发生。⑩费用较导管消融低。

经导管主动脉瓣置入术

经导管主动脉瓣置入术（TAVI），是指通过股动脉或心尖送入介入导管，将人工心脏瓣膜输送至主动脉瓣区打开，从而完成人工瓣膜置入，恢复瓣膜功能。手术创伤小、术后恢复快，对不能手术的严重主动脉瓣狭窄患者，TAVI与药物治疗相比可降低病死率，改善患者的生活质量。

目前用于TAVI的带瓣膜支架包括球囊扩张式Edwards SAPIEN（XT）生物瓣（Edwards Lifesciences Inc.）和自膨式CoreValve（Medtronic Inc.）生物瓣两种。

Edwards SAPIEN瓣膜现有23mm、26mm、29mm三种型号可供选择，可经动脉逆行（主要是经股动脉，经锁骨下动脉和腋动脉途径也有报道）或经心尖顺行置入。经心尖途径适用于外周血管条件较差（直径过小、扭曲或合并外周血管疾病等）的患者。CoreValve瓣膜目前共有23mm、26mm、29mm和31mm四种型号，只能经动脉逆行置入，首选股动脉入路。

一、适应证、禁忌证及手术时机

严重主动脉狭窄的患者，TAVI是除主动脉瓣置换术外的一个最佳选择。TAVI主要适用于：①有症状的严重主动脉瓣狭窄（瓣膜口面积＜1cm^2）；②欧洲心脏手术风险评分（Euro SCORE）≥20%或美国胸外科学会危险（STS）评分≥10%；③解剖上适合TAVI的患者（主要为主动脉瓣瓣环内径、外周动脉内径在合适的范围内）。

目前TAVI适应证包括：严重的有症状性的三叶式钙化性主动脉瓣狭窄，解剖上适合TAVI，预期寿命＞12个月及外科手术禁忌，定义为术后30d内死亡风险＞50%或存在严重不可逆合并症或其他影响手术的因素（如体质虚弱、胸部放射治疗后、胸廓畸形、严重肝脏疾病等）。禁忌证：①对抗栓药物、镍金属或造影剂过敏或存在应用禁忌证且不能提前应用药物控制。②存在没有被控制的房性或室性心律失常。③凝血功能异常。④肌酐清除率＜20ml/min；预期寿命＜1年等。⑤败血症等。

二、术前准备

TAVI心脏团队应包括心内科医师（3个以上）、心外科医师、心脏超声人员、放射科人员、心外科麻醉师、指定的护士及瓣膜公司的技术协助人员。实施TAVI的中心必须在过去的1年内至少要实施50例以上的外科主动脉瓣置换术，而行TAVI的介入医师需要有主动脉瓣球囊扩张术的经验，而且改装的心导管室或杂交手术室大小应该满足摆放麻醉设备、心脏超声设备、2个手术台及其他后备支持设备（如IABP、体外循环机），并且应该符合外科无菌手术的标准。

目前，评估主动脉瓣瓣环内径的主要影像学手段包括经胸超声心动图（TTE）、经食管超声心动图（TEE）、多层螺旋 CT（MSCT）、主动脉造影（CA）等。各种方法测量所得主动脉瓣瓣环相关性虽然较好，但仍有所差异。MSCT 冠状切面直径＞CA＞MSCT 平均直径＞TTE＞MSCT 矢状面直径。TTE 与 TEE 相差较小，而 TTE 或 TEE 与 MSCT 差别较大。TTE 及 TEE 较 MSCT 重复性更好，观察者间及观察者内变异更小。依据 TEE 或依据 MSCT 所测量的瓣环内径可导致 15%～40% 的患者采取不同 TAVI 的策略（即选择的瓣膜型号不同）。TEE 成像清楚，可多平面实时观察，以 TEE 作为手术瓣膜型号选择的依据较为安全且并发症发生率低，在前述几种方法中可能为最好的。TTE 简单易行，在心功能测定、术后瓣膜反流的监测方面具有优势，但对于有些患者采集的图像可能显示不清，且容易低估瓣环内径。MSCT 在评估是否合并冠状动脉疾病、瓣膜钙化程度、外周血管是否适合 TAVI 方面有很大的价值。MSCT 对 TAVI 术后瓣膜的位置、放置情况及解释瓣周漏发生的机制等方面也有较大价值。主动脉造影在测量主动脉瓣瓣环内径方面准确性不高，故最主要是用于术中指导瓣膜释放。

三、手术要点、难点及对策

为患者选择适宜的手术途径是 TAVI 手术成功与否的决定性因素。TAVI 手术途径包括经静脉途径（经静脉穿刺房间隔，再进入左心房—二尖瓣—左心室—主动脉）、经股动脉途径（TF）、经心尖途径（TA）、经主动脉途径（TAo）、经锁骨下途径及其他路径（腹膜后途径、腋下途径及经颈动脉途径）。目前经股动脉和心尖为最常选择的两个主要途径。研究显示，与 TA 相比，患者接受经动脉途径（如 TF、TAo）方式的 TAVI 术后生存率更高，但是经动脉途径可能引起血管并发症。因此，现在人们更认可根据临床实际情况选择 TAVI 手术途径。

成功完成 TAVI 需要心内、心外、麻醉、超声、放射、护理、手术室等多个团队共同努力合作。具体操作流程如下：①建立右股动脉的血管通路；②直头导丝跨主动脉瓣；③右心室起搏达到 150～160 次/分；④主动脉瓣球囊扩张；⑤瓣膜置入；⑥撤出输送系统后造影。

TAVI 成功的基本要素有两点：①瓣膜尺寸的选择，这个尺寸需要整个团队来共同完成，尤其是需要影像科、超声科及心内科医师反复思考如何测量，特别是在 CT 上测量最科学、最准确；②合适的投影体位，这个体位需要保证置入装置与升主动脉保持平行。

四、术后监测与处理

术后主要对患者的神志、循环（血常规、肾功能、血压、心率、心律、末梢循环，外周动脉脉搏）进行监测，观察有无大出血、心脏压塞、急性肾功能损害、心脏传导异常（房室传导阻滞、束支传导阻滞）、脑缺血事件（短暂脑缺血发作或卒中）、外周血管并发症等，以做出及时有效的处理。

五、术后常见并发症的预防与处理

1. 传导阻滞 是 TAVI 最常见的并发症之一。TAVI 可引起左束支传导阻滞或右束支传导阻滞和房室传导阻滞。CoreValve 支架长，有相当一部分嵌入左心室流出道部。因此，CoreValve 比 Edwards SAPIEN 更易压迫到传导系统，更易发生传导阻滞。CoreValve 需置入起搏器，传导阻滞发生率可高达 20%～40%，而 Edwards 大多 < 10%。房室传导阻滞一半发生 TAVI 术后 1 周内，80% 发生在 1 个月内，但有些病例发生在术后 1 个月至半年内。研究显示，TAVI 传导阻滞发生的危险因素包括术前存在右束支传导阻滞、支架嵌入左心室流出道的深度（> 10mm）及直径、术前 QRS 波群宽度、室间隔厚度（> 17mm）。避免将瓣膜支架放得太低、避免选择直径过大的瓣膜、对已存在右束支传导阻滞的患者选用 Edwards 瓣膜等措施，可减少这一并发症的发生。

2. 瓣周漏 TAVI 术后，几乎所有的患者都会存在不同程度的瓣周漏（有些患者存在瓣膜反流），但绝大多数的患者为轻微至轻度的反流且不会随着时间延长恶化。随着瓣膜支架的内皮化及瓣环钙化的进展，瓣周漏甚至会逐渐减轻。使用球囊再扩张瓣膜支架可以减少瓣周漏，但有些病例扩张后可能仍存在严重瓣周漏，可再次置入瓣膜支架（valve-in-valve implantation）来纠正。研究显示，术后瓣周漏的程度与主动脉瓣瓣膜的钙化严重程度明显相关，而与钙化的空间分布无关；此外如瓣膜的钙化程度高则患者更需要置入后球囊扩张。选择合适型号的瓣膜支架可减少瓣周漏的发生。

3. 介入途径相关并发症 大多数 TAVI 采用经股动脉途径，目前，经股动脉 TAVI 血管并发症发生率仍高达 16%，主要包括出血和拔除鞘管后夹层和血管阻塞。已经明确的介入途径相关血管并发症的危险因素包括鞘管动脉直径比值、周围钙化和血管严重曲折等。术前选择合适介入途径非常重要。出血并发症是死亡的独立危险因素，应尽力避免。选择穿刺点部位血管钙化或靠近股动脉分支的情况下，优先选择外科切开。对于发生出血并发症的患者，可以通过经皮介入处理，因此，确保存在进入穿刺动脉的连续性途径非常重要。对于严重出血或未能经皮止血的患者，应及时外科修复，暂时性球囊堵塞血管或许有助于外科修复。夹层和血管阻塞往往发生于鞘管和血管尺寸不匹配的情况下，心脏团队根据影像学结果和患者病情选择替代介入途径可以减少此种并发症发生。

经心尖 TAVI 严重并发症罕见，SOURCE 研究表明，严重事件（心尖撕裂或破裂）发生率仅为 0.4%。但是，外科创伤可导致继发性出血，尤其是对于服用双联抗血小板药物的患者。这些并发症增加了输血的需求，但是相比于经血管途径，经心尖 TAVI 严重血管并发症明显减少。当发生心尖撕裂时，外科处理非常棘手，可以通过股-股转流建立体外循环，解除左心室负荷，然后应用心尖补片，或许可以考虑开胸体外循环手术。

TAVI 心脏压塞发生率为 0.2%～4.3%，逆行经血管途径发生率高于经心尖途径。导致这一严重并发症的原因主要有三点：第一，球囊成形或瓣膜置入过程中主动脉根部破裂，导致动脉出血；第二，临时起搏导联导致右心室穿孔；第三，硬导丝引起左心室穿孔。术中出现血压迅速下降，应考虑心脏压塞，急行经胸超声心动图检查。一旦确诊，当务之急是明确心脏压塞原因。右心室穿孔可通过心包穿刺联合输血有效治疗，而左心室穿孔或主动脉瓣瓣环破裂应紧急外科手术，对于这类患者，或许可以首先通过经皮动静脉体外循环稳定血流动力学，为外科手术争取时间的同时降低左心室负荷，有利于外科修复。

4. 脑卒中　TAVI 可导致 2%～4% 的患者发生脑卒中，然而，新近研究使用 MRI 扫描 TAVI 术后患者头颅后发现，70%～80% 的患者术后出现缺血性脑损伤，尽管大部分损伤不引起临床症状。目前认为脑卒中还可能为球囊扩张使得主动脉瓣上钙化物质脱落造成。另外，置入的瓣膜及支架仍有发生附壁血栓的可能，从而导致脑卒中。TAVI 术后 3～6 个月应双联抗血小板治疗。

5. 冠状动脉阻塞及心肌梗死　几乎所有 TAVI 患者均会出现心肌损伤，但只有极少数患者出现心肌梗死。冠状动脉阻塞及心肌梗死是 TAVI 严重的并发症。瓣膜支架放置过高，可挡住冠状动脉开口，引起冠状动脉阻塞及心肌梗死。TAVI 手术时应该避免将瓣膜放置过高，并应行主动脉造影，确认瓣膜不阻挡冠状动脉入口。另外，术前应测量主动脉窦宽度、高度及冠状动脉窦高度，对于解剖结构不合适患者应避免行 TAVI 手术。

6. 肾衰竭　最近一项荟萃分析表明，TAVI 术后急性肾损伤 Ⅱ / Ⅲ 期发生率达 7.5%，GARY 注册研究表明，2.9%～6.7% 的患者术后需要血液透析。肾衰竭是多因素造成的：代偿性肾功能不全时 TAVI 患者常见合并症；在患者筛选阶段，冠状动脉造影和心脏 CT 检查均需使用造影剂；术中危险因素包括造影剂使用、低血压持续时间延长、术中输血等。

另外，尽管经心尖 TAVI 造影剂用量少，但经心尖 TAVI 患者输血需求和危险因素多，因此，经心尖 TAVI 后肾衰竭发生率明显高于经股动脉 TAVI。研究表明，急性肾损伤是 TAVI 术后 1 年死亡独立危险因素，因此，需要降低 TAVI 术后肾衰竭发生率。通过减少造影剂用量或许有助于降低肾衰竭风险。

7. 死亡原因分析　一项纳入 1223 名患者的荟萃分析显示，术中出现死亡的原因为心脏压塞（39%）、心力衰竭（21%）、心搏骤停（18%）、血管意外或出血并发症（18%）。术后 1 个月内，心力衰竭与多器官功能衰竭为最常见的死因，占所有死因的 24%；猝死或心搏骤停为 17%；血管意外及出血并发症为 17%；脑血管意外为 11%；败血症为 11%；心脏压塞为 10%。

六、临床效果评价

目前研究证实，TAVI 不但可以降低症状性 CAS 患者主动脉瓣跨瓣压，改善患者的症状，提高其生活质量，还可以提高心功能，逆转左心室重构，降低脑钠肽水平。近期发表对 70 例 TAVI 患者 3 年以上的随访研究显示，患者生存率为 57%，患者的跨瓣压和瓣膜开放面积明显好转。84% 患者术后存在轻微至轻度的反流，但随访期间反流保持不变或有所改善。无病例发生瓣膜损害、支架断裂变形或瓣膜移位，显示 TAVI 具有良好的中远期效果。

关于 Edwards 球囊扩张支架，PARTNER 研究是迄今为止唯一一项将 TAVI 分别与保守治疗和外科换瓣术进行头对头比较的、前瞻性、随机对照研究。PARTNER A 研究比较了

TAVI 与外科换瓣治疗手术。研究结果显示：两者术后 30d 及 1 年的全因死亡率无明显差异；两组在减轻症状和提高心功能方面疗效相似；并发症方面 TAVI 组的脑卒中和血管并发症发生率高于 AVR 组；而大出血和新发房颤的发生率 AVR 组明显高于 TAVI 组。研究表明，TAVI 可以作为严重主动脉瓣狭窄而外科手术风险较高的患者的替代治疗。PARTNER B 研究比较了不适合行外科手术的主动脉瓣狭窄患者，使用 Edwards 支架 TAVI 治疗与传统保守治疗。研究结果显示：术后 30d 随访 TAVI 组的全因死亡率要高于传统治疗组，但无统计学差异；但术后 1 年随访 TAVI 组的全因死亡率和心血管死亡率均显著低于传统治疗组。

　　近几年，TAVI 虽然进展迅速、研究结果令人振奋，但目前仍存在着一些问题：①目前研究随访时间仍偏短（2002 年才有第 1 例 TAVI 术），TAVI 长期效果有待证实。②并发症发生率仍较高，特别是需要置入起搏器的房室传导阻滞发生率可达 30%～40%，脑卒中的发生率也较高。③器械仍有待改进。目前器械存在着不可回收、释放后不能调整位置、输送系统型号仍偏大（18F）、瓣膜支架贴壁不够理想（导致瓣周漏发生率偏高）的问题。④TAVI 较为复杂，手术经验需要进一步积累，TAVI 技术推广有一定难度。⑤手术器械昂贵，国内绝大多数患者承受不起。目前，国内外同行正从以下方面解决目前存在的问题，促进 TAVI 的发展：①延长 TAVI 随访时间，扩大研究的样本量，以进一步证实其有效性及安全性。②加强相关的临床研究，总结手术经验，降低并发症的发生率。③不断开拓 TAVI 的适应证。PARTNER 研究证实，对于外科手术禁忌或高危的 CAS 患者，TAVI 安全有效。已有学者着计划研究对于外科手术中危甚至低危患者，TAVI 是否可以取得与外科手术相当的效果。目前研究入选的都是老年钙化性主动脉瓣狭窄患者，而对于在我国非常常见的风湿性主动脉瓣狭窄，TAVI 是否合适也需研究。对于单纯主动脉瓣反流或联合瓣膜病变患者，是否合适 TAVI 也将是以后研究的方向。④加紧手术器械的研发与改进。目前全世界范围内至少有 20 余种置入瓣膜处在研发中，目前比较有代表性的是 Direct Flow 瓣膜（可收回、可重置、可填充的动脉心室环可减少瓣周漏）、Sardra Lotus（可收回、可重置、缝着聚氨酯膜以减少瓣周漏）、PercValve（10F、快速内皮化）。新研发的瓣膜有望克服目前手术器械的限制，而国产器械的出现将可以大大降低器械的价格。⑤聘请手术经验丰富的专家进行 TAVI 培训，推广 TAVI。TAVI 有一定难度，且是在高危的患者中实施，故起初开展时应相当谨慎。需要心内科、超声科、麻醉科、心外科甚至血管外科等多学科合作，刚开展时还需聘请手术经验丰富的专家现场指导。⑥为了解决目前存在的问题，促进 TAVI 在我国的发展，使更多患者受益，国内心内科专家已经着手成立经导管瓣膜介入（TVI）联盟，共同解决经皮瓣膜介入存在的行政、法律上的一些问题，如新技术、新器械引进的审批、认证。总之，随着材料工程学的进步和医师介入经验的不断丰富和积累，相信现有的一些技术难题会不断被攻克。在不久的将来，TAVI 将改变主动脉瓣狭窄的标准治疗，甚至替代换瓣外科手术成为常规手术。PARTNER 研究主要负责人 Leon 指出：以 TAVI 为代表的结构性心脏病介入治疗将成为今后心血管介入治疗创新发展的最重要方向。

（吴　龙）

参 考 文 献

董念国, 胡行健, 2015. 微创心脏外科发展现状及思考. 临床心血管病杂志, 31(4): 362-365.

中华医学会胸心血管外科学分会胸腔镜微创心脏手术技术操作规范共识专家组, 2016. 我国胸腔镜微创心脏手术技术操作规范专家共识. 中国胸心血管外科临床杂志, 23(4): 315-318.

朱晓东, 2004. 我国微创心脏外科发展的思考. 中华医学杂志, 84(7): 531-533.

Bowdish ME, Hui DS, Cleveland JD, et al, 2016. A comparison of aortic valve replacement via an anterior right minithoracotomy with standard sternotomy: a propensity score analysis of 492 patients. Eur J Cardiothorac Surg, 49(2): 456-463. doi: 10. 1093/ejcts/ezv038. Epub 2015 Mar 6.

Casselman FP, Van Slycke S, Dom H, et al, 2003. Endoscopic mitral valve repair: feasible, reproducible, and durable. J Thorac Cardiovasc Sure, 125(2): 273-282.

Gilmanov D, Farneti PA, Ferrarini M, et al, 2015. Full sternotomy versus right anterior minithoracotomy for isolated aortic valve replacement in octogenarians: a propensity-matched study. Interact Cardiovasc Thorac Surg, 20(6): 732-741.

Glauber M, Gilmanov D, Farneti PA, et al, 2015. Right anterior minithoracotomy for aortic valve replacement: 10-year experience of a single center. J Thorac Cardiovasc Surg, 150(3): 548-556.

Holzhey DM, Shi W, Borger MA, et al, 2011. Minimally invasive versus sternotomy approach for mitral valve surgery in patients greater than 70 years old: a propensity-matched comparison. Ann Thorac Surg, 91(2): 401-405.

Iribarne A, Russo MJ, Easterwood R, et al, 2010. Minimally invasive versus sternotomy approach for mitral valve surgery: a propensity analysis. Ann Thorac Surg, 90(5): 1471-1477.

Misfeld M, 2015. Minimally invasive aortic valve replacement using the Perceval S sutureless valve. Ann Cardiothorac Surg, 4(2): 203-205.

Murzi M, Miceli A, Di Stefano G, et al, 2014. Minimally invasive right thoracotomy approach for mitral valve surgery in patients with previous sternotomy: a single institution experience with 173 patients. J Thorac Cardiovasc Surg, 148(6): 2763-2768.

Neely RC, Boskovski MT, Gosev I, et al, 2015. Minimally invasive aortic valve replacement versus aortic valve replacement through full sternotomy: the Brigham and Women's Hospital experience. Ann Cardiothorac Surg, 4(1): 38-48.

Phan K, Xie A, Tsai YC, et al, 2015. Ministernotomy or minithoracotomy for minimally invasive aortic valve replacement: a Bayesian network meta-analysis. Ann Cardiothorac Surg, 4(1): 3-14.

Sharony R, Grossi EA, Saunders PC, et al, 2006. Minimally invasive reoperative isolated valve surgery: early and mid-term results. J Card Surg, 21(3): 240-244.

Speziale G, Nasso G, Esposito G, et al, 2011. Results of mitral valve repair for Barlow disease (bileaflet prolapse) via right minithoracotomy versus conventional median sternotomy: a randomized trial. J Thorac Cardiovasc Surg, 142(1): 77-83.

Suri RM, Schaff HV, Meyer SR, et al, 2009. Thoracoscopic versus open mitral valve repair: a propensity score analysis of early outcomes. Ann Thorac Surg, 88(4): 1185-1190.

Svensson LG, Atik FA, Cosgrove DM, et al, 2010. Minimally invasive versus conventional mitral valve surgery: a propensity-matched comparison. J Thorac Cardiovasc Surg, 139(4): 926-932.

索 引

B

半 Fontan 手术 217
瓣叶穿孔 237
瓣叶滑行技术 224
瓣叶延长 238
瓣周漏 230
并发症 336
补片加宽 019

C

常温非体外循环下胸腹主动脉替换术 349

D

大动脉调转手术 167
大隐静脉 270
带瓣管道 181
单心室 198
动脉干瓣膜关闭不全 182
窦管交界 235
窦瘤复发 047
窦瘤脱垂 049
对合储备 236

E

二瓣化成形术 242
二尖瓣瓣环成形术 222
二尖瓣成形术 221
二尖瓣关闭不全 228
二尖瓣手术 380
二尖瓣狭窄 228
二尖瓣置换术 228

F

法洛四联症 124
法洛四联症矫治术 126
房化心室折叠术 186
房间隔缺损 084，378
房间隔缺损修补术 084
非体外循环辅助冠状动脉旁路移植术 279
肺动脉瓣交界切开术 114
肺动脉瓣上狭窄 116
肺动脉瓣狭窄 113
肺动脉吊带 015
肺动脉高压 184
肺动脉环缩术 208
肺动脉狭窄 182
肺动脉指数 125
肺静脉 075
肺血管阻力 179
佛氏窦瘤 044
腹主动脉瘤 355

G

改良 Blalock-Taussig 手术 210
改良 Cox 迷宫Ⅲ手术 262
感染性心内膜炎 253
根治手术 181
梗阻性肥厚型心肌病 035
弓部动脉瘤 317
姑息性手术 181，208
冠状动脉瘘 065

冠状动脉旁路移植术 268
冠状动脉异常起源 057
冠状静脉窦口 069

H

后降支 276
后叶脱垂成形术 223

J

机器人辅助下冠状动脉旁路移植术 283
假性室壁瘤 290
间断缝合 234
腱索转移术 225
经导管主动脉瓣置入术 387
经皮腔内冠状动脉成形术 287
经胸封堵动脉导管未闭 005
经胸封堵术 089，111

K

跨瓣环右心室流出道补片加宽术 128

L

连续缝合 234
瘤囊 046

M

马方综合征 301
墨尔本分流 212

N

脑脊液引流 350

Q

球囊扩张 037
全弓置换手术 317
全腔静脉-肺动脉连接术 192
缺血性二尖瓣关闭不全 297

R

桡动脉 272
人工瓣环 223
人工腱索 225

S

三房心 091
三尖瓣闭锁 191
三尖瓣成形术 240
三尖瓣反流 240
三尖瓣关闭不全 240
三尖瓣疾病 240
三尖瓣手术 381
三尖瓣狭窄 240
三尖瓣下移畸形 185
三尖瓣修复术 186
三尖瓣置换术 188，247
上腔静脉 075
深低温分段停循环胸腹主动脉替换术 348
深低温停循环 329，349
升主动脉瘤 301
升主动脉置换 301
失功能性室壁瘤 290
室壁瘤 290
室间隔穿孔 293
室间隔缺损 102，179
室间隔缺损修补术 102
室间隔完整的肺动脉闭锁 118
收缩期前叶前向运动（SAM） 227
双调转手术 152
双向 Glenn 手术 216
隧道再通 055
缩窄性心包炎 369

T

体外循环辅助冠状动脉旁路移植术 268

W

完全型房室间隔缺损 098
完全性大动脉转位 132
完全性肺静脉异位引流 094
微创房颤手术 259
微创房颤消融技术 385
微创冠状动脉旁路移植术 282
微创心脏外科 375
无顶冠状静脉窦综合征 069
头臂干 332

X

下腔静脉 075
先天性矫正型大动脉转位 151
先天性血管环 013
消融房颤手术 259
心房颤动 258
心包剥脱 370
心肌梗死 290
心绞痛 290
心律失常 184
心室内隧道修补手术 165
心室黏液瘤 363
心室双入口 198
心脏黏液瘤 361
心脏血管肉瘤 364
心脏肿瘤 361
胸腹联合切口 345
胸腹主动脉瘤 344
胸廓内动脉 271
选择性脑灌注 028，329
选择性内脏灌注 350

Y

腋动脉 331
一个半心室修复术 188
异位连接 075
永存动脉干 179
右冠状动脉 276
右心房 078
右心房黏液瘤 363
右心室到肺动脉的心外管道 129
右心室流出道补片加宽术 128
右心室双出口 163
原发漏斗部狭窄 117
缘支 275

Z

杂交手术 285，321，353
再狭窄 029
真性室壁瘤 290
支架"象鼻"手术 330
主-肺动脉间隔缺损 007
主动脉-左心室隧道 052
主动脉瓣瓣环扩大 237
主动脉瓣二瓣化 301
主动脉瓣上狭窄 037
主动脉瓣手术 380
主动脉瓣狭窄 035，232
主动脉瓣下狭窄隔膜切除 040
主动脉窦瘤 044
主动脉窦瘤破裂 044
主动脉弓离断 027
主动脉弓中断 183
主动脉关闭不全 232
主动脉夹层 327
左回旋支 275
左颈总动脉 332
左前降支 275
左锁骨下动脉 331
左心发育不良 202
左心房 078
左心房黏液瘤 362，384
左心室发育不全综合征 202
左心室双出口 173
左心转流胸腹主动脉替换术 346

其 他

Bentall 手术 305
Brock 手术 214
B 型主动脉夹层 321，334
Carbrol 手术 308
Cox 迷宫手术 258
Crawford 分型 345
Damus-Kaye-Stansel 手术 168
David 手术 312
De Vega 瓣环成形术 243

Ebstein 畸形　185

EVAR　334

Fontan 手术　191

Lecompte（REV）手术　139，169

Manipal 法　244

McGoon 比值　125

Minale 瓣环成形术　244

Mustard 手术　147

Nakata 指数　125

Nikaidoh 手术　143

Norwood 手术　203

Rastelli 手术　141，167

Senning 手术　145

Switch 手术　132

Taussig-Bing 畸形　163

Wheat 手术　310

Wolf 微创迷宫　264